臨床に欠かせない1冊！

好評発売中

徹底ガイド

小児の呼吸管理 Q&A

第3版

編集 **植田 育也**
埼玉県立小児医療センター
集中治療科 科長兼部長

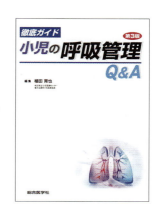

B5判／本文296頁
定価（本体5,600円＋税）
ISBN978-4-88378-647-3

目　次

- I. 小児の呼吸器系の特徴
- II. 酸素療法とモニタリング
- III. 気道確保法
- IV. 非侵襲的陽圧換気法
- V. 侵襲的陽圧換気法
- VI. 小児のECMO/PCPS
- VII. 呼吸管理下の補助療法
- VIII. その他の呼吸療法
- IX. 人工呼吸管理をめぐる諸問題
- X. 色々な小児疾患での呼吸管理

総合医学社　〒101-0061　東京都千代田区神田三崎町1-1-4
TEL 03(3219)2920　FAX 03(3219)0410　http://www.sogo-igaku.co.jp

徹底ガイド
DICのすべて 2019-20

特集編集 丸藤 哲

I 総論	**1**
DIC学の現在	2
II 疫学と基礎疾患	**7**
DICの疫学と基礎疾患	8
III 概念と定義，分類	**15**
DICの概念と定義，病態	16
線溶抑制型DICと線溶亢進型DIC	23
controlled DICとuncontrolled DIC	28
IV 病態生理と病理	**35**
血小板，白血球	36
凝固反応	41
凝固制御機序	48
線溶反応	55
炎症と凝固	62
血管内皮細胞	70
グリコカリックス	76
細胞外膜小胞体（extracellular vesicle）	87
補体反応	93
消費性凝固障害	99
臓器不全	110
病理組織	119
凝固反応と感染・炎症・免疫	123
PAMPs/DAMPs/RAMPs	129
V 凝固線溶系の諸指標	**135**
血小板，フィブリノゲン，プロトロンビン時間	136
FDP/Dダイマー	142
アンチトロンビン	149
凝固系分子マーカー	156
線溶系分子マーカー	164
FDP/Dダイマー検査の標準化	169
VI 診断基準	**175**
急性期DIC診断基準	176
旧厚生省DIC診断基準	181
ISTH DIC診断基準	188
産科DIC診断基準	192

新生児 DIC 診断基準	199
三診断基準の比較と診断基準に求められる条件	202
日本血栓止血学会 DIC 診断基準	207

VII 診断と治療の指針　217
本邦のエキスパートコンセンサス	218
欧米のガイドライン	224
ISTH DIC 診療ガイダンス	229
日本版敗血症診療ガイドライン 2016 と DIC	234

VIII 基礎病態と治療　243
敗血症	244
外傷	251
頭部外傷	261
熱傷	267
心停止後症候群	273
ARDS	279
急性膵炎	284
急性肝不全	289
熱中症・蛇毒・脂肪塞栓症候群	296
外科疾患	303
血管性病変	308
悪性腫瘍	313
造血器悪性腫瘍	322
産科疾患	328
新生児	334

IX 治療薬　341
基礎疾患の治療と補充療法	342
ヘパリン・低分子ヘパリン	349
ヘパリン類似物質	354
合成プロテアーゼインヒビター	360
アンチトロンビン	366
可溶性トロンボモジュリン（内科）	372
可溶性トロンボモジュリン（外科）	378
抗線溶薬（内科系）	384
抗線溶薬（外科系）	390

X 類似病態，鑑別すべき病態　397
TMA-TTP/HUS	398
HELLP 症候群	414
APS（抗リン脂質抗体症候群）	420
HPS（血球貪食症候群）	425
HIT（ヘパリン起因性血小板減少症）	433
SOS（類洞閉塞症候群）と TLS（腫瘍崩壊症候群）	441

XI 症例提示　449
救急・集中治療と DIC	450
索引	457

注意 本書記載の薬剤の処方に際しましては、必ず添付文書などをご参照のうえ、読者ご自身で十分な注意を払われますようお願い致します。

好評発売中

救急・集中治療
Vol 29 臨時増刊号 2017

ER・ICUにおける
手技の基本と実際
― ベテランに学ぶトラブル回避法 ―

特集編集　**西村　匡司**

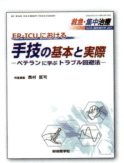

B5判／本文306頁
定価（本体6,400円＋税）
ISBN978-4-88378-550-6

目　次

I　総　論
- 標準予防策・清潔操作
  （ガウンテクニックなど）

II　気道の確保・呼吸管理
- 気管挿管・気管チューブの固定
- 抜　管
- 気管切開／輪状甲状間膜穿刺・切開
- 酸素療法
  （低流量システム・高流量システム）
- 非侵襲的陽圧人工呼吸管理
- （侵襲的）人工呼吸管理

III　穿刺とドレナージ術
- 胸腔穿刺と胸腔ドレナージ
- 心嚢穿刺
- 腹腔穿刺と腹腔ドレナージ
- 腰椎穿刺と髄液検査

IV　外傷・熱傷・整形外科的疾患
- 創処置の実際
- 減張切開

V　消化管に対する処置
- 胃管の挿入法
- イレウス管の挿入法（従来法）と管理について
- 栄養チューブ

VI　カテーテル手技
- 末梢静脈カテーテル
- PiCCOカテーテル
- PICC（末梢挿入型中心静脈カテーテル）
- 中心静脈カテーテル
- 肺動脈カテーテル
- 動脈穿刺と動脈ライン留置
- 尿道カテーテル
- 血液浄化用ダブルルーメンカテーテル

VII　内視鏡手技
- 気管支鏡検査＋BAL
- 消化管内視鏡検査・治療

VIII　急性期管理
- IABP（大動脈内バルーンパンピング）
- PCPS（経皮的心肺補助装置）
- VV ECMO（静脈－静脈膜型人工肺）
- VA ECMO（静脈－動脈膜型人工肺）
- 心拍出量モニター
- Defibrillation
- Cardioversion

IX　その他
- 経食道心エコー
- FASTの普及
  ―skillからcompetencyへ―
- 肺エコー
- ICP（頭蓋内圧）測定
- 膀胱内圧測定
- 体温管理
- グラム染色
- ■索引

総合医学社　〒101-0061　東京都千代田区神田三崎町1-1-4
TEL 03(3219)2920　FAX 03(3219)0410　http://www.sogo-igaku.co.jp

徹底ガイド
DICのすべて 2019-20

　凝固・炎症反応連関は周知の事実ですが，血液凝固線溶系は自然免疫炎症反応で要の位置を占める重要な反応と認識されるようになりました．Immunothrombosis（免疫血栓）は，微生物を感染局所に封じ込め，そこへ好中球が集積し，捕獲・貪食・殺菌・排除します．これは侵襲性損傷を最小限にして恒常性を維持する生体反応ですが，重症感染症ではフィブリン血栓が全身に播種してDICが発症します．免疫血栓形成に好中球NETosisによるDAMPs（DNA，ヒストン）が重要な役割を担い，これはDIC発症にDAMPsが関与する証左です．実際，重症外傷では，組織損傷で放出されたヒストンが全身性炎症反応を伴い，微小血栓形成から臓器不全を伴うDICを発症させます．このように，現在DICは単純な全身性凝固線溶反応異常ではなく，生理的自然免疫炎症・凝固線溶反応が病的反応へ変化した病態と捉えられています．

　2016年にSurviving Sepsis Campaign Guideline（SSCG）2016が上梓されました．SSCG 2016では，2004年の同ガイドライン公表以来，初めて凝固異常の項目が設けられ，治療薬としてアンチトロンビンと遺伝子組換えトロンボモジュリンが取り上げられました．これは，DICは重症病態（敗血症）末期の随伴現象に過ぎないと考えてきた欧米の研究者が，DICを敗血症病態を改善するための治療対象として捉えたと思料可能であり，特筆すべき話題でしょう．

　日本の若手研究者のDICを主題とした多施設共同研究，システマチックレビュー・メタ解析，そして総説がこの数年間欧米のトップジャーナルに多数公表されています．1970年代から半世紀近く日本のDIC学は世界をリードしてきましたが，このような若手DIC研究者の活躍は，今後もわが国のDIC学が世界に重要な影響を与え続けて行くことを確信させるものです．

　本書「徹底ガイド　DICのすべて2019-20」は，大きく発展を遂げつつある「DICのすべて」を，日本を代表する研究者の皆さんに執筆いただきました．本書は，DICの基礎から臨床まですべて網羅し，最新の話題を掲載しました．内科・外科等の専門領域を問わず，多くの皆様に「DICの旬」を感じ取っていただける内容と自負しています．本書を通じてDICを学んでいただいた皆様が，日本のDIC学をさらに発展させることを心から期待しています．

特集編集　**丸藤　哲**　札幌東徳洲会病院　侵襲制御救急センター

2019年度　年間購読受付中

☞ *Critical Care* の総合誌

救急・集中治療

季刊 年4冊（2・5・8・11月）＋臨増号（不定期）1冊／B5判／本文平均300頁

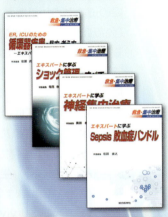

■ **2019年（31巻）の特集予定**　通常号：定価（本体7,600円＋税）／臨増号：定価（本体7,600円＋税）

1号	救急・集中治療におけるPoint-of-Care超音波 —basicからadvance—（仮）
2号	ICU治療指針（仮）
臨増号	急性血液浄化法（仮）
	：（以下続刊）

■ **2018年（30巻）の特集**　通常号：定価（本体5,600円＋税）／臨増号：定価（本体10,000円＋税）

1号	エキスパートに学ぶ 栄養管理のすべて
2号	ER, ICUのための 循環器疾患の見方, 考え方 —エキスパートの診断テクニック—
3号	エキスパートに学ぶ ショック管理のすべて
4号	エキスパートに学ぶ 神経集中治療
5号	エキスパートに学ぶ Sepsis 敗血症バンドル
6号	エキスパートに学ぶ 心不全治療の極意 —Evidence and Experience—（仮）
臨増号	徹底ガイド DICのすべて 2019-20

● Honorary Editors：天羽敬祐／早川弘一／島崎修次／相馬一亥／山科　章

● Editors：岡元和文／行岡哲男／横田裕行／久志本成樹／大塚将秀／志馬伸朗／松田直之／山本　剛

- Critical CareにたずさわるICU, 救急, 麻酔, 外科, 内科の医師とコメディカル対象に, 解説と情報を満載!
- 読みやすい「Q&A方式」などを用いて編集し, 季刊で刊行!

2019年度　年間購読料　40,000円（税込）〈通常号4冊＋臨増号1冊〉

■年間購読をお申込の場合 1,040円の割引です.
■直送雑誌の送料は弊社負担. 毎号刊行次第, 確実にお手元に直送いたします.
■本誌のFAX送信書に必要事項をお書き込みのうえ, お申し込み下さい.

総合医学社　〒101-0061　東京都千代田区神田三崎町1-1-4
TEL 03(3219)2920　FAX 03(3219)0410　http://www.sogo-igaku.co.jp

I 総論

DIC 学の現在 ……………………………………………………………… 2

I章 総論

DIC 学の現在

鹿児島大学大学院医歯学総合研究科 システム血栓制御学　丸山征郎

point

- ▶ DIC は血管内で凝固のみでなく，同時に炎症反応も連動して惹起された病態である．

- ▶ この凝固-炎症系の"主たる反応の場"は【微小循環系】で，ここでは血栓・炎症と同時に出血・透過性亢進も起きている．すなわち【微小循環系】が標的となり，進行すると実質臓器機能障害⇒多臓器不全（MOF）に陥るリスクをはらんでいる．

- ▶ この場合の炎症を起こすメディエーターも新たに発見，同定されつつある．これらはPAMPs/DAMPs/alarmins などとネーミングされて，DIC の病因・病態理解に示唆的である．

- ▶ DIC は微小循環領域の血栓多発病態で，これは薬剤のデリバリーを不可能とするので，overt DIC は薬剤不応症でもある．したがって，可及的速やかな早期診断と治療開始が重要である．

- ▶ 基礎疾患があって初めて DIC を併発するので，DIC は重層的複合的な病態である．DIC の治療がうまくいかないと，原疾患の治療薬も病巣まで届かないので，治療効率は低下する．この意味で DIC の治療は重要である．

- ▶ リコンビナントトロンボモジュリンなど次世代型の DIC の治療法が登場してきて，治療の展望が開けてきた．

- ▶ 一方，凝固・炎症を収束させ，修復にも向かわせる分子群も同定され，これらはRAMPs と呼ばれている APC や heat shock proteins（HSP）などである．

Q 播種性血管内凝固症候群（DIC）とは？

A DIC はいうまでもなく，disseminated intravascular coagulation の頭文字をとったものです．しかし，これを"death is coming"の略だ，と揶揄する向きもありました．確かに DIC は"重篤で，致死性の疾患"です．それは，本質的に DIC が重層的な疾患であること，すなわち基礎疾患，それも重症な基礎疾患（感染症，悪性腫瘍，外傷など）が基礎にあり，そのうえに凝固系や炎症系がシステムとして活性化/抑制/消耗されている複雑な症候群であるからです．しかし DIC には，この数年で

新しい視点が生まれつつあります．それは診断法が洗練されてきたこと，治療法に進歩がみられること，DIC の病因論が進展したことなどが挙げられます．以下，少し解説します．

Q DIC 概念の「今」について教えてください

DIC の概念では，
① ある程度持続的に，あるいは反復性に凝固系を活性化する引き金が引かれ，血管内でトロンビンが生成され，それが<u>液相を流れている病態</u>である（すなわちトロンビンが流血中を流れている）．
② そのため，大きな血管ではトロンビンも希釈され，十分血管を閉塞しうるだけの血栓を形成し得ないが，微小循環系では血流も緩やかで，トロンビンも濃縮されて血栓形成に至る．
③ したがって，DIC では微小循環系の閉塞が起こる．これは臓器不全の大きな原因となるばかりか，微小循環系で血栓⇔再還流を繰り返し，これが DAMPs[*1]，PAMPs[*2]，alarmin 発生の場となる．
④ 微小循環系の閉塞は，その当該部位に薬剤をデリバリーできないことを意味し，薬剤不応状態となっている．
⑤ これは当然，DIC に至った基礎疾患（感染症や悪性腫瘍，外傷など）など「本丸」の治療効率を著しく劣化させる．
⑥ また DIC では「凝固系」と「炎症系」の 2 つのシステムが活性化されているが，進行すると，凝固系は消耗により出血傾向となり，炎症系も負のフィードバック系不全のため向炎症（proinflammatory）状態になっており，これが易感染性，あるいは感染制御不能状態を生んでいる．

などが重要であろうと思われます．
これらの概念は，DIC を学として論ずる際の通奏低音となっています．

[*1] DAMPs：damage associated molecular patterns のことで，生体侵襲により生体細胞から生じた分子類．ATP や核内由来産物（ヒストン，HMGB1）などが含まれます．

[*2] PAMPs：pathogen associated molecular patterns のことで，病原微生物の分子類で，エンドトキシン（lipopolysaccharide）が代表です．

Q DIC 病因論の「今」について教えてください

生体が侵襲にあうと，程度の差こそあれバリアー障害を伴うので，侵襲部位が外に開放されている場合には，病原体の侵入を伴います．そのときには，上皮のすぐ内側にレジデントしている樹状細胞やマクロファージによって病原体の諸分子〔これを PAMPs という〕が認識されて，図 1 に挙げたように，サイトカインや HMGB1[*3] が放出されます[1]．HMGB1 は壊死細胞からも放出されます．HMGB1 とサイトカイン類は協働し合って，自然免疫・炎症，止血，そして最終的には修復のプログラムを誘導します[2]．

[*3] HMGB1：high mobility group box-1 protein の略．核内蛋白で，主として細胞壊死で細胞外に出てくると，自然炎症，止血，修復にはたらきますが，過剰だと，SIRS/DIC，MOF（多臓器不全）の原因となります．

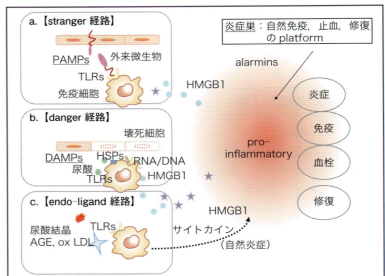

図1 引き金による炎症の分類
TLRs：Toll-like receptors (Toll様レセプター), HSPs：heat-shock proteins (熱ショック蛋白質), AGE：advanced glycation end products (終末糖化産物), LDL：low-density lipoprotein (低比重リポ蛋白)
(丸山原図)

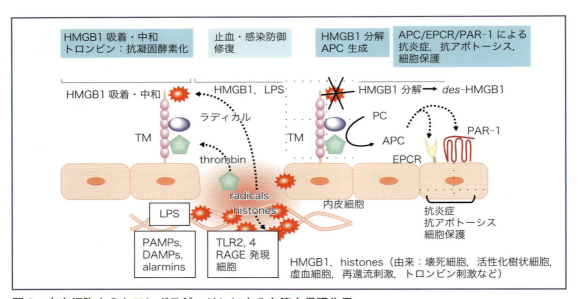

図2 内皮細胞上のトロンボモジュリンによる血管内保護作用
EPCR：endothelial protein C receptor (血管内皮細胞プロテインC受容体), PAR-1 (protease-activated receptor-1), RAGE：receptor for AGE
(丸山原図)

　一方，生体内部の無菌的な侵襲の場合も，侵襲部位の活性化細胞や壊死細胞類からDAMPsと総称される分子群が発生し，炎症や凝固反応，内皮細胞活性化あるいは障害を惹起して，PAMPsと協働してDIC，全身性炎症反応症候群（systemic inflammatory response syndrome：SIRS）の病態基盤を形成します[3]．代表的DAMPsとしてATP，HMGB1，ヒストンなどが，PAMPsではエンドトキシン（lipopolysaccharide：LPS）が注目されています．

DAMPsもPAMPsも樹状細胞やマクロファージ系細胞，上皮系細胞のTLRsによって認識され，インフラマソームを活性化します．これにより炎症が惹起されます．これは生体防御につながるわけですが，PAMPs,DAMPsが過剰であったり，特に全身化するとDIC/SIRSの原因となります．私たちはHMGB1とトロンビンが同時に血管内に存在するとDICがひき起こされることを実験的[4]，および臨床例で証明しました[5].

　このとき，HMGB1やトロンビン，エンドトキシン，ラディカル類の血管内侵入をブロックしているのは内皮細胞上のトロンボモジュリン（TM）です[6,7]（図2）．TMにトロンビンが結合すると，プロテインC（PC）が活性化されactivated PC（APC）となり，これが，抗炎症性，抗アポトーシス/細胞保護的に作用しますので[8]，トロンビン・TM・PC系は血管内を凝固と炎症反応から守っているシステムということができます．これがresolution associated molecular patterns（RAMPs）に発展していきました[9].

DIC診断論の「今」について教えてください

　DICは血管が潰れる病態ですから，その前に薬剤を投与することが極めて重要です．したがって，診断は可及的早期にする必要があります．そのための診断技術が待ち望まれていますが，まだ十分ではありません．日本救急医学会が作成した診断基準は一歩前進したものだと思われます．しかし，さらに早期のマーカーが必要で，微細な変化を鋭く把握しうる，いわゆる"バイオマーカー"や凝固系の"変化率"を早期に評価する方法が待ち望まれます．

DIC治療論の「今」について教えてください

　DIC治療は長らくヘパリン，そして本邦では合成プロテアーゼインヒビターが使用されていました．しかし最近になり，いわゆる"生物学的製剤"ともいいうるものが登場してきました．分画ヘパリンに始まり，アンチトロンビン製剤（遺伝子組換え体を含む），そして遺伝子組換えTMなどです．ようやくほかの分野と同じように，新規薬剤を開発し，その前の世代の薬剤を対照薬として評価し，優っていたら生存できる，という競争原理と進化の考えが入ってきました．その代表が遺伝子組換えTM（rTM）（ART123，商品名リコモジュリン®）です[10]．これは図2に挙げたように，血管内皮細胞の抗血栓，抗炎症性の分子をクローニングして蛋白を発現させたもので，現在のところ「本薬剤をDIC病巣にデリバリーできれば」確実な抗凝固・抗炎症作用を期待できます．血小板なども確実に上昇してきますので，コストベネフィット的にも優れていることが報告されています．問題は，使用するタイミング，ほかの薬剤との併用の可否などで，現在諸施設で試行錯誤が続いていますので，間もなく結論が出て

くるものと期待されます．具体的にはアンチトロンビン製剤と rTM の使い分け，投与タイミングの吟味などを臨床から導き出すことなどです．

Q DIC 学のオンゴーイング課題とこれからは？

A DIC は概念のところでも述べたように，重層した疾患です．すなわち，DIC の原因となった「原疾患」があるわけです．原疾患の治療効率を上げるためには，まずは DIC を先に片づけないと，原疾患（がん，感染症，外傷など）の治療どころではなくなります．この認識は大変重要です．原疾患への治療薬を病巣にデリバリーするためには，血管が塞がる前に治療を開始すべきであることは明白です．

このような複眼の思想で DIC 学を構築していくことが大事だということになります．今後，RAMPs の概念を取り入れた治療法，さしあたっては円滑な APC 産生を念頭においた治療法の模索などが重要と考えられます．

[文 献]
1) Bianchi ME：DAMPs, PAMPs and alarmins：all we need to know about danger. J Leukoc Biol 81：1-5, 2007
2) Wang H, Zhu S, Zhou R et al：Therapeutic potential of HMGB1-targeting agents in sepsis. Expert Rev Mol Med 10：e32, 2008
3) Foell D, Wittkowski H, Roth J：Mechanisms of disease：a'DAMP'view of inflammatory arthritis. Nat Clin Pract Rheumatol 3：382-390, 2007
4) Ito T, Kawahara K, Nakamura T et al：High-mobility group box 1 protein promotes development of microvascular thrombosis in rats. J Thromb Haemost 5：109-116, 2007
5) Hatada T, Wada H, Nobori T et al：Plasma concentrations and importance of High Mobility Group Box protein in the prognosis of organ failure in patients with disseminated intravascular coagulation. Thromb Haemost 94：975-979, 2005
6) Abeyama K, Stern DM, Ito Y et al：The N-terminal domain of thrombomodulin sequesters high-mobility group-B1 protein, a novel antiinflammatory mechanism. J Clin Invest 115：1267-1274, 2005
7) Ito T, Kawahara K, Okamoto K et al：Proteolytic Cleavage of High Mobility Group Box 1 Protein by Thrombin-Thrombomodulin Complexes. Arterioscler ThrombVasc Biol 28：1825-1830, 2008
8) Wang J, Li J：Activated protein C：a potential cardioprotective factor against ischemic injury during ischemia/reperfusion. Am J Transl Res 1：381-392, 2009
9) Shields AM, Panayi GS, Corrigall VM：Resolution-associated molecular patterns (RAMP)：RAMParts defending immunological homeostasis? Clin Exp Immunol 165：292-300, 2011
10) Saito H, Maruyama I, Shimazaki S et al：Efficacy and safety of recombinant human soluble thrombomodulin (ART-123) in disseminated intravascular coagulation：results of a phase Ⅲ, randomized, double-blind clinical trial. J Thromb Haemost 5：31-41, 2007

II 疫学と基礎疾患

DIC の疫学と基礎疾患 ……………………………………………………… 8

Ⅱ章 疫学と基礎疾患

DICの疫学と基礎疾患

1) 金沢大学附属病院 血液内科
2) 同 高密度無菌治療部

門平靖子[1]　朝倉英策[2]

point
- ▶ 日本の疫学調査では，DIC年間患者数は1,843例，死亡率は40.0％と報告されている．
- ▶ DICの転帰は基礎疾患に大きく依存している．
- ▶ DICの発症には基礎疾患の存在が必須である．
- ▶ 三大基礎疾患は，敗血症，急性白血病，固形がんである．

Q　DICの発症頻度は？

播種性血管内凝固症候群（disseminated intravascular coagulation：DIC）の全国規模疫学調査は過去3回（1992年，1998年，2009年）行われています．そのうち，日本血栓止血学会学術標準化委員会DIC部会の疫学調査（2009年）によると[1]，日本におけるDIC年間患者数は1,843例（男性988例，女性855例）です．全国172施設，6科で調査が行われ，1施設あたりの年間DIC症例数は10.7例，入院患者あたりのDIC発症頻度は1.31％と推定されます．1998年度の疫学調査では，年間患者数は7万3,000例（全国243施設，6科），1施設あたりの年間DIC症例数は9.2例でした[2]．2009年以後は日本における疫学調査は行われていませんが，診断技術の向上や治療法の改善に伴い，発症頻度は今後も変動するものと考えられます．

Q　DICの転帰は？　死亡率は？

DICの死亡率は2009年の疫学調査では40.0％と，極めて予後不良です．DIC症例では，基礎疾患そのものが重篤なことが多く，基礎疾患のために致命症となることや，DIC以外の合併症により致命症となることもあります．DIC患者の死亡例においてその内訳をみると，DICに

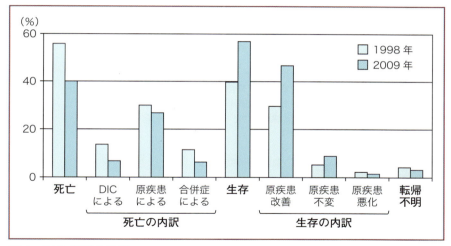

図1　DIC症例の転帰 （2009年疫学調査より）

よる死亡6.8％，原疾患による死亡26.9％，DIC以外の合併症による死亡6.3％となっています（2009年疫学調査）（**図1**）．

　DIC患者の生存例では，その大半において原疾患の改善がみられており，これらの結果から，DICの転帰は基礎疾患に大きく依存しているといえます．

　2009年度の疫学調査の死亡率を過去2回の疫学調査のそれと比較すると，依然高い数値を示しているものの，1992年度65.2％，1998年度56.0％と比較して明らかな死亡率の改善をみることができます．また，DICそのものによる死亡が半減している点も注目されます．これには，基礎疾患の改善はもちろんのこと，DIC診断技術の向上や治療法の改善が果たす役割も大きいと考えられます．

Q 基礎疾患のないDICはありますか？

A　DICを発症する場合，必ず何らかの基礎疾患が存在します．DIC診断基準では，旧厚生省診断基準でのみ，基礎疾患に対してスコアが与えられましたが，「日本血栓止血学会DIC診断基準2017年版」[3]では，基礎疾患のない症例は存在しないために診断には影響を与えず，この加点は意味をなさないとされ，基礎疾患でのスコアリングは削除されました．また，DIC診断基準適用のアルゴリズムが作成され，代表的なDICの基礎疾患が示されています（**表1**）．国際血栓止血学会診断基準[4]，日本救急医学会急性期診断基準[5]においても，基礎疾患は必須との扱いになっています．

　DICは種々の基礎疾患に合併します．DICの発症機序や病態は基礎疾患ごとに異なり，その病態により，適した治療法も異なります．また，DICの治療において基礎疾患の治療は最も重要で，基礎疾患の治療効果がDIC

表1　DICの基礎疾患（日本血栓止血学会DIC診断基準2017年版より）

1. 感染症 　・敗血症 　・その他の重症感染症（呼吸器，尿路， 　　胆道系など） 2. 造血器悪性腫瘍 　・急性前骨髄球性白血病（APL） 　・その他の急性白血病 　・悪性リンパ腫 　・その他の造血器悪性腫瘍 3. 固形がん（通常は転移を伴った進行がん） 4. 組織損傷：外傷，熱傷，熱中症，横紋筋 　　融解症 5. 手術後	6. 血管関連疾患 　・胸部および腹部大動脈瘤 　・巨大血管腫 　・血管関連腫瘍 　・膠原病（血管炎合併例） 　・その他の血管関連疾患 7. 肝障害：劇症肝炎，急性肝炎，肝硬変 8. 急性膵炎 9. ショック 10. 溶血，血液型不適合輸血 11. 蛇咬傷 12. 低体温 13. その他

（文献3より引用）

の予後を大きく左右します．これらのことより，DICに遭遇した際には，その原因疾患の検索を行い，特定することが非常に重要です．

Q DICを発症しやすい基礎疾患は？

　DICの三大基礎疾患は，敗血症，急性白血病，固形がんです．絶対数では敗血症，急性骨髄性白血病（acute myeloid leukemia：AML），非ホジキンリンパ腫（non-Hodgkin' lymphoma：NHL）が多く，DICの発症頻度が高い基礎疾患は急性前骨髄球性白血病（acute promyelocytic leukemia：APL），急性単球性白血病（acute monocytic leukemia：AMoL），劇症肝炎，の順です（**表2**）．感染症と関連した基礎疾患は，敗血症，呼吸器感染症，ショック，尿路感染症，胆道感染症，急性呼吸促迫症候群（acute respiratory distress syndrome：ARDS）など，絶対数の多い基礎疾患15位内に6疾患も含まれています．悪性腫瘍（造血器悪性腫瘍，固形がん）もDICの基礎疾患として極めて大きな位置を占め，悪性腫瘍の診療に際しては，常にDICの合併を念頭におく必要があります．

　1998年度の疫学調査との比較では，DICを発症しやすい基礎疾患に大きな変化はありませんが，発症頻度そのものはそれぞれの基礎疾患において減少傾向にあるようです（**図2**）．

　感染症，悪性腫瘍以外にも多くのDIC基礎疾患が知られており，DICは内科系，外科系を問わず，ほとんどすべての科で遭遇する病態です．疫学調査では，各領域において絶対数および発症頻度の高いDIC基礎疾患が報告されています．

表2 DIC を生じやすい疾患（総合）

DIC 症例数（絶対数）の多い基礎疾患（総合）					_DIC 発症頻度の高い基礎疾患（総合）_				
順位	基礎疾患名	DIC	基礎疾患数	発症頻度(%)	順位	基礎疾患名	DIC	基礎疾患数	発症頻度(%)
1	敗血症	302	1,277	23.6	1	APL	63	93	67.7
2	AML	122	570	21.4	2	AMoL	16	36	44.4
3	NHL	111	2,049	5.4	3	劇症肝炎	8	22	36.4
4	呼吸器感染症	110	4,800	2.3	4	弛緩出血	26	93	28.0
5	ショック	78	748	10.4	5	CML	11	41	26.8
6	APL	63	93	67.7	6	常位胎盤早期剥離	31	118	26.3
7	ALL	48	249	19.3	7	敗血症	302	1,277	23.6
8	肝硬変	43	1,330	3.2	8	AML	122	570	21.4
9	尿路感染症	42	1,508	2.8	9	外傷	7	34	20.6
10	肝細胞がん	32	2,490	1.3	10	ALL	48	249	19.3
11	常位胎盤早期剥離	31	118	26.3	11	ARDS	30	175	17.1
12	胆道感染症	30	763	3.9	12	腹膜炎	20	129	15.5
13	急性膵炎	30	360	8.3	13	AMMoL	11	75	14.7
14	ARDS	30	175	17.1	14	前置胎盤	3	22	13.6
15	胃がん	29	3,063	0.9	15	ショック	78	748	10.4
16	弛緩出血	26	93	28.0	16	MDS	20	228	8.8
17	大腸がん	25	2,955	0.8	17	急性膵炎	30	360	8.3
18	膵がん	24	789	3.0	18	急性肝炎	9	118	7.6
19	MM	23	370	6.2	19	MM	23	370	6.2
20	子宮がん	22	1,326	1.7	20	NHL	111	2,049	5.4

総合では，基礎疾患数 10 人未満，その他は除く．
AML：急性骨髄性白血病，NHL：非ホジキンリンパ腫，APL：急性前骨髄球性白血病，ALL：急性リンパ性白血病，
ARDS：急性呼吸促迫症候群，MM：多発性骨髄腫，AMoL：急性単球性白血病，CML：慢性骨髄性白血病，
AMMoL：急性骨髄単芽球性白血病，MDS：骨髄異形成症候群
（2009 年疫学調査より）

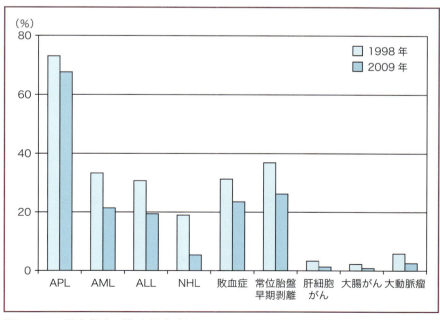

図2 DIC 発症頻度（代表的疾患） （2009 年疫学調査より）

造血器悪性腫瘍，固形がんで DIC を生じやすい疾患は？

 造血器悪性腫瘍において絶対数が多いのは AML, NHL, APL の順で，発症頻度では APL, AMoL, その他の急性白血病の順です（表 3）．造血器悪性腫瘍（特に急性白血病）における DIC 合併率が非常に高い点は念頭におく必要があります．

　固形がんにおいて絶対数が多いのは，その他のがん（原発不明がんを含む），肝細胞がん，胃がんの順で，発症頻度ではその他のがん，膵がん，胆管・胆嚢がんの順です．

　これら悪性腫瘍においては治癒を見込めるようになってきた症例も多く，DIC の合併症（出血や臓器障害）によって患者の予後を悪化させることは避けなければなりません．

表 3　DIC を生じやすい疾患（造血器悪性腫瘍，固形がん）

	造血器悪性腫瘍					固形がん			
順位	基礎疾患名	DIC	基礎疾患数	発症頻度 (%)	順位	基礎疾患名	DIC	基礎疾患数	発症頻度 (%)
1	APL	63	93	67.7	1	その他のがん*	35	210	16.7
2	AMoL	16	36	44.4	2	膵がん	24	789	3.0
3	その他 AL	17	57	29.8	3	胆管・胆嚢がん	15	506	3.0
4	CML	11	41	26.8	4	卵巣がん	13	637	2.0
5	AML	122	570	21.4	5	子宮がん	22	1,326	1.7
6	ALL	48	249	19.3	6	肝細胞がん	32	2,490	1.3
7	AMMoL	11	75	14.7	7	胃がん	29	3,063	0.9
8	MDS	20	228	8.8	8	大腸がん	25	2,955	0.8
9	MM	23	370	6.2	9	前立腺がん	3	488	0.6
10	NHL	111	2,049	5.4	10	肺がん	14	2,391	0.6

＊原発不明がんを含む．　　　　　　　　　　　　　　　　　　　　　　　　　　　　　　　　（2009 年疫学調査より）

 感染症で DIC を生じやすい疾患は？

 感染症において絶対数が多いのは敗血症，呼吸器感染症，その他の感染症の順です（表 4）．発症頻度では敗血症，腹膜炎，その他の

表 4　DIC を生じやすい疾患（感染症，産科疾患）

	感染症					産科疾患			
順位	基礎疾患名	DIC	基礎疾患数	発症頻度 (%)	順位	基礎疾患名	DIC	基礎疾患数	発症頻度 (%)
1	敗血症	302	1,277	23.6	1	羊水塞栓症	6	6	100.0
2	腹膜炎	20	129	15.5	2	弛緩出血	26	93	28.0
3	その他の感染症	46	425	10.8	3	常位胎盤早期剥離	31	118	26.3
4	胆道感染症	30	763	3.9	4	前置胎盤	3	22	13.6
5	尿路感染症	42	1,508	2.8	5	子宮内胎児死亡	6	142	4.2
6	呼吸器感染症	110	4,800	2.3	6	妊娠高血圧症候群	16	475	3.4

（2009 年疫学調査より）

感染症の順です．ショックやARDSはここには含まれていませんが，感染症の意味合いも含まれていると考えられます．

Q 肝・胆・膵疾患でDICを生じやすい疾患は？

A 肝・胆・膵疾患において絶対数が多いのは肝硬変，肝細胞がん，胆道感染症の順です．発症頻度では劇症肝炎，急性膵炎，急性肝炎の順です．肝・胆・膵疾患は，固形がん，感染症の点からもDICを生じやすい疾患が多く，内科，外科，集中治療部，救急部領域など遭遇する機会も多いと考えられます．劇症肝炎は総合的にみても発症頻度が高く重要ですが，一方，肝硬変の発症頻度は高くないものの，疾患数は多いため，DICを発症する可能性があることを念頭におく必要があります．

Q 産科疾患でDICを生じやすい疾患は？

A 産科領域において絶対数が多いのは常位胎盤早期剥離，弛緩出血，妊娠高血圧症候群の順です．発症頻度では羊水塞栓，弛緩出血，常位胎盤早期剥離の順です（表4）．羊水塞栓は頻度の高い疾患としてよく知られています．婦人科領域では，絶対数が多い疾患として卵巣がんや子宮がんといった悪性腫瘍が挙げられます．

なお，DICという病態が発見されるきっかけになったのは，常位胎盤早期剥離です．出血と微小血栓形成が同時に認められる疾患として記載されました．

Q 血管性病変・その他でDICを生じやすい疾患は？

A 血管性病変としてはKasabach-Merritt症候群が絶対数は少ないですが，発症頻度の高いDICの基礎疾患として知られています．大動脈瘤，巨大血管腫，心室瘤，血管炎なども基礎疾患となり，特に大動脈瘤は外科特有の基礎疾患として重要であり，しばしばそのコントロールに難渋します．

その他，ARDSやショックは特に集中治療部や救急部領域において絶対数，発症頻度ともに高い疾患です．外傷は救急部特有の疾患ですが，特に頭部外傷ではDICを発症しやすいことが知られています．

Q DICの予後における今後の展望は？

A 様々な基礎疾患に合併した，多様なDICの病態を早期に的確に把握することが，患者の予後改善に向けたDIC治療への第一歩です．

悪性腫瘍においてDICの合併をみた場合，すでに進行期の病態である

場合が多いですが，化学療法の発達や免疫学的に抗腫瘍効果を期待できる治療法の開発などに伴い，進行期であっても治療成績の向上が見込まれます．したがって，原疾患の治療を行ううえでも，DICのコントロールは大きな意義を有します．

敗血症のような急性疾患に合併するDICでは，臨床経過が極めて早く，予後不良となる場合が多いため，早期診断・早期治療が非常に重要です．2005年に提唱された急性期DIC診断基準[5]は，感染症に合併したDICの診断に力を発揮すると考えられます．また，DIC診療に関する初めての治療指針として，2009年には「科学的根拠に基づいた感染症に伴うDIC治療のエキスパートコンセンサス」が公表されました[6]．2017年には「日本血栓止血学会DIC診断基準2017年版」が提唱され[3]，診断に基づいた治療介入による予後の改善が今後ますます期待されます．

治療法の改善とともに，より良いDIC診断基準が開発され，DICの基礎研究，臨床研究により，DICによる死亡者が減り，1人でも多く救命されることが望まれます．

[文 献]

1) 坂田洋一 他：第5回 日本血栓止血学会学術標準化委員会（Scientific Standardization Committee：SSC）2010 シンポジウム報告．日本血栓止血学会誌 22：113-128, 2011
2) 中川雅夫：本邦における播種性血管内凝固（DIC）の発症頻度・原因疾患に関する調査報告．厚生省特定疾患血液系疾患調査研究班血液凝固異常症分科会平成10年度研究業績報告書．pp57-64, 1999
3) DIC診断基準作成委員会：日本血栓止血学会DIC診断基準 2017年版．日本血栓止血学会誌 28：369-391, 2017
4) Taylor FB Jr et al：Towards definition, clinical and laboratory criteria, and a scoring system for disseminated intravascular coagulation. Thromb Haemost 86：1327-1330, 2001
5) 丸藤 哲 他：急性期DIC診断基準 多施設共同前向き試験結果報告．日救急医会誌 16：188-202, 2005
6) 日本血栓止血学会学術標準化委員会DIC部会：科学的根拠に基づいた感染症に伴うDIC治療のエキスパートコンセンサス．日本血栓止血学会誌 20：77-113, 2007

III 概念と定義,分類

DIC の概念と定義,病態 ································· 16
線溶抑制型 DIC と線溶亢進型 DIC ···················· 23
controlled DIC と uncontrolled DIC ··················· 28

Ⅲ章 概念と定義，分類

DIC の概念と定義，病態

1) 金沢大学附属病院 高密度無菌治療部
2) 同 血液内科

朝倉英策(あさくらひでさく)[1]　山田真也(やまだしんや)[2]　林　朋恵(はやしともえ)[2]

> **point**
> - DIC は，全身性持続性の著しい凝固活性化をきたし，細小血管内に微小血栓が多発する重篤な病態である．
> - 敗血症では，LPS やサイトカイン，単球/マクロファージや血管内皮の関与が大きい．
> - 悪性腫瘍においては，腫瘍細胞中の組織因子により外因系凝固が活性化される．
> - 炎症と凝固のクロストークにより，DIC 病態が増幅されることがある．
> - 線溶抑制・均衡・亢進型 DIC，急性・慢性 DIC，代償性・非代償性 DIC など，DIC の病態は多様である．

Q DIC の定義を教えてください

A 播種性血管内凝固症候群（disseminated intravascular coagulation：DIC）は，基礎疾患の存在下に全身性持続性の著しい凝固活性化をきたし，細小血管内に微小血栓が多発する重篤な病態です．凝固活性化とともに線溶活性化がみられますが，その程度は，基礎疾患により相当な差違がみられます．進行すると血小板や凝固因子といった止血因子が低下し，消費性凝固障害（consumption coagulopathy）の病態となります（**表1**）[1,2]．

　DIC の二大症状は，出血症状[*1]と臓器症状ですが，臨床症状が出現すると予後は極めて不良となりますので（1998 年，旧厚生省研究班の疫学調査では，死亡率 56％です），臨床症状の出現がない時点で治療開始できるのが理想的です．

　なお，国際血栓止血学会（International Society on Thrombosis and Haemostasis：ISTH）の科学的標準化委員会（SSC）は，「DIC は，種々の原因により，局所に留まらない血管内凝固活性化をきたす後天性の症候群である．DIC は，微小血管障害に起因したり，あるいは，微小血管障害をひき起こし，重症化すれば臓器不全をきたす．」と定義しています[3]．

[*1] DIC の出血症状の原因としては，①消費性凝固障害（血小板，凝固因子の低下），②過剰な線溶活性化，の2つがありますが，②の要素のほうがより大きいと考えられています．

表1　DICの概念

主概念：全DIC症例でみられる
1）基礎疾患の存在
2）全身性持続性の著明な凝固活性化状態：全身の主として細小血管内に微小血栓が多発
3）線溶活性化（その程度は種々）

副概念：進行したDIC症例でみられる
1）消費性凝固障害：止血因子（血小板，凝固因子）の低下など
2）臨床症状：出血症状，臓器症状

ISTHの見解は，DICに対する世界の平均的な捉え方を表しているものと考えられます．確かに，敗血症などの重症感染症に合併したDICの病態は的確に示していますが，急性白血病（特に急性前骨髄球性白血病[*2]），大動脈瘤，常位胎盤早期剥離，転移性前立腺癌などに合併したDICのように，著明な線溶活性化のため出血症状がしばしば重症化しやすい病態を有するDIC（臓器症状はあまりみられないDIC）を考慮していない点に問題があります．

[*2] 急性前骨髄球性白血病（APL）では，高度な線溶活性化と重症の出血症状が特徴です．APLにアネキシンⅡが過剰に発現していることが，高度な線溶活性化の原因と考えられています．

MEMO

日本血栓止血学会ホームページから，「DIC診断基準2017年度版」「科学的根拠に基づいた感染症に伴うDIC治療のエキスパートコンセンサス」をフリーで閲覧できます．
http://www.jsth.org/guideline/

Q DICの病態は，基礎疾患によって違うのですか？

A　敗血症においては，lipopolysaccharide（LPS）やTNF，IL-1などの炎症性サイトカインの作用により，単球/マクロファージや血管内皮から大量の組織因子（tissue factor：TF）が産生され，著しい凝固活性化を生じます．また，血管内皮上に存在する抗凝固性蛋白であるトロンボモジュリン（thrombomodulin：TM）の発現が抑制されるため，凝固活性化に拍車がかかることになります．さらに，血管内皮から産生される線溶阻止因子であるプラスミノゲンアクチベータインヒビター（plasminogen activator inhibitor：PAI[*3]）が過剰に産生されるため，生じた血栓は溶解されにくいのが特徴です（図1）[1,2]．

一方，急性白血病や固形がんなどの悪性腫瘍においては，腫瘍細胞中の組織因子により外因系凝固が活性化されることが，DIC発症の原因と考えられています（図2）．血管内皮や炎症の関与がほとんどない点において，より直接的な凝固活性化の病態となっています．

[*3] PAIは，組織プラスミノゲンアクチベータ（t-PA）と1対1結合することで線溶阻止的に作用します．PAIの著増したDICでは，臓器障害をきたしやすいです．

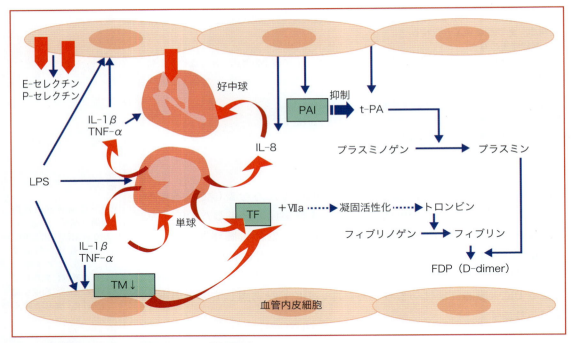

図1　敗血症における凝固活性化と血栓形成
TF：組織因子，PAI：プラスミノゲンアクチベータインヒビター，t-PA：組織プラスミノゲンアクチベータ，TM：トロンボモジュリン，Ⅶa：活性型第Ⅶ因子

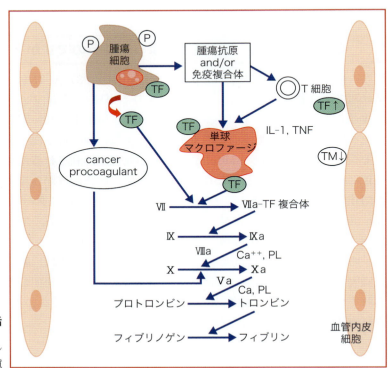

図2　悪性腫瘍における凝固活性化と血栓形成
TF：組織因子，TM：トロンボモジュリン，PL：リン脂質

Q 炎症と凝固のクロストークとは何ですか？

A 近年，炎症と凝固のクロストークの存在が数々の報告により明らかにされてきています．つまり，前述のように炎症（LPS，サイトカインなど）により凝固活性化を生じますが，生じたトロンビンや活性型第X因子はPARs（protease-activated receptors）を介して炎症を惹起するというものです．実際，我々の検討では，DICを合併した敗血症モデルに対して，免疫グロブリンを投与しますと，TNFやIL-6といった炎症性サイトカインの抑制とともに，凝固異常や病理学的な血栓形成が抑制されています．炎症と凝固のクロストークを遮断するような治療は，今後の発展が期待できるのではないかと考えられます[4]．

なお，炎症と凝固のクロストークの現象は敗血症では存在しますが，非感染症性疾患においての存在は疑問です（凝固活性化→炎症は，もし存在しても限定的と考えられます）[5]．

Q DICにおける線溶活性化の意義を教えてください

A 臨床DIC症例に対して，線溶薬や，抗線溶薬を投与することは倫理的な観点からできませんが，ラットDICモデルに対してこのような処置を行うことで，DICにおける線溶活性化の意義を深く考察することができます．

DICモデルにおいて線溶活性化が重要な役割を果たしていることについては，両モデルに対して抗線溶薬であるトラネキサム酸（TA）[*4]を投与した場合の影響を評価してみることで明確となります[1,6,7]．

組織因子（TF）誘発DICモデル（臨床の線溶亢進型～均衡型DICに近い病態）においては肝腎障害がほとんどみられないのが特徴ですが，TAを投与するとLPSモデルに匹敵するような高度の臓器障害がみられるようになります．

LPS誘発DICモデル（臨床の線溶抑制型DICに近い病態）においては，もともと肝腎障害は高度ですが，TAを投与すると臓器障害はさらに悪化します．これらの成績から，DICにおける「過度」の線溶活性化は出血の原因になるものの，「適度」な線溶活性化は臓器障害に対して阻止的に作用し，生体防御反応的側面があるものと考えられます．なお，LPS誘発DICモデルにおいては，ヘパリン類の併用下であってもTAの投与は臓器障害や死亡率を悪化させています[6]．

LPS誘発DICモデルではPAIが著増して線溶抑制状態をきたし，このことが臓器障害など病態を悪化させているとすると，線溶療法は同モデルにおける臓器障害を軽減する可能性があります．実際，同モデルに対してウロキナーゼを投与するとPAI活性の上昇を抑制し，臓器障害を有意に軽減させる効果が観察されました[8]．副作用の問題など解決すべき点がある

[*4] トラネキサム酸（トランサミン）には抗炎症作用もあるため，上気道炎でも安易に処方される場合がありますが，血栓症を誘発する懸念があることを考慮すべきです．

ため，ただちに臨床応用可能というわけではありませんが，LPS 誘発 DIC モデル（線溶抑制型 DIC）の病態を考察するうえで，示唆に富む成績と考えられます．

Q DIC には，どのような診断基準があるのですか？

A 近年までは，DIC 診断基準として最も頻用されてきたのは，旧厚生省 DIC 診断基準です．基礎疾患，臨床症状（出血症状/臓器症状），血小板数，FDP，フィブリノゲン，PT 比によってスコアリングして診断します（骨髄抑制をきたすような白血病群では，出血症状，血小板数を含めません）．典型的な DIC における臨床・検査所見を網羅している点が特徴ですが，早期診断には不向きとの指摘がありました．

急性期 DIC 診断基準は，早期診断が可能な診断基準として救急領域において浸透しています．特に，感染症に合併した DIC の診断には威力を発揮しますが，血液疾患（白血病群）には適応できません．国際血栓止血学会（ISTH）の診断基準は，日本の旧厚生省 DIC 診断基準を模して作成されたものですが，さらに早期診断には不向きです．

これらの背景の下，「日本血栓止血学会 DIC 診断基準 2017 年版」が作成されました[*5]．この診断基準は旧厚生省 DIC 診断基準の不備を改善し，かつすべての基礎疾患に適応できるものです[9~11]．詳細は，別項「日本血栓止血学会 DIC 診断基準」で紹介されています．この診断基準は，DIC の本態である凝固活性化を反映するマーカー（TAT，SF など）が組込まれています．また，線溶活性化マーカー（PIC，α_2PI など）の重要性も明示されています．

[*5] 日本血栓止血学会 DIC 診断基準では，凝固線溶関連の分子マーカーとアンチトロンビン活性が組込まれた点に特徴があります．

Q DIC の多様性（分類法）について教えてください

従来しばしば用いられてきた DIC の分類を紹介することで，DIC 病態の多様性を理解したいと思います．

■ 線溶抑制型 DIC，線溶均衡型 DIC，線溶亢進型 DIC

次項「線溶抑制型 DIC と線溶亢進型 DIC」で詳述されているため省略します．現在，最も頻用されている分類法です[1]．

■ 急性 DIC と慢性 DIC

DIC の経過から，急性 DIC や慢性 DIC という分類法があります．何日までの経過であれば急性期であるというような明確な線引きはありませんので，やや概念的な分類です．

急性 DIC の代表的基礎疾患は，敗血症その他の重症感染症，急性白血病，外傷，熱傷，熱中症，産科合併症（常位胎盤早期剥離，羊水塞栓）[*6]，劇

[*6] 常位胎盤早期剥離や羊水塞栓では，線溶亢進型 DIC となり，高度の出血がみられるのが特徴です．

症肝炎，急性膵炎，ショック，横紋筋融解症などが挙げられます．

また，慢性DICの代表的基礎疾患は，固形がん，大動脈瘤，巨大血管腫など*7が挙げられます．慢性DIC症例のなかでも，大動脈瘤，巨大血管腫などでは，しばしば年単位経過をとることが少なくありません．

■ 代償性DIC*8，非代償性DIC

消費性凝固障害の有無による分類です．血小板や凝固因子といった止血因子がDICのために消費はされているものの，骨髄からの血小板産生や，肝からの凝固因子産生が十分であるために，血小板や凝固因子の血中濃度が低下しない状態です（いわゆる，動的平衡関係にある状態です）．時に血小板や凝固因子が正常値以上に上昇することもあり，この場合，過代償性DICと称することもあります．

代償性DICや非代償性DICも明確な診断基準があるわけではなく，概念的な分類です．なお，代償性DICに関しては，血小板数や凝固因子の低下がないため（FDPは上昇するが，血小板数，フィブリノゲン，プロトロンビン時間はほぼ正常），しばしばDICの診断が困難です．

慢性に経過するDICにおいて，代償性DICの病態をとりやすいです．

■ DIC準備状態，pre-DIC，切迫DIC

予後不良のDICの予後を少しでも良くしたいという臨床的ニーズから，早期治療を行いやすくするために，これらの用語が用いられることがあります．

これらに関しても明確な定義はありませんが，例えば，旧厚生省DIC診断基準でDICと診断されるような症例であっても，その前段階としてDIC準備状態，pre-DIC，切迫DICといえる時期があるのではないかという考え方が背景にあります．

一部，代償性DICの概念と重複します．

■ 顕性DICと非顕性DIC

DICの臨床症状の有無による分類法です．

顕性DIC（overt DIC）は，DICの臨床症状である出血症状や臓器症状が出現したDICを表現する場合に使用し，非顕性DIC（non-overt DIC）は，DICの臨床症状が出現していないDICを表現する場合に使用されます．

■ 炎症性DIC，非炎症性DIC

炎症性DIC*9は，炎症性サイトカインの関与が大きいDICです．敗血症などに代表される線溶抑制型DICの多くが，炎症性DICといえます．

非炎症性DICは，炎症性サイトカインの関与が乏しいDICです．急性白血病，大動脈瘤，巨大血管腫，固形がんなどに代表される線溶亢進〜均衡型DICの多くが，非炎症性DICといえます．感染症の合併がなければ，

*7 大動脈瘤や巨大血管腫では，進行した場合には線溶亢進型DICになります．血液検査では，FDPの著増，フィブリノゲンの著減が特徴的な所見です．

*8 代償性DICは，血液検査所見のみでは深部静脈血栓症と鑑別困難です．代償性DICを疑った場合には，下肢静脈エコー検査も積極的に行うことが望まれます．

*9 トロンボモジュリン製剤は，抗凝固活性のみならず抗炎症効果を併せもっています．炎症性DICに対して，トロンボモジュリン製剤は相性の良いDIC治療薬といえます．

CRPの上昇はほとんどありません.

> **TOPICS**
>
> 金沢大学血液内科・呼吸器内科「血液・呼吸器内科のお役立ち情報」(http://www.3nai.jp/weblog/index.html) では,有用な情報(血栓止血学,血液凝固検査,DIC を含む)が発信されています.多数のアクセスのある人気サイトです.今後とも多くの方のご訪問をお待ちしています.
> 〔DIC:図解シリーズ〕http://www.3nai.jp/weblog/entry/24539.html
> 〔血液凝固検査入門:図解シリーズ〕http://www.3nai.jp/weblog/entry/28676.html

[文 献]

1) 朝倉英策:播種性血管内凝固症候群(DIC)."しみじみ分かる血栓止血 vol.1 DIC・血液凝固検査編" 中外医学社,pp48-141,2014
2) Levi M, Ten Cate H:Disseminated intravascular coagulation. N Engl J Med 341:586-592, 1999
3) Taylor FB Jr, Toh CH, Hoots WK et al:Scientific Subcommittee on Disseminated Intravascular Coagulation (DIC) of the International Society on Thrombosis and Haemostasis (ISTH):Towards definition, clinical and laboratory criteria, and a scoring system for disseminated intravascular coagulation. Thromb Haemost 86:1327-1330, 2001
4) Asakura H, Ontachi Y, Nakao S et al:Immunoglobulin preparations attenuate organ dysfunction and hemostatic abnormality by suppressing the production of cytokines in LPS-induced DIC in rats. Crit Care Med 34:2421-2425, 2006
5) Ontachi Y, Asakura H, Nakao S et al:No interplay between the pathways mediating coagulation and inflammation in tissue factor-induced disseminated intravascular coagulation in rats. Crit Care Med 34:2646-2650, 2006
6) Asakura H, Sano Y, Nakao S et al:Beneficial effect of low-molecular-weight heparin against lipopolysaccharide-induced disseminated intravascular coagulation in rats is abolished by coadministration of tranexamic acid. Intensive Care Med 30:1950-1955, 2004
7) Asakura H, Sano Y, Yamazaki M et al:Role of fibrinolysis in tissue-factor-induced disseminated intravascular coagulation in rats-an effect of tranexamic acid. Haematologica 89:757-758, 2004
8) Asakura H, Asamura R, Nakao S et al:Beneficial effects of urokinase on lipopolysaccharide-induced disseminated intravascular coagulation in rats:focus on organ function and endothelin levels. Thromb Haemost 93:724-728, 2005
9) Asakura H, Takahashi H, Wada H et al;DIC subcommittee of the Japanese Society on Thrombosis and Hemostasis:Proposal for new diagnostic criteria for DIC from the Japanese Society on Thrombosis and Hemostasis. Thromb J 14:42, 2016
10) Wada H, Takahashi H, Uchiyama T et al;DIC subcommittee of the Japanese Society on Thrombosis and Hemostasis:The approval of revised diagnostic criteria for DIC from the Japanese Society on Thrombosis and Hemostasis. Thromb J 15:17, 2017
11) 朝倉英策,高橋芳右,和田英夫 他:日本血栓止血学会 DIC 診断基準 2017 年版.日本血栓止血学会誌 28:369-391, 2017

III章 概念と定義，分類

線溶抑制型DICと線溶亢進型DIC

金沢市立病院 血液内科　林　朋恵（はやし　ともえ）

point

- ▶ DICの病型は，線溶活性化の程度によって分類できる．
- ▶ 線溶抑制型DICでは微小血栓による臓器症状が，線溶亢進型DICでは出血症状がみられやすい．
- ▶ 基礎疾患の種類や，各種凝血学的検査所見からそれぞれの病型を判断することができる．
- ▶ 病型に合った適切な治療法の選択が重要である．

Q DICの病型分類について教えてください

　DICは単一の病態ではなく，様々な基礎疾患に合併する症候群であり，その病態は症例ごとに大きく異なります．この多様なDICの病態を理解し，適切な治療法を選択するためにも，DICの病型分類は非常に有用な考え方です（図1)[1]．

血管内における著しい凝固活性化はDICの本態であり，全症例に共通してみられますが，その他の点，特に線溶活性化の程度は症例によって相当異なっています．

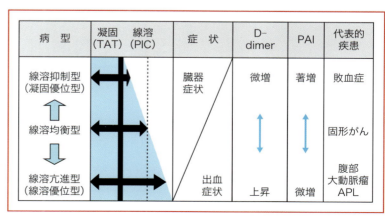

図1　DICの病型分類
TAT：トロンビン-アンチトロンビン複合体
PIC：プラスミン-α₂プラスミンインヒビター複合体
PAI：プラスミノゲンアクチベータインヒビター
APL：急性前骨髄球性白血病
（文献1より引用）

敗血症に代表されるような重症感染症に伴うDICでは，著しい凝固活性化に比べ線溶活性化は軽度にとどまります．これは線溶阻止因子であるプラスミノゲンアクチベータインヒビター（PAI）が著増するために，強い線溶抑制状態となるためと考えられています[2]．このような病態では多発した微小血栓が溶解されにくく，微小循環障害に伴う臓器障害がみられやすくなります．血小板数の減少にもかかわらず，出血症状は意外に軽度である場合が少なくありません．このような病型のDICを「線溶抑制型DIC」と称しています．

　一方，急性前骨髄球性白血病や大動脈瘤，巨大血管腫，一部の悪性腫瘍（前立腺がんなど）などでは，凝固活性化に見合う以上の著しい線溶活性化を伴うDICがみられます．PAIの上昇はほとんどみられず，強い線溶活性化によって止血血栓さえも溶解されてしまうため，高度な出血症状がみられやすくなりますが，臓器障害はあまり目立ちません．このような病型のDICを「線溶亢進型DIC」と称しています．

　凝固活性化に見合った線溶活性化がみられる，すなわち凝固・線溶活性化のバランスがとれ，前記両病型の中間的病態を呈するもの（固形がんに合併したDICなど）を「線溶均衡型DIC」と称しています．進行例を除けば，出血症状や臓器障害は意外とみられにくいのが特徴です．

　以上のようにDICの病態を，線溶抑制型DIC，線溶亢進型DIC，線溶均衡型DICの3病型に分類することによって，DICの病態がより把握しやすくなります．

Q 各病型に特徴的な検査所見はありますか？

線溶活性化の程度を反映して各病型に特徴的な検査所見がみられます（図1，図2[1]）．

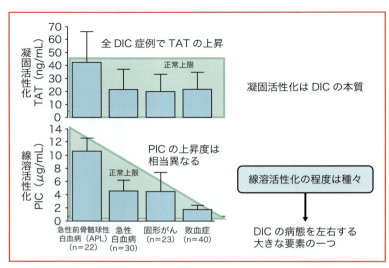

図2　DICにおける血中TAT，PICの変動（基礎疾患別）
（文献1より引用）

敗血症に合併したDIC症例に代表される「線溶抑制型DIC」では，凝固活性化マーカーであるトロンビン–アンチトロンビン複合体（TAT）の上昇がみられますが，TATの上昇に比べて線溶活性化マーカーであるプラスミン–α_2プラスミンインヒビター複合体（PIC）の上昇は軽度にとどまります．また，微小血栓の溶解を反映するフィブリン・フィブリノゲン分解産物（FDP）やD–ダイマーの上昇は，線溶抑制を反映して比較的軽度にとどまります．

　一方，「線溶亢進型DIC」ではTAT，PICともに著増します．著しい線溶活性化によりフィブリンのみならずフィブリノゲン分解も進行するため，フィブリノゲン値はしばしば著減し，FDPは著増します．また著しい線溶活性化に伴って，α_2プラスミンインヒビター（α_2PI）やプラスミノゲンはしばしば消費性に著減します．なお，急性前骨髄球性白血病では白血病細胞表面のアネキシンⅡ（tPA，プラスミノゲン両者のレセプターでありプラスミンの産生効率を飛躍的に増大させる膜蛋白）の過剰発現が同疾患の線溶活性化の原因と考えられています[3]．

Q 各病型に適した治療法について教えてください

A　DICの治療で最も優先されるべきは基礎疾患の治療ですが，基礎疾患の治療と並行してDICの本態である凝固活性化を阻止することが重要です．

　線溶抑制型DICの代表的基礎疾患である敗血症では，適切な抗菌薬治療に加え，アンチトロンビン（AT）濃縮製剤（アンスロビン® P，ノイアート®，ノンスロン®，アコアラン®）やヘパリン類〔ダナパロイドナトリウム（オルガラン®），低分子ヘパリン（フラグミン®など）〕による抗凝固療法が推奨されます．敗血症に合併したDICに対しては，未分画ヘパリンはかえって予後を悪化させる可能性が指摘されているため，推奨されていません[4]．

　遺伝子組換えトロンボモジュリン製剤（rTM：リコモジュリン®）は，ヘパリン類と同等以上の抗凝固活性を有するのみならず抗炎症作用をも併せもつことが知られており，抗凝固，抗炎症の両面からの効果が期待されている薬剤です[5]．出血の副作用もヘパリン類と比べて少ないうえ，半減期も20時間と長いため一日1回約30分の点滴でよく，24時間持続点滴によって患者を拘束することもありません．AT濃縮製剤との併用により両薬剤の相加，相乗効果が期待されるところですが，両者とも非常に高価な薬剤ですので，AT濃縮製剤の使用においてはAT活性を確認し保険適用を順守した形を心がけるべきです．

　血小板や凝固因子の著しい低下がみられた場合には，補充療法を行います．敗血症性DICでは，DICの要素のみでなく臓器障害としての肝不全を合併することでもPTの延長やフィブリノゲンの低下がみられることが多

表1　線溶亢進型DICの病態診断を行うための指針

1. 必須条件：TAT≧20 ng/mL かつ PIC≧10 μg/mL※
2. 検査所見：下記のうち2つ以上を満たす
    ①FDP≧80 μg/mL
    ②フィブリノゲン＜100 mg/dL
    ③FDP/DD比の高値（DD/FDP比の低値）
3. 参考所見：
    下記所見がみられる場合，さらに重症出血症状をきたしやすい
    ①血小板数低下（＜5万/μL）
    ②$α_2$PI活性低下（＜50%）

※この必須条件を満たす場合は典型例である場合が多い．
　TATやPICが，上記の7～8割レベルの上昇であっても，線溶亢進型DICの病態と考えられることもある．

いため，この際は新鮮凍結血漿（fresh frozen plasma：FFP）により凝固因子を補充します．

　メシル酸ナファモスタット（フサン®など）やメシル酸ガベキサート（エフオーワイ®など）といった合成プロテアーゼインヒビター（serine protease inhibitor：SPI）は，AT非依存性にトロンビンを阻害する薬剤です．出血の副作用がほとんどみられないため，出血症状のためにヘパリン類を使いにくい症例に適応となります．また両薬剤は膵炎治療薬でもありますので，膵炎に合併したDICに良い適応となります．メシル酸ナファモスタットは臨床使用量（1.44～4.8 mg/kg/day，持続点滴静注：標準的体重の人では150～200 mg/day）で，強力な抗線溶活性も有しており，線溶亢進型DICに対して有効な薬剤です．本薬は，副作用として高カリウム血症があり，DICの臓器障害として腎機能障害のあるときなどは特に注意が必要です．メシル酸ナファモスタット，メシル酸ガベキサート両薬剤とも静脈炎の副作用がありますので，中心静脈ラインからの投与が原則となります．

　DICにおける線溶活性化は，微小血栓を溶解しようとする生体の防御反応でもあります．この点から，DICに対する抗線溶療法は原則禁忌です．特に敗血症に合併したDICでは絶対禁忌です．また急性前骨髄球性白血病症例において，all-trans retinoic acid（ATRA）による分化誘導療法中にトラネキサム酸（トランサミン®）を投与した場合，全身性血栓症を併発して死に至った症例が多数報告されていることから，ATRA使用中の抗線溶療法は絶対禁忌です．ただし，線溶亢進型DICで出血症状が著しい症例に対して，ヘパリン類の併用下にトラネキサム酸などによる抗線溶療法を行うと，治療開始後早期にすぐれた止血効果が得られる場合があります．このように抗線溶療法は非常に有効な治療法である半面，治療を誤ると全身性の血栓症をきたし，致死的となる可能性があるため，抗線溶療法実施を考える場合には，必ず専門家に相談する必要があります．

　表1に，線溶亢進型DICの病態診断を行う際の指針を示しました．繰返しになりますが，線溶亢進型DIC以外のDICに対して，抗線溶療法は

禁忌ですので，適応となる線溶亢進型DICの診断は，より厳密に，かつ万全を期すことを心がけるべきです．

［文　献］
1) Asakura H：Classifying types of disseminated intravascular coagulation：clinical and animal models. J Intensive Care 2：20, 2014
2) Levi M, Ten Cate H：Disseminated intravascular coagulation. N Engl J Med 341：586-592, 1999
3) Menell JS, Cesarman GM, Jacovina AT et al：Annexin II and bleeding in acute promyelocytic leukemia. N Engl J Med 340：994-1004, 1999
4) Warren BL, Eid A, Singer P et al：Caring for the critically ill patient. High-dose antithrombin III in severe sepsis：a randomized controlled trial. JAMA 286：1869-1878, 2001
5) Saito H, Maruyama I, Shimazaki S et al：Efficacy and safety of recombinant human soluble thrombomodulin（ART-123）in disseminated intravascular coagulation：results of a phase III, randomized, double-blind clinical trial. J Thromb Haemost 5：31-41, 2007

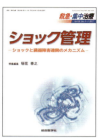

controlled DIC と uncontrolled DIC

佐賀大学医学部 救急医学講座　阪本雄一郎

point

- 国際血栓止血学会（International Society on Thrombosis and Haemostasis：ISTH）が定めた病的な凝固線溶反応によって臨床症状が顕在化している状態を overt DIC と呼ぶが，さらに血管内皮細胞の恒常性が破綻した不全型 DIC（uncontrolled DIC）と恒常性が保たれている制御型 DIC（controlled DIC）に分類している．
- uncontrolled DIC は，炎症性微小循環障害によって血栓形成や炎症反応の調節を行っている glycocalyx などの調節因子が破綻しており，血管内皮の恒常性が損なわれた状態といえる．
- 救急診療で対応する頻度が高い病態にあてはめると，controlled DIC は産科疾患や外傷急性期の病態であり，uncontrolled DIC は敗血症や外傷亜急性期の病態であると考えられる．

Q. controlled DIC，uncontrolled DIC の概念が定められるまで，DIC の概念は，歴史的にどのように変遷しているのですか？

DIC という用語が使用されるようになったのは 1950 年代であり，産科疾患での最初の報告から急性白血病，固形がんなどを基礎疾患とする播種性血管内凝固症候群（disseminated intravascular coagulation：DIC）が報告されています．最初の診断基準は 1972 年に出された Colman の診断基準ですが，当時は DIC に対しては様々な概念や定義が存在していました．

以前の DIC の概念をまとめると，出血症状をきたす血小板や凝固因子が減少した際に生じる消費性凝固障害（consumption coagulopathy）の病態と虚血性凝固障害をきたす血小板やフィブリンによる微小血栓によって生じる虚血性末梢循環障害（ischemic microvascular dysfunction）の病態です．

これに対して新たな概念は，従来の全身に及ぶ凝固線溶の反応異常から全身に及ぶ凝固炎症の反応異常に変遷したと考えられます．つまり，従来から考えられてきた消費性凝固障害と虚血性末梢循環障害に，炎症性末梢

循環障害（inflammatory microvascular dysfunction）を加えた概念となります[1]．炎症性末梢循環障害は血管内皮障害をきたすため，この程度をあらわすため，ISTH から controlled DIC と uncontrolled DIC という概念が生まれています．

Q 国際血栓止血学会（ISTH）が定めた controlled DIC と uncontrolled DIC という概念は，ISTH の診断基準においてどのように考えるのですか？

血管内腔の血液凝固の制御，血管透過性の調節さらに血球細胞の内皮細胞への接着の制御を担っているグリコカリックス（glycocalyx：GCX）が血管内皮上に存在します．ISTH により定められたこれらの概念は，このような構造体も含めた，血管内皮障害に関連した炎症性微小循環障害の程度を表した分類によるものです．DIC の病態として，血管内皮細胞の恒常性が破綻するまでに炎症性微小循環障害の程度が及んでいる場合に不全型 DIC（uncontrolled DIC），炎症性微小循環障害は認められるが凝固異常の原因が改善すれば速やかに炎症性微小循環障害の改善が見込まれる程度に血管内皮細胞の恒常性が保たれている場合を制御型 DIC（controlled DIC）と定めています．

Q DIC の概念が大きく変わり controlled DIC，uncontrolled DIC の概念が生まれた背景には，どのようなものがありますか？

敗血症性 DIC においては，炎症によって惹起された血管内皮細胞障害に加えて，線溶抑制を特徴とした凝固異常を伴います．いわゆる"炎症と凝固のクロストーク"の病態には炎症性サイトカインが関与しています．1990 年代にサイトカインを中心とした炎症・免疫反応の研究成果が背景として影響しています．

炎症によって惹起される組織因子（tissue factor）やサイトカインは，血管内皮や白血球に影響を及ぼします．活性化された白血球は，血管内皮に接着して好中球エラスターゼなどの細胞毒性をもつ物質を産生することによって，血管内皮細胞障害をひき起こすことが知られています．特にDIC のなかでも敗血症性 DIC で炎症性サイトカインの増加が顕著であるといわれています[2]．

Q ISTH が定めた overt DIC と non overt DIC の分類と，controlled DIC と uncontrolled DIC の分類は，お互いどのような関係となりますか？

いずれも 2001 年に ISTH が発表した論文に記述されています[3]．
正確には，侵襲に伴う病的な凝固線溶反応が惹起されているが臨床的には顕在化せず代償されている状態を non overt DIC，病的な凝固線溶

反応によって臨床症状が顕在化している状態をovert DICと分類しており，いずれも診断基準が定められています．

このovert DICにおいて血管内皮細胞障害に対する血管内皮の恒常性が調節因子によって保たれている状態をcontrolled overt DIC，保たれていない状態をuncontrolled overt DICと，さらに分類しています．

 controlled DICとuncontrolled DICは，血管内皮の障害程度から考えてどのような違いとなりますか？

controlled DICとuncontrolled DICは，いずれの病態も炎症性微小循環障害の状態にあたります．よって，炎症反応として惹起されたサイトカインが血管内皮や好中球には影響を与えている状態といえます．血管内皮に存在する5μmほどの構造体であるGCXの役割は，血栓形成や炎症反応の調節といわれています[4]．よってcontrolled DICは，炎症性微小循環障害をきたしているが，GCXなどの調節因子が血管内皮障害の調節可能な状態といえます．一方のuncontrolled DICは，炎症性微小循環障害によってglycocalyxなどの調節因子が破綻しており，血管内皮の恒常性が損なわれた状態といえます．

 controlled DICとuncontrolled DICを実際の基礎疾患にあてはめると，どのようになりますか？

まず，DICをひき起こす基礎疾患を示します（**表1**）．2001年にISTHが発表した論文に記述された内容では，controlled DICは輸血副作用，胎盤早期剝離などと記載されています．また，uncontrolled

表1 DICをひき起こす基礎疾患

1. 感染症（すべての微生物による）	5. 悪性腫瘍（骨髄抑制症例を除く）
2. 組織損傷 　外傷 　熱傷 　手術	6. 産科疾患
	7. 上記以外にSIRSをひき起こす病態 　急性膵炎 　劇症肝炎（急性肝不全，劇症肝不全） 　ショック/低酸素
3. 血管性病変 　大動脈瘤 　巨大血管腫 　血管炎	熱中症/悪性症候群 　脂肪塞栓 　横紋筋融解 　他
4. トキシン/免疫学的反応 　蛇毒 　薬物 　輸血反応（溶血性輸血反応，大量輸血） 　移植拒絶反応	8. その他

※すべての生体侵襲はDICをひき起こすことを念頭におく．
（丸藤 哲，池田寿昭，石倉宏恭 他：急性期DIC診断基準 第二次多施設共同前向き試験結果報告．日救急医学誌 18：237-272，2007より引用）

DIC は敗血症や外傷と記載されています．我々が救急診療で対応する頻度が高い病態にあてはめると，controlled DIC は産科疾患や外傷急性期の病態であり，uncontrolled DIC は敗血症や外傷亜急性期の病態であると考えられます．

> **Q** 外傷急性期の病態生理と外傷急性期の DIC が controlled DIC という考え方は，どのようなことでしょうか？

外傷急性期には外傷自体の凝固障害と，輸液などによる血液の希釈も加わっています．さらに低体温やアシドーシスによる凝固能への影響も加わり，非常に複雑です．外傷急性期における外傷自体による凝固障害の病態も，凝固の活性化，抗凝固の抑制，ショックによる線溶亢進，組織損傷による線溶亢進，消費性凝固障害と多岐に及びます[5]．いずれにしても，外傷急性期の DIC の本態は著明な線溶亢進状態であり，消費性凝固障害の助長によって著明な出血傾向をひき起こす可能性があります[6]．この外傷急性期は，まだ血管内皮障害が恒常性を失うまでは進行しておらず，外傷による組織損傷の修復と止血処置が完了すれば回復しうる controlled overt DIC の病態であると考えられます．

> **Q** 外傷亜急性期の病態生理と外傷亜急性期の DIC が uncontrolled DIC という考え方は，どのようなことでしょうか？

外傷の亜急性期には plasminogen activator inhibitor（PAI）が数時間を経て上昇します[7]．PAI は t-PA と結合して t-PA を不活化し線溶抑制にはたらきます．ここで t-PA は血管内皮に健常時より存在しますが，PAI は外傷の侵襲が加わった後に合成され分泌されるので，この時間的な推移がみられます[7]．外傷亜急性期の DIC の本態は，PAI の上昇を認める病態，つまり敗血症と同様の線溶抑制の病態であると考えられます．つまり，高度の線溶抑制状態となり臨床的には多臓器不全症候群（multiple organ dysfunction syndrome：MODS）の進行が重要となる血管内皮障害の恒常性が損なわれた uncontrolled overt DIC の病態であると考えられます[8]．

> **Q** 外傷急性期の controlled DIC と外傷亜急性期の uncontrolled DIC では，病態によって治療法は異なりますか？

外傷の治療において最重要な点は，急性期，亜急性期を問わず組織修復と止血処置です．ただし，補充療法に関しては病態に沿った治療が重要になってきます．外傷急性期の controlled DIC の病期は線溶亢進状態ですので，状態に応じた血小板，FFP や生理的凝固因子の補充が重要

となります．線溶抑制薬であるトラネキサム酸も受傷から3時間以内は推奨されています[9]．逆に，外傷亜急性期の uncontrolled overt DIC の病期には敗血症と同様の線溶抑制状態ですので，状態に応じてアンチトロンビン製剤やリコンビナントトロンボモジュリン製剤の投与が重要となります．この病期には抗線溶薬は禁忌となります．ちなみに，トラネキサム酸も受傷3時間以降は出血死が増加するため投与すべきではありません[10]．

> **Q** 敗血症や外傷亜急性期の病態であると考えられる uncontrolled DIC において恒常性が損なわれる血管内皮はどのような機能をもっていますか？

血管内皮細胞の機能として以前から認識されていた機能は，周囲組織と血管内を隔てるバリア機能でしたが，現在ではそれに加え血管内の血漿成分などの透過性調整機能，抗凝固機能，活性酵素の除去機能，血管内皮への白血球接着抑制機能，血管作動物質産生機能，生体保護物質産生機能など，様々な機能が知られています．調整機能が多岐にわたり巧妙であるがゆえに破綻しやすいともいわれています[11]．このような環境の恒常性が損なわれる uncontrolled DIC では，血管内皮が有している血栓予防や血栓溶解の作用も損なわれるので，血小板凝集や血液凝固の亢進への血管内の環境が変化します．

> **Q** 敗血症や外傷亜急性期の病態であると考えられる uncontrolled DIC において恒常性が損なわれる血管内皮では，どのような物質がどのような作用を有していますか？

A アンチトロンビンによる過剰トロンビンの捕捉や，トロンボモジュリンによるトロンビンと複合体形成によるプロテインC活性化作用などによる抗凝固作用があります．また，一酸化炭素（nitric oxide：NO）による血管平滑筋弛緩作用や血管透過性調節作用があります．さらに，グリコサミノグリカン（glycosaminoglycan：GAS）に結合しているスーパーオキシドディスムターゼ（superoxide dismutase：SOD）による活性酸素種（reactive oxygen species：ROS）除去作用や血管内皮細胞を覆っているGCXによる白血球接着抑止作用などがあります[12]．

［文　献］
1) 丸藤　哲：DIC 概念の変遷と新しい診断基準．救急医学 30：111-114, 2006
2) 岡本好司，山吉隆友，野口純也 他：腹部救急領域における敗血症性 DIC の病態・診断について．日腹部救急医会誌 37：711-716, 2017
3) Taylor FB, Toh CH, Hoots WK et al：Towards definition, clinical and laboratory criteria, and a scoring system for disseminated intravascular coagulation. Thromb Haemost 86：1327-1330, 2001
4) Van Teeffelen JW, Brands J, Stroes ES et al：Endothelial glycocalyx：sweet shield of blood vessels. Trends Cardiovasc Med 17：101-105, 2007

5）早川峰司：外傷性DICの病態 線溶亢進から線溶抑制へ．Thrombosis Medicine 7：250-256, 2017
6）Gando S, Nakanishi M, Tedo I：Cytokines and plasminogen activator inhibitor-1 in posttrauma disseminated intravascular coagulation：relationship to multiple organ dysfunction syndrome. Crit Care Med 23：1834-1842, 1995
7）Wu X, Darlington DN, Cap AP：Procoagulant and fibrinolytic activity after polytrauma in rat. Am J Physiol Regul Integr Comp Physiol 310：R323-R329, 2016
8）丸藤 哲，亀上 隆，澤村 淳 他：外傷後にみられる血液凝固線溶系の変化—新しい考え方と治療方法—．日救急医会誌 17：629-644, 2006
9）Rossaint R, Bouillon B, Cemy V et al：The European guideline on management of major bleeding and coagulopathy following trauma：fourth edition. Crit Care 20：100, 2016
10）Shakur H, Roberts I, Bautista R et al：Effects of tranexamic acid on death, vascular occlusive events, and blood transfusion in trauma patients with significant haemorrhage（CRASH-2）：a randomised, placebo-controlled trial. Lancet 376：23-32, 2010
11）射場敏明：生体侵襲と血管内皮細胞機能．Thrombosis Medicine 8：11-16, 2018
12）平田 学：グリコカリックスと血管内皮細胞機能．Thrombosis Medicine 8：31-37, 2018

新刊

救急・集中治療
Vol 30 No 5 2018

エキスパートに学ぶ
Sepsis 敗血症バンドル

特集編集　松田　直之

B5判／本文200頁
定価（本体6,200円＋税）
ISBN978-4-88378-558-2

目次

日本版敗血症診療ガイドライン2016の使い方
- ●Guidelines Now
- ・日本版敗血症診療ガイドラインの使い方
- ・ケーススタディ1　劇症型肺炎球菌肺炎の一例
- ・ケーススタディ2　汎発性腹膜炎の一例
- ・ケーススタディ3　尿路感染症による敗血症性ショックの一例

基礎編　敗血症の病態概念と管理システム
- ・敗血症の病態生理
- ・敗血症の定義と診断
- ・敗血症の重症度評価
- ・敗血症におけるRapid Response System

実践編　敗血症の管理ポイント
- ・バイタルサインのモニタリング
- ・感染防御策の徹底
- ・抗菌薬の選択・変更・中止と微生物検査
- ・敗血症における鎮痛・鎮静
- ・敗血症の初期蘇生
- ・敗血症における呼吸管理
- ・敗血症における腎機能管理と血液浄化法
- ・敗血症における播種性血管内凝固の管理
- ・敗血症における栄養管理のポイント
- ・敗血症におけるリハビリテーション
- ・小児の敗血症で気をつけること
- ・エコーのベッドサイドでの積極的利用

トピックス編　敗血症ホットライン
- ・敗血症のバイオマーカー
- ・敗血症に対するステロイド療法
- ・免疫グロブリン
- ・中心静脈カテーテルの医療安全：安全な挿入と管理
- ・展望　敗血症のグローバリズム
  —Global sepsis Allianceの役割—

総合医学社　〒101-0061　東京都千代田区神田三崎町1-1-4
TEL 03(3219)2920　FAX 03(3219)0410　http://www.sogo-igaku.co.jp

Ⅳ 病態生理と病理

- 血小板，白血球 …………………………………………………… 36
- 凝固反応 …………………………………………………………… 41
- 凝固制御機序 ……………………………………………………… 48
- 線溶反応 …………………………………………………………… 55
- 炎症と凝固 ………………………………………………………… 62
- 血管内皮細胞 ……………………………………………………… 70
- グリコカリックス ………………………………………………… 76
- 細胞外膜小胞体（extracellular vesicle） ……………………… 87
- 補体反応 …………………………………………………………… 93
- 消費性凝固障害 …………………………………………………… 99
- 臓器不全 …………………………………………………………… 110
- 病理組織 …………………………………………………………… 119
- 凝固反応と感染・炎症・免疫 …………………………………… 123
- PAMPs/DAMPs/RAMPs ………………………………………… 129

Ⅳ章　病態生理と病理

血小板・白血球

鹿児島大学病院 救命救急センター，同 大学大学院医歯学総合研究科 システム血栓制御学講座　**伊藤隆史**（いとうたかし）

> **point**
> ▶ DIC の引き金を引くのは，血管内に入り込んできた組織因子発現細胞や血管内で活性化した白血球である．
> ▶ 外来微生物の侵入を察知したり，組織損傷の徴候を察知したりすると，白血球は活性化して血栓形成の引き金を引く．
> ▶ 白血球が先導する血管内血栓形成は，外来微生物の拡散を防ぐ意義があると考えられているが，血管内血栓形成が制御可能な範囲を超えて全身に広がると，DIC という病的状態に陥る．

Q 白血球は DIC の病態にどのように関わっているのでしょうか？

A 血管内においては，血液は凝固することなく流れ続けなくてはなりません．一方，血管が破れた際には，血液は当該部位で凝固して血栓をつくらなくてはなりません．この血管内での抗凝固に重要な役割を果たしているのは血管内皮細胞で，血管外での血栓形成の引き金を引いているのは内皮下組織です．内皮下組織というのは，血管内皮細胞の外側に陣取っている細胞や細胞外基質のことで，このうち，血栓形成過程に特に重要なのは，線維芽細胞などの表面に発現している組織因子，および細胞外基質の一種であるコラーゲンです（図1）．血管が破れて出血すると，血液中の血小板は内皮下組織のコラーゲンと接触します．これに伴い，血小板は活性化して凝集し，血小板血栓をつくります．また，血液中の液相に存在する凝固第Ⅶ因子は，血管が破れて組織因子と接触すると，外因系凝固経路を活性化し，フィブリン血栓をつくります．実際には，血小板の膜表面で凝固反応は飛躍的に進みますし，凝固反応の過程で産生されるトロンビンは血小板を活性化しますので，血小板とフィブリンの混合血栓が形成されます．これが止血血栓の形成メカニズムであり，内皮下組織がその引き金を引いていると考えられています．

　DIC の病態における血栓形成メカニズムは，止血の場合とは異なります．フィブリン血栓や血小板血栓が形成されることは同様なのですが，その舞

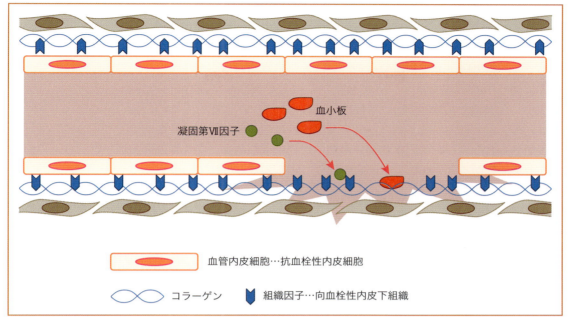

図1 止血血栓の形成メカニズム
　止血血栓形成の引き金を引いているのは内皮下組織である．血管が破れて出血すると，血液中の血小板は，内皮下組織のコラーゲンと接触することによって活性化し，凝集して血小板血栓をつくる．また，血液中の液相に存在する凝固第VII因子は，組織因子と接触することによって外因系凝固経路を活性化し，フィブリン血栓をつくる．

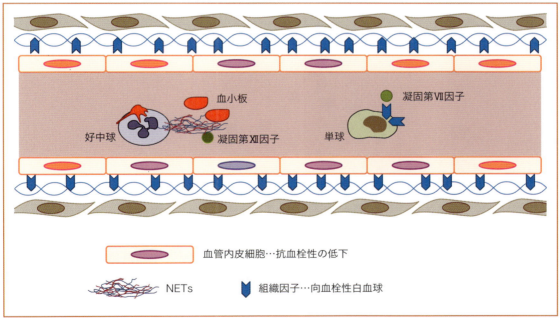

図2 DICのメカニズム
　DICの際に血栓形成の引き金を引くのは，血管内に入り込んできた組織因子発現細胞や血管内で活性化した白血球である．外来微生物の侵入や組織損傷の徴候を察知すると，単球は活性化して細胞表面に組織因子を発現するようになる．好中球が活性化した場合には，NETsと呼ばれる網状の構造物を細胞外に放出し，血管内血栓形成の足場を形成する．この血管内血栓形成が，制御可能な範囲を超えて全身に拡大すると，DICという病的状態に陥る．

台となるのは，内皮下組織ではなく血管の中です．しかも，ある特定の部位の血管だけでなく，全身の広範な領域の微小血管が舞台となります．この際に血栓形成の引き金を引くのは，内皮下組織ではなく，血管内に入り込んできた組織因子発現細胞や血管内で活性化した白血球です．特に，敗血症に伴うDICの場合には，外来微生物の侵入を察知して活性化した白血球が，血管内での血栓形成の引き金を引いています（図2）．この白血球が先導する血管内血栓形成は，外来微生物の拡散（感染の拡大）を防ぐ意義があると考えられていますが，血管内血栓形成が制御可能な範囲を超えて全身に広がると，DICという病的状態に陥ると考えられています[1]．

Q　どの白血球がDICの病態と深く関わっているのでしょうか？

A　白血球のなかでも，特に単球と好中球の関与が大きいと考えられています．外来微生物の侵入を察知したり，組織損傷の徴候を察知したりすると，単球は活性化して細胞表面に組織因子を発現するようになります[2,3]．これにより，血管内では通常低く保たれている組織因子活性が上昇し，血液中の液相に存在する凝固第VII因子と結合して外因系凝固経路を活性化し，血管内でフィブリン血栓をつくります．好中球が外来微生物の侵入を察知した場合には，NETsと呼ばれる網状の構造物を細胞外に放出します．NETsは好中球の飛び道具で，細胞外において外来微生物を捕

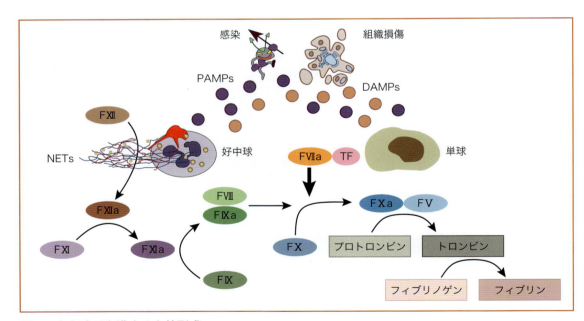

図3　白血球が先導する血栓形成
外来微生物の侵入や組織損傷の徴候を察知すると，単球は活性化して細胞表面に組織因子を発現するようになる[6]．これにより，凝固第VII因子と結合して外因系凝固経路を活性化し，血管内でフィブリン血栓をつくる．また，好中球が外来微生物の侵入を察知した場合には，NETsと呼ばれる網状の構造物を細胞外に放出する．NETs表面には血小板が集積するとともに，内因系凝固経路を活性化してフィブリン血栓を形成する．

獲して殺菌することができます[4]．このように感染防御に重要なNETsですが，血管内血栓形成の足場になることも報告されています[5]．NETs表面には血小板が集積しますし，内因系凝固経路が活性化してフィブリン血栓も形成されます（図3）．

血小板と白血球の相互作用は，DICの病態にどのように関わっているのでしょうか？

敗血症の病態においては，血小板は白血球と複合体を形成し，感染防御機能をサポートすると考えられています．好中球からのNETsの放出は，血小板が好中球に結合することによって増強されますし[7]，肝臓のクッパー細胞による外来微生物の貪食は，血小板がクッパー細胞表面の微生物を覆い尽くすことによって促進されます[8]．このような血小板による白血球のサポートは，感染早期の防御機構として重要だと考えられていますが，感染が長引き，拡大した際には，NETsなどに起因する血管内血栓形成が制御可能な範囲を超えて拡大し，DICという病的状態に陥ると考えられています．

DICでは，どうして血小板が減少するのでしょうか？

循環血小板数減少の原因は，①血小板産生の低下，②血小板消費の亢進，③血小板分布の異常，④血液の希釈，に大別されます．一部のウイルス感染症などでは，血小板産生の低下を認めますが，DICに共通する病態ではありません．DICの際には，全身の血管内で血液凝固反応が進行しますので，その過程で産生されるトロンビンなどによって血小板が活性化されます．その結果，血小板は凝集して血栓をつくりますので，血小板が消費されて循環血小板数が減少します．また，DICの病態では，血小板の分布も変化します．通常，血小板は血管内を循環しながらパトロールしているのですが，敗血症などの病態においては，肺や肝臓に集積することが知られていて，結果的に循環血小板数が減少します[7,9]．肺や肝臓に集積した血小板は，好中球やクッパー細胞などの白血球と複合体を形成し，NETsの放出などの感染防御機能をサポートすると考えられています．血小板は主に血管壁に接着した白血球と複合体を形成すると考えられていますが，循環血液中でも血小板・白血球複合体が認められます．

> **まとめ**
> 　　敗血症の病態においては，外来微生物の侵入や組織損傷の徴候を察知して活性化した白血球が，血栓形成の引き金を引きます．この白血球が先導する血管内血栓形成は，外来微生物の拡散を防ぐ役割があると考えられていますが，同時に組織灌流障害をきたしうることから，制御可能な範囲を超えて拡大すると，宿主に不利益をもたらします．

[文　献]

1) Engelmann B, Massberg S：Thrombosis as an intravascular effector of innate immunity. Nat Rev Immunol 13：34-45, 2013
2) Ito T, Kawahara K, Nakamura T et al：High-mobility group box 1 protein promotes development of microvascular thrombosis in rats. J Thromb Haemost 5：109-116, 2007
3) Pawlinski R, Pedersen B, Schabbauer G et al：Role of tissue factor and protease-activated receptors in a mouse model of endotoxemia. Blood 103：1342-1347, 2004
4) Brinkmann V, Reichard U, Goosmann C et al：Neutrophil extracellular traps kill bacteria. Science 303：1532-1535, 2004
5) Fuchs TA, Brill A, Duerschmied D et al：Extracellular DNA traps promote thrombosis. Proc Natl Acad Sci USA 107：15880-15885, 2010
6) Ito T：PAMPs and DAMPs as triggers for DIC. J Intensive Care 2：67, 2014
7) Clark SR, Ma AC, Tavener SA et al：Platelet TLR4 activates neutrophil extracellular traps to ensnare bacteria in septic blood. Nat Med 13：463-469, 2007
8) Wong CH, Jenne CN, Petri B et al：Nucleation of platelets with blood-borne pathogens on Kupffer cells precedes other innate immunity and contributes to bacterial clearance. Nat Immunol 14：785-792, 2013
9) Andonegui G, Kerfoot SM, McNagny K et al：Platelets express functional Toll-like receptor-4. Blood 106：2417-2423, 2005

Ⅳ章　病態生理と病理

凝固反応

北海道医療大学 歯学部内科学分野　家子正裕（いえこ まさひろ）

point

- ▶ 凝固反応とは，主に止血目的で血液中の凝固因子が連鎖的に反応し，最終的に不溶性のフィブリンを産生することである．
- ▶ 凝固因子は第Ⅰ因子（フィブリノゲン）から第XIII因子まで，全部で12因子がある．
- ▶ 細胞性凝固反応は，血小板などの細胞膜リン脂質を主な反応の場として，組織因子の発現（外因系凝固反応）によって開始される．
- ▶ 細胞性凝固反応では，組織因子による初期トロンビン産生（開始），初期トロンビンによる内因系凝固因子中心の活性化反応（増幅），そして増幅されたIXa因子，Xa因子により大量のトロンビンが産生（増大）される．
- ▶ 最終的に産生されたトロンビンは，フィブリノゲンから安定化フィブリンを形成するとともに，血小板の活性化もひき起こし，凝固反応の場をさらに増加させる．

Q 凝固反応とは何ですか？

A 血管が傷害されたりして血液が血管外に漏出すると，通常，血液は固まってこれ以上血管外に流出しないようにする（止血）反応があります．このように血液が固まることを血液凝固（coagulation）といい，その過程を血液凝固反応（coagulation reaction）といいます．血液凝固は，血中に微量に存在する多数の凝固蛋白質（凝固因子：coagulation factors）が連鎖的に反応し，強力な凝固酵素であるトロンビン（thrombin）を産生し，そのトロンビンによって最終的にフィブリノゲン（fibrinogen）から不溶性の安定化フィブリン（stable fibrin）が形成されます．簡単にいえば，血液中に溶け込んでいる蛋白質から網状の不溶性分子を産生することにより，血液の漏出を止める反応です．

> **Q** 凝固因子には，どのようなものがありますか？

A 凝固因子の大部分は肝臓で産生されます．分子構造の違いや機能によりセリンプロテアーゼ[*1]，補酵素作用を有する補助因子やトランスグルタミナーゼなどに分類されます（表1）．さらにセリンプロテアーゼには，その生成過程にビタミンKが必要になる凝固因子〔ビタミンK依存性凝固因子[*2]：凝固第Ⅱ因子（Ⅱ因子），Ⅶ因子，Ⅸ因子，Ⅹ因子など〕があります．

凝固因子は12因子あり，ローマ数字で番号がⅠ〜ⅩⅢまで付いています（Ⅵ因子が欠番）．凝固因子は大きく3グループに分けられます．①外因系凝固因子（Ⅶ因子），②内因系凝固因子（Ⅷ因子，Ⅸ因子，Ⅺ因子およびⅫ因子），③共通系因子（Ⅰ因子，Ⅱ因子，Ⅴ因子およびⅩ因子）です．また，どこにも属さない因子としてⅢ因子，Ⅳ因子およびⅩⅢ因子があります．Ⅲ因子は組織トロンボプラスチン（組織因子）で，細胞膜表面に発現する蛋白質で，ほかの凝固因子と少し異なります．Ⅳ因子はカルシウムイオンです．ⅩⅢ因子はトロンビンにより活性化され，カルシウムイオン存在下で可溶性フィブリンを架橋して不溶性の安定化フィブリンを形成するという，ほかの凝固因子とは異なる機能を有しています．

Ⅰ因子はフィブリノゲン，Ⅱ因子はプロトロンビン（prothrombin）という名前のほうが一般的です．またⅨ因子はクリスマス因子（christmas factor），Ⅻ因子はハーゲマン因子（hageman factor）とも呼ばれています．

内因系凝固反応に関連する因子として，接触系因子があります．接触系

[*1] セリンプロテアーゼ：セリン残基をもつ蛋白質分解酵素（プロテアーゼ）の総称で，ペプチド結合を加水分解します．活性化凝固因子は非常に強い基質特異性（Ⅹa因子の場合はプロトロンビンに対する特異性）を有するセリンプロテアーゼです．

[*2] ビタミンK依存性凝固因子：ビタミンKは，肝臓でビタミンK依存性凝固因子を産生する際にカルボキシル化酵素の補酵素としてはたらきます．この欠乏はGlaドメインがなく凝固活性のない蛋白質（PIVKA）の形成を招きます．

表1 血液凝固因子と性質

因子	グループ	慣用名	血漿中含有量	分子量	機能分類
Ⅰ	共通系	フィブリノゲン	200〜400mg/dL	340,000	機能蛋白質
Ⅱ	共通系	プロトロンビン	150〜200μg/mL	72,000	プロテアーゼ
Ⅲ	—	組織トロンボプラスチン（組織因子）	0	44,000	補助因子
Ⅳ	—	（カルシウムイオン）	—	—	—
Ⅴ	共通系	不安定因子	25μg/mL	300,000	補助因子
（Ⅵ）	—	（欠番）	—	—	—
Ⅶ	外因系	安定因子	0.5μg/mL	48,000	プロテアーゼ
Ⅷ	内因系	抗血友病因子	0.01μg/mL	265,000	補助因子
Ⅸ	内因系	クリスマス因子	3.4μg/mL	55,000	プロテアーゼ
Ⅹ	共通系	スチュアート因子	7.5μg/mL	55,000	プロテアーゼ
Ⅺ	内因系	PTA	5μg/mL	143,000	プロテアーゼ
Ⅻ	内因系	ハーゲマン因子	25μg/mL	74,000	プロテアーゼ
ⅩⅢ	—	フィブリン安定化因子	10〜20μg/mL	310,000	トランスグルタミナーゼ

因子には，内因系凝固因子のXII因子，XI因子に加え，高分子キニノゲン（HMW-kininogen）やプレカリクレイン（prekallikrein）があります．

Q 凝固反応はどこで起きますか？

凝固反応は，リン脂質を凝固反応の場としてひき起こされます．最も一般的な反応の場所は，活性化された血小板や傷害された血管内皮細胞，単球（マクロファージ）の細胞膜表面です．このような凝固反応を「細胞性凝固反応」とも呼びます．単球や血管内皮細胞などの細胞膜はリン脂質の二重構造になっていますが，通常は細胞内部側に陰性荷電を有するリン脂質が存在しており，何らかの刺激が細胞に加わった際に外側のリン脂質と内側のリン脂質が入れ替わり，凝固反応に強く関与する陰性荷電リン脂質が細胞表面に現れることになります．これを flip-flop といい，凝固開始の準備が整います．そこにカルシウムイオンを介して Gla ドメインを有する凝固因子が濃縮され，凝固反応が開始されます．

> **MEMO**
>
> #### Gla ドメイン
>
> II因子，VII因子，IX因子，X因子などのビタミンK依存性凝固因子には，それぞれのNH₂末端領域に10〜12残基のγ-カルボキシグルタミン酸（Gla）が含まれています．Glaはマイナスに荷電しており，血液凝固反応の場である血小板膜などのリン脂質にカルシウムイオンを介して結合するはたらきをもちます．Gla ドメインを介して血小板の膜上に結合すると，凝固因子の酵素活性領域が次のステップの凝固因子に作用します．これを繰り返して最終的にはトロンビンが産生されます．

Q 凝固反応の引き金は何ですか？

多くの in vitro の研究から，かつては血液凝固反応には内因系凝固反応（intrinsic pathway）と外因系凝固反応（extrinsic pathway）の2つの経路があると考えられていました．内因系凝固反応の引き金は，接触系因子の活性化反応とされてきましたが，現在では内因系凝固反応は健常人の止血開始には直接関与しないことがわかっています．止血機序の引き金として重要なのは，外因系凝固反応とされています．

外因系凝固反応の引き金は，単球や血管内皮細胞などの細胞膜表面に組織因子（tissue factor：TF）が出現するところから始まります．単球や血管内皮細胞に何らかの刺激が加わると，細胞内シグナル伝達の結果，細胞膜表面にTFが発現します．このTFが細胞上で微量の活性化第VII因子（VIIa因子）と結合したり，またこれらの細胞からTFが血液中に流入しVIIa因子と結合することにより外因系凝固反応が開始されます[1]．

MEMO

組織因子（TF）

TFは膜貫通性糖蛋白質で，がん細胞や白血病細胞などの腫瘍細胞に大量に含まれているほか，肺，脳，胎盤などの正常組織にも広く分布しています[2]．血管内皮細胞や単球では，エンドトキシン（endotoxin），インターロイキン1（interleukin-1：IL-1），腫瘍壊死因子（tumor necrosis factor：TNF）などの刺激によってTFが細胞上に発現します．また，トロンビンの刺激によってもTFが発現することが知られています．

Q 凝固反応の機序は？

最も一般的な細胞性凝固反応の機序について説明します．

前述したように，通常の凝固反応は外因系凝固反応が主体になり，内因系凝固反応はその増幅反応として間接的に影響します．まず，刺激された細胞（単球，マクロファージや血管内皮細胞）上にTFが出現します．TFは血中に微量に存在するⅦa因子と結合することにより，Ⅶa因子の酵素作用を増大し，X因子を活性化しXa因子を産生します．Xa因子は少量のVa因子を補酵素としてプロトロンビン（Ⅱ因子）に作用し，少量の初期トロンビン（Ⅱa因子）を産生します（開始期）．初期トロンビンは，まず，そばにある血小板を活性化するとともに，血小板α顆粒に含まれるV因子を放出させます．活性化血小板の細胞膜表面に少量トロンビンで活性化された凝固因子を集めます．すなわち，X因子の活性化に必要なⅨa因子およびⅧa因子の増加，さらにⅡ因子の活性化に必要なVa因子を増加させます（増幅期）．活性化血小板表面に結合したⅪa因子は，Ⅸ因子を活性化しⅨa因子に，Ⅸa因子は，Ⅷa因子を補酵素としてX因子をXa因子に変換します．また同時に，細胞上TF-Ⅶa因子は，Ⅸ因子を直接活性化しⅨa因子を産生し，Xa因子産生をさらに増加させます．最終的に大量のXa因子が産生されます．この大量のXa因子は，Va因子を補酵素としてプロトロンビン（Ⅱ因子）に作用し，結果として極めて大量のトロンビン（Ⅱa因子）が産生されることになります（増大期）．これらの反応を図1に示します[3]．

MEMO

プロトロンビナーゼ複合体

Va，Ca^{2+}およびリン脂質存在下で，Xaによりプロトロンビンからトロンビンが生成されますが，血小板などのリン脂質膜表面でこれらの因子の複合体（Xa-Va-Ca^{2+}-リン脂質）をプロトロンビナーゼ（prothrombinase）と呼びます．それによりトロンビン生成速度がXa単独の場合と比べ，約30万倍高まるといわれています[4]．

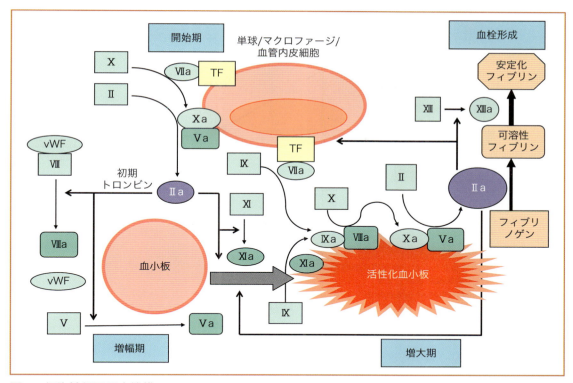

図1 細胞性凝固反応機構
組織因子（TF）の発現が引き金になり，初期トロンビンが形成され（開始期），初期トロンビンにより血小板の活性化とXa産生のための凝固因子活性化が起き（増幅期），活性化血小板上で大量のトロンビンが産生される（増大期）．
vWF：von Willebrand 因子[*3]

[*3] **von Willebrand 因子**：分子量22万のsubunitの重合体からなる糖蛋白で，血漿，血小板，血管内皮細胞などに存在し，血小板の内皮下組織への粘着およびcarrier proteinとして凝固第VIII因子の安定化作用を有します．

Q トロンビンは凝固反応の中でどんな影響を及ぼしますか？

A 最終的に産生されたトロンビンは，再び増幅期に影響しXa因子の増加を起こし，それによりさらに膨大なトロンビンの生成をひき起こします．このトロンビンによってフィブリノゲンは，フィブリノペプチドA（fibrinopeptide A）およびBを放出し，可溶性フィブリン[*4]になります．可溶性フィブリンは，Ca^{2+}存在下でXIIIa因子により架橋され，不溶性の安定化フィブリンとなります．XIIIa因子もトロンビンにより，XIII因子より活性化されます．さらに，トロンビンは血小板を強力に活性化し，血小板凝集をひき起こし，血小板血栓の形成を促します．安定化フィブリンは，凝集した血小板を巻き込んで血栓を形成します．

トロンビンで活性化された血小板は，マイクロパーティクル[*5]（microparticle）を放出することにより，凝固反応の場となるリン脂質を広範囲に供給します．ますますトロンビンの産生が進むことになります．またトロンビンは，白血球や血管内皮細胞の活性化もひき起こすことが知られ

[*4] **可溶性フィブリン**：トロンビンが確実にフィブリノゲンに作用したことを意味し，トロンビン・アンチトロンビン複合体（TAT）などよりも凝固が進行したことを示します．

[*5] **マイクロパーティクル**：血小板より遊離されるマイクロパーティクルはplatelet-derived microparticle（PMP）とよばれ，0.2μm以下の微小な膜小胞体です．糖尿病，急性心筋梗塞などでの増加が報告されています．

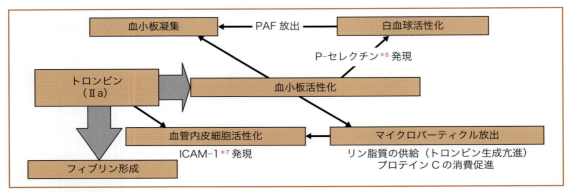

図2 血栓形成のネットワーク
　産生されたトロンビンは，血小板活性化と血管内皮細胞の活性化をひき起こす．さらに活性化血小板からマイクロパーティクルが放出され，広範囲な凝固反応の場が形成される．また白血球の活性化や血小板凝集を巻き込み，より強固な血栓形成のためのネットワークができあがる．
（文献5より引用）

[*6] **P-セレクチン**：活性化された血小板や内皮細胞の表面に発現する糖蛋白で，血小板と好中球または単球との結合に関与し，血栓疾患や炎症性病態の形成に影響します．
[*7] **ICAM-1**：intercellular adhesion molecule-1（CD54）．炎症性サイトカインなどで刺激を受けた単球，血管内皮細胞などに発現する糖蛋白で，単球やT細胞，B細胞との接着に関与し，動脈硬化や血管炎などの病態形成に影響します．

ています．TF発現や血小板活性化因子（platelet-activating factor：PAF）放出などを促し，さらに血栓形成を促進します．

　このようにトロンビンが産生されることにより，フィブリン形成のみならず血小板，白血球，血管内皮細胞を巻き込んだ強力な血栓形成のネットワークがつくられます[5]（図2）．

Q 内因系凝固反応の役割は何ですか？

　内因系凝固反応は，ガラスなどの異物や陰性荷電を有する物質と血中の接触系因子が接することより開始されると考えられています．

　接触系因子にはXII因子，XI因子，プレカリクレインおよび高分子キニノゲンが含まれており，異物面と接触することにより活性化され，最終的にはXI因子をXIa因子に変換します．XIa因子はIX因子を活性化し，最終的にはフィブリンを産生します．しかし，これらの接触系因子の先天的な欠損症では臨床症状として出血は起きませんので，接触系因子は必ずしも止血に必要な因子ではないと考えられています．

　それでは内因系凝固反応の役目は何か，ということになりますが，内因系凝固反応は，外因系凝固反応によってひき起こされた反応を増幅し（図1の増幅期），トロンビン生成を莫大に増加させる役目を担っていると考えられています．一方，接触系因子の活性化は，補体の活性化やサイトカインの産生，キニン-カリクレイン系にはたらき，炎症に関与すると考えられています．

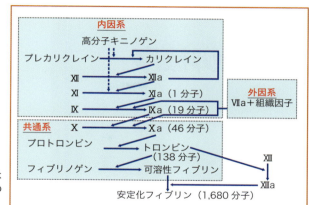

図3 凝固のカスケード
従来より存在する凝固カスケード．（ ）内は1分子の活性化凝固因子から形成される次のステップの活性化凝固因子の分子量を示す．

Q 凝固反応のカスケードとは何ですか？

凝固反応の本質は，基質としての非活性の凝固因子を活性化する反応の連鎖（カスケード：cascade）です．凝固反応を単純化してカスケードを強調した図にすると**図3**のようになり，凝固因子活性化の増幅機序が理解しやすくなります．

In vitro の研究から，純化した系における凝固因子活性化の増幅は，1分間に1分子のXIa因子から19分子のIXa因子が産生され，1分子のIXa因子からは46分子のXa因子が，1分子のXa因子から138分子のトロンビンが，そして1分子のトロンビンから1,680分子のフィブリンが産生されます[6]．最終的に1分子のXIa因子から約2億molのフィブリンが形成される計算になり，生体内での止血機序が重要であることが理解できます．

また，このカスケードから，内因系凝固因子，外因系凝固因子が明確にグループ分けすることができ，凝固反応を考えやすい図になっています．図3は凝固反応のカスケードとして成書によく載っている図ですが，通常の生体内での凝固反応は，図1に示した細胞性凝固反応が主体と考えられています．

［文 献］
1) Morrissey JH：Tissue factor：an enzyme cofactor and a true receptor. Throm Haemost 86：66-74, 2001
2) Drake TA, Morrissey JH, Edgington TS：Selective cellular expression of tissue factor in human tissue. Implications for disorders of hemostasis and thrombosis. Am J Pathol 134：1087-1097, 1989
3) Hoffman M, Montoe DM, Roberts HR：Cellular interaction in hemostasis. Haemostasis 26（suppl）：12-16, 1996
4) Mann KG, Krishnaszamy S, Lawson JH：Surface-dependent hemostasis. Semin Hematol 29：213-226, 1992
5) 家子正裕：抗凝固作用とそのメカニズム．血栓と循環 17：13-16, 2009
6) 中川雅夫：凝固反応と血栓 オーバービュー．"図説 血栓・止血・血管学―血栓症制圧のために" 一瀬白帝 編．中外医学社，pp274-279, 2005

Ⅳ章 病態生理と病理

凝固制御機序

1) 島根大学医学部薬理学講座
2) 鈴鹿医療科学大学薬学部

岡本貴行[1] **鈴木宏治**[2]

point

▶ 健常人の血管内には血液凝固反応を制御調節する凝固制御機序が存在し，血液の流動性を維持している．

▶ プロテインC制御系は，トロンビン-トロンボモジュリン複合体によって活性化されたプロテインC（activated protein C：APC）が，プロテインSの存在下に凝固因子のVa因子とⅧa因子を分解・失活化し，トロンビンの生成を阻止する．

▶ アンチトロンビン制御系は，アンチトロンビンが，ヘパリン様物質の存在下にトロンビン，Ⅶa因子，Ⅸa因子，Xa因子，Ⅻa因子，Ⅺa因子，カリクレインなどを阻害し，凝固反応を制御する．

▶ 組織因子経路インヒビター制御系は，組織因子経路インヒビター（tissue factor pathway inhibitor：TFPI）が，ヘパリン様物質の存在下にⅦa因子・組織因子複合体とXa因子を阻害し，凝固反応を制御する．

▶ 凝固制御因子の先天性欠損症（遺伝子異常症）や後天性欠損症では，凝固亢進状態を起こしやすく，血管内に病的血栓が形成されて血栓塞栓症を発症する．

Q 凝固制御機序には，どのようなものがありますか？

A 健常人の血管内では，血液の流動性が維持されています．これは血管内皮細胞に備わった複数の「凝固制御系」により，トロンビンの生成と活性が阻害されているためです．血管内には重要な3つの凝固制御系（図1）が存在します．その第一の機序は，トロンボモジュリン（TM）-プロテインC（PC）凝固制御系です．第二の機序はアンチトロンビン（AT）凝固制御系，第三の機序は組織因子経路インヒビター（TFPI）凝固制御系です．

表1に主な血液凝固制御系因子と関連蛋白の性質を示します．

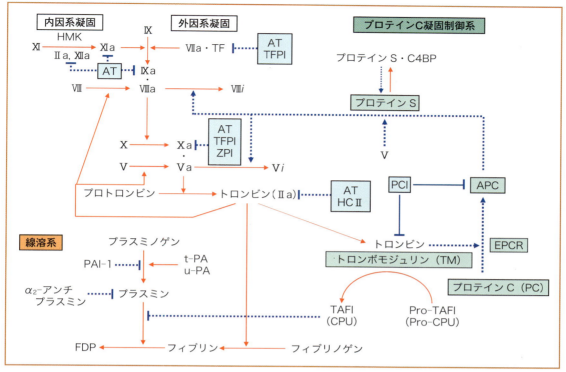

図1 血液凝固制御系と線溶制御系の概略
実線は凝固線溶促進作用，点線は凝固線溶制御作用を示す．
AT：アンチトロンビン，HCⅡ：ヘパリンコファクターⅡ，TFPI：組織因子経路インヒビター，
ZPI：プロテインZ依存性プロテアーゼインヒビター，PCI：プロテインCインヒビター，
TAFI：thrombin-activatable fibrinolysis inhibitor

Q TM-PC凝固制御系は，どのような仕組みで作用しますか？

  TM-PC凝固制御系は，凝固反応のネガティブフィードバック作用により凝固反応を制御するもので，健常時の血液循環の維持に重要と考えられています[1]．すなわち，凝固反応によって生成したトロンビンが血管内皮細胞上のトロンビン受容体の一つであるTMに結合して，血管内皮PC受容体（endothelial protein C receptor：EPCR）に結合したPCを活性化し，活性化PC（APC）を生じます．このAPCが，プロテインS（PS）と複合体を形成して，活性化凝固因子のⅤa因子とⅧa因子を分解・失活化することで凝固反応を抑制し，トロンビンの生成が阻止されます．

PCは，主に肝臓で合成されるγ-carboxyglutamic acid（Gla）残基を有する低分子量鎖とセリンプロテアーゼ*領域を有する高分子量鎖からなるビタミンK依存性凝固関連蛋白の一つです．循環血液中のPCが血管内皮細胞上のEPCRに結合すると，近接するTMに結合したトロンビンによって，PCの高分子量鎖のアミノ末端ペプチドが切断され，APCが生成されます．EPCRは血中のPCを血管内皮上に濃縮して，PCの活性化を促進す

*セリンプロテアーゼ：基質の分解をする際にセリン残基を利用するプロテアーゼ（蛋白質分解酵素）をセリンプロテアーゼと呼びます．

表1 主な血液凝固制御系因子と関連蛋白の性質

慣用名	分子量（アミノ酸残基数）	mRNAサイズ（kb）	染色体遺伝子のサイズ（kb）と局在	エクソン数	血漿濃度（mg/dL）	活性化因子の主な機能
プロテインC（PC）	62,000（419）	1.8	11.2 2q14-21	9	0.2〜0.6	Va, VIIIaの分解
プロテインS（PS）	80,000（635）	2.4	50 3q11.1-11.2	12	2.2〜3.0	APCの補酵素蛋白
トロンボモジュリン（TM）	78,000（557）	3.7	3.7 20p11.2	1	10〜15ng/mL（可溶型として）	トロンビンの補酵素蛋白
血管内皮PC/APC受容体（EPCR）	49,000（238）	1.3	6 20q11.2	4	80〜440ng/mL（可溶型として）	PC・APCの受容体および補酵素蛋白
アンチトロンビン（AT）	55,000（432）	1.5	19 1q23-25	6	20〜27	IXa, Xa, トロンビン, VIIaの阻害
ヘパリンコファクターII（HCII）	72,000（480）	2.1	14.5 22q11	5	6〜12	トロンビンの阻害
プロテインZ依存性プロテアーゼインヒビター（ZPI）	72,000（444）	2.4	9.7 14q32.13	5	0.1〜0.2	Xaの阻害
プロテインCインヒビター（PCI）	57,000（387）	2.1	15 14q32.1	5	0.3〜0.7	APC, TM結合トロンビンの阻害
$α_1$-アンチトリプシン（$α_1$AT）	50,000（394）	1.4	10 14q31-32	5	200〜380	XIa：エラスターゼ, APCの阻害
組織因子経路インヒビター（TFPI）	38,000（276）	1.0	70 2q31-32	9	〜18（μg/dL）	VIIa, Xaの阻害

る役割があると考えられています．このAPCは，血小板や血管内皮細胞上に結合した別のビタミンK依存性凝固関連蛋白であるPSの存在下に，凝固反応の律速因子であるVa因子とVIIIa因子を効果的に分解します．APCにはこの抗凝固作用のほかに，EPCRとプロテアーゼ活性化受容体（protease-activated protein-1：PAR-1）を介する抗炎症作用，細胞保護作用があります．また，APCには敗血症阻止効果がありますが，この活性発現には，抗凝固作用とともに抗炎症作用，細胞保護作用が重要であると考えられています．当初，APCは生存率，症状の改善がみられるとして敗血症患者に投与されていましたが，最近のPROWESS-SHOCK studyの結果では，その有効性が認められないとして市場から撤退しています[2]．

一方，PSは肝臓や血管内皮細胞で合成され，血漿中や血小板顆粒内にも存在します．血漿中のPSの約60％は補体系制御因子のC4b結合蛋白（C4BP）と複合体を形成し，残りの遊離型PSがAPCの補助因子として機

能します[3]．このPSのAPC補助活性は，未活性化V因子の存在下で飛躍的に高まります．これは血小板や血管内皮細胞上のPS-V因子複合体に，プロテアーゼのAPCと基質のVa因子やⅧa因子が結合するためであると考えられています．

　他方，TMは，血管内皮細胞や気道上皮細胞などに存在する膜1回貫通型の糖蛋白質で，アミノ末端側からC型レクチン様ドメイン，6個の連続するEGF様ドメイン，O型糖鎖結合ドメイン，細胞膜貫通ドメインおよび細胞質内ドメインから構成されています[4]．TMの構造・機能相関は詳細に解析されており，トロンビンはTM分子内のアミノ末端側から5番目および6番目のEGF様ドメインに結合し，PCは4番目のEGF様ドメインに結合すると推定されています．また，TMはトロンビンの活性中心近傍（exosite 1）に結合し，トロンビンとその基質のフィブリノゲン，V因子，Ⅷ因子，XⅢ因子，プロテアーゼ活性化受容体（PAR-1）などとの相互作用を阻止すると同時に，PCを特異的に活性化できるようにトロンビンの基質選択性を変化させます．さらに，TMは線溶系阻害因子の一つthrombin-activatable fibrinolysis inhibitor（TAFI）前駆体のトロンビンによる活性化を促進して線溶系を制御します[5]．TMは，トロンビンの阻害やAPCの産生，さらには炎症惹起物質であるdamage-associated molecular patterns（DAMPs）を阻害することで抗凝固作用，抗炎症作用を発現します．血管内皮上のTMは炎症亢進時に発現を低下し，その結果，敗血症やDIC時には，血液凝固と炎症の活性化が促進すると考えられています．国内において遺伝子組換えTMは臨床応用されており，また，米国で進められている第Ⅲ相試験の評価が注目されています[6]．

　血中の余剰のAPCはPCインヒビター（PCI）やα_1-アンチトリプシン（α_1AT）などのセリンプロテアーゼインヒビター（SERPIN）と複合体を形成して速やかに代謝されます．なお，PCIはAPCのほかに，トロンビン-TM複合体によるPCの活性化やTAFI前駆体の活性化も阻害します．

Q AT凝固制御機序は，どのような仕組みで作用しますか？

ATは主に肝臓で産生される血漿SERPIN蛋白の一つであり，APCを除くほとんどすべての凝固系プロテアーゼ（トロンビン，Ⅶa，Ⅸa，Xa，Ⅻa，Ⅺa，カリクレインなど）を阻害して凝固反応を制御します．ATは特にトロンビンとXa因子に対する最も重要な生理的阻害因子であり，ATの抗トロンビン活性はヘパリン様物質によって著しく増強されます．ヘパリン様物質は，その3-O-硫酸基（OSO_3^-）でATに特異的に結合し，陰性荷電に富んだ硫酸基でトロンビンに結合してATによるトロンビン阻害を促進します．生理的なヘパリン様物質としては，ヘパラン硫酸側鎖を多数もったプロテオグリカン（heparan sulfate proteoglycan：HSPG）が考えられており，実際に血管内壁上にはsyndecanやryudocan

などの HSPG コア蛋白質が複数存在します[7]．

　AT 分子内には，セリンプロテアーゼ活性中心の Ser 残基とアシル結合を形成する反応部位（reactive site）とヘパリン結合部位が存在します．これまでに血栓症を発症した先天性 AT 分子異常症の解析結果などから，ヘパリン結合部位は，AT 分子のアミノ末端側から中央部までの塩基性アミノ酸が集合する領域に存在することが推定されています．ヘパリンは AT 分子の立体構造を変化させ，AT のカルボキシル末端近くに存在する反応部位（Arg393-Ser394）とトロンビンとの複合体形成を促進します．AT をはじめとする SERPIN 蛋白の結晶解析の結果から，SERPIN の反応部位は分子の表面に突出しており，この部位がセリンプロテアーゼ活性中心のポケット様構造内に入り込んでアシル結合を形成することが示唆されています．

　近年，AT は血管内皮細胞上のグリコサミノグリカンに結合し，血管内皮保護や抗炎症作用を示すことが報告されています．敗血症に起因する DIC 時には AT の活性は低下し，トロンビンの過剰な産生，血管透過性亢進，炎症の過剰な活性化の原因になると考えられています．また，AT の低下は敗血症の症状や致死率と相関します．そのため，DIC に対する AT 補充療法が期待されています[6]．

Q TFPI 凝固制御機序は，どのような仕組みで作用しますか？

A TFPI は血管内皮細胞で産生される糖蛋白質で，大部分は微小血管の血管内皮細胞上の HSPG に結合していると考えられています．TFPI はⅦa 因子-TF 複合体と Xa 因子をともに阻害し，凝固反応を制御します．TFPI 分子内には Kunitz 型セリンプロテアーゼインヒビタードメインが 3 個存在し，このうちアミノ末端側の第 1 ドメインはⅦa 因子-TF 複合体を阻害し，第 2 ドメインは Xa 因子を阻害します．第 3 ドメインとカルボキシル末端近傍の塩基性アミノ酸に富んだ領域は HSPG に結合します．こうした構造的特徴から，TFPI の作用機序は，まず Xa 因子と複合体を形成し，次にこの複合体がⅦa 因子-TF 複合体に結合して外因系凝固の活性化を阻害すると考えられています．先天性 TFPI 欠損症の患者で血栓症や急性心筋梗塞を起こした症例が報告されています[8]．また，PS が TFPI の活性を高める補助因子として作用することが報告されています[9]．

　TFPI はかつて「リポ蛋白結合凝固インヒビター」と呼ばれたように，血漿中の TFPI の約 80％は低比重リポ蛋白（LDL）に結合しています．LDL と結合する TFPI は C 末端が切断されており，その活性は低いと考えられています．臨床的には血漿中の TFPI の増加は，動脈硬化，心血管病の病態と相関を示すことが報告されています[10]．敗血症や DIC でも，活性を有する TFPI が消費され，不活性型の TFPI が上昇することが示唆されています．リコンビナント TFPI 蛋白の臨床試験では，敗血症に対して

有効性が認められませんでしたが[11]，今後はTFPIのアイソフォームごとの詳細な病態生理学的役割の解明が求められています．

> **Q** 凝固制御系に関わる因子の先天性欠損症には，どのようなものがありますか？

 これまでの先天性血栓性素因（遺伝的に血栓症にかかりやすい体質）に関する疫学研究によって，上記の凝固制御系に関わる因子のホモ接合体欠損症はいずれも胎生致死（胎児のときに死亡）や重篤なDICを起こし，ヘテロ接合体欠損症は加齢に伴い動静脈の血栓症を発症しやすくなることが明らかにされています．

表2に示す先天性血栓性素因のなかでPC凝固制御系因子の先天性欠損症（PC欠損症，PS欠損症，TM欠損症，APCレジスタンス）は，いずれも高頻度に深部静脈血栓症，表在性血栓性静脈炎，肺梗塞などの血栓塞栓症を発症することが知られています．このうち，前3因子の欠損症は，これらの因子の遺伝子変異により，蛋白発現量の低下（欠乏症）あるいは蛋白発現量は正常域ではあるが機能が低下している機能異常症です．しかし，APCレジスタンスは，APCの基質蛋白であるV因子の遺伝子変異〔Arg506（CGA）→Gln（CAA）〕によるもので，この変異V因子はトロンビンで正常に活性化されますが，APCで分解され難いために凝固亢進状態をきたします．こうした点から，深部静脈血栓症（DVT）や肺塞栓症（PE）をはじめ各種の動静脈血栓症の診断，治療，予防における凝固制御系因子の重要性がうかがえます．

表2 主な先天性血栓性素因

1．凝固制御系の破綻 　1）凝固制御系因子の欠損 　　・アンチトロンビン（AT）欠損症 　　・プロテインC（PC）欠損症 　　・プロテインS（PS）欠損症 　　・APCレジスタンス（factor V-leiden） 　　・トロンボモジュリン（TM）欠損症 　　・血管内皮PC受容体（EPCR）欠損症 　　・ヘパリンコファクターⅡ（HCⅡ）欠損症 　　・組織因子経路インヒビター（TFPI）欠損症 　2）凝固系因子の増加 　　・異常フィブリノゲン血症（トロンビン結合能低下分子） 　　・プロトロンビン血症（G20210A） 　　・第Ⅷ因子増加症	2．線溶制御系の破綻 　・異常プラスミノゲン血症 　・プラスミノゲン低下症 　・組織プラスミノゲン活性化因子（t-PA）放出異常症 　・プラスミノゲンアクチベータインヒビター-1（PAI-1）増加症 3．血小板凝集制御系の破綻 　・先天性血栓性血小板減少性紫斑病（TTP） 4．血管内皮の傷害 　・高ホモシステイン血症

まとめ

TM-PC，AT，TFPIによる凝固制御機序を中心に概説しました．これら制御系に関わる因子は，敗血症およびDIC時にその機能が減退し，敗血症やDICでみられる炎症や血液凝固の過剰な活性化を招く一因であると考えられます．これらの因子のほかにも凝固反応を制御調節する因子が多数存在し，それらの分子機序の解明は，敗血症，DICおよび各種血栓症の病態形成や対処法を理解するうえで重要な研究課題であるといえます．

[文 献]

1) Suzuki K：Protein C. In "Molecular Basis of Thrombosis and Hemostasis" eds. High KA, Roberts HR. Marcel Deckker, New York, pp393-420, 1995
2) Ranieri VM, Thompson BT, Barie PS et al：Drotrecogin alfa (activated) in adults with septic shock. N Engl J Med 366：2055-2064, 2012
3) Dahlback B：Protein S and C4b-binding protein：Components involved in the regulation of the protein C anticoagulant system. Thromb Haemostas 66：49-61, 1991
4) Suzuki K, Kusumoto H, Deyashiki Y et al：Structure and expression of human thrombomodulin, a thrombin receptor on endothelium acting as a cofactor for protein C activation. EMBO J 6：1891-1899, 1987
5) Bajzar L, Jain N, Wang P et al：Thrombin activatable fibrinolysis inhibitor：Not just an inhibitor of fibrinolysis. Crit Care Med 3：s320-s324, 2004
6) Hayakawa M：Management of disseminated intravascular coagulation：current insights on antithrombin and thrombomodulin treatments. Open Access Emerg Med 10：25-29, 2017
7) Kojima T：Molecular biology of ryudocan, an endothelial heparan sulfate proteoglycan. Smin Thromb Hemost 26：67-73, 2000
8) Golino P, Ravera A, Ragni M et al：Involvement of tissue factor pathway inhibitor in the coronary circulation of patients with acute coronary syndromes. Circulation 108：2864-2869, 2003
9) Hackeng TM, Rosing J：Protein S as cofactor for TFPI. Arterioscler Thromb Vasc Biol 29：2015-2020, 2009
10) Winckers K, ten Cate H, Hackeng TM：The role of tissue factor pathway inhibitor in atherosclerosis and arterial thrombosis. Blood Rev 27：119-132, 2013
11) Abraham E, Reinhart K, Opal S et al：Efficacy and safety of tifacogin (recombinant tissue factor pathway inhibitor) in severe sepsis：a randomized controlled trial. JAMA 290：238-247, 2003

IV章 病態生理と病理

線溶反応

自治医科大学医学部客員教授・名誉教授　坂田洋一（さかた よういち）

point

- 線溶とは線維素溶解反応の略であり，線維素（＝フィブリン）分解反応を意味する．
- 線溶亢進では，"後出血"や"漏出性出血"などの特異的な出血傾向がみられる．
- プラスミン生成にフィブリンが補酵素的役割を果たすものを二次線溶，そうでないものを一次線溶と定義する．
- DICにおける抗線溶療法は原則禁忌である．しかし，大出血を伴う危機的DIC病態では，フィブリノゲン製剤や注意深い抗線溶薬投与が生死を分けることもある．
- 白血球由来エラスターゼは，プラスミン系のバックアップもするが，過凝固も惹起する．

Q 線溶とは？

A 線溶は，線維素溶解反応の略です．線維素はフィブリンを意味します．したがって，フィブリン分解反応を線溶反応と呼びます．巷間，「細胞線溶」という言葉が使われていますが，正確な使用ではありません．正確には細胞における線溶関連分子による反応です．組織線溶も組織におけるフィブリン分解反応を意味します．生理的線溶反応には，プラスミノゲンアクチベータ・プラスミンを介する系と，プラスミン（PM）を介さない白血球由来蛋白分解酵素，エラスターゼやカテプシンGによるものが知られています（図1）．

PMを介する系は，プラスミノゲン（PG）がプラスミノゲンアクチベータ（PA）により活性化され，生じたPMが止血栓の主成分であるフィブリンを分解する反応です．PAはそのインヒビター（PAI），特にPAI-1により，またPMはα_2PMインヒビター（α_2-PI）により阻害制御されます．PAの過剰，あるいはPAI-1，もしくはα_2-PIの低下で，線溶反応は亢進します．逆にPAI-1の増加する病態では，PM生成は抑制されます．

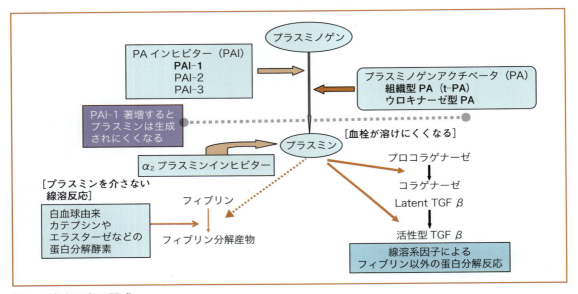

図1 線溶反応の図式
実線は凝固線溶促進作用，点線は凝固線溶制御作用を示す．

Q 線溶反応に異常が生じると，どのような病態が惹起されますか？

A 線溶反応が亢進しても，血小板・凝固系は正常なので，いったん止血します．しかし，数時間後，止血栓が組織修復前に溶解し，当該部位に再出血（後出血）がみられます．さらに亢進しますと，止血栓はできる一方から溶けてしまい，例えば刺針部位に，ガーゼで圧迫しても，その下から漏れ出てくる止血困難な"漏出性出血"がみられるようになります．逆に，線溶反応が著しく低下しますと，血栓が溶けず成長し，虚血性臓器障害がみられるようになります．

Q 循環血液中で PM はどれくらいできますか？

A PM はトリプシンによく似た酵素です．血中 PG 濃度は $α_2$-PI 濃度の約2倍です．循環血液中で PM 生成速度が高まりますと，$α_2$-PI の阻害を逃れた PM が血管内皮やフィブリノゲンをはじめとする血中蛋白質を分解します．傷害を最小限にするための生体の知恵でしょう．組織型 PA（t-PA）による，native PG（N 末端がグルタミン酸で Glu-PG とも呼ばれ，closed form をとる）の活性化反応は，血中では極めて効率が悪いように制御されており，ほとんど PM はできません（反応常数＝65μM）（図2）．また循環血液中では，ほとんどの t-PA は，それより高濃度存在する PAI-1 との複合体として存在し，速やかに肝臓で代謝されます．

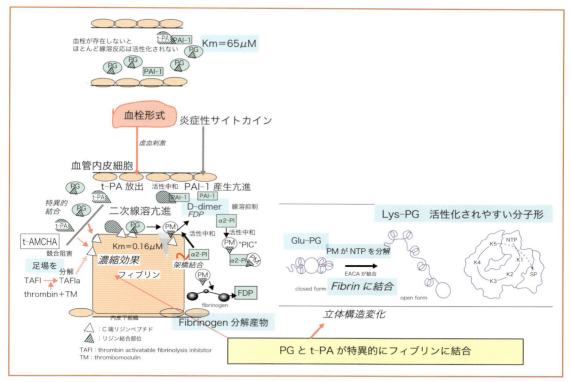

図2 二次線溶反応亢進の図式
凝固反応で生じたフィブリンが，プラスミン活性化に補酵素的役割を果たす線溶反応．

Q それでは，どうして血栓が溶けるのですか？

A

血栓が生じますと，わずかに存在するフリーt-PAと少量のGlu-PGが特異的な結合部位を介してフィブリンに結合します．フィブリン上に両分子が濃縮されて，さらに，結合によりGlu-PGが活性化されやすい構造（open form）に変化し（図2），活性化されて少量のプラスミン（PM）が生じます．生じたPMはフィブリンを限定分解し，フィブリンC端に"リジン"が出現します．このC端リジンに，PGとtPAが"リジン結合部位"を介して多くが結合濃縮され，フィブリン上で循環血液中の数百倍の効率でPMが生成されます（図2）．フィブリン上でのこの活性化反応は，活性化XIII因子のはたらきでフィブリンに架橋結合して潜り込んだα_2-PIと[1]，トロンビン・トロンボモジュリン複合体により活性化されるthrombin-activatable fibrinolysis inhibitor（TAFI）によるC端リジン分解によって制御されます．これらの阻害と競合して生じたPMによりフィブリンは分解されます．分解後，循環血液中に遊出してきたPMはα_2-PIにより活性を阻害されますが，これと競争するかたちで，血漿蛋白質（例えばフィブリノゲンや第VIII因子）を分解します．分解の程度は，PMの生じる速度と量に依存します．

Q 一次線溶反応，二次線溶反応とは？

■ 二次線溶反応

前頁で説明したように，まず血栓が生じる（一次的）と，主成分であるフィブリンが補酵素的役割を果たして，PAによるPM生成をフィブリン上で促進し，生じたPMがフィブリンを分解します．これを**二次線溶反応**と呼んでいます．PM生成量は，フィブリンに結合する活性を有するフリーのt-PA量によります．フリーのt-PA量は**基礎疾患に依存して産生放出**されるt-PA量とPAI-1量によって決まります．ほとんどの病態では，t-PAのみならず，PAI-1産生も強く刺激されます．t-PA産生腫瘍が存在するような場合を除き，現在の測定系では，測定可能なフリーのt-PAを血液検体中に証明することは困難です．

■ 一次線溶反応

フィブリンが生じて，PM生成を開始する二次線溶反応に対する命名です．PM生成にフィブリンが補酵素的役割を果たさないものと定義できます．心筋梗塞の血栓溶解治療目的に大量のt-PAを投与したときには，生理的レベルの100〜400倍ものt-PAが血中に出現します．PAI-1上昇はそれほどみられません．この場合は，活性化効率が悪くても，循環血液中でPMが生じ，血栓だけではなく，フィブリノゲンなどの血中蛋白質や血管壁蛋白質を分解します．また，刺針部位に生じる止血栓上でも結合した過剰t-PAにより二次線溶反応が亢進し，止血困難な出血が持続することにもなります．そのほか，一次線溶亢進は図3にみられるような急性前骨髄球性白血病[2]や，特殊な移行上皮がんの細胞膜上にアネキシンⅡが高発現した[3]際に，このアネキシンⅡにt-PAとPGが特異的に結合し，アネキシンⅡがちょうどフィブリンと同様の補酵素的効果を発揮し，効率良くPMを生成する際にもみられます．

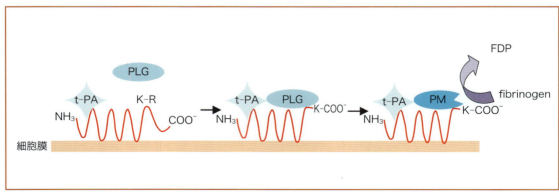

図3 アネキシンⅡの高発現による一次線溶亢進病態

Q　PMを介さない線溶反応には，どのようなものがありますか？

 　図1から明らかなように，PAI-1が著増するとPM生成は開始段階でブレーキがかかります．敗血症に伴うサイトカインストームでよくみられる病態です．ところが，敗血症DICの患者検体でフィブリノゲン・フィブリン分解産物（FDP）を測定しますと，血中PAI-1レベルが著しく高いにもかかわらず，FDP高値を示す検体がかなり存在します．炎症時には白血球が活性化され，エラスターゼやカテプシンGなどの蛋白分解酵素が放出されることはよく知られています．我々は，白血球エラスターゼにより分解されたFDPを特異的に測定しうるモノクローナル抗体を利用した測定系を立ち上げ，FDP高値の検体を測定してみました．結果，そのFDPのほとんどが，白血球エラスターゼ分解産物であることが明らかになりました（**図4**）．このことから，白血球エラスターゼは，PMを介する線溶系反応をバックアップするかたちで機能しているのではないかと考えています[4]．

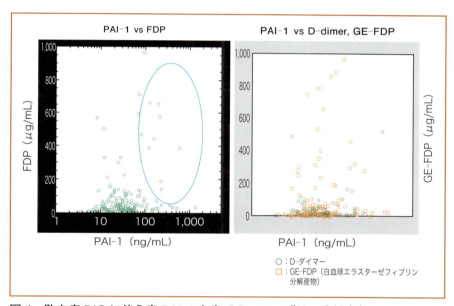

図4　敗血症DICに伴う高PAI-1血症での，フィブリン分解産物

 Q　線溶反応亢進の治療を教えてください

 　二次線溶反応は，基本的には血栓が長期に存在することによる虚血障害を防ぐための生体の知恵だと思われます．したがって，凝固亢進状態が基礎にある，例えばDICのような病態では，これを抑制すると虚血性臓器障害を助長します．図2と図5[5]を参照ください．トラネキサム酸（t-AMCHA）はフィブリンの"C末端リジン"アミノ酸類似構造を

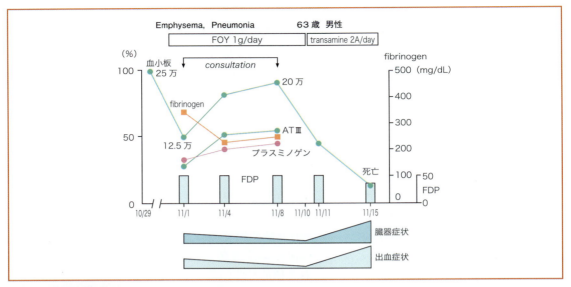

図5 抗線溶薬単独使用により予後不良となったDIC症例
気管支拡張と肺炎を基礎疾患にDICを併発した症例．急激な血小板減少とFDP陽性がみられた．DIC治療はメシル酸ガベキサート投与を中心に進められた．血小板の回復がみられたため，担当医はDICをコントロールし得たと判断し，メシル酸ガベキサートを中止した．その後，気管支分泌抑制に効果があるとされるトラネキサム酸（トランサミン®）の投与を開始した．実際は，DICは一時的にコントロールされたが，基礎疾患が持続しており，DICも終息していなかったために血栓形成が進み，血小板が減少し，出血傾向が著明となった．さらに，生じた血栓がトランサミンによる二次線溶抑制のため成長し，虚血性臓器障害が惹起され患者は死の転帰をとった．

もち，t-PAやPGのフィブリンへの特異的結合を競合阻害します．したがって，凝固亢進状態が完全に制御されていないときに単独で投与しますと，二次線溶を特異的に抑制し，虚血性傷害が惹起されます．しかし，組織因子が大量急速に血中に流入することで惹起されるDICでは，凝固線溶反応が著しく亢進します．産科領域DICにみられるような大量出血も伴えば，血中凝固因子レベルが極端に低下し，止血困難をきたす例も少なくありません．このような危機的病態では，フィブリノゲン製剤投与〔保険適用（−）〕や，抗線溶薬投与が時に生死を分ける治療選択肢となります．しかし，一般には，二次線溶反応亢進の一次的要因が凝固亢進であることから，抗凝固薬を同時投与し，ほどほどに抗線溶薬を併用することが，治療原則です．ただ，このほどほどが専門家にとってもかなり難しいのです．凝固と二次線溶反応の両者をほどほどに抑制する治療薬はないでしょうか？　先に述べたように，フィブリンのC末端リジンを分解して二次線溶を抑制するTAFIはトロンビン・トロンボモジュリン複合体により効率良く活性化されます．トロンボモジュリンは，同時に強力な抗凝固活性も有しますから，遺伝子組換えトロンボモジュリン，"リコモジュリン"はその一つの選択肢です．そのほか，抗トロンビン抑制と抗プラスミン抑制にほぼ同じ力価を示すメシル酸ナファモスタットなどの合成プロテアーゼ阻害薬を治療に組込むことも，その候補になると思います．

敗血症に伴うDICでは，白血球エラスターゼ活性をどのように制御したらよいでしょうか？

 現時点では，適切な答えを用意できるほどの情報は世界的にも存在しません．

　我々の検討では，敗血症DIC患者の白血球エラスターゼフィブリン分解産物レベルを横軸に，診断4週後の臓器障害を縦軸にとって統計的に解析しますと，"Uカーブ"が得られます．この結果から，次のような仮説を立ててエラスターゼをどのように制御したらよいかの検討を進めています．

① 白血球エラスターゼ分解産物量が少ないことはエラスターゼによるPMバックアップ作用が弱いことを示し，血栓が溶けにくくなり虚血性臓器障害が進行することを示唆する．

② 逆に分解産物量が多くても臓器障害が進行することは，高レベルエラスターゼが，組織因子回路インヒビターや[6]，ADAMTS13[7]などまで分解して，過凝固状態を惹起し，エラスターゼによる溶解亢進を凌駕するほどの大量血栓を形成することで，臓器障害を増悪させていることを示唆する．

　日本では炎症に伴う急性肺障害にエラスターゼの合成阻害薬sivelestatが保険収載されています．ほどほどに活性を阻害することがDICでも予後を改善するかなどの十分な検討が進めば，将来，DICへの使用が認められる可能性は高いと思います．

[文　献]

1）Sakata Y, Aoki N：Significance of cross-linking of alpha 2-plasmin inhibitor to fibrin in inhibtion of fibrinolysis and in hemostasis. J Clin Invest 69：536-542, 1982
2）Menell JS, Gabriela M, Cesarman MD et al：Annexin 2 and bleeding in acute promyelocytic leukemia. N Engl J Med 340：994-1004, 1999
3）Madoiwa S, Someya T, Hironaka M et al：Annexin 2 and hemorrhagic disorder in vascular intimal carcinomatosis. Thromb Res 119：229-240, 2007
4）Madoiwa S, Tanaka H, Nagahama Y et al：Degradation of cross-linked fibrin by leukocyte elastase as alternative pathway for plasmin-mediated fibrinolysis in sepsis-induced disseminated intravascular coagulation. Thromb Res 127：349-355, 2011
5）坂田洋一：抗線溶薬の作用機序とDICでの使い方．"DIC病態解明と治療の最前線"高橋芳右 編．アルタ出版，pp138-144, 2004
6）Massberg S, Grahl L, von Bruehl ML et al：Reciprocal coupling of coagulation and innate immunity via neutrophil serine proteases. Nat Med 16：887-896, 2010
7）Ono T, Mimuro J, Madoiwa S et al：Severe secondary deficiency of von Willebrand factor-cleaving protease (ADAMTS13) in patients with sepsis-induced DIC：its correlation with development of renal failure. Blood 107：528-534, 2006

IV章 病態生理と病理

炎症と凝固

名古屋大学大学院医学系研究科 救急・集中治療医学分野　松田直之(まつだなおゆき)

> ### point
> - 全身性炎症では，フォンビルブランド因子（vWF：von Willebrand factor）や組織因子（TF：tissue factor）などが増加し，凝固が亢進する．これらは，急性相反応蛋白であり，蛋白異化が亢進しているということに注意する．
> - 全身性炎症には，DAMPs（damage-associated molecular patterns）とDAMPs受容体反応が関与する．
> - 炎症が進行している局所では，凝固が亢進し，線溶が抑制される．炎症による播種性血管内凝固症候群（DIC：disseminated intravascular coagulation）は，線溶抑制型DICを特徴とする．
> - 全身性炎症では，フィブリノゲンが産生され，血中フィブリノゲン濃度が高まる．
> - 全身性炎症では，血管内皮細胞傷害が進行する．
> - 炎症における血液凝固亢進反応は，血管内皮細胞のNF-κB（nuclear factor-κB），AP-1（activator protein-1），EGR-1（early growth response protein 1）などの転写因子の活性化として説明できる．

Q 全身性炎症について教えてください

A 全身性炎症反応症候群（SIRS：systemic inflammatory response syndrome）[1]が公表されたのは1992年であり，炎症性サイトカインの産生が転写段階で高められた病態として理解されています．SIRSは，現在は，敗血症の定義には用いられなくなりましたが，概念は重要なものとして残っています．1992年の定義では，体温，心拍数，呼吸数，白血球数の4つのクライテリアのうち2つ以上を満たす病態として定義されました（表1）．SIRSを導く原因としては，外傷，手術，消化管炎症，虚血再灌流など，炎症性サイトカインが誘導されるすべての病態ですが，この状態でリンパ球や好中球の機能が低下するために，感染症を合併しやすいために，感染症管理はSIRS増悪を予防するために重要です（図1）．SIRSが遷延すると，DICや多臓器不全症候群（MODS：multiple organ

表1　全身性炎症反応症候群の1992年の定義

- 呼吸
  呼吸数　＞20回/分
  あるいは $PaCO_2$ ＜32mmHg
- 循環
  心拍数　＞90回/分
- 体温　＞38℃　あるいは　＜36℃
- 白血球数
  ＞12,000/mm³ あるいは ＜4,000/mm³
  あるいは　未熟白血球＞10%

（文献1より引用）

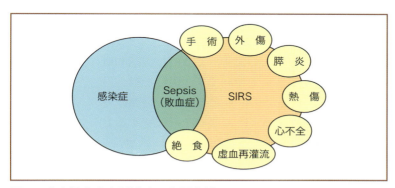

図1　全身性炎症を誘導する主要病態

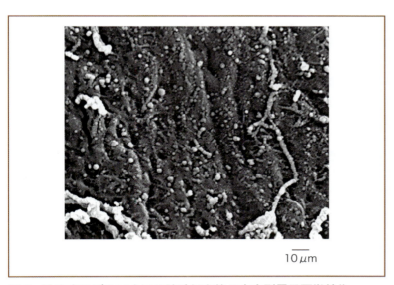

図2　敗血症モデルマウスの肺毛細血管の走査型電子顕微鏡像
　　　マウス盲腸結紮穿孔モデルにおける肺において，毛細血管内皮細胞の表面に時系列にそって，約2μmの血小板の沈着が生じる（Bar：10μm）．

dysfunction syndrome) が導かれやすくなります[2]．血管内皮細胞は，SIRSにおける重要な傷害部位となります．SIRSにおいて，血管内皮細胞

では，血小板が血管内皮細胞に接着し，さらにフィブリンの沈着が高まり，結果として，血中の血小板濃度が低下します（図2）．

> **Q** 全身性炎症における多臓器不全と凝固の関係について教えてください

A 全身性炎症は，作動物質（ligand：リガンド）とその受容体の反応として，説明できます．現在，全身性炎症を惹起するリガンドは，damage-associated molecular patterns（DAMPs），pathogen-associated molecular patterns（PAMPs），alarminsなどと呼ばれています[3]．これは，2006年2月にミラノで開催されたEuropean Molecular Biology Organization会議のワークショップにおいてまとめられた炎症反応における概念ですが，それまでの過去8年間において当たり前と評価されていた炎症性受容体シグナルを説明しやすく概念化したものです．こうした包括的概念は，研修医や一般市民に病態を説明するうえで便利です．炎症を導く外因性リガンドをPAMPs，内因性リガンドをalarminsとし，生体侵襲における生体反応を導くものをDAMPsと総称するようになったと理解するとよいでしょう．表2は，DAMPsの代表例をまとめています．

一方，このようなDANPs受容体反応や虚血応答として産生されるTNF-α（tumor necrosis factor-α），IL-1β（interleukin-1β），IL-2，IL-6，IL-12，IL-17，IFN-γ（interferon-γ），MIF（macrophage migration inhibitory factor）などのサイトカインは，白血球系細胞に限らず，肺，心房筋，腎尿細管，消化管，血管内皮細胞などにも，その受容体を発現していることが特徴です．また，血管内皮細胞などに裏打ちするように浸潤する樹状細胞などの白血球系細胞や血小板との連動により，局所炎症物質の応答が生じます．主要臓器細胞は，組織学的に同一の細胞と分類されても，炎症性サイトカイン受容体シグナルを高密度に発現する細胞

表2 DAMPs（Damage-associated molecular patterns）としての代表的分子

PAMPs（Pathogen-associated molecular patterns）
- リポ多糖（グラム陰性菌）
- ペプチドグリカン（グラム陽性菌）
- フラジェリン（鞭毛）
- ジアシルリポペプチド（マイコプラズマ）
- β-グルカン（真菌）
- RNA（ウイルス）
- CpG DNA（細菌，ウイルス）

Alermins
- 蛋白：HMGB-1，フィブリノゲン，フィブロネクチン，サーファクタント蛋白，S100蛋白，好中球エラスターゼ，ラクトフェリン，アミロイドA
- 脂質：飽和脂肪酸
- プロテオグリカン：バイグリカン，ヒアルロン酸断片，ヘパラン硫酸断片
- ミトコンドリア構成成分：DNA，チトクロームC，ATP，カルジオリピン
- 鉱物：尿酸結晶，シリカ，アスベスト，水酸化アルミニウム

を含有しています．例えば，血管内皮細胞，2型肺胞上皮細胞やクララ細胞，伊東細胞，タコ足細胞，アストロサイトなどです．これらは，生体侵襲において炎症を感知する細胞，すなわち「炎症性警笛細胞」（INACs：inflammatory alert cells）[4〜5] として機能します．DAMPs受容体を発現する臓器構成細胞は，組織学的機能を超えて，INACsとしての機能を発揮します．

　主要臓器内では，INACsにリガンド受容体反応として炎症性シグナルが入力されることにより，その細胞内情報伝達系を介してNF-κBやAP-1などの転写因子の活性が高まります[6]．この転写活性強度が高まった臓器ほど，好中球などの白血球浸潤を高め，炎症が進行します．炎症とは，INACsや白血球系細胞によるDAMPs受容体反応の結果の現象です．血管内皮細胞は，INACsとして作用しますので，肺や消化管などの毛細血管の発達した臓器では，血管透過性亢進を含めた炎症が進行しやすい特徴があります．

　このような炎症において新たに産生される物質は，「急性相反応蛋白」と呼ばれています．この中に，炎症性サイトカイン，ケモカイン，接着分子，凝固・線溶因子，そして炎症のバイオマーカーとして利用されているC反応性蛋白（CRP）やプレセプシン（sCD14）などが含まれます．そのほか，interleukin-1 receptor-associated kinase 1（IRAK-1）などは，high mobility group box 1（HMGB1）などよりも，炎症性細胞死の極めて有効なマーカーとなる可能性があります．誘導型一酸化窒素合成酵素（iNOS：inducible NO synthase）やシクロオキシゲナーゼ2（COX2：cyclooxygenase 2）は，NOを産生する分子として，早い転写段階から過剰に産生され，血管拡張や血管透過性亢進に関与します．

　凝固・線溶の管理においては，このNO産生系は血小板一次凝集を抑制して抗凝固反応をもたらし，全身性炎症における凝固反応を抑制するように作用します．しかし，血管内皮ではvWFとTFの発現が転写段階から高まることにより，全身性炎症の進行に伴って凝固が亢進し始めます．さらに，細動脈や毛細血管領域にplasminogen activator inhibitor-1（PAI-1）が転写段階より過剰産生されることで，線溶が抑制されます．

　SIRSでは線溶が抑制されることが特徴であり，炎症の急性期にはDダイマーやFDPの上昇を認めないことが特徴です．炎症の急性期にDダイマーやFDPの上昇を認める場合には，すでに解離性大動脈瘤や深部静脈血栓症などの血栓性病態や，胸・腹水を合併している可能性に注意が必要です．

 全身性炎症におけるPARについて教えてください

 プロテアーゼ活性化型受容体（PAR：protease-activated receptors）のリガンドとなる重要分子は，トロンビン（活性化第II因子）です．

トロンビンは，特に SIRS における血管内皮細胞などの INACs で増加します．INACs における DAMPs 受容体反応として，NF-κB や AP-1 などの転写因子が活性化すると，TF の転写が亢進し，トロンビンが産生されます．このようにして過剰に産生されたトロンビンが，PAR を介して血小板凝集とともに，血管内皮細胞に炎症反応を導きます．

　まず，血小板においては，ヒトの血小板には PAR1 および PAR4 が高密度で発現していることを理解します．このシグナルは，Gq 蛋白や G12/13 を介したホスホリパーゼ Cβ の活性化により，細胞内 Ca^{2+} 濃度上昇，プロテインキナーゼ C の活性化をもたらし，SIRS における血小板凝集反応を導きます．

　一方，細動脈および毛細血管領域の血管内皮細胞には，PAR1 と PAR3 が高密度で存在し，ともにトロンビンをリガンドとして，初期には iNOS，接着分子，vWF，TF を産生させます．この細胞内情報伝達は，NF-κB と AP-1 以外にも，EGR-1 などの転写因子を活性化させ，血管透過性を亢進させます．PAR1 シグナルのリガンドは，トロンビン以外にも TF-Ⅶa-Ⅹa，Ⅹa，トリプシン，プラスミン，MMP1（matrix metalloproteinase 1），granzyme A などであり，細胞内情報伝達には Gq や G12/13，さらに Gi 蛋白が関与します．このような PAR1 や PAR3 を介した血管内皮細胞変化として，血管内皮細胞への白血球系細胞のローリング，樹状細胞や好中球などの浸潤，さらに血管内皮細胞傷害が進行します．ここに，血小板が沈着傾向を高め，血中血小板数が減少することになります．

Q 全身性炎症における PAI-1 について教えてください

A 全身性炎症において線溶抑制型 DIC となる主因は，PAI-1（血中基準値：43 ng/mL 以下）が転写因子により増加することによります．PAI-1 は，3 つの β シートと 9 つの α ヘリックス構造をもつセリンプロテアーゼインヒビターファミリーに属する約 48 kDa の分子です．組織型プ

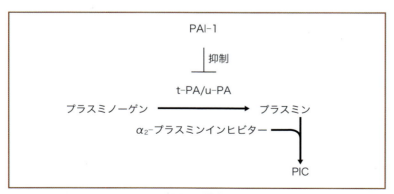

図3　全身性炎症による線溶抑制の模式図
　　PIC：plasmin-α₂ plasmin inhibitor complex

ラスミノーゲンアクチベータ（t-PA）とウロキナーゼ型プラスミノーゲンアクチベータ（u-PA）の両方と結合でき，t-PA/u-PA の活性を阻害して，プラスミノーゲンからプラスミンへの変換を抑制します（図3）．つまり，PAI-1 はプラスミンの産生を低下させることで，線溶を抑制します．

この PAI-1 遺伝子領域は，ヒトでは 7q21.3-q22 に存在します．ヒト PAI-1 は，血管内皮細胞や心房筋や線維芽細胞などの INACs に発現しており，SIRS における転写因子 AP-1 や CREB（cyclic AMP-response element binding protein）の活性化，さらに時計遺伝子 CLOCK，BMAIL，PERIOD などを活性化し，線維芽細胞にも発現しており，線維芽細胞増殖と線維物質の産生を促進させます．この PAI-1 の転写段階からの増加に，前述の PAR が関与しており，PAR は血管内皮や右心房の INACs に高発現しています．

このような PAI-1 の t-PA/u-PA などによる組織消失半減期は約 30 分であり，in vivo では 2 時間以内に強固な血栓を形成できることを確認できます．翻訳後修飾としては，高血糖状態で糖化を受けることにより，t-PA/u-PA 活性阻害が高まる特徴があります．

TOPICS

血小板に発現する受容体と細胞内分子

血小板の役割は，血液凝固に限らず，炎症，抗菌作用，血管新生，腫瘍増殖などにも関係しています．この受容体と細胞内情報伝達シグナル，さらに細胞内含有分子も多岐にわたって知られるようになってきました．代表的な血小板細胞膜表面の血小板受容体は，インテグリン受容体，セロトニン受容体，leucine-rich repeat 受容体（Toll-like 受容体 1，2，4，6，GpⅠb-Ⅸ-Ⅴ複合体など），セレクチン，ADP 受容体（P2Y1，P2Y12）や lysosomal-associated membrane glycoprotein-3（LAMP-3）などのテトラスパニン受容体，PGI2 や PDE2 や TXA2 などに対するプロスタグランジン受容体，PAF 受容体などの脂

表3　血小板がもつ主要な細胞内分子

α顆粒内分子：P-セレクチン，フィブリノゲン，フィブロネクチン，トロンボスポンディン，第Ⅴ因子，プロテイン S，第XI因子，第XIII因子，PDGF，TGF-b，EGF，VEGF，PF4 インヒビター，α2-プラスミンインヒビター，PAI-1，免疫グロブリン，グラニュール，P-セレクチン，CD63，GMP33，CXCL7，CXCL4（PF4），CXCL1（GROa），CXCL5，CCL5（RANTES），CCL3（MIP1α）
アミノ酸：セロトニン，ヒスタミン
イオン：カルシウム，マグネシウム
核酸系：ATP，ADP，GTP，GDP
酸性プロテアーゼ：カルボキシペプチダーゼ（A，B），カテプシン（D，E），酸性ホスファターゼ，コラゲナーゼ
糖加水分解酵素：ヘパリナーゼ，β-N-アセチルグルコサミニダーゼ，β-グロクロニダーゼ，β-グリセロホスファターゼ，β-ガラクトシダーゼ，α-D-グルコシダーゼ，α-L-フルコシダーゼ，β-D-フルコシダーゼ
免疫・炎症関連分子：CCL7（MCP3），IL1b，HMGB1，デフェンシン，トロンボキサン A2，PAF，sCD40L TLR1，TLR2，TLR5，TLR4，TLR6，CD40，CD40L，TREM-1

質リガンド受容体，GPVIなどのコラーゲン受容体です．これらは，脱核前の巨核球レベルで産生されており，血小板に発現しています．さらに，細胞内分子として，**表3**のような分子の機能が注目されています．このような血小板を，組織のINACsや白血球系細胞が貪食できれば，細胞内情報伝達機構に役立てることができます．

Q 全身性炎症におけるTATとPICについて教えてください

A 全身性炎症で産生されるトロンビンは，内因性インヒビターであるアンチトロンビンⅢ（ATⅢ）と結合し，TAT（thrombin-antithronbin Ⅲ complex）（血中基準値：3 ng/mL以下）となります．このTATを，酵素免疫法などで測定することで，SIRSにおいてのトロンビン活性を評価できます．しかし，このTATの血中半減期は3〜15分であり，全身性炎症ではさらに血管透過性亢進などにより，血中除去半減期が高まる傾向があり，トロンビン活性の定点評価にすぎないことに注意してください．

また，線溶については，血栓溶解プラスミンと中和分子α₂-プラスミンインヒビター（α₂-plasmin inhibitor：α₂-PI）との複合体であるプラスミン-α₂プラスミンインヒビター複合体（plasmin-α₂ plasmin inhibitor complex：PIC）（血中基準値：10 μg/mL以上）（**図3**）を酵素免疫法で測定できます．プラスミンの血中半減期は1分単位ですが，PICの血中半減期は数時間ですので，PICによりプラスミン産生量を評価しようというものです．SIRSにおける線溶抑制病態では，PICは3 μg/mLレベルと10 μg/mL未満に低下してきます．

このように，TATは全身性炎症におけるトロンビン産生量を定点評価する血清マーカーとして，PICは全身性炎症におけるプラスミン産生低下による線溶抑制状態の血清マーカーとして使用できます．

まとめ

全身性炎症が誘導される細胞内情報伝達機構が，DAMPsとDAMPs受容体の反応として明確となっています．血管内皮細胞や血小板は，PARなどのDAMPs受容体を介して，DAMPs受容体反応を起こす細胞です．vWFの過剰産生により血小板一次凝集，TF過剰産生によりトロンビン合成促進，血小板と血管内皮におけるPAR活性化，このような過程を介して，血管内皮細胞傷害が進行し，一方で血小板が血管内皮細胞へ沈着します．さらに，血栓傾向促進において，SIRSはPAI-1過剰産生によりプラスミンの産生を低下させ，線溶を抑制します．このように，炎症と凝固の関連は，SIRS-associated coagulopathy[6]の病態学として，とても明解となってきています．臨床病態の理解にお役立てください．

［文　献］
1) Members of the American College of Chest Physicians/Society of Critical Care Medicine Consensus Conference Committee：Definitions for sepsis and organ failure and guidelines for the use of innovative therapies in sepsis. Crit Care Med 20：864-874, 1992
2) Born RC：Sir Isaac Newton, sepsis, SIRS, and CARS. Crit Care Med 24：1125-1128, 1996
3) Bianchi ME：DAMPs, PAMPs and alarmins：all we need to know about danger. J Leukoc Biol 81：1-5, 2007
4) 松田直之：全身性炎症反応症候群と Toll-like 受容体シグナル-Alert Cell Strategy-．循環制御 25：276-284, 2004
5) 松田直之：敗血症の病態生理学-Alert Cell Strategy-．Intensivist 1：203-216, 2009
6) Matsuda N：Alert cell strategy in SIRS-induced vasculitis：sepsis and endothelial cells. J Intensive Care 4：21, 2016
7) Japanese Association for Acute Medicine Disseminated Intravascular Coagulation Study Group：Predicting the severity of systemic inflammatory response syndrome（SIRS）-associated coagulopathy with hemostatic molecular markers and vascular endothelial injury markers. J Trauma 63：1093-1098, 2007

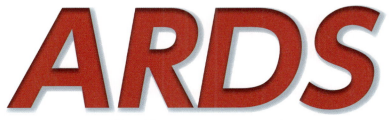
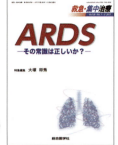

Ⅳ章 病態生理と病理

血管内皮細胞

熊本大学医学部附属病院 輸血・細胞治療部　**内場光浩**

point

- ▶ 血管内皮細胞は，血液凝固反応に関わるダイナミックな細胞である．
- ▶ 生体内の重要な抗凝固機構であるアンチトロンビン（AT）系やトロンボモジュリン（TM）-プロテインC（PC）は，血管内皮細胞と深く関わっている．
- ▶ 敗血症における臓器傷害発症には，血管内皮細胞障害が関与している．
- ▶ 血管内皮細胞保護の観点からは，DICにおける凝固活性化を完全に抑制することは患者予後を悪化させる可能性がある．

Q 血管内皮細胞とは，どのような細胞でしょうか？

A 血管内腔を覆う一層の細胞です．動脈や静脈では，血管平滑筋や線維芽細胞などの細胞の血管側に存在します．また毛細血管では，血管内皮細胞のみで血管を形成しています．血管内皮細胞は，単なる血管の裏打ち細胞ではなく，物質交換や血流の調整（循環調節）などに関与しているダイナミックな細胞です．血管内皮細胞は，均一な細胞群ではなく，臓器により，また同一臓器によっても部位によって，その性質は異なります．例えば，肝臓の類洞の内皮細胞や腎臓の糸球体の内皮細胞は，物質交換や糸球体濾過のため透過性が高くなっています．一方で，肺胞の内皮細胞は，ガス交換のために，肺胞上皮細胞と密に接触する必要があるため，間質の水分量を制限するため透過性が低くなっています．

また血管内で血栓が形成されないように，血管内皮細胞には抗凝固機構を備えています．

Q 血管内皮細胞の抗凝固機構とは，どのようなものですか？

生体内の主な抗凝固機構としては，ヘパラン硫酸-アンチトロンビン（AT）系，トロンボモジュリン（TM）-PC系ならびに組織因子経路阻害因子（TFPI）系があります．これらの制御因子の欠損症では，

血栓傾向を呈します．このなかで先天的な AT 欠損症，PC 欠損症ならびに PS 欠損症に伴う血栓症は指定難病となっています[*1]．

これらの生体内の抗凝固機構は，血管内皮細胞と強く関連しています．

■ ヘパラン硫酸-AT 系

AT はその名が示すようにトロンビンのインヒビターで，トロンビンと 1：1 の複合体を形成することでその活性を不活化します．トロンビンのほか，活性型の凝固第 X 因子や第 VII 因子，第 IX 因子および第 XI 因子などの血液凝固因子も不活化します．AT は単独でもこれらの凝固因子を不活化しますが，その作用はゆっくりしたものです．しかしヘパリンと結合するとその阻害速度は約 1,000 倍に促進されます[*2]．血管内皮細胞上にはヘパリンの類似物質であるヘパラン硫酸などが多く存在しますので，血管内皮細胞は AT の抗凝固反応を促進し，抗凝固能を発揮します[1]．

■ TM-PC 系

TM は血管内皮細胞表面上に存在する膜蛋白質で，トロンビンのレセプターとして作用しています．トロンボモジュリンと結合したトロンビンはフィブリノゲンのフィブリンへの変換作用や血小板活性化作用が失われる一方，PC の活性化作用が促進されます．活性化された PC は，プロテイン S を補酵素として活性型凝固第 V 因子ならびに活性型第 VIII 因子を分解／不活化し，凝固系の活性化を抑制します．このように，血管内皮細胞は TM によってトロンビンを向凝固蛋白質（procoagulant）から抗凝固蛋白質（anticoagulant）へ変化します[2]．

■ TFPI 系

血管内皮細胞上のヘパリン様物質には，AT のほかにも TFPI も結合しています．TFPI は，まず活性型凝固第 X 因子（Xa）と複合体を形成し，その凝固促進作用を不活化します．さらに形成された TFPI-Xa 複合体が組織因子-FVIIa 複合体を不活化します．TFPI も血管内皮細胞の抗凝固能発現に関与しています．

[*1] 指定難病 327「特発性血栓症（遺伝性血栓性素因によるものに限る）」：AT 欠損症などに血栓症を合併した場合に公費医療助成対象となります．血栓症を合併していない AT 欠損症などや AT 欠損症などに基づかない血栓症は助成対象となりません．

[*2] ヘパリン存在下で AT がトロンビンを阻害する作用をヘパリンコファクター活性と呼び，即時型の反応です．ヘパリンが存在しない場合に AT がゆっくりトロンビンを阻害する作用を，進行性トロンビン阻害能と呼びます．日常臨床で測定する AT 活性はヘパリンコファクター活性です．

> **Q 血管内皮細胞に抗凝固能があるのに，血栓症や DIC はなぜ発症するのでしょうか？**

血栓形成の要因としては，19 世紀の病理学者 Virchow が提唱した三徴が有名です．Virchows の三徴とは，①血液性状の変化，②血管壁の性状の変化，③血流の変化，です．血管内皮細胞表面上に存在する抗凝固能が正常に作用しているかぎりは，血栓症や DIC は発症しにくいと考えられます．しかし，血液凝固開始物質である組織因子が大量に血流中に流入（胎盤早期剥離や腫瘍崩壊など）し，血管内皮細胞上の抗凝固能

を超えた凝固活性化が惹起された場合に，血栓症や DIC が発症します．このような状態は「①血液性状の変化」にあたります．また，ショック状態で認められるような循環不全が惹起されている場合は，ヒラメ筋静脈に認められるように血流のうっ滞が惹起されている場合には，「③血流の変化」のために局所の活性化凝固因子の濃度が上昇し，血栓症や DIC が発症します．感染症などの炎症性病態では，血管内皮細胞上の抗凝固能が低下し，わずかな凝固活性化によっても血栓症や DIC が発症します．これが「②血管壁の性状の変化」にあたります．

Q 敗血症では，なぜ DIC が発症するのでしょうか？

A 敗血症では，エンドトキシンなどの作用によって単球が活性化されます．活性化された単球では，凝固開始物質である組織因子がその細胞表面に発現し，凝固系の活性化が惹起されます．しかし，発現量は胎盤早期剥離などに比較し少量です．組織因子の発現と同時に，単球からは腫瘍壊死因子（TFN）などの炎症性サイトカインが放出されます．これら炎症性サイトカインが血管内皮細胞に作用すると，ヘパラン硫酸やトロンボモジュリンの発現が低下します．また，炎症によって活性化された好中球が血管内皮細胞に接着すると，好中球エラスターゼや活性酸素の作用によっても，ヘパラン硫酸やトロンボモジュリンは低下します．また敗血症などの病態では，血管内皮細胞の透過性が亢進し，血管外に漏出するため AT や PC が低下します．このように感染症の病態では，血管内皮細胞表面上の抗凝固能が低下するために，単球表面に発現した比較的少量の組織因子によっても DIC が発症します（**図 1**）[*3]．

[*3] **白血球減少時の感染症と DIC**：白血病治療時などで白血球数，特に単球数が著しく低下している場合には，重症感染症を合併しても DIC が認められない場合があります．

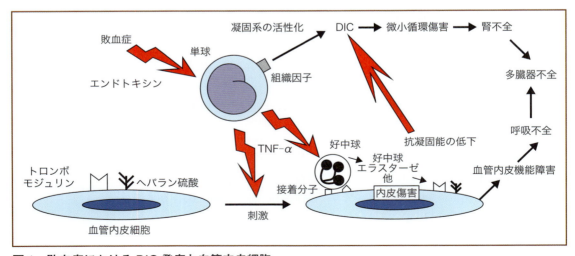

図 1 敗血症における DIC 発症と血管内皮細胞

Q DICで臓器障害をなぜ合併するのですか？

 DICでは，しばしば臓器障害を合併します．特に敗血症では複数の臓器障害を呈する多臓器障害が認められ，予後に重大な影響を与えます．このため，敗血症などに合併したDICでは，凝固異常とともに臓器障害に対する治療が重要です．敗血症などで最も早くに認められる臓器障害は，ARDSなどの呼吸障害です．肺はガス交換を効率良く行うため，毛細血管と肺胞上皮が密着しています．このため血管内皮細胞が傷害され，血管透過性が亢進すると間質液が増加し，肺の間質浮腫が惹起されます．この結果，ガス交換の効率が低下し，呼吸不全が惹起されます[3]．

この肺血管内皮細胞傷害発生には，炎症性サイトカインや活性化好中球が関与しています．炎症性サイトカインは血管内皮細胞を刺激し，その表面にE-セレクチンやICAM-1などの白血球接着分子[*4]を発現させます．その結果，活性化白血球の血管内皮細胞への接着が促進されます．活性化好中球からは，好中球エラスターゼ[*5]や活性酸素種[*6]が放出されます．特に白血球接着分子を介して血管内皮細胞と白血球が密に接着している場合は，白血球と血管内皮細胞が形成する閉鎖空間にこれらメディエーターが放出され，閉鎖空間のため血液中の制御物質の影響を受けにくく，血管内皮細胞は傷害されます．その結果，血管透過性は上昇し，呼吸不全などの臓器障害が惹起されます．

一方，敗血症などに伴うDICでは，凝固活性化とともに線溶系の抑制が認められ，そのため微小血栓が形成されると考えられています．この微小血栓のため微小循環障害が惹起され臓器不全が発症するという考えもありますが，微小循環不全によって最も障害を受ける臓器は腎です．急性白血病などのDICの病態でトラネキサム酸を使用し，線溶系の抑制をかけた場合，急性腎障害がしばしば認められます．そのため，トラネキサム酸の使用は慎重に行うように注意喚起がされています．肺は微小循環障害には比較的強い臓器で，トラネキサム酸の使用のみでは呼吸障害は認められません．また，腎障害は敗血症などでは比較的後期に認められる障害です．血管内皮傷害という点から考えると，敗血症などの病態で線溶抑制が臓器障害の原因となるという考え方は適切ではありません．

[*4] 白血球接着分子：白血球が血管内皮細胞などに接着する場合に関与する膜蛋白質で，炎症局所に白血球が集積する場合に重要な役割を果たしています．

[*5] 好中球エラスターゼ：顆粒球から放出されるプロテアーゼで，比較的基質特異性が低い酵素です．細菌などに作用し，生体防御反応に重要な役割を果たしています．血流中に放出された場合は，α_1-アンチトリプシンなどの阻害因子で速やかに賦活化されます．

[*6] 活性酸素種：O_2^-を代表とするラジカルで，細菌防御などに重要な役割を果たしています．生体内では，SOD（superoxide dismutase）などの酵素の作用により速やかに賦活化されます．

Q 血管内皮傷害（障害）のマーカーとしては，どのようなものがあるのでしょうか？

A 血管内皮細胞の障害（dysfunction）と傷害（damage）は，日本語として音が同じであるため，しばしば混同されますが，やや異なる病態です．血管内皮障害では機能は低下しているものの血管内皮細胞そのものは傷ついていない病態（例えば透過性の亢進など）です．一方，血管内皮細胞傷害では血管内皮細胞そのものが傷つき，時に離脱している病態です．オーバーラップすることも多い病態ですが，意識しながら病態を把

握し使い分ける必要があります．

　血管内皮傷害のマーカーとして，しばしば使用されているものとして，可溶性TM[*7]が挙げられます．可溶性TMは血管内皮細胞がエラスターゼなどの影響を受けると上昇します．血管内皮表面上のTMは，サイトカインの影響で発現そのものが低下しますので，血管内皮細胞表面のTMが枯渇するほどの病態では，予後不良にもかかわらず，予後良好群より低い値（ただし健常者に比較すれば高い値）を示すことが知られています．したがって，予後判定因子として用いる場合は注意が必要です．

　フォンビルブランド因子[*8]も血管内皮細胞傷害マーカーとして用いられる場合があります．フォンビルブランドは，血管内皮細胞の刺激によって放出され，傷害が起こっていない病態でも上昇します．また，血液型によってもその値は変動し，O型の人はほかの血液型に比べ平均25％程度低い値を示します．そのほか血管内皮細胞由来のマイクロパーティクル[*9]や，白血球接着分子が可溶化した可溶性E-セレクチンなども測定されます．

　血管内皮の機能障害としては，血管内皮の透過性の亢進が挙げられます．細胞の透過性を反映すると考えられているマーカーとしては，ATやPCが用いられ，予後との関連が示されています．

ピットフォール

可溶性TM

可溶性TMは腎から排泄されるため，血管内皮細胞傷害と関係なく，腎機能低下のみで上昇します．

[*7] **可溶性トロンボモジュリン（可溶性TM）**：血管内皮細胞上のトロンボモジュリンが何らかの作用によって膜貫通部を残して血流中に放出されたものです．弱いながらも抗凝固作用を有しています．その値は血管内皮細胞の傷害とともに，血管内皮細胞上の発現量によって左右されます．

[*8] **フォンビルブランド因子**：血液凝固第Ⅷ因子の安定化因子であるとともに，コラーゲンや血小板にも結合する凝固系と血小板系を統合する因子です．血漿中，また血小板のα顆粒や血管内皮細胞のweibel-parade bodyにも存在しています．

[*9] **マイクロパーティクル**：細胞の膜から放出される細胞膜に覆われた微細な構造物で，様々な細胞から放出されます．放出された細胞の膜蛋白を保った状態で存在する場合もあります．様々な臨床的な意義が示唆されていますが，現在のところ簡単に測定する方法はありません．

Q　血管内皮細胞から考えたDIC治療法とは，どのようなものですか？

　胎盤早期剥離など大量の組織因子の流入によって血管内皮細胞の抗凝固機能を超えるような凝固活性化が惹起されたDICの場合は，超えた部分の抗凝固機能を補完すればよいと考えられます．したがって，ヘパリンやヘパラン硫酸などの抗凝固物質の投与でよいと考えられます．

　一方，敗血症など血管内皮細胞の傷害が病態形成に関与している病態では，凝固系の制御とともに，血管内皮細胞の保護が必要となります．一部の生理的抗凝固物質には血管内皮細胞の保護作用が示唆されています[1,2,5]．特に活性型プロテインC（APC）は抗炎症作用を有し，臓器障害発生を抑制し予後を改善することが報告されています[2,6]．APCはTMと結合したトロンビンによって効率良く産生されるため，DICの病態では内因性にAPCが産生されています．この内因性APCの産生が低い症例は，

予後が不良です[4]．一方，APC を外部から投与した場合，内因性 APC 産生が低下しているような重症症例でのみ予後改善効果があるものの，内因性 APC 産生が保たれている比較的軽症症例では効果がありません．さらに興味深い現象として，先天性血栓素因の一部ではトロンビン産生が充進しているため，かえって内因性 APC 産生が増加し，敗血症の予後が良好な場合があります．逆に考えると，DIC で凝固異常のみを「完全に抑制」することは臓器保護作用を有する内因性の APC 産生を低下させる可能性があります．

APC は，本邦では DIC の適応がありませんが，そのほか，血管内皮細胞保護効果が示唆されている物質としては，AT や遺伝子組換え TM があります[1,7,8]．

> **まとめ**
> 　　血管内皮細胞機能を考えると，敗血症に伴う DIC の治療は「適切な時期」に（例えば AT が低下している時期などに）凝固活性化を「適切に制御」することです．凝固活性化のマーカーを正常化させることが目標になってはいけません．「早期診断」は重要ですが，「早期治療」，特に「凝固活性化を完全に抑制すること」は，出血性合併症を含め，かえって予後を悪化させる可能性があります．

[文 献]

1) 内場光浩：アンチトロンビン．"抗血栓薬の最前線―基礎と臨床―" 齋藤秀彦 編．医薬ジャーナル社，pp128-134, 2011
2) 内場光浩：第三世代の DIC 治療　活性型プロテイン C．DIC～とびらを拓く第三世代へ～．臨病理レビュー 147：171-176, 2011
3) Ware LB, Matthay MA：The acute respiratory distress syndrome. N Engl J Med 342：1334-1349, 2000
4) Liaw PC, Esmon CT, Kahnamoui K et al：Patients with severe sepsis vary markedly in their ability to generate activated protein C. Blood 104：3958-3964, 2004
5) 内場光浩：生理的抗凝固因子の血管に対する作用．日血栓止血会誌 19：378-383, 2008
6) Bernard GR, Vincent JL, Laterre PF et al：Efficacy and safety of recombinant human activated protein C for severe sepsis. N Engl J Med 344：699-709, 2001
7) Saito H, Maruyama I, Shimazaki S et al：Efficacy and safety of recombinant human soluble thrombomodulin (ART-123) in disseminated intravascular coagulation：results of a phase III, randomized, double-blind clinical trial. J Thromb Haemost 5：31-41, 2007
8) Tagami T：Antithrombin concentrate use in sepsis-associated disseminated intravascular coagulation：re-evaluation of a 'pendulum effect' drug using a nationwide database. J Thromb Haemost 16：458-461, 2018

Ⅳ章 病態生理と病理

グリコカリックス

鈴鹿医療科学大学 社会連携研究センター 薬学部薬学科　鈴木宏治（すずき こうじ）

> **point**
> - グリコカリックス（GCX）は，生体細胞の表層に存在する糖質複合体（プロテオグリカン，グリコサミノグリカン，糖蛋白質，糖脂質など）の総称である．
> - 血管内皮GCXは，血管の弾力性や血漿成分の透過性の調節，血液流動性の維持，血漿中の酵素・補酵素・液性伝達物質の局所濃度の調節，血流（シェアストレス）などの物理的刺激のシグナル伝達制御など，正常な内皮機能の発現に重要な役割をもつ．
> - 血管内皮GCXには，様々な血漿蛋白質が結合しており，凝固・線溶の制御，炎症時の白血球の遊走や接着，血小板の接着や凝集など，傷害からの保護，組織の修復再生に関わっている．
> - 外科手術に伴う虚血・再灌流傷害，糖尿病や悪性腫瘍，動脈硬化性疾患，種々の感染症，敗血症などに伴う血管内皮GCXの脱落は，ARDSやSIRS，DIC，多臓器不全などの病態形成の第一歩となる．

Q　グリコカリックス（GCX）とはどのようなものですか？

A　グリコカリックス（glycocalyx：GCX）は，動物細胞の表層に存在する糖質複合体です．かつては，胃や消化管から分泌されるムコ多糖のムチンなど生物の上皮組織の表面を覆う多糖体マトリックス（糖衣）として用いられていましたが，現在は生体組織の細胞膜に結合する**プロテオグリカン（proteoglycan：PG）**，**グリコサミノグリカン（glycosaminoglycan：GAG）**，**糖蛋白質**，**糖脂質**など，微生物を含め生物全般の細胞周囲の糖鎖含有分子群を指します[1]．一般にGCXには，種々の物理的・化学的傷害，あるいは酵素などから生体の組織や細胞を保護する役割があると考えられており，血管内皮からのGCXの消失は，血管内皮症候群と称される様々な臓器特有の疾患から，全身性疾患の播種性血管内凝固症候群（disseminated intravascular coaglation：DIC），さらには多臓器不全症の形成につながると考えられています[2]．

本稿では，主に血管内皮GCXの構造と機能，血液凝固や炎症の制御に

おける GCX の役割，さらに急性呼吸促迫症候群（acute respiratory distress syndrome：ARDS），DIC などの血管内皮症候群の発症と GCX の関係について述べます．

GCX の性質について教えてください

GCX は，高等生物が外部から侵入した微生物を識別し排除する生体防御作用の発現に重要な役割を果たしていますが，その理由は GCX の構造が生物種によって異なることによります．ヒトでは，GCX の構造は一卵性双生児以外ではすべての固体で異なるため，移植した組織は免疫反応で排除され，また，生体内で発生した腫瘍細胞は様々な糖鎖構造をもつことから，やはり免疫反応で異物として認識され排除されます．さらに，GCX に含まれる細胞接着分子は，受精卵から胚が発生し成長する過程で細胞が相互に接着し，組織を形成するうえで規則性のある細胞間の識別や運動に重要な役割を果たしています[1]．

細胞膜表層に存在する糖蛋白質や PG，GAG などの糖鎖は，陰性に荷電しています．そのため，細胞膜 GCX 中の陰性荷電糖鎖シアル酸や PG 結合多糖体の GAG は，それぞれルテニウムレッドやアルシアンブルーなどの陽性荷電色素で染色されます．こうした色素染色により，血液中の赤血球や白血球など生体の種々の細胞の GCX の生理的あるいは病態時の存在形態が解析されています．例えば，毛細血管内における赤血球は変形することにより効果的なガス交換を行いますが，この機能発現に GCX の関与が示唆されています[3,4]．また傷害局所での刺激により活性化された白血球は，血管内皮細胞に接着し，異物排除や抗体産生などの免疫反応の亢進に関与しますが，この免疫反応における異物認識にも，白血球膜の GCX に含まれる種々の PG や糖蛋白質などが関与することが明らかにされています．

血小板 GCX の種類と役割について教えてください

血小板は，トロンビン，アデノシン二リン酸（ADP），トロンボキサン A_2（TXA_2），エピネフリンなどによって活性化され，血小板に特有な粘着・放出・凝集反応を示し，傷口の止血や創傷治癒を促します．逆に，プロスタサイクリンは血小板の活性化を阻害し，血液の流動性を維持します．

血小板表面や細胞膜の脂質二重層には，多くの糖蛋白質（glycoprotein：GP）が存在します．血小板表面の糖蛋白質である GPⅡb/Ⅲa 複合体（$\alpha Ⅱ b\beta_3$ インテグリン）はフィブリノゲンや von Willebrand factor（VWF）の受容体として，GPⅠb/Ⅴ/Ⅸ複合体は VWF やトロンビンの受容体として血小板凝集に不可欠です．また，GPⅠa/Ⅱa 複合体は複数のインテグリンから構成されており，$\alpha_2\beta_1$ インテグリンはコラーゲン，$\alpha v\beta_1$ インテ

グリンはビトロネクチン，$\alpha_5\beta_1$ インテグリンはラミニン，$\alpha_6\beta_1$ インテグリンはフィブロネクチンの結合蛋白として機能し，活性化血小板の血管内皮細胞や白血球への結合に重要な役割を果たしています．一方，血小板表面には，複数の開放小管系（open canalicular system：OCS）の開口部が存在します．ルテニウムレッドやアルシアンブルー色素で染色された血小板の GCX の厚さは，赤血球や白血球のそれよりも厚く，細胞膜上に 20〜30 nm の厚さがあり，この GCX 陽性像は，細胞質内に陥入した開放小管系にも同様に観察されます．このことは，血小板の開放小管係の内腔にも血小板表面と同様の糖蛋白質などが存在すると考えられます[5]．

Q 血管内皮 GCX について教えてください

A 血管内皮の GCX は，血液の漏出阻止や血液流動性の維持，血漿成分の選択的透過性の調節，血漿中の酵素・補酵素・液性伝達物質の局所濃度の調節，血流（シェアストレス）などの物理的刺激のシグナル伝達制御などの役割をもつとともに，血液凝固や炎症時の白血球の遊走や接着，血小板の接着や凝集に密接に関わっています．

血液と接する血管内皮細胞の内膜面に存在する GCX の厚さは，血球細胞膜の GCX よりもかなり厚く，電子顕微鏡観察から $0.5〜3\,\mu m$ と推定されています[6]．

血管内皮 GCX の主な構成物質は，細胞で産生された糖蛋白質，PG，GAG，および GCX 内に存在する血漿蛋白質です．

Q 血管内皮 GCX を構成するプロテオグリカン，グリコサミノグリカン，糖蛋白質について教えてください

A ■ プロテオグリカン（PG）

GCX の主成分であり，コア蛋白質に分岐鎖のない糖鎖（GAG）が結合したものを指します．PG は，表1に示すように，コア蛋白質の構造

表1 血管内皮グリコカリックスのプロテオグリカンのコア蛋白質による分類

コア蛋白質の名称	コア蛋白質のサイズ (kDa)	サブタイプの数	GAG 鎖の数	GAG 鎖のタイプ	細胞膜との結合様式
Syndecan	19〜35	4	5	HS/CS	Membrane spanning
Glypican	57〜69	6	3	HS/CS	GPI-anchor
Perlecan	400	1	3	HS/CS	Secreted
Versican	370	1	10〜30	CS/DS	Secreted
Decorin	40	1	1	CS/DS	Secreted
Biglycan	40	1	2	CS/DS	Secreted
Mimecan	35	1	2〜3	KS	Secreted

GAG：glycosaminoglycan, HS：heparin sulfate, CS：chondroitin sulfate, DS：dermatan sulfate, KS：keratin sulfate, GPI：glycosylphosphatidylinositol （文献2より引用）

の違いから7種類に大別され，さらにコア蛋白質のサイズやそれに結合しているGAGの数の違いから多様な構造体が存在します[7]．

■ グリコサミノグリカン（GAG）

PGのコア蛋白質に結合している分岐鎖のない糖鎖を指し，ヘパラン硫酸（HS），コンドロイチン硫酸（CS），デルマタン硫酸（DS），ヒアルロン酸（HA），ケラタン硫酸（KS）があります．これらのGAGは，D-N-アセチルグルコサミンまたはD-N-アセチルガラクトサミンに結合したD-グルクロン酸，L-イズロン酸，またはD-ガラクトースによって構成される多様な糖鎖構造を有します．各GAGの存在比率は，ヘパラン硫酸（50％以上），コンドロイチン硫酸（30％程度），デルマタン硫酸（10％程度），ヒアルロン酸（10％程度），ケラタン硫酸（数％）です．最大量のGAGであるヘパラン硫酸は，50〜150個のヘテロな2糖から構成されます．コンドロイチン硫酸は，多様な糖鎖で構成される高分子体（3,000 kDa）であり，ヘパラン硫酸の1/4程度存在します．タイプB-コンドロイチン硫酸は，デルマタン硫酸と呼ばれます．ヒアルロン酸は，硫酸化されていない高分子糖鎖（＞1,000 kDa）で，コア蛋白質に結合していないGAGです．ヒアルロン酸は，細胞膜に結合するとともに，他のヘパラン硫酸やコンドロイチン硫酸などの糖鎖と結合してGCXを構成しています．

■ 糖蛋白質

GCXを構成する糖蛋白質に結合している糖鎖は5〜12糖程度と小さく，枝分かれ構造をしています．GCXに存在する糖蛋白質には，セレクチン，インテグリン，免疫グロブリン様構造蛋白などがあり，主に細胞接着因子として機能します．これらの接着分子は，外来の刺激因子による細胞の活性化に伴い機能を発現します．

セレクチンの構造は5つのドメイン（D）からなり，細胞外のN末端レクチン様D，EGF様D，複数の繰返し構造D（E-セレクチンでは6個，P-セレクチンでは9個），一回細胞膜貫通D，C末端側細胞内Dから構成されています．糖鎖はN末端ドメインに結合しており，EGF様Dにてセレクチンリガンドを認識します．血管内皮細胞のE-セレクチンにはコア蛋白質（64 kDa）に100〜115 kDaの異なる構造の糖鎖が結合しており，P-セレクチンにはコア蛋白質（140 kDa）に種々の構造の糖鎖が結合しています．

インテグリンは，糖蛋白質のαサブユニット（18種類）とβサブユニット（8種類）が1つずつ組合わさったヘテロダイマーで24種が存在します．両サブユニットはN末端側の大きな細部外D，一回細胞膜貫通D，C末端側細胞内Dから構成されています．

その他の糖蛋白質には，ICAM-1，PECAM-1，VCAM-1，GP Ib/V/IV複合体などが知られています．

血管内皮 GCX に結合する血漿蛋白質について教えてください

血管内皮 GCX には，様々な酵素や酵素阻害物質，代謝物質など多くの血漿蛋白質や血管内皮から脱落した可溶性 PG などが，様々な形で結合しています．これらのうち，炎症，凝固，線溶，止血，増殖関連因子など，血管内皮細胞と GCX の正常な機能の発現，傷害からの保護，組織再生など，生体の機能維持に関わる機能蛋白質は特に重要です．表2に血管内皮 PG の GAG（主にヘパラン硫酸）に結合あるいは相互作用している分子を示します．これらの分子のほかに，GCX に結合している血漿中のアルブミンやフィブリノゲン，オロソムコイド（orosomucoid）と呼ばれる血清ムコ蛋白質などは，組織や血中の水分浸透圧の維持に，また血流刺激（ずり応力）から血管内皮を保護するうえで重要です．

表2 血管内皮グリコカリックスに結合している機能を有する血漿蛋白質

結合蛋白質	血管内における主な生理作用
antithrombin：AT	トロンビン・第Xa因子・第IXa因子の阻害物質，ヘパリンとヘパラン硫酸で活性が促進される
heparin cofactor II：HC II	トロンビンの阻害物質，グリコカリックス内のデルマタン硫酸で活性が促進される
protein C inhibitor：PCI	活性化プロテインCおよびトロンビン-トロンボモジュリン複合体の阻害物質，u-PAの阻害物質 ヘパリンとヘパラン硫酸で活性が促進される
TFPI	第VIIa因子・第Xa因子複合体の阻害物質
LPL	LDLを分解するリパーゼ
LDL	コレステロールやトリグリセリドを末梢組織細胞に運ぶ
VEGF	低酸素状況下で生じる血管新生を促進する増殖因子
TGF-$\beta_{1/2}$	血管平滑筋細胞の増殖と分化，血管緊張，反応性を促進する増殖因子
FGF（r）	血管内皮細胞の増殖と分化，血管新生を促進する増殖因子（受容体）
ec-SOD	血管内皮細胞外の活性酸素種（ROS）の消去因子
IL-2, 3, 4, 5, 7, 8, 12 RANTES	白血球を血管内皮下に捕捉し血管外遊出させるケモカイン

TFPI：tissue factor inhibitor, LDL：low density lipoprotein, LPL：lipoprotein lipase, VEGF：vascular endothelial growth factor, TGF-$\beta_{1/2}$：transforming growth factor β_1 or β_2, FGF（r）：fibroblast growth factor（receptor）, ec-SOD：extracellular superoxide dismutase, IL：interleukin, RANTES：regulated on activation, normal T expressed and secreted – also known as chemokine CCL5

（文献2より引用）

 血管内皮 GCX の生理機能について教えてください

 血管内皮細胞の GCX には，次のような生理機能があることが知られています．

■ **血管内皮 GCX による血管の弾力性や血管透過性の維持，一酸化窒素（NO）の産生，酸化還元バランスの調節**

血管の弾力性や血液成分の透過性は，毛細血管や大小血管を問わず，一

定の範囲内に調節されています．この調節に GCX，とりわけヒアルロン酸は重要な役割を果たしています．ヒアルロン酸（hyaluronate, hyaluronan）は，コア蛋白質に結合していない非硫酸化酸性荷電 GAG であり，ほとんどすべての生体組織の細胞表面に存在します．血管内皮細胞のヒアルロン酸は，血流ずり応力センサーとしてはたらき，必要に応じて NO を遊離し，血管の弾力性や血管透過性を調整しています[8,9]．また GCX には，種々の細胞外酵素とその阻害物質が結合しており，血管内皮を傷害から保護しています．例えば，活性酸素を過酸化水素に変換する細胞外抗酸化酵素（extracellular superoxide dismutase：ec-SOD）は，GCX のヘパラン硫酸に結合して内皮細胞を保護しています[10]．血管の虚血後再灌流などにより GCX が傷害され脱落すると，ヘパラン硫酸とともに ec-SOD が細胞表面から消失します．その結果，血管内皮は酸化亢進状態となり，NO 依存性の血管透過性や弾力性，酸化還元バランスなどが低下し，動脈硬化が発生・進展します．

血管内皮 GCX による血管内での血栓形成の阻止と血液流動性の維持

　血液内皮細胞の GCX には，多くの凝固阻害因子や線溶制御因子とともに，脂質の代謝酵素と代謝物，血管新生増殖因子とその制御因子などの蛋白質が結合しており（表2），血管内での血栓形成の制御と血液の流動性維持にはたらいています．

　各蛋白質は固有の親和性の下に GAG に結合しており，血漿中の遊離型と GCX 結合型が平衡状態で存在します．健常人の血管内では，傷害箇所に限定的に組織因子（tissue factor：TF）依存性の凝固反応が起きますが，過度な凝固開始反応はヘパラン硫酸に結合した組織因子経路阻害因子（tissue factor pathway inhibitor：TFPI）によって阻害されます．また，過剰に生成されたトロンビンは，ヘパラン硫酸に結合したアンチトロンビン（AT）やヘパリンコファクターⅡ（HCⅡ）で阻害されます．一方，アルブミンやフィブリン分解物に結合して循環する微量のトロンビンは，血管内皮のトロンボモジュリン（TM）に高い親和性で結合し，このトロンビン・TM 複合体は，血管内皮プロテイン C 受容体（EPCR）に結合しているプロテイン C を効率良く活性化します．活性化プロテイン C（APC）は，細胞膜リン脂質に結合した凝固因子の第Ⅴa 因子と第Ⅷa 因子を限定分解して失活化し，血管内での血液凝固反応を阻止して血液の流動性を維持します[11,12]．他方，傷害部位での血栓形成を進めるため，トロンビン・TM 複合体および APC はヘパラン硫酸に結合したプロテイン C インヒビター（PCI）によって阻害されます[13]．実際に血液凝固の制御に GCX が重要であることは，動物実験において血管内皮の GCX を傷害し消失させると，数分以内にトロンビンが生成され，血小板の粘着と凝集が惹起され，血栓が形成されることで証明されました[14]．また，腫瘍壊死因子（tumor necrosis factor：TNF）-α のような炎症性サイトカインで刺激すると血管内

皮のヘパラン硫酸やヒアルロン酸などの GCX の生成量が低下して，血液凝固反応が惹起されることが知られています[15]．

■ 血管内皮 GCX による血管内皮への白血球の接着阻止と炎症の制御

血管内皮細胞上の細胞接着分子の発現は，血管内皮上での白血球の回転・結合・内皮下組織への侵入へと続き，炎症を惹起し動脈硬化を誘引することが知られています．こうした白血球の血管内皮への結合には，白血球上の接着分子である P-selectin，L-selectin，ICAM-1（intercellular adhesion molecule-1）などが関与しますが，正常な血管内皮においては，GCX が白血球の接近を阻止しています[16]．動物実験において，虚血再灌流処理やエンドトキシン（LPS）投与により血管内皮の GCX を脱落させると，血管系に強い炎症が惹起されますが[17]，これに先立ち GCX 抽出物を血管内に投与しておくと，血管内皮への白血球の結合とそれに続く動脈硬化の発生と進展が阻止されたと報告されています[18]．これらの結果は，GCX は血管内壁への白血球の接着を阻止する役割を果していることを示しています．

Q 血管内皮 GCX と血管の炎症と病態形成の関係について教えてください

A 血管内皮は，細菌やウイルスの構成成分である病原体関連分子パターン（pathogen-associated molecular patterns：PAMPS）や生体の傷害細胞から放出される炎症惹起成分である傷害関連分子パターン（damage-associated molecular pattern molecules：DAMPS）による生体内の炎症時に最初に傷害される組織です．肺炎や敗血症などをきっかけとして重症の呼吸不全をきたす ARDS では，肺の血管透過性が亢進し，その結果，血液中の成分が肺胞腔内に漏出して肺水腫が誘発され，重篤な場合は死に至ります．Inagawa らは，LPS（20 mg/kg）単回投与マウスにみられる肺胞組織の形態変化を走査電子顕微鏡（scanning electron microscope：SEM）と透過電子顕微鏡（transmission electron microscope：TEM）で観察するとともに，肺血管内皮細胞に存在する GCX を測定しました．その結果，LPS 投与後 3 時間目以降，肺胞組織の破壊と好中球の集積，肺胞内への血液浸潤，Syndecan-1 発現量の低下，さらに 6 時間目から 24 時間目までは血中の可溶性トロンボモジュリン（TM）や Syndecan-1 の増加を認め，LPS が肺血管内皮細胞の GCX を損傷することを証明しました（図 1）．他方，肺血管内皮では，LPS 投与後 48 時間目まで発現低下していた Syndecan-1 は，その後徐々に回復し，96 時間目にはほぼ LPS 投与前値にまで回復したと報告しています[19]．

全身性の血管内皮の炎症は，糖尿病や悪性腫瘍，動脈硬化性疾患，外科手術に伴う虚血・再灌流障害，敗血症に伴う多臓器不全，全身性炎症反応症候群（systemic inflammatory response syndrome：SIRS），DIC などの

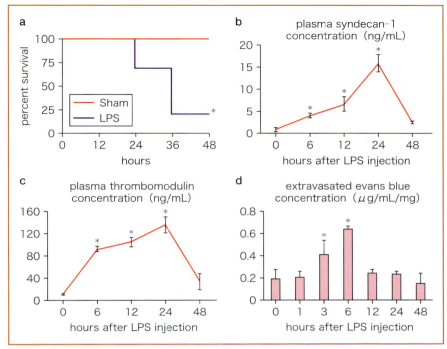

図1 LPS（20 mg/kg）単回投与マウスの48時間における病態変化
a：LPS投与マウスの生存性．LPS非投与マウスに比較して48時間後の生存率は21%であった．
b：血漿Syndecan-1濃度．血漿Syndecan-1濃度は，LPS投与6時間後には有意な増加がみられ，24時間後まで漸次増加し，48時間後には低下した．
c：血漿トロンボモジュリン（TM）濃度．血漿TM濃度は，LPS投与6時間後には著しい増加がみられ，24時間後まで増加し，48時間後には低下した．
d：血管外遊出エバンスブルー（EB）濃度（体重比換算値）．血管外EB濃度は，LPS投与3時間後には有意に増加し，6時間後に最大値を示し，その後低下した．

（文献19より引用）

病態でみられますが，こうした病態形成の第一歩には，血管内皮GCXの脱落とそれに続く様々な逐次的な病態変化が考えられています[20]．

第1段階：全身性あるいは局所的な血管内皮GCXの脱落（shedding）

正常な血管内皮表層に存在するGCXは，白血球の血管内皮への結合を阻止しています．しかし，高血糖状態で生成される終末糖化産物（advanced glycation end products：AGE）や悪性腫瘍細胞で生成される各種の炎症性サイトカイン，虚血再灌流刺激などによって，血管内皮細胞や白血球（単球，好中球）が活性化されると，活性化内皮細胞や白血球からは，炎症メディエーターの活性酸素分子/活性窒素分子（reactive oxygen species：ROS/reactive nitrogen species：RNS）が産生されます．また，血管内皮細胞からは，ヘパラン硫酸分解酵素（heparanase）が分泌されてGCXがshedding（脱落）されます．このGCXの減少や消失により，血管内皮防御系が破壊され，免疫系が活性化されて（白血球の血管内皮への結合による炎症の惹起），血管内皮の傷害が進展します[21]（図2）．

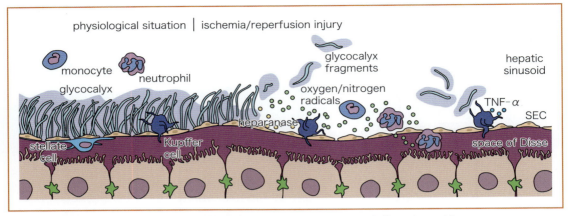

図2 正常および虚血/再灌流後の肝類洞内皮グリコカリックスの変化のイメージ

正常血管内皮に存在するグリコカリックスは，白血球の血管内皮への結合を阻止しているが，虚血再灌流刺激により活性化された血管内皮細胞や白血球（単球，好中球）から活性酸素/活性窒素分子（ROS/RNS：緑色小玉）が産生されるとともに，内皮細胞からヘパラン硫酸分解酵素（heparanase：黄色小玉）が遊離されてグリコカリックスがshedding（脱落）される．このグリコカリックスの減少や消失により，血管内皮防御系の破壊と免疫系の活性化が起き（白血球の血管内皮への結合による炎症の惹起），血管内皮の傷害が進展する．

（文献21より引用）

具体的には，血管内皮GCXの脱落によって，GAGに結合しているec-SODや凝固阻害因子（AT，HCⅡ，TFPI），線溶因子（t-PA，plasminogen）の消失，E-セレクチンやインテグリンを介する白血球（主に好中球）の血管内皮への結合が起きます．これに伴い活性化白血球顆粒内からマトリックスメタロプロテアーゼ（MMPs）やエラスターゼ，各種の炎症性サイトカイン（IL-8，MCP-1，TNF-α，IL-1βなど）の放出が起きます．また，血流ずり応力（shear stress）の変化によるずり応力感受性遺伝子の発現上昇あるいは低下が起きて，総体的に血管内皮傷害が進展します．

第2段階：血管内皮機能の炎症性変化

血管内皮固有の機能である，血漿成分の漏出阻止や微生物や有害代謝物の組織への移行阻止などのバリアー機能が低下するとともに，血管内皮GCXのSyndecan-1やTMの脱落によるプロテインC凝固制御系の破綻，組織因子の発現増加による血液凝固亢進と線溶阻害因子の増加による線溶機能の低下，各種接着分子の顕在化による炎症血管内皮への血小板や白血球の結合増加などが起きます．この段階で血中のSyndecan-1やTMの増加が認められます[19, 22]．

第3段階：血管内皮の病的変化—DIC準備状態—

血管内皮の抗酸化機能の消失，血管内の凝固亢進状態に伴う血栓の形成，炎症血管内皮への白血球の集積と内皮下組織への侵入による動脈硬化の開始，血管透過性の増加と浮腫の招来など各臓器固有の炎症性疾患〔蛋白尿を伴う糖尿病性腎疾患，肝類洞閉塞症候群（sinusoidal obstruction syndrome：SOS），肝中心静脈閉塞症（veno-occlusive disease：VOD），HELLP症候群，ARDS，びまん性肺胞出血（diffuse alveolar hemorrhage：DAH），

移植片対宿主病（graft versus host disease：GVHD），溶血性尿毒症症候群（hemolytic uremic syndrome：HUS），全身性エリトマトーデス（systemic lupus erythematosus：SLE）など〕を発症し，DIC 準備状態をきたします．

第 4 段階：全身性の血管病変を伴う病態形成—DIC の発症—

全身性の動脈硬化性血栓塞栓症，静脈系血栓塞栓症，虚血再灌流障害に伴うショック，全身性の血管内皮症候群〔毛細血管漏出症候群（capillary leak syndrome：CLS），血栓性微小血管症（thrombotic microangiopathy：TMA），血栓性血小板減少性紫斑病（thrombotic thrombocytopenic purpura：TTP），SIRS，敗血症（sepsis）など〕に基づく DIC の発症や多臓器不全症などの病態形成が認められます．

血管内皮 GCX に関する今後の展望について教えてください

血管内皮の表面を覆う GCX は，正常な血管機能の維持に不可欠であり，様々な外的・内的要因に伴う血管内皮の傷害が，GCX の脱落に続く全身性の炎症性血管病態形成や，さらに DIC の発症に密接に関わることがわかってきました．これまでの基礎的ならびに臨床的研究から，血管内皮の GCX を保護することは，血管病の予防や新しい治療法の開発につながる可能性を示唆しています．最近，腫瘍細胞の原発巣からの移動や他臓器への転移に，血管内皮 GCX の質的・量的変化が関係することが報告され[23]，腫瘍制御の面からも GCX を標的とする治療法や予防法の開発が検討されています．今後も，GCX に関するより広範で詳細な基礎的および臨床的研究が必要であると考えます．

［文 献］

1) Saladin K：Anatomy & Physiology：The unity of form and function, 5th ed. McGraw-Hill, New York, pp94-95, 2010
2) 鈴木宏治：グリコカリックス．Coagulation & Inflammation 3：48-55, 2016
3) Reitsma S, Slaaf DW, Vink H et al：The endothelial glycocalyx：composition, functions, and visualization. Eur J Physiol 454：345-359, 2007
4) Dane MJ, van den Berg BM, Lee DH et al：A microscopic view on the renal endothelial glycocalyx. Am J Physiol Renal Physiol 308：F956-F966, 2015
5) Fritsma GA：Platelet structure and function. Clin Lab Science 28：125-131, 2015
6) Van den Berg B, Vink H, Spaan JA：The endothelial glycocalyx protects against myocardial edema. Circ Res 92：592-594, 2003
7) Reitsma S, Slaaf DW, Vink H et al：The endothelial glycocalyx：composition, functions, and visualization. Pflugers Arch 454：345-359, 2007
8) Weinbaum S, Zhang X, Han Y et al：Mechanotransduction and flow across the endothelial glycocalyx. Proc Natl Acad Sci U S A 100：7988-7995, 2003
9) Henry CB, Duling BR：Permeation of the luminal capillary glycocalyx is determined by hyaluronan. Am J Physiol 277：H508-H514, 1999
10) Li Q, Bolli R, Qiu Y et al：Gene therapy with extracellular superoxide dismutase attenuates myocardial stunning in conscious rabbits. Circulation 98：1438-1448, 1998

11) Esmon CT：Inflammation and thrombosis. J Thromb Haemost 1：1343-1348, 2003
12) 鈴木宏治：トロンボモジュリンとプロテインC．Thrombosis Medicine 2：10-17, 2012
13) Suzuki K：The multi-functional serpin, protein C inhibitor：beyond thrombosis and hemostasis. J Thromb Haemost 6：2017-2026, 2008
14) Vink H, Constantinescu AA, Spaan JA：Oxidized lipoproteins degrade the endothelial surface layer：implications for platelet-endothelial cell adhesion. Circulation 101：1500-1502, 2000
15) Henry CB, Duling BR：TNF-alpha increases entry of macromolecules into luminal endothelial cell glycocalyx. Am J Physiol Heart Circ Physiol 279：H2815-H2823, 2000
16) Mulivor AW, Lipowsky HH：Role of glycocalyx in leukocyte-endothelial cell adhesion. Am J Physiol Heart Circ Physiol 283：H1282-H1291, 2002
17) Mulivor AW, Lipowsky HH：Inflammation- and ischemia-induced shedding of venular glycocalyx. Am J Physiol Heart Circ Physiol 286：H1672-H1680, 2004
18) Constantinescu AA, Vink H, Spaan JA：Endothelial cell glycocalyx modulates immobilization of leucocytes at the endothelial surface. Arterioscler Thromb Vasc Biol 23：1541-1547, 2003
19) Inagawa R, Okada H, Takemura G et al：Ultrastructural alteration of pulmonary capillary endothelial glycocalyx during endotoxemia. Chest pii：S0012-3692(18) 30409-4, 2018
20) Kolálová H, Ambrůzová B, Svihálková Šindlerová L et al：Modulation of endothelial glycocalyx structure under inflammatory conditions. Mediators Inflamm 2014：694312, 2014
21) van Golen RF, Reiniers MJ, Vrisekoop N：The Mechanisms and physiological relevance of glycocalyx degradation in hepatic ischemia/reperfusion injury. Antioxid Redox Signal 21：1098-1118, 2014
22) Ikeda M, Matsumoto H, Ogura H et al：Circulating syndecan-1 predicts the development of disseminated intravascular coagulation in patients with sepsis. J Crit Care 43：48-53, 2018
23) Mitchell MJ, King MR：Physical Biology in Cancer. 3. The role of cell glycocalyx in vascular transport of circulating tumor cells. Am J Physiol Cell Physiol 306：C89-C97, 2014

Ⅳ章 病態生理と病理

細胞外膜小胞体（extracellular vesicle）

関西医科大学 内科学第一講座　清水導臣　小西晶子　野村昌作

point

- 活性化された細胞から遊離する微小な膜小胞体は，細胞外膜小胞体（extracellular vesicle：EV）と呼ばれ，生体の恒常性維持に関与している．
- EVは数多くの機能をもっているが，その主要な作用は，組織因子（tissue factor：TF）を発現しながら凝固系の反応を促進することである．
- EVは，構造・機能の違いから，exosome・ectosome・apoptic bodyの3つに分類される．
- 播種性血管内凝固症候群（disseminated intravascular coagulation：DIC）でもEVが増加し，DICの病態形成のメカニズムにおいて重要な役割を果たしている．
- EVは，多くの全身性疾患の病態に関与しており，診断・治療の新たなターゲットになりうる．

Q EVとマイクロパーティクルの違いについて教えてください

A　多くの細胞は，刺激を受けて活性化されたりアポトーシスに陥ると，extracellular vesicle（EV）と呼ばれる微小な膜小胞体を細胞から生成・遊離します[1]．EVは表面にリン脂質を発現しており，活性化された凝固因子と結合することによって凝固促進物質として機能します．またEVは内部にマイクロ（mi）RNAやミトコンドリアを保有し，細胞間情報伝達物質として作用しながら，生体における恒常性維持や様々な病態の発症メカニズムにも関与しています．このような機能・特徴を備えた物質のことを，以前はマイクロパーティクル（MP）と呼んでいました．しかし，MPと同様の特徴をもつ物質は多種多様に存在することが明らかになり，最近はMPを含めてEVと呼ぶことが提唱されています．したがって，MPはEVの概念に含まれますが，MPイコールEVではなく，あくまでMPはEVの一部の物質を指しています．

MEMO

　MPとほぼ同じ物質で，microvesicleあるいはmembranevesicleと呼ばれるものがあります．これらの大きさや機能は，ほとんどMPと同じであり，後述するectosomeに含まれると考えられます．様々な名称があると混乱することが多いので，そういった意味からも，EVとして統合する必要性があると思われます．

Q　EVはどのように分類されますか？

A　EVは，サイズおよび構造の違いから，exosome・ectosome・apoptic body（AB）の3つに大別されます（**図1**）[1]．EVはその表面上に機能的な細胞接着分子やリン脂質などの生化学上重要な分子を多数発現しています．またEVが含有する蛋白に関しては，構造分析装置を用いて解析した結果，その数は300種類以上に及ぶことが判明しています[2]．EVは疾患のバイオマーカーとしても重要ですが，各々のEVの生成メカニズムは異なっており，結果的に各EVが所有している機能についても相違が認められます．

　exosomeのサイズは30〜200 nmであり，たいていはテトラスパニン蛋白と特異蛋白の共存形態を示します．exosomeは，エンドソームによって外部から取り込んだvesicleをゴルジ装置で修飾し，multi-vesicle bodyに保存した後，endosomal complexes required for transport（ESCRT）のアクションを経て分泌されるといった生成メカニズムが想定されています[3]．

　ectosomeのサイズは10〜1,000 nmであり，exosomeとの大きな違いは，生成メカニズムが分泌ではなく，細胞表面膜からの遊離という点です．このメカニズムの主体はflip-flopと呼ばれる膜の反転化現象であり，

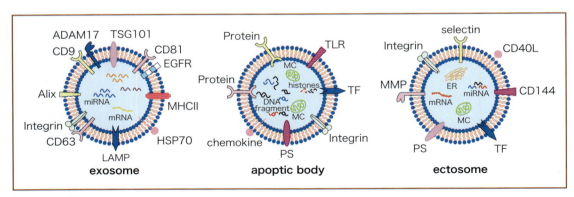

図1　3種類のEV
exosome：テトラスパニン蛋白（CD9・CD63・CD81）を発現．
apoptic body：DNAフラグメントの内在とプロコアグラント活性（PSおよびTFの発現）が特徴．
ectosome：apoptic bodyと同様にプロコアグラント活性が特徴．

（文献1を参照して作成）

ectosome 表面には，フォスファチジルセリンのようなリン脂質が多数露出しています[4]．従来，多くの論文で報告されている MP は，ほぼ ectosome に相当すると思われます．

ABのサイズは 1～4μm と上記 EV のなかで最も大型ですが，構造的には ectosome との類似点が多くみられます．ただ ectosome と大きく異なる点としては，アポトーシスに伴って生成されるというメカニズムに関連して，核由来の物質，例えばヒストンや DNA フラグメントを所有しているという点です．

MEMO

EV のなかで，exosome と ectosome は概ね 1μm 以下と微小ですが，大きさの範疇で考えると，腫瘍由来 EV や oncozome などはかなり大型の EV と定義づけられます．特に腫瘍由来 EV は，がんの進展に大きく関与しており，機能面においても多様性が著明です．したがって，今後このような大型の EV については，さらなる詳細な分類の必要性が出てくるかもしれません．

Q EV の機能について教えてください

EV の機能の特徴の一つは，プロコアグラント活性ですが，特に血小板から生成された ectosome は強力なプロコアグラント活性[*1]を所有しています[1,5]．末梢循環中のたいていの ectosome は，血小板に由来しますが，赤血球，白血球，血管内皮細胞，血管平滑筋細胞などその起源は多数存在します．ectosome は，フォスファチジルセリンを露出することにより，あるいは時には組織因子を発現しながら，凝固系の反応を促進しており，その活性は元の細胞表面よりもはるかに強力であるとされています[6]．

EV は組織因子依存性の凝固促進物質とは別に，種々の物質の細胞間伝達システムとしての役割も果たしています[1]．例えば，EV の生成元の細胞の膜糖蛋白上の抗原や細胞活性化因子，あるいはケモカインや感染したウイルスの遺伝子情報など様々な物質を標的細胞に伝播しています[7,8]．このメカニズムは exosome に大きく依存しており，EV の mRNA 伝搬機能は，その起源となる細胞の保護機能としても重要であることが示唆されています[9]．

[*1] **プロコアグラント活性**：凝固を促進する反応を示し，代表的なものは，プロトロンビンをトロンビンに変換するプロトロンビナーゼ複合体（Va-Xa複合体）が挙げられます．

MEMO

近年，腫瘍に由来する EV が，がんの予後予測因子として注目されていますが，これは EV が，がんの転移や血管新生に関与することに基づいています[10,11]．

Q EVはどのように測定しますか？

A EVの計測は，フローサイトメータ（FCM）を用いることが最も有効であり，計測の基本原則としては，大きさから定義する方向性が示されています．血小板に由来するEVは0.5～1.0μmのゲートの間にCD41陽性のイベントとして検出することが可能です．ただし，検出濃度に関しては，かなり低値のものも含まれており，抗体の分解能と感度の高さ・Isotype controlの選択時の注意点，およびゲートの影響などの検討が必要です．内皮細胞に由来するEVに関しては，1.0μmという従来のMPの大きさの定義よりもより大きいゲートを設定したほうが正確に検出できると思われます．CD144陽性のイベントと非特異的染色の境界は不明瞭なことが多く，できるだけ特異的なイベントを検出するのに適したゲートの位置を設定することが重要であると考えられます．

MEMO

野村らは，簡便に血小板由来のEVを測定する方法として，ELISAを用いた測定キットを開発しました[12]．このキットを用いて国内で大規模臨床試験が行われ，血小板由来のEVはアテローム血栓症において有意に増加し，また脳梗塞症例では治療後に有意に改善されたという興味深い結果が得られています[13]．

Q 血栓形成におけるEVの役割を教えてください

A 活性化された血小板は表面膜を介してプロトロンビナーゼ複合体を形成しますが，この活性は血小板由来のEVに大きく依存しており，アテローム性動脈硬化自体の進展にも深く関わっています[1, 14]．急性の虚血性イベントの原因としては，プラーク*2の存在が重要と考えられており，プラーク内には，様々な細胞に由来するEVが存在しています．プラーク内部のEVは，血漿中のものに比較して，組織因子依存性の凝固促進作用が強く[4, 5]，プラーク破綻後の血栓形成において重要な役割を果たしています[5]．血栓子に取り込まれた組織因子陽性EVは，最終的に血管閉塞をきたしますが，これは活性化された血小板上のPセレクチンを介すると考えられています[15]．このように，EVは凝固系の反応を促進して血栓形成反応を進めるのはもちろんのことですが，それ以外に，可溶性のCD40リガンドとともに血栓の安定化にも深く関わっています．

*2 **プラーク**：粥腫と呼ばれる血管内壁在病変のことです．プラークの主体となるのは，脂質コアと呼ばれるコレステロールに満たされた物質ですが，プラーク内には，さらに脂質コアを覆うような形の線維性被膜が存在し，脂質コアと内腔の間を隔絶した状態に保っています．

Q 高サイトカイン状態におけるEVの意義は何ですか？

A 手術や生体の組織障害あるいは感染症などの際には，炎症性サイトカインが産生され，これにより全身性炎症性反応症候群（systemic inflammatory response syndrome：SIRS）の状態がひき起こされます．炎症性サイトカインは，また単球・マクロファージ，好中球，血管内皮細胞に組織因子の発現を誘導し，トロンビンを促進させます．生成されたトロンビンは，血小板，内皮細胞，血管平滑筋細胞などに存在するトロンビン受容体（PAR-1）を活性化し，それを介したシグナルは，これらの細胞からのEV生成を誘導します．このように，過剰な炎症性サイトカインの生成は，EVに依存した過剰凝固の危険性を秘めており，EVが高サイトカイン血症によってひき起こされるSIRSやDICにおける臓器障害においても重要な役割を果たしていることを示唆しています[16]．

MEMO

リコンビナントトロンボモジュリン（rTM）製剤は，DICに対する有用な治療薬の一つであり，炎症性サイトカインやケモカインの改善とともに，EVに対しても有意な改善効果を示します．EVはどのタイプのDICでも同様に増加するのではなく，どちらかというと敗血症やSIRS関連のDICで著明な増加が観察されています．ただし，これらの結果がDICの原因の違いによるものなのか，あるいはDIC病態の程度の差に依存するものなのかについては，今後のさらなる検討が必要です．

Q EVに関する新たな知見を教えてください

A 多くのがんにおいて，止血凝固系の機能亢進に伴う血栓傾向が重篤な合併症の原因となることがあります．プロコアグラント活性を備えたEVの量的な増加は，がんにおける血栓傾向の原因因子であり，その予後を予測しうるバイオマーカーの一つと考えられています[17]．

ある種のmiRNAは，正常の造血においてその調節因子として機能しています．逆にmiRNAの不適切な伝播は，正常造血に異変をきたし造血器腫瘍の発生につながることが危惧されます．EVによるmiRNAの情報伝達の異常は，骨髄異形成症候群（MDS）の腫瘍化促進あるいは急性骨髄性白血病（AML）への進展につながる可能性が示されています[18]．またAML再発の鍵と考えられる残存微小病変の主要な決定因子は，白血病細胞から生成・伝播されるEVの蓄積であることも報告されています[17]．

末梢循環血液中のEVは，ほとんどが血小板・赤血球・白血球といった正常血球成分に由来するものですが，骨髄液中には幼若血球に由来するEVも多数存在し，これらのEVは，幼若血球の腫瘍化のメカニズムに関与する可能性が指摘されています[19]．例えば，多発性骨髄腫では，EVによるCD44・CD138・CD147の標的細胞への伝播が，腫瘍増殖や転移拡大の要因となっていることが報告されています[19,20]．

まとめ

EVの概要ならびに造血器腫瘍におけるEVの意義について，最近の知見をまじえながら概説しました．EVはDICを含む多くの炎症性・全身性疾患や腫瘍進展の要因と考えられていますが，抗がん剤治療の際の薬剤耐性の原因の一つとしても注目されています[21]．各種疾患におけるEVの役割については，今後もさらなる知見が集積されそうです．

[文 献]

1) Nomura S：Extracellular vesicles and blood diseases. Int J Hematol 105：392-405, 2017
2) Smalley DM, Root KE, Cho H et al：Proteomic discovery of 21 proteins expressed in human plasma-derived but not platelet-derived microparticles. Thromb Haemost 97：67-80, 2007
3) Colombo M, Moita C, van Niel G et al：Analysis of ESCRT functions in exosome biogenesis, composition and secration highlights the heterogeneity of extracellular vesicles. J Cell Sci 126：5553-5565, 2013
4) Angelillo-Scherrer A：Leukocyte-derived microparticles in vascular homeostasis. Circ Res 110：356-369, 2012
5) Nomura S：Microparticle and Atherothrombotic Diseases. J Atherscler Thromb 23：1-9, 2016
6) Sinauridze EI, Kireev DA, Popenko NY et al：Platelet microparticle membrane have 50- to 100-fold higher specific procoagulant activity than activated platelets. Thromb Haemost 97：425-434, 2007
7) Colombo M, Raposo G, Thery C：Biogenesis, secretion, and intercellular interactions of exosomes and other extracellular vesicles. Annu Rev Cell Dev Biol 30：255-289, 2014
8) Nolte-'t Hoen E, Cremer T, Gallo RC et al：Extracellular vesicles and viruses：Are they close relatives？ Proc Natl Acad Sci U S A 113：9155-9161, 2016
9) Yáñez-Mó M, Siljander PR, Andreu Z et al：Biological properties of extracellular vesicles and their physiological functions. J Extracell Vesicles 4：27066, 2015
10) Hood JL, San RS, Wickine SA：Exosomes released by melanoma cells prepare sentinel lymph nodes for tumor metastasis. Cancer Res 71：3792-3801, 2011
11) Nomura S, Niki M, Nishizawa T et al：Microparticles as biomarkers of blood coagulation in cancer. Biomark Cancer 7：51-56, 2015
12) Nomura S, Uehata S, Saito S et al：Enzyme immunoassay detection of platelet-derived microparticles and RANTES in acute coronary syndrome. Thromb Haemost 89：506-512, 2003
13) Nomura S, Shouzu A, Taomoto K et al：Assessment of an ELISA kit for platelet-derived microparticles by joint research at many institutes in Japan. J Atheroscler Thromb 16：878-887, 2009
14) Nomura S, Tandon NN, Nakamura T et al：High-shear-stress-induced activation of platelets and microparticles enhances expression of cell adhesion molecules in THP-1 and endothelial cells. Atherosclerosis 158：277-287, 2001
15) Ghosh A, Li W, Febbraio M et al：Platelet CD36 mediates interactions with endothelial cell-derived microparticles and contributesto thrombosis in mice. J Clin Invest 118：1934-1943, 2008
16) Nomura S, Fujita S, Ozasa R et al：The correlation between platelet activation markers and HMGB1 in patients with disseminated intravascular coagulation and hematologic malignancy. Platelets 22：396-397, 2011
17) Tzoran I, Rebibo-Sabbah A, Brenner B et al：Disease dynamics in patients with acute myeloid leukemia：new biomarkers. Exp Hematol 43：936-943, 2015
18) Lawrie CH：MicroRNAs in hematological malignancies. Blood Rev 27：143-154, 2013
19) Benameur T, Chappard D, Fioleau E et al：Plasma cells release membrane microparticles in a mouse model of multiple myeloma. Micron 54-55：75-81, 2013
20) Harshman SW, Canella A, Ciarlariello PD et al：Proteomic characterization of circulating extracellular vesicles identifies novel serum myeloma associated markers. J Proteomics 136：89-98, 2016
21) Bebawy M, Combes V, Lee E et al：Membrane microparticles mediate transfer of P-glycoprotein to drug sensitive cancer cells. Leukemia 23：1643-1649, 2009

Ⅳ章 病態生理と病理

補体反応

1) 国立循環器病研究センター 脳血管内科
2) 関西福祉科学大学 福祉栄養学科

宮田敏行[1]　中村敏子[2]

point

- 補体は，侵入した微生物などの異物に反応して殺菌反応や炎症反応を惹起する生体防御反応であり，3つの経路を通してC3が活性化する．
- 補体第二経路で活性化したC3bは，微生物だけでなく自己細胞にも結合する．自己細胞上には，補体の活性化を抑制する複数の蛋白質が存在し，C3bを不活化している．
- 遺伝子異常や自己抗体によりC3bの制御が不全に陥ると，C5がC5aとC5bに分解され，白血球の動員や膜侵襲複合体の形成が起こり，血管内皮細胞が障害を受ける．これが非典型溶血性尿毒症症候群（atypical hemolytic uremic syndrome：aHUS）のメカニズムである．
- 最近，aHUSの治療薬として，抗C5単クローン抗体であるエクリズマブが，本邦でも保険適応となり，aHUS患者の治療に効果を上げている．

Q 補体系はどのような機能をもっているのでしょうか？

A 補体は，侵入した微生物などの異物に反応して殺菌反応や炎症反応を惹起する生体防御反応です[1]．補体系には総計，30種以上の血漿蛋白質と細胞膜上の蛋白質が関わっています．生体に侵入した微生物などは，補体因子成分によって認識され，蛋白分解カスケードが作動し，これにより，炎症惹起物質が生成するとともに細胞溶解もしくは貪食によるクリアランスのための目印がつけられます．補体の活性化は3つの経路があります．すなわち，①抗原抗体反応により活性化される古典経路，②細菌やウイルス上の糖鎖に結合するレクチンによって活性化されるレクチン経路，および③認識分子がなくC3を活性化する第二経路です．3つの補体活性化経路はC3の段階で合流するので，C3は補体の中で最も重要な因子であり，血中量も極めて多いです（1.2g/L）（**図1**）．これらの経路から生成したC3bは，微生物などの表面に多数共有結合することにより

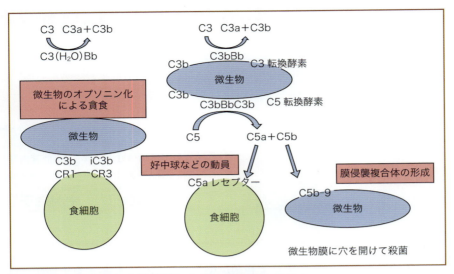

図1　C3を中心とした補体系による生体防御システム

微生物をオプソニン化*します．オプソニン化された微生物は，食細胞により貪食されます．微生物上のC3bは，C3転換酵素であるC3bBb複合体となり，さらにC5転換酵素であるC3bBbC3b複合体となります．C5転換酵素は，C5をC5aとC5bに分解します．C5aは強力なアナフィラトキシン活性をもち，炎症を惹起して好中球などを動員します．微生物上のC5bは，膜侵襲複合体であるC5b-9を形成し，微生物を溶解させ殺菌します．

***オプソニン化**：微生物をはじめとする細胞が効率的に食細胞により貪食されやすいように変えられること．C3bや免疫グロブリンが結合すると，貪食されやすくなります．

Q 補体第二経路は，どのようなメカニズムで活性化されるのですか？

A 第二経路は微生物などの水酸基をもつ表面で活性化され，その開始には微生物に結合する蛋白質を必要としません．第二経路は，C3の自発的な加水分解によって始まります．すなわち，かなりの速度でC3が加水分解によりC3(H_2O)になり，これにB因子が結合してC3(H_2O)Bが形成されます．これにプロテアーゼであるD因子が作用し，液相C3転換酵素であるC3(H_2O)Bbが形成されます．これは少量しかできませんが，多くのC3をC3aとC3bに分解します．生成したC3bの多くは加水分解により不活化されますが，一部のC3bは微生物や自己細胞の表面上の水酸基に共有結合して付着します（図2）．このC3bにB因子が結合してC3bBとなり，このB因子がD因子により活性型プロテアーゼBbへと分解され，第二経路のC3転換酵素であるC3bBbが形成されます．

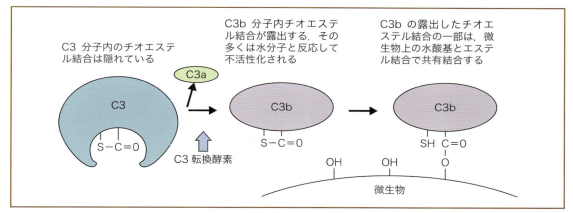

図2 C3の限定分解で生じるC3bの微生物表面への共有結合

> **Q** 第二経路により活性化された補体は微生物を攻撃しますが，どうして宿主細胞は攻撃されないのでしょうか？

 第二経路の活性化で生じるC3bは水酸基に反応するので（図2），微生物だけでなく自己細胞上にも結合します．自己細胞に結合したC3bは，有害なので速やかに無毒化されます．このため，自己細胞はC3bを分解する仕組みをもっています（**図3**）．血漿蛋白質H因子は自己細胞のシアル酸などの陰電荷をもつ糖鎖に結合し，細胞表面上のC3bに結合します．H因子は血漿プロテアーゼI因子によるC3b分解のコファクターであり，C3bのiC3bへの分解・不活化を促します．H因子は，C3bBbからBbを遊離させる能力ももちます．自己細胞上にはmembrane

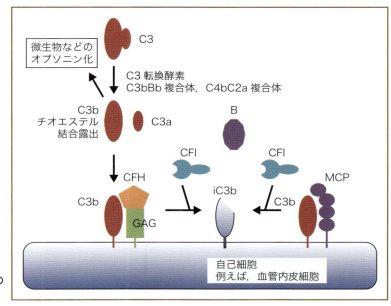

図3 自己細胞上でのC3bの分解による不活化

cofactor protein（MCP）と呼ばれる膜蛋白質が存在し，I因子によるC3bの分解を促進します．血液凝固制御因子である膜蛋白質トロンボモジュリンはH因子の存在下，I因子のC3bの分解を促進します．このように，自己細胞に結合したC3bは，H因子，I因子，MCP，トロンボモジュリンの協調作用により分解・不活化されます．しかし，これらの因子にloss-of-functionの遺伝子変異が生じたり，H因子に対する自己抗体が生じると，C3bの分解が妨げられることになります．また，C3bが分解を受けにくいgain-of-functionの遺伝子変異をもつ場合や，B因子のgain-of-functionの変異をもつ場合も，C3bの分解が障害されることとなり，分解が遅延して自己細胞が障害を受けます．

Q aHUSについて教えてください

aHUSは，破砕赤血球を伴う微小血管症性溶血性貧血，消費性血小板減少，急性腎不全を三徴とする疾患です[2]．日本腎臓学会と日本小児科学会の合同で作成されたaHUS診断基準が2016年に修正されました[3]．それによると，aHUSは志賀毒素によるHUS，ADAMTS13の活性著減（10％未満）による血栓性血小板減少性紫斑病，二次性の血栓性微小血管障害（TMA）を除外した溶血性貧血・血小板減少・急性腎障害を三主徴とする疾患と定義されています[3,4]．しかし，二次性TMA患者でも補体系異常がみられる場合があります[5]．

最近の欧米の研究により，aHUSの多くは補体活性化の制御に異常が生じ，糸球体などの血管内皮細胞が補体により攻撃を受けるというメカニズムが広く受け入れられるようになってきました[2]．aHUSの約半数の症例で，補体制御因子であるH因子，I因子，MCP，トロンボモジュリンにloss-of-functionの遺伝子変異，および補体因子のC3とB因子にgain-

表1 aHUSの遺伝子異常と予後

異常蛋白	異常遺伝子	aHUSでの頻度(%)	血漿療法に対する短期反応
H因子	CFH	20〜30	寛解率60%
CFHR1とCFHR3＋抗H因子抗体	CFHR1/3	6	血漿交換に免疫療法を加え寛解率70〜80%
MCP	MCP	10〜15	血漿療法の適応なし
I因子	CFI	4〜10	寛解率30〜40%
B因子	CFB	1〜2	寛解率30%
C3	C3	5〜10	寛解率40〜50%
トロンボモジュリン	THBD	5	寛解率60%
diacylglycerol kinase epsilon	DGKE	不明，13例の報告	不 明

（文献2を参照して作成）

of-function の遺伝子変異が同定されています（図3，表1）．これらの遺伝子変異により，血管内皮細胞上で C5 転換酵素が形成され，C5 から C5a と C5b が形成され，内皮が障害されると考えられます．なかでも腎の微小血管の障害が顕著にみられ，急性腎障害を示すと考えられています．

本邦の aHUS 患者には，C3 の gain-of-function 変異（p.Ile1157Thr）が多く同定されています[6]．

TOPICS

aHUS の治療薬としての抗 C5 抗体薬

aHUS は C3b が自己細胞に共有結合し，補体制御系が十分にはたらかなかった場合に発症します．aHUS の治療薬として，抗 C5 単クローン抗体である**エクリズマブ***（ソリリス®）が，本邦でも保険適用となっています．自己細胞の表面に C5 転換酵素が形成されると，C5 が C5a と C5b に限定分解されますが，抗 C5 抗体は C5 に結合し，この限定分解を阻止し，強力なアナフィラトキシン活性を有する C5a の産生や膜侵襲複合体の形成を阻害します（図4）．これにより炎症反応が抑制され，加えて自己細胞は膜破壊から免れます．成人と小児を対象にした研究から，エクリズマブは aHUS 患者の症状を劇的に改善することが示され，早期の投与が推奨されています[7,8]．本薬剤は発作性夜間ヘモグロビン尿症の治療薬として開発され，承認されています．エクリズマブの投与により髄膜炎菌感染症の発症リスクが高まるので，髄膜炎菌ワクチンを接種するなどが強く推奨されています．

*エクリズマブ
本邦の発作性夜間ヘモグロビン尿症患者への投与例では，約3％の患者に症状の改善がみられず，これらの患者は C5 分子に p.Arg885Cys 変異を有していました[9]．

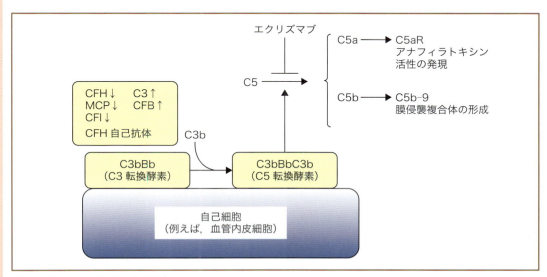

図4　抗 C5 抗体薬の作用点
aHUS 患者の約半数に，H 因子自己抗体や，H 因子・I 因子・MCP・トロンボモジュリンの loss-of-function 変異，C3・B 因子の gain-of-function 変異が同定されている．

> **まとめ**
>
> 補体第二経路は常にわずかに活性化されており，侵入してくる微生物などの異物に即時に対応できるようになっています．この中心となるのは C3 です．C3 の活性化で生じる C3b は微生物などの水酸基に結合し，オプソニンとしてはたらきます．さらに，C3b は C3 転換酵素（C3bBb），C5 転換酵素（C3bBbC3b）へと変化し，C5 を C5a と C5b に分解し，アナフィラトキシン活性の発現と膜侵襲複合体の形成につながります．この C3b が自己細胞上に結合すると有害なので，無毒化するため，いくつかのメカニズムを備えています．この無毒化に関わる因子に対して，自己抗体が生じる場合，および遺伝子変異がある場合，補体系により自己細胞が障害を受けます．aHUS 患者の半数に補体制御系の異常がみられます．

[文　献]

1) Java A, Atkinson J, Salmon J：Defective complement inhibitory function predisposes to renal disease. Annu Rev Med 64：307-324, 2013
2) Noris M, Remuzzi G：Atypical hemolytic-uremic syndrome. N Engl J Med 361：1676-1687, 2009
3) 日本腎臓病学会：非典型溶血性尿毒症症候群（aHUS）診療ガイドの掲載について．
https://www.jsn.or.jp/guideline/ahus-2016.php
4) Kato H, Nangaku M, Hataya H et al：Clinical guides for atypical hemolytic uremic syndrome in Japan. Clin Exp Nephrol 20：536-543, 2016
5) Kato H, Nangaku M, Okada H et al：Controversies of the classification of TMA and the terminology of aHUS. Clin Exp Nephrol 2017（in press）
6) Matsumoto T, Fan X, Ishikawa E et al：Analysis of patients with atypical hemolytic uremic syndrome treated at the Mie University Hospital：concentration of C3 p.I1157T mutation. Int J Hematol 100：437-442, 2014
7) Legendre CM, Licht C, Muus P et al：Terminal complement inhibitor eculizumab in atypical hemolytic-uremic syndrome. N Engl J Med 368：2169-2181, 2013
8) Greenbaum LA, Fila M, Ardissino G et al：Eculizumab is a safe and effective treatment in pediatric patients with atypical hemolytic uremic syndrome. Kidney Int 89：701-711, 2016
9) Nishimura J, Yamamoto M, Hayashi S et al：Genetic variants in C5 and poor response to eculizumab. N Engl J Med 370：632-639, 2014

Ⅳ章 病態生理と病理

消費性凝固障害

名古屋大学医学部附属病院 輸血部 松下 正

point

- DICにおける凝固活性化はTFによるが，トロンビン形成の増幅は生理的な抗凝固システムの機能不全も関与する．
- 血小板・血漿による補充療法は，RCTに基づくエビデンスはなく，血漿凝固因子レベルや血小板数の補正のみが消費性凝固障害治療の中心ではない．
- AT，APC，TMなど，ナチュラルな抗凝固因子の投与によりバランスを改善することも，消費性凝固障害の治療戦略の一つである．

はじめに

播種性血管内凝固症候群（disseminated intravascular coaglation：DIC）において，凝固システムの全身的な活性化は，様々な基礎疾患に伴って発生します．活性化を示す分子マーカーが利用されるようになり，臨床現場における有用性も検証されつつありますが，臨床症状としては，DICにおける凝固の活性化は血小板の低下とともに，いわゆる global clotting time〔prothrombin time（PT），時に activated partial prothrombin time（APTT）〕の延長に至ることで認識されます．

生理的条件下では，ヒトの凝固システムではクロット（凝血塊）形成を促進する方向と抑制する方向（抗凝固システム）が絶妙なバランスで成り立っており，DICや重篤な肝障害の状態においてすら，しばしば微妙なバランスを保っていますが，これらの病態におけるバランスは所詮不安定であり，容易に壊れやすいものです（図1）．

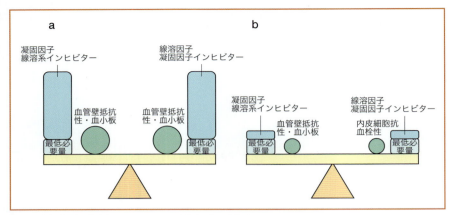

図1 生理的な止血バランスを規定する因子
a：生理的環境
b：DICにおいて止血のバランスが保たれている場合
血漿中凝固因子は最低必要量近くまで低下しているが，線溶因子・凝固因子も同様に低下している場合はバランスがとれ，症状も発現は少ない．ただし，双方とも減少しているため，容易にバランスが崩れやすい．

Q DICにおける凝固活性化のメカニズムについて教えてください

A DICにおける凝固活性化は，主に組織因子（tissue factor：TF）を出発点としますが，凝固カスケードの最終活性型酵素であるトロンビンの産生は，生理的な抗凝固システムの欠如により増幅される，と最近では定義されるようになってきました．微小環境における広範なフィブリン形成に線溶システムが追いつかず，一部の病態においては線溶システムそのものの機能不全も寄与しています（図1）．

■ 組織因子（TF）

TFは，基本的かつ生理的な凝固反応開始のinitiatorであり，また多くの血栓性疾患の発症において重要です．TFは様々なタイプの細胞上に存在する膜蛋白であり，血液と接することにより血漿中の酵素前駆体（zymogen）の第Ⅶ因子（factor Ⅶ：FⅦ），もしくは加水限定分解により酵素学的にactiveなフォームとなった活性型第Ⅶ因子（FⅦa）と強く結合します．TFはFⅦaに対してアロステリックなレギュレーター（またはコファクター）としてはたらくと考えられており，FⅦaの酵素活性を大幅に上昇させます[1,2]．TF-FⅦa複合体の天然基質はセリン酵素前駆体である第Ⅸ因子（FⅨ），第Ⅹ因子（FⅩ）であり，活性化されたこれらの凝固因子がトロンビンを産生，フィブリノゲンをフィブリンに凝固させ，また血小板を活性化させます．

DICにおけるTFの関与は以前から指摘されており[3,4]，また数多くの実験結果からエンドトキシン血症などによるDICにおいて，単球が重要な役割を示すであろうことが推測されています．

TFは，多くのがん細胞株やがん組織に発現しており[5]，特に血液悪性腫瘍においてはTF活性，抗原，あるいはmRNA量の増加が急性骨髄性白血病（acute myeloid leukemia：AML），特に急性前骨髄球性白血病（acute promyelocytic leukemia：APL）や，一部の急性リンパ性白血病（acute lymphoid leukemia：ALL）においてもみられます[5,6]．これらの腫瘍組織におけるTFの発現はDICの合併に密接に関係があり，APLにおいては単球や[7]白血病細胞そのもの[8]をall-trans-retinoic acid（ATRA）で処理すると，TF産生が抑制されるという実験結果から，ATRAが腫瘍細胞に直接はたらいて，全身的な凝固活性化を抑制する可能性も示唆されています[9]．

Q 抗凝固系による凝固の制御について教えてください

凝固系の全身的な活性化は，生理的なcoagulation inhibitor（抗凝固因子）によってバランスが保たれます．このシステムは大きく分けて，内皮細胞ヘパラン硫酸＋血漿中ATによる系，TM，プロテインC（PC）とプロテインS（PS）による系，tissue factor pathway inhibitor（TFPI）による系が含まれます．

図2に，本項で取り上げる抗凝固因子について，その相互関係を示しました．AT，AT Ⅲはトロンビン，活性化凝固第X因子などに対する生理的阻害因子であり，おそらく血液凝固制御において最も重要な役割を果たします．ただし，その阻害活性はヘパリン，生体内においてはヘパラン硫酸プロテオグリカン（HSPG）の存在下に著しく促進されます．一方，PCは血管内皮細胞上のトロンビン・TM複合体により活性化され，PSを補酵素として活性化凝固第Ⅴ因子（FVa）および第Ⅷ因子（FⅧa）を阻害します．

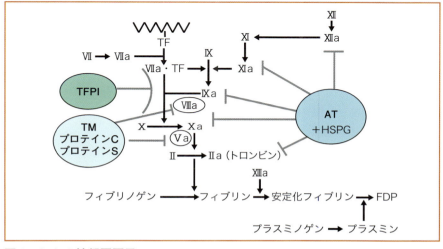

図2 ヒトの抗凝固因子

■ アンチトロンビン（AT）

　ATは，主に肝臓で産生される58kDaの1本鎖の糖蛋白であり，セリンプロテアーゼを阻害するセルピンの代表的分子です．主として，セリンプロテアーゼであるトロンビンを不活化しますが，活性化第X因子（FXa），第IX因子（FIXa）をも不活化します．ATの抗トロンビン活性には，先述したようにヘパリン，ヘパラン硫酸の存在が不可欠です．

　AT欠損型マウスによる検討[10]では，妊娠16.5日以後は胎性致死となります．死亡したAT欠損型胎児は，全身性の皮下出血をきたしていました．これら死亡したAT欠損型胎児を組織学的に検討した結果，心臓と肝臓に広範なフィブリンの沈着を認めました[10]．また肝臓では，中心静脈にはフィブリンの沈着を認めず，類洞に沿ってフィブリンの沈着を認めました．死亡したAT欠損型胎児における皮下出血，頭蓋内や腹腔内にも出血が認められましたが，これらの部位ではフィブリンの沈着を免疫染色では認めず，AT欠損型胎児では心筋と肝臓における広範なフィブリン沈着により血液凝固因子が欠乏した状態，いわゆる消費性凝固障害が生じていたことが示唆されました．

　DICでは，トロンビンやそのほかの凝固因子の生成亢進に伴い，血中AT活性は低下しますが，重症感染症などに伴うDICで認められる血中AT活性低下は，むしろ炎症（血管外漏出）もしくは肝の蛋白合成能低下によると考えられます．敗血症の病態形成には炎症性サイトカインが重要な役割を演じるので，AT活性の低下の程度が大きいほど予後が不良であることが示されています．また血中AT濃度の上昇・維持はDICの治療においても重要であることが示されており[11]，AT活性測定は，AT製剤補充の適応を決めるうえで重要な検査です．ただ，肝障害でも肝合成能低下により血中AT活性が低下するので，肝不全に重症感染症が合併すると，さらに血中AT活性は低下します．ネフローゼ症候群や熱傷では，それぞれ，尿中および血管外への漏出により血中AT活性が低下し，大手術後，L-アスパラギナーゼ投与によっても低下することが知られています．

■ トロンボモジュリン（TM）とプロテインC（PC）

　TMは，主に血管内皮細胞に発現している抗凝固因子であり，血中に出現するトロンビンと1：1複合体を形成して凝固阻害因子のPCを活性化します．TMはその名のごとく，強力な凝固促進酵素であるトロンビンを（PCの活性化という意味で）抗凝固酵素に瞬時に切り替えることができ，ほ乳類の抗凝固システムにおいて最も精密に発展した機能を発現すると考えられます（図3）．TMは，ほとんどすべての臓器の動静脈，毛細血管，リンパ管，血小板などに分布します．変異TMを用いた研究から，TMのコファクター活性の発現には第4〜6 EGF様ドメインが必要です．一方，可溶性TMは，その遺伝子組換え品が世界に先駆けてDICに対して認可された天然型抗凝固因子となり，その有用性が注目されています[12]．

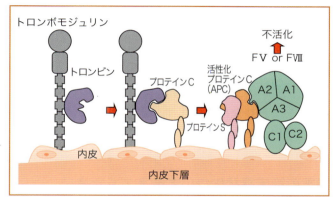

図3 TMとプロテインCによる凝固因子のコントロール

■ プロテインC（PC）

　第X因子，第IX因子，第VII因子などと同様に，ビタミンK依存性に肝臓で合成されます．ヒトPCの分子量は約6万2,000であり，循環血液中の一部（10〜15%）は1本鎖分子ですが，大部分はS-S結合で連結された2本鎖〔軽（L）鎖（分子量2万1,000）および重（H）鎖（分子量4万1,000）〕分子として存在します．セリンプロテアーゼ前駆体であるPCは，内皮細胞上のTMに結合したトロンビンによって活性化されます．APCは，血小板や血管内皮細胞膜のリン脂質にCa^{2+}の結合したGlaドメインを介して結合し，PSおよびFVの存在下に活性型凝固補酵素蛋白質のFVIIIaおよびFVaを分解・失活化します．

　一方，内皮細胞上のPCレセプターであるEPCRは，トロンビン-TM複合体に基質PCを提示することにより，PC活性化の反応を高めます．PCの先天性欠損症のホモ接合体は電撃性紫斑病と呼ばれ，新生児において消費性凝固障害を伴った重篤な血栓塞栓症となります[13]．

■ TFPI

　TFPIは，1988年にBrozeらが，肝がん細胞株から単離したセリンプロテアーゼインヒビターです[14]．alternative splicingによりTFPIα，TFPIβ，TFPIδが存在しますが，TFPIα（276アミノ酸）では3個のKunitz型阻害領域（K1，K2，K3），塩基性アミノ酸に富むC末端領域が存在します．TFPIβにはK3以降の領域がなく，C末端でglycosyl phosphatidyl inositol（GPI）アンカーを介して細胞表面に結合しています．TFPIδはK2ドメインまでですが，機能はよくわかっていません．TFPIの基本的機能はFXa，TF・FVIIa複合体と結合して，外因系凝固反応を抑制します．TFPIはVIIa-TF複合体とXa因子の両方を阻害できることから，少量のVIIa-TF複合体が凝固第X因子を活性化する初期の凝固反応にはたらき，効率良く反応を負に制御すると考えられています．

　産生場所は，血管内皮細胞（毛細血管），血管平滑筋細胞，線維芽細胞，巨核球，血小板，単球などと報告されており，ヒト血漿中濃度は50〜

90 ng/mL で，大部分がリポ蛋白質結合型，約 20 ％程度が遊離型です．ヘパリンを全身投与すると，血管内皮細胞のヘパラン硫酸グリコサミノグリカン（GAG）に結合している TFPI（主に TFPIα）が遊離して，血中濃度が 1.5〜3 倍に上昇します．

TFPI の抑制活性は，K1 ドメインが TF/VIIa に対して，K2 ドメインが FXa に対して結合することにより発揮されます．活性は GAG に結合した血管内皮細胞上の TFPI（TFPIα）が最強です．

Q 消費性凝固障害の臨床症状について教えてください

A 重症 DIC 患者においては，臓器症状としての血栓症状を示す一方で，重症出血症状が主症状のことがあります．興味深いことに，古典的な Waterhouse-Friderichsen 症候群（汎発性の髄膜炎菌による敗血症 DIC）などを除いては，血栓症状と出血症状を両方明らかに呈する患者は多くありません．

DIC は疾患としてではなく，あくまでも基礎疾患に伴う合併症としてとらえられるべきですから，凝固システムへの介入は必要であるものの，あくまでもサポートと考えるべきでしょう．

Q 消費性凝固障害の検査所見（PT，APTT 以外）について教えてください

A ■ FDP，D ダイマー

フィブリン分解産物（fibrin degradation products：FDP）は，フィブリノゲンと凝固系の最終産物であるフィブリンがプラスミンのはたらきによって，線溶により生じる分解物質の総称です．線溶現象のうち，一次線溶では，フィブリノゲンがプラスミンにより最終的に D 分画と E 分画（FDP-E）に分解されます．これらの D・E 分画ほかを，フィブリノゲン分解産物（fibrinogen degradation products：FgDP）と呼ぶことがあります．これに対し，二次線溶では，第XIII因子によって架橋された最終産物の安定化フィブリンが，プラスミンにより様々な高分子中間産物を経て，最終的に D ダイマーと E 分画になります．

上記の一次線溶と二次線溶の分解産物は，どちらも抗フィブリノゲン抗体と反応するので，これらすべてが「FDP」ということになります．これらのうち，抗 E 分画抗体と反応するものを FDP-E と呼び，測定可能です．

in vitro におけるフィブリノゲンのプラスミンによる分解速度は，安定化フィブリンの分解速度に対してかなり遅いことから，血栓溶解療法中や APL などの病態を除いて，通常 FDP の大部分は安定化フィブリンからの分解産物を反映していると考えられ，異常値を示した場合は，二次線溶亢進状態と推定できます．この場合，D ダイマーも上昇しています．

一方，血栓溶解療法中や APL，腹部大動脈瘤，一部の固形がん，重症

肝障害などの病態においては，一次線溶亢進状態が主体となっており，FgDPによるFDP上昇の状態が考えられます．これらの場合，FDP増加に比しDダイマーの増加率が少なくなり，FDP濃度がDダイマー濃度を数倍に上回る乖離が起きることがあります．このような場合には，一次線溶亢進による凝固因子消費がより早く進行しており，出血症状に留意する必要があります．

■ プラスミンα_2・プラスミンインヒビター複合体（plasmin-α_2 plasmin inhibitor complex：PIC）

線溶状態を把握するには，最終的に形成されるプラスミンを直接測定できればよいですが，プラスミンの半減期は非常に短く，直接測定することは困難です．PICはプラスミン形成を，より直接的に反映する物質であり，生体内線溶活性化状態を知ることができます．線溶優位型DICでは，凝固・線溶両者の活性化が著しく，血中TAT，PICはいずれも上昇し，α_2PIは著減します（典型例では50％未満）．

■ α_2プラスミンインヒビター（α_2 plasmin inhibitor：α_2PI）

DICでは，凝固系の活性化にひき続く二次線溶反応の亢進により，α_2PI値が，線溶系亢進状態による消費亢進で低下します．プラスミン産生に対してα_2PIの中和により両者の複合体（PIC）が出現することで，フリーのα_2PIが低下します．特に，APLに合併したDICでは，PICが著増しα_2PIの低下を示すことが知られています．APLにおいてはTFの産生自体も高度ですが，細胞表面上に過剰に発現するAnnexin ⅡがtPAによるプラスミン生成を促進する[15]ため，循環中のプラスミン活性が上昇し，フィブリンのみならずフィブリノゲンの分解が起こり，FgDPが産生される結果，FDPの濃度が上昇します．全身的なプラスミン活性の上昇はα_2PIの低下を伴い，線溶亢進のマーカーとして利用価値が高いものです．

血漿因子，血小板による補充療法について教えてください

血小板・血漿による補充療法は，無作為化比較試験（randomized controlled trial：RCT）に基づくエビデンスはなく，唯一のDICに対する補充療法のRCTは新生児に対して行われたもので，交換輸血と新鮮凍結血漿（fresh frozen plasm：FFP）輸注を比較したものであり[16]，両者に差はありませんでした．確かに血漿凝固因子レベルや血小板数の補正のみが消費性凝固障害治療の中心ではなく，患者個々の出血症状や，観血処置を行うかどうかなどを勘案すべきです．しかし，かつて批判されたように，DICに対する補充療法は「火に油を注ぐごとく」であり，有害である，との意見は今日顧みられることはありません．

血小板輸注は血小板減少を伴うDIC患者に有効であり，特に出血症状

を呈する場合には有効ですが，すでに出血症状を呈する患者では輸注効果は減弱します．血小板輸注のトリガーは患者の身体状態によりますが，一般的には，出血もしくは出血のリスクが高い患者で5万以下と考える意見[17]もあります．化学療法後の患者におけるRCTの結果[18]などをふまえると，出血のない患者では，もう少し低いトリガー値（1～2万）が考慮されますが，輸血・細胞治療学会のガイドラインでは，APLについてはやや高いトリガーを提案しています[19]．

一方，PTやAPTTの測定は補正効果のモニタリングに有効であり，フィブリノゲンの欠乏症は，フィブリノゲン製剤やクリオプレチピテートによって効果的に補正可能です．

■ 凝固因子の補充

DICの治療戦略の第一は，基礎疾患の治療であることはいうまでもありませんが，基礎疾患の治療には時として困難さが伴い，DICに伴うhypercoagulable stateの改善が補助療法として必要です．基礎疾患の複雑多様さもあって，DICの治療レジメンとしての補充療法に対しては，十分な臨床試験が行われ，それに基づくデータがあるわけでもないので，よりいっそうの困難を伴います．

観血処置の場合には，予防的なFFP輸注，血小板輸注が考慮されます．DIC患者では，凝固因子・抗凝固因子・抗線溶因子の消費が非常に早いターンオーバーで起こっており，このような病態では「すべて」を含むFFPの輸注は，血小板輸注，クリオプレチピテートなどとともに一応理にかなっています．一方，出血傾向の乏しい慢性DICに対しては，検査データを正常化させるために漫然と投与すべきではありません．

Q 抗凝固システムの再構築について教えてください

■ アンチトロンビン（AT）

ナチュラルな抗凝固因子を投与することによりバランスを改善することも，治療戦略の一つです．AT Ⅲは，先述したように強力な生理的凝固インヒビターであり，ATのDIC患者への投与は検討が進んでいます．DIC患者に対する検討は，主に基礎疾患として重症敗血症を有する患者に対して，これまで行われています．Kesslerらは *Staphylococcus aureus* によるDIC動物モデルにおいて，ATを125～1,000 IU/kgと大量に投与することにより，100％救命できることを明らかにしました[20]．Eiseleらは，敗血症患者におけるAT活性は45.7±14.4％と低く，3,000 IU/day 4日間の大量投与で正常値（＞70％）まで上昇させうると報告しました[21]．

一方，近年行われた重症敗血症に対する多施設RCT（KyberSept trial）では，ATの大量投与にもかかわらず，生存率の改善は得られませんでした[11]．ただし，症例をDIC合併例に限定してサブ解析を行うと死亡率の

改善が得られたことから[22]，DICに対しては，AT補充による一定の効果があるのかもしれません．また，ヘパリンを併用した群では死亡率が上昇しており，併用に伴う出血有害事象の増加が背景にあるものと考えられます．

■ 活性化プロテインC（APC）

1987年，濃縮APC製剤によるDIC動物モデルにおける著明な効果が報告されて以来[23]，DIC症例に対するAPCの効果が検討されてきました．我が国においても，血漿由来APC製剤の効果が，厚労省診断基準でDICと診断された症例に対して二重盲検RCTによって検討されています（対照薬：未分画ヘパリン）．可溶性fibrin monomer，Dダイマー，TAT，PICはAPC群で有意に改善したものの，死亡率の改善には至りませんでした[24]．

一方，重症敗血症症例を対象とした海外の多施設RCTであるPROWESSトライアルでは，有意に死亡率を改善することが示されました．この試験では，先に紹介した日本の試験の10倍の濃度のAPCが使用されており，事実APC群では重症出血の合併が増加していました[25]．しかしながら，当初観察された死亡率改善効果はフォローアップ期間を延長させるとみられなくなり，その後実施されたone-armのENHANCEトライアルでは，敗血症に対して早期にAPCを投与しましたが，出血有害事象が増加しました[26]．ADDRESSトライアル（APACHE Ⅱ score<25の比較的重症度の軽い敗血症2,640例のプラセボ対照RCT）においても，28日後の死亡率の改善はみられましたが，やはり重症出血の増加をみています[27]．以上の結果から，APC製剤が敗血症に対して用いられることはなくなっています．

■ リコンビナントトロンボモジュリン（recombinant thrombomodulin：rTM）

TMは本来，内皮細胞上のトロンビンレセプターの一つですが，ほかのトロンビンレセプターと異なる独特の機能をもちます[28]．ヒトTMの細胞外ドメインを遺伝子組換え技術により発現・産生させた医薬品がrTMであり，液相においてもトロンビンに結合し，トロンビンの酵素特異性を変換，PCをAPCに活性化させます（図2）．in vivoでのAPCの半減期は非常に短いのに対して，rTMの半減期は長く（$t_{1/2}\alpha$ 4時間，$t_{1/2}\beta$ 20時間）[29]，非常に速やかに可逆的なトロンビンとの複合体を形成し，かつリサイクルされることが知られています[30]．

我が国で行われたrTMの多施設RCT（対照薬：未分画ヘパリン）[12]は，厚労省DIC診断基準で診断された造血器悪性腫瘍もしくは感染症を基礎疾患とする234例に対し検討を行いました．DICスコアの改善を指標としたDIC離脱率はコントロール群に比して有意に高いものでしたが，死亡率に関しては改善がみられたものの，統計学的な有意差をみるまでに

至っていません．より顕著であったのは出血症状の消失率で，32.6％（rTM）vs 13.3％（ヘパリン）と，造血器悪性腫瘍を基礎疾患としたDIC症例で有意でした（感染症では有意差はなし）．また，出血有害事象の発生率は有意に低いものでした．近年，多数例で実施された市販後調査の結果[31,32]により，DICにおける有用性が徐々に明らかになりつつあります．

[文 献]

1) Bom VJ, Bertina RM：The contributions of Ca^{2+}, phospholipids and tissue-factor apoprotein to the activation of human blood-coagulation factor X by activated factor VII, Biochem J 265：327-336, 1990
2) Komiyama Y, Pedersen AH and Kisiel W：Proteolytic activation of human factors IX and X by recombinant human factor VII a：effects of calcium, phospholipids, and tissue factor. Biochemistry 29：9418-9425, 1990
3) Levi M, ten Cate H, van der Poll T et al：Pathogenesis of disseminated intravascular coagulation in sepsis. Jama 270：975-979, 1993
4) Semeraro N, Colucci M：Changes in the coagulation-fibrinolysis balance of endothelial cells and mononuclear phagocytes：role in disseminated intravascular coagulation associated with infectious diseases. Int J Clin Lab Res 21：214-220, 1992
5) Donati MB, Semeraro N：Cancer cell procoagulants and their pharmacological modulation. Haemostasis 14：422-429, 1984
6) Tanaka M, Yamanishi H：The expression of tissue factor antigen and activity on the surface of leukemic cells. Leuk Res 17：103-111, 1993
7) Conese M, Montemurro P, Fumarulo R et al：Inhibitory effect of retinoids on the generation of procoagulant activity by blood mononuclear phagocytes. Thromb Haemost 66：662-665, 1991
8) De Stefano V, Teofili L, Sica S et al：Effect of all-trans retinoic acid on procoagulant and fibrinolytic activities of cultured blast cells from patients with acute promyelocytic leukemia. Blood 86：3535-3541, 1995
9) Falanga A, Iacoviello L, Evangelista V et al：Loss of blast cell procoagulant activity and improvement of hemostatic variables in patients with acute promyelocytic leukemia administered all-trans-retinoic acid. Blood 86：1072-1081, 1995
10) Ishiguro K, Kojima T, Kadomatsu K et al：Complete antithrombin deficiency in mice results in embryonic lethality. J Clin Invest 106：873-878, 2000
11) Warren BL, Eid A, Singer P et al：Caring for the Critically Ⅲ Patient. High-dose antithrombin Ⅲ in severe sepsis：a randomized controlled trial. JAMA 286：1869-1878, 2001
12) Saito H, Maruyama I, Shimazaki S et al：Efficacy and safety of recombinant human soluble thrombomodulin（ART-123）in disseminated intravascular coagulation：results of a phase Ⅲ, randomized, double-blind clinical trial. J Thromb Haemost 5：31-41, 2007
13) Nakayama T, Matsushita T, Hidano H et al：A case of purpura fulminans is caused by homozygous delta 8857 mutation（protein C-nagoya）and successfully treated with activated protein C concentrate. Br J Haematol 110：727-730, 2000
14) Broze GJ Jr, Warren LA, Novotny WF et al：The lipoprotein-associated coagulation inhibitor that inhibits the factor VII-tissue factor complex also inhibits factor Xa：insight into its possible mechanism of action. Blood 71：335-343, 1988
15) Menell JS, Cesarman GM, Jacovina AT et al：Annexin Ⅱ and bleeding in acute promyelocytic leukemia. N Engl J Med 340：994-1004, 1999
16) Gross SJ, Filston HC, Anderson JC：Controlled study of treatment for disseminated intravascular coagulation in the neonate. J Pediatr 100：445-448, 1982
17) Levi M, de Jonge E, van der Poll T：Plasma and plasma components in the management of disseminated intravascular coagulation. Best Pract Res Clin Haematol 19：127-142, 2006
18) Blay JY, Le Cesne A, Mermet C et al：A Risk Model for Thrombocytopenia Requiring Platelet Transfusion After

Cytotoxic Chemotherapy. Blood 92：405-410, 1998
19) 高見昭良，松下　正，緒方正男 他：科学的根拠に基づいた血小板製剤の使用ガイドライン．日本輸血細胞治療学会誌 63：569-584, 2017
20) Kessler CM, Tang Z, Jacobs HM et al：The Suprapharmacologic Dosing of Antithrombin Concentrate for *Staphylococcus Aureus*-Induced Disseminated Intravascular Coagulation in Guinea Pigs：Substantial Reduction in Mortality and Morbidity. Blood 89：4393-4401, 1997
21) Eisele B, Lamy M, Thijs LG：Antithrombin III in patients with severe sepsis：a randomized placebo-controlled, double-blind multicenter trial plus meta-analysis on all randomized, placebo-controlled, double-blind trials with antithrombin III in severe sepsis. Intensive Care Med 24：663-672, 1998
22) Kienast J, Juers M, Wiedermann CJ et al：Treatment effects of high-dose antithrombin without concomitant heparin in patients with severe sepsis with or without disseminated intravascular coagulation. J Thromb Haemost 4：90-97, 2006
23) Taylor FB, Chang A, Esmon CT et al：Protein C prevents the coagulopathic and lethal effects of Escherichia coli infusion in the baboon. J Clin Invest 79：918-925, 1987
24) Aoki N, Matsuda T, Saito H et al：A comparative double-blind randomized trial of activated protein C and unfractionated heparin in the treatment of disseminated intravascular coagulation. Int J Hematol 75：540-547, 2002
25) Bernard GR, Vincent JL, Laterre PF et al：Efficacy and safety of recombinant human activated protein C for severe sepsis. N Engl J Med 344：699-709, 2001
26) Vincent JL, Bernard GR, Beale R：Drotrecogin alfa (activated) treatment in severe sepsis from global open-label trial ENHANCE：further evidence for survival and safety and implications for early treatment. Crit Care Med 33：2266-2277, 2005
27) Abraham E, Laterre PF, Garg R：Drotrecogin alfa (activated) for adults with severe sepsis and a low risk of death. N Engl J Med 353：1332-1341, 2005
28) Esmon CT：The interactions between inflammation and coagulation. Br J Haematol 131：417-430, 2005
29) Nakashima M, Kanamaru M, Umemura K et al：Pharmacokinetics and safety of a novel recombinant soluble human thrombomodulin, ART-123, in healthy male volunteers. J Clin Pharmacol 38：40-44, 1998
30) Aritomi M, Watanabe N, Ohishi R et al：Recombinant human soluble thrombomodulin delivers bounded thrombin to antithrombin III：thrombomodulin associates with free thrombin and is recycled to activate protein c. Thromb Haemost 70：418-422, 1993
31) Mimuro J, Takahashi H, Kitajima I et al：Impact of recombinant soluble thrombomodulin (thrombomodulin alfa) on disseminated intravascular coagulation. Thromb Res 131：436-443, 2013
32) Matsushita T, Watanabe J, Honda G et al：Thrombomodulin alfa treatment in patients with acute promyelocytic leukemia and disseminated intravascular coagulation：A retrospective analysis of an open-label, multicenter, post-marketing surveillance study cohort. Thromb Res 133：772-781, 2014

Ⅳ章 病態生理と病理

臓器不全

1) 大阪大学医学部 救急医学
2) 大阪急性期・総合医療センター 救急診療科

小倉裕司[1]　山川一馬[2]　梅村 穣[1]

point

▶ SIRS と DIC がオーバーラップする病態が，重症化の条件として臨床上重要である．

▶ SIRS，DIC の重症化は，血管内皮傷害，微小循環障害の進行過程ととらえられる．

▶ SIRS に関連する凝固障害（SAC）が，多臓器障害（MODS）の進行に重要な役割を果たす．

▶ 侵襲時の急性炎症反応，凝固線溶反応には，遺伝子多型などに基づく個人差がみられる．

Q 臓器不全をひき起こす SIRS と DIC の関連性は？

A 近年，多種多様な原因でひき起こされる全身性炎症反応症候群（systemic inflammatory response syndrome：SIRS）の共通病態は，血小板，好中球，血管内皮相互の活性化状態としてとらえることができます[1]．一方，播種性血管内凝固症候群（disseminated intravascular coaglation：DIC）の概念も見直され，従来の"血栓形成，出血傾向を伴う消費性凝固障害"から"微小循環障害と関連し，臓器障害の原因になりうる血管内凝固活性の亢進"へ，大きく変更されました[2]．

また，血管内で起きる凝固反応を説明する新たな概念として，従来の"凝固カスケードモデル"に代わり"cell-based モデル"[3]が提唱され，広く受け入れられつつあります．このモデルでは，血小板の活性化と凝固因子の活性化がリンクされ，血管内皮と白血球が，血小板に加えて凝固機序の中に組込まれました．したがって，SIRS 病態と DIC 概念の間には，血管内皮を共通の反応の場とする明らかなオーバーラップが生じています．すなわち，重症病態における SIRS の進行と凝固活性亢進は表裏一体をなし，急性炎症反応と凝固線溶反応の密接なクロストークが，DIC や多臓器障害（multiple organ dysfunction syndrome：MODS）の進行に重要な役割を果たすと考えられています．

表1 急性期DICからISTH overt DICへの重症化

	急性期DIC（＋） ISTH overt DIC（−） (n=239)	vs	急性期DIC（＋） ISTH overt DIC（＋） (n=90)	p値
APACHE Ⅱスコア	19.0±8.8		24.4±10.4	<0.0001
ISTH overt DICスコア	3.1±0.9		5.6±0.8	<0.0001
SIRSスコア	2.9±1.0		3.3±0.8	0.007
SOFAスコア	8.6±4.2		11.9±4.7	0.0018
MODS陽性率（％）	30.5		61.1	<0.0001
28日死亡率（％）	17.2		34.4	0.0015

ISTH：International Society on Thrombosis and Haemostasis　　　（文献5を参照して作成）
急性期DICからISTH overt DICへ進行すると，MODS陽性率，死亡率は倍増する．

　日本救急医学会DIC特別委員会では，"全身性炎症反応を伴い症例の転帰に大きな影響をもつ凝固線溶異常"としてSIRS-associated coagulopathy（SAC）[*1]を提唱し，病態解析を進めました．その結果，SIRSの重症化とともに，凝固障害，臓器障害がお互いに関連性をもって進行し，SACが多臓器障害の進行に重要な役割を果たすことが明らかとなりました[4]．また，血小板減少SIRS患者（n=235）を急性期DIC患者（n=162）と非DIC患者（n=73）に分けて比較した結果，DIC患者では非DIC患者に比べSOFA（sequential organ failure assessment）スコア，MODS合併率，死亡率ともに明らかに高くなりました．以上の結果は，SIRS病態における凝固障害の重要性を示しており，SIRSとDICがオーバーラップする病態が，重症化の条件として臨床上も重要であることがわかってきました．

　日本救急医学会DIC特別委員会では，作成した急性期DIC診断基準の検証も進めました．その結果，現在，世界的に使用されているISTH（国際血栓止血学会）overt DIC診断基準に比べ，急性期DIC診断基準は早期診断の点で勝り，また死亡率，MODS合併率ともに，半分のリスクの段階で診断できることが明らかになりました（表1）[5]．この経過から，SIRS→急性期DIC→ISTH overt DICは，一連の重症化過程ととらえることができます．DIC重症化例では，急性期DIC診断基準を満たした後，典型的なDICであるISTH overt DICへ進行することから，急性期DIC診断基準は，臓器不全が進行する前の凝固障害をDICと診断できる点で，臨床上も重要と考えられます．

　近年，日本救急医学会sepsis registry委員会が行った多施設研究の結果においても，急性期DICスコアの推移がsevere sepsis患者の予後とよく関連することがわかりました[6,7]．severe sepsis死亡例では，生存例に比べ，診断日および診断3日後ともに，急性期DICスコアの高値が遷延しました．したがって，急性期DICスコアを経日的にとらえることも重要と考えられます．

[*1] SIRS-associated coagulopathy（SAC）：日本救急医学会DIC特別委員会が提唱した概念であり，"全身性炎症反応を伴い症例の転帰に大きな影響をもつ凝固線溶異常"を示します．SIRS病態に関連して早期から凝固線溶異常が惹起され，DICへ進行しやすい状態にあります．

Q DICに伴う臓器障害のメカニズムは？

A リポポリサッカライド（LPS）投与モデルや両下肢クラッシュ損傷モデルなど，侵襲の異なる SIRS モデルにおいても，肺微小血管レベルにおける内皮細胞の活性化や傷害が同様に観察できます[8]．また，Bouchama ら[9]は，ヒヒの heatstroke モデルにおいて，全身性炎症反応とともに著しい凝固活性亢進を認め，複数の臓器に共通する病理所見として，血小板，好中球の血管内皮への集積および，著しい細胞死（アポトーシス）を報告しています．したがって，SIRS，DIC の重症化は，血管内皮傷害，微小循環障害の進行過程ととらえることができ，臓器障害の発生には微小血管閉塞，組織虚血，壊死も関与すると考えられます．実際，sepsis に伴う DIC 患者の剖検所見では，広範な組織において虚血，出血，壊死がみられ，様々な臓器で微小血管のみならず，中程度の血管までフィブリン沈着が認められます．

　また，侵襲時の急性炎症反応と凝固線溶反応は，相互によくバランスしており，近年の研究により，両反応における共通 mediators の存在や相互メカニズムも明らかになってきました[10]．例えば，sepsis 時には，①炎症性サイトカインによって活性化された単球や血管内皮からの tissue factor

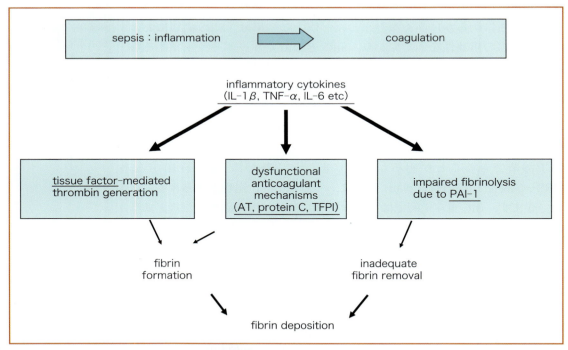

図1　sepsis に伴う急性炎症反応⇒凝固線溶反応のメカニズム
sepsis に伴う急性炎症反応と凝固線溶反応の相互作用に関して，①炎症性サイトカインによって活性化された単球や血管内皮からの TF 発現による凝固活性亢進，②生理的抗凝固 pathways（プロテイン C，アンチトロンビン，TFPI 系）の活性障害，③PAI-1 産生亢進による線溶系活性の低下，の3つの主要な因子が関与すると考えられる．
（文献 10 を参照して作成）

（TF）発現による凝固活性亢進，②生理的凝固経路〔プロテインC，アンチトロンビン，tissue factor pathway inhibitor（TFPI）系〕の活性障害，③plasminogen activator inhibitor（PAI）-1産生亢進による線溶系活性亢進の抑制，などの因子が関与し，a）凝固活性亢進による血管内フィブリン形成，b）抗凝固活性障害，c）線溶活性障害によるフィブリン分解障害が生じ，微小血管閉塞，組織虚血，臓器障害が進行すると考えられています（図1）.

近年，Itoら[11]は，致死的mediatorとして注目されるhigh mobility group box（HMGB）-1をトロンビンと一緒にラットに投与すると，トロンビン単独投与に比べて著しく凝固活性が高まり，DICが進行することを報告しています．実際，HMGB-1は，抗凝固系であるプロテインC pathwayを抑制し，単球からのTF産生を刺激することが証明されています．特に，急性炎症反応時の活性化された血小板に由来するHMGB-1は，血栓形成に重要な役割を担うことが注目されています．Vogelらは，血小板特異的にHMGB-1を欠損させたマウスの出血性ショックモデルでは，野生型マウスに比べ，出血時間の延長が認められる一方，血栓形成や血小板凝集の減少，炎症反応の改善，臓器障害の軽減がみられることを示しました[12]．DICが疑われる患者においても，血中HMGB-1濃度は，DICスコア，SOFAスコアと有意な相関を示しており，sepsisに伴うDICの進行に血中HMGB-1が関与する可能性も考えられます．

さらに，活性化血小板から放出されるHMGB-1が，好中球上のToll-like receptor（TLR）4やreceptor for advanced glycation end-products（RAGE）と結合することで，neutrophil extracellular traps（NETs）の産生が誘導されます[13,14]．こうしたプログラムされた細胞死*2も，sepsis時のDIC進行のメカニズムとして，その役割が注目されています．NETsは感染局所で病原体を捕獲し，病原体を封じ込める生体防御的な役割（immunothrombosis）も期待できる一方で，過剰なNETsの産生によって臓器障害が進行するという負の側面も報告されており，敗血症の病態を理解するうえで重要視されています．Czaikoskiらは，敗血症患者では健常人に比べ，NETosisの亢進を反映して細胞外のDNA量が有意に多く，細胞外DNA量は臓器障害の指標であるSOFAスコアと正の相関関係にあることを報告しました[15]．これは，敗血症患者において過剰に放出されたNETsが臓器障害の増悪に関与していることを示唆します．同様に，敗血症患者では細胞外のヒストン濃度が上昇し，血管内皮傷害や臓器不全の進行に関連することも示されています．細胞死に伴いHMGB-1，ヒストンなど細胞外に放出されたdamage associated molecular patterns（DAMPs*3）が，生体内パターン認識を介してどのように炎症・凝固反応を制御するのか，今後の重要な課題と考えられます[16]．

DIC患者の予後に影響する血中マーカーとしては，anti-thrombin（AT）Ⅲ，プロテインC，plasminogen activator inhibitor（PAI）-1などが指摘

*2 **細胞死**：重症病態における細胞死の評価は，necrosisやapoptosisを中心に進められてきましたが，近年，autophagyやNETosis（NETsによる細胞死）の役割が注目されています．また，SIRS，sepsis病態において細胞死はお互いに関連していることも指摘されています．

*3 **DAMPs**：自己細胞の細胞質や核内にパターン認識レセプター（PRRs）の認識分子（リガンド）が存在し，組織破壊などに伴い放出されると，TLRなどを介して炎症を惹起します．これらの内因性起炎症因子をDAMPsと呼びます．

されています．Ibaら[17]は，血小板減少ICU患者において，MODSの進行と関連する因子として，血小板数，fibrin degradation product（FDP），interleukin-6, soluble thrombomodulin, ATⅢ活性，プロテインCなどの血清マーカーを比較した結果，ATⅢ活性値が最も重要なマーカーであることを示しました．Madoiwaら[18]は，sepsisに起因する厚生省DIC患者において，DIC診断時の血中PAI-1値が高い症例では，MODSの進行や死亡率が高いことを示しています．また，筆者らは，PAI-1，プロテインC値が敗血症性DIC患者の重症化，死亡転帰を高精度で予測すること，また急性期DIC診断基準にこれらの分子マーカーを組込むことで，転帰予測精度が向上することを報告しました[19]．これらの結果は，凝固線溶異常が臓器障害進行過程において重要な役割を果たしており，その診断に凝固線溶異常に特異的な分子マーカーが有用である可能性を示しています．

Q　DICの進行はMODSをひき起こしますか？

A　図2は，急性期DICスコアとSOFAスコア，死亡率との関連を示したグラフです．急性期DICスコアの上昇に従い，SOFAスコア，死亡率ともに段階的に上昇し，特にDIC陽性としたスコア4点以上ではSOFAスコア，死亡率ともに急峻な上昇がみられました[20]．また，ISTH overt DIC患者のなかでも，septic shock症例や死亡例ではDICスコアが

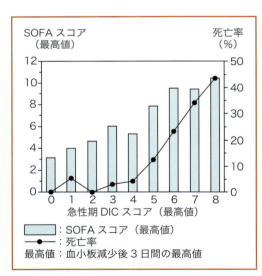

図2　急性期DICスコアとSOFAスコア，死亡率の関連
血小板減少ICU患者における急性期DICスコア（最高値）は，SOFAスコア（最高値）とよく相関し，DIC陽性としたスコア4点を超えるとSOFAスコア，死亡率ともに急峻な上昇がみられた．　（文献20を参照して作成）

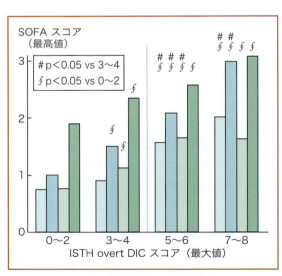

図3　SAC患者の凝固障害と臓器障害
□腎　□循環　□肝　■呼吸
SAC患者において，凝固障害の進行とともに各主要臓器の障害は段階的に進行しており，SACの進行はMODSをひき起こすと考えられる．
（文献21を参照して作成）

著しく高くなることが示されています．以上の結果は，DIC の進行が，致死的な MODS の進行につながることを示しています．

また，日本救急医学会 DIC 特別委員会では，臨床上重要と考えられる SAC 病態に関する検証を進めてきました．図3 は，血小板減少 SIRS 患者（n＝235）を SAC 対象患者とし，SOFA 総スコアを各臓器スコアに分け，凝固障害の進行と臓器障害との関連を検討した結果です．ISTH overt DIC スコアの上昇と関連して，複数の主要臓器（心，腎，肝，肺）スコアが同様に漸増することが明らかとなり，凝固障害の進行に伴い主要臓器障害はほぼ同時期に進行していくと考えられました[21]．この結果は，SIRS に関連する SAC が MODS の進行に重要な役割を果たすことを支持すると考えられます．

LPS 投与モデルと TF 投与モデルを比較した Asakura ら[22] の研究では，両者ともに同レベルの凝固活性亢進，血小板減少がみられるにもかかわらず，LPS 投与モデルでは TF 投与モデルで認められない臓器障害の進行が著明で，死亡率も高いことを報告しています．そのなかで，LPS 投与モデルでは TF 投与モデルに比べ，線溶抑制因子である PAI 値が著明に高く，FDP 値のピークも低く緩やかな上昇が遷延することが示されています．すなわち，凝固活性亢進に対する線溶活性の違いが，臓器障害の進行に大きく影響すると考えられます．実際に，DIC 患者を MODS の有無で2群に分けて比較検討した同グループの報告[23] では，MODS（−）群では凝固活性の指標である thrombin-antithrombin complex（TAT）値の上昇とともに，線溶亢進の指標である plasmin-α_2 plasmin inhibitor complex（PIC）値の上昇がバランスしてみられるのに対し，MODS（＋）群では TAT 値の上昇例でもバランスする PIC 値の上昇は認められていません．これらの知見は，DIC 病態のなかでも，凝固活性亢進にバランスする線溶活性の亢進がみられない症例は，臓器障害の進行を伴いやすく，予後不良であることを示しています[24]．

Q DIC の予後に影響する遺伝素因は？

遺伝子解析の急速な進歩により，従来"遺伝素因"として考えられていたものが各遺伝子の異型（genetic variance）-遺伝子多型（gene polymorphism）としてとらえられるようになりました．侵襲時の生体反応や予後に影響する遺伝子多型として，Toll-like receptors（TLRs），LPS binding protein（LBP），腫瘍壊死因子（tumor necrosis factor：TNF），interleukin（IL）-6, IL-10, IL-1 receptor antagonist, CD14 などのほかに，凝固線溶反応に関連する PAI-1, protein C, thrombin-activatable fibrinolysis inhibitor（TAFI），さらに最近では HMGB-1 なども重症感染症との関連で注目されています[25]．このことは，侵襲時生体反応における凝固線溶反応の重要性を裏づけます．例えば，PAI-1 の遺伝子プロモーター領

域に異型（4G）をもつ患者では，線溶反応が抑制され，髄膜炎菌感染症におけるDICの進行や，多発外傷後のsepsis，MODSの合併が多くみられています．また，例えば，severe sepsisにおいて，プロテインC遺伝子の多型（-1641A/-1654C，673T/C）を有する患者では，MODSの進行や死亡率の増加が認められています．さらにSapruらは，急性呼吸促迫症候群（acute respiratory distress syndrome：ARDS）ネットワークに登録された成人のARDS 320症例のプロテインC，トロンボモジュリン，血管内皮プロテインC受容体の遺伝子を解析し，いくつかの遺伝子多型（トロンボモジュリン遺伝子のGG genotype，CC genotype，血管内皮プロテインC受容体受容体遺伝子のGC/CC genotypes）が死亡率の増加に関連していることを報告しました[26]．このように，侵襲時の急性炎症反応だけでなく，凝固線溶反応にも遺伝子多型に基づく個人差がみられると考えられ，DIC患者の適切な治療を選択するうえでも今後の検討が重要と考えられます．

　また，sepsis，外傷など侵襲時生体反応の性差については，性ホルモンの影響が注目されています．実際，急性期DIC診断基準を満たすSIRS患者（n＝303）をSAC対象患者として転帰予測因子をロジスティック回帰分析で解析した結果，DIC診断時のSOFA循環スコア，腎スコア，ATⅢ活性とともに性別が検出されました[27]．SAC対象患者の性差に関しては，年齢60歳以上の患者の死亡率に男女差はなく，60歳未満の患者では男性の死亡率が女性に比し著しく高くなりました（**図4**）．また，急性期DICスコア5点および6点（凝固障害中等症）の患者においても，男性の死亡率が女性に比し有意に高くみられました．さらに，多彩なSIRSの原因のなかで，外傷およびsepsis患者において，男性の死亡率が女性に比し高い傾向が認められました．一方，近年van Vughtらが行った研究では，敗血症患者の比率は男性が有意に高かったものの，IL-6，IL-8，IL-10，intracellular adhesion molecule（ICAM-1），プロテインCなど各種メディエータの値や，1年死亡率は男女間で差はなく，多変量解析の結

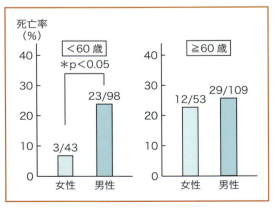

図4　SAC患者の性差と予後
SAC患者において，60歳以上では死亡率の男女差は認めないが，60歳未満では女性に比し男性で死亡率が有意に高い．今後，性ホルモンの関連などを検証する必要がある．
（文献27を参照して作成）

果でも性差は死亡率に独立して影響する因子ではないことが示されました．このように，侵襲病態に対する反応性の男女差に関しては，研究によって結果が異なっており，未だ結論は出ていないと考えられます[28]．

近年[29]，外傷・出血モデルにおいてアンドロゲンが免疫機能，心機能ともに抑制する一方，エストロゲンは保護的な作用を有すること，エストロゲン製剤もしくはアンドロゲンレセプター拮抗薬の投与は，免疫機能，心機能を保持するだけでなく，sepsis 合併に伴う死亡率を有意に下げることが示されています．また急性期の外傷患者における性ホルモンと炎症反応，凝固機能の関連を検討した結果では，死亡例において生存例に比べ，血中テストステロン，プロゲステロン濃度が高いこと，一方，生存例ではエストラジオール/プロゲステロン比が高いこと，さらにエストラジオール/プロゲステロン比は凝固時間と負の相関を示すこと，が報告されています[30]．したがって，性ホルモンは侵襲時の免疫反応，炎症反応だけでなく，凝固反応にも影響を及ぼし，DIC 患者においても性差の考慮は重要と考えられます．

また近年 Wong らは，小児 septic shock 患者の遺伝子発現パターンを分類し，パターンの違いが重症度や死亡リスクをよく反映することを示しました[31]．遺伝子発現パターンは，個々の生体反応を制御している可能性があり，DIC 患者においても，遺伝子発現に基づいたパターン分類やバイオマーカーの選択が今後期待されます．

〔謝辞〕DIC に関する多くの知見を戴きました，日本救急医学会 DIC 特別委員会，sepsis registry 委員会の先生方に心から感謝申し上げます．

〔文献〕

1) 藤見　聡, 小倉裕司, 康　泰珍 他：総説：マイクロパーティクル産生からみた sepsis の病態解明．炎症・再生 24：18-26, 2004
2) Taylor F, Toh C, Hoots W et al：Towards definition, clinical and laboratory criteria, and a scoring system for disseminated intravascular coagulation. Thromb Haemost 86：1327-1330, 2001
3) Hoffman M, Monroe DM 3rd：A cell-based model of hemostasis. Thromb Haemost 85：958-965, 2001
4) Ogura H, Gando S, Iba T et al：SIRS-associated coagulopathy in critically ill patients with thrombocytopenia. Shock 28：411-418, 2007
5) Gando S, Saitoh D, Ogura H et al：The natural history of disseminated intravascular coagulation diagnosed based on the newly established diagnostic criteria for critically ill patients：Results of a multicenter, prospective survey. Crit Care Med 36：145-150, 2008
6) Ogura H, Gando S, Saitoh D et al：Epidemiology of severe sepsis in Japanese intensive care units：A prospective multicenter study. J Infect Chemother 20：157-162, 2014
7) Gando S, Saitoh D, Ogura H et al：A multicenter, prospective validation study of the Japanese Association for Acute Medicine disseminated intravascular coagulation scoring system in patients with severe sepsis. Crit Care 17：R111, 2013
8) Sonoi H, Matsumoto N, Ogura H et al：The effect of antithrombin on pulmonary endothelial damage induced by crush injury. Shock 32：593-600, 2009
9) Roberts GT, Ghebeh H, Chishti MA et al：Microvascular injury, thrombosis, inflammation, and apoptosis in the pathogenesis of heatstroke：a study in baboon model. Arterioscler Thromb Vasc Biol 28：1130-1136, 2008

10) Levi M, Keller T, van Gorp E et al：Infection and inflammation and the coagulation system. Cardiovas Res 60：26-39, 2003
11) Ito T, Kawahara K, Nakamura T et al：High-mobility group box 1 protein promotes development of microvascular thrombosis in rats. J Thromb Haemost 5：1099-1116, 2007
12) Vogel S, Bodenstein R, Chen Q et al：Platelet-derived HMGB1 is a critical mediator of thrombosis. J Clin Invest 125：4638-4654, 2015
13) Tadie JM, Bae HB, Jiang S et al：HMGB1 promotes neutrophil extracellular trap formation through interactions with Toll-like receptor 4. Am J Physiol Lung Cell Mol Physiol 304：L342-L349, 2013
14) Maugeri N, Campana L, Gavina M et al：Activated platelets present high mobility group box 1 to neutrophils, inducing autophagy and promoting the extrusion of neutrophil extracellular traps. J Thromb Haemost 12：2074-2088, 2014
15) Czaikoski PG, Mota JM, Nascimento DC et al：Neutrophil extracellular traps induce organ damage during experimental and clinical sepsis. PLoS One 11：e0148142, 2016
16) Chen GY, Nuñez G：Sterile inflammation：sensing and reacting to damage. Nat Rev Immunol 10：826-837, 2010
17) Iba T, Gando S, Eguchi Y et al：Predicting the severity of SIRS-associated coagulopathy with hemostatic molecular markers and vascular endothelial injury markers. J Trauma 63：1093-1098, 2007
18) Madoiwa S, Nunomiya S, Ono T et al：Plasminogen activator inhibitor 1 promotes a poor prognosis in sepsis-induced disseminated intravascular coagulation. Int J Hematol 84：398-405, 2006
19) Umemura Y, Yamakawa K, Kiguchi T et al：Design and evaluation of new unified criteria for disseminated intravascular coagulation based on the Japanese Association for Acute Medicine Criteria. Clin Appl Thromb Hemost 22：153-160, 2016
20) Gando S, Iba T, Eguchi Y et al：A multicenter, prospective validation of disseminated intravascular coagulation diagnostic criteria for critically ill patients：Comparing current criteria. Crit Care Med 34：625-631, 2006
21) 小倉裕司, 中森 靖, 杉本 壽：SIRS-Associated Coagulopathy（SAC）の病態と予後. Coagulation & Inflammation 3：23-27, 2009
22) Asakura H, Suga Y, Yoshida T et al：Pathophysiology of disseminated intravascular coagulation（DIC）progresses at a different rate in tissue factor-induced and lipopolysaccharide-induced DIC models in rats. Blood Coagul Fibrinolysis 14：221-228, 2003
23) Asakura H, Ontachi Y, Mizutani T et al：An enhanced fibrinolysis prevents the development of multiple organ failure in disseminated intravascular coagulation in spite of much activation of blood coagulation. Crit Care Med 29：1164-1168, 2001
24) Asakura H：Classifying types of disseminated intravascular coagulation：clinical and animal models. J Intensive Care 2：20, 2014
25) 小倉裕司, 藤見 聡, 杉本 壽：敗血症（sepsis）における急性炎症反応と凝固線溶反応. 医薬の門 49：54-62, 2009
26) Sapru A, Liu KD, Wiemels J et al；NHLBI ARDS Network：Association of common genetic variation in the protein C pathway genes with clinical outcomes in acute respiratory distress syndrome. Crit Care 20：151, 2016
27) 小倉裕司, 小関一英, 大友康裕 他：SIRS-associated coagulopathy（SAC）の転帰予測因子. 日救急医会誌 18：257-260, 2007
28) van Vught LA, Scicluna BP, Wiewel MA et al；MARS Consortium：Association of gender with outcome and host response in critically ill sepsis patients. Crit Care Med 45：1854-1862, 2017
29) Raju R, Chaudry IH：Sex steroids/receptor antagonist：their use as adjuncts after trauma-hemorrhage for improving immune/cardiovascular responses and for decreasing mortality from subsequent sepsis. Anesth Analg 107：159-166, 2008
30) Gee AC, Sawai RS, Differding J et al：The influence of sex hormones on coagulation and inflammation in the trauma patient. Shock 29：334-341, 2008
31) Wong HR：Clinical review：sepsis and septic shock—the potential of gene arrays. Crit Care 16：204, 2012

Ⅳ章 病態生理と病理

病理組織

宮崎県立宮崎病院 病理診断科　盛口清香　丸塚浩助

> **point**
> - 播種性血管内凝固症候群（DIC）は，種々の疾患を基礎にひき起こされる全身の血液凝固系亢進により，全身の微小循環に血栓形成とそれに伴う線溶亢進状態で表される病態である．
> - DIC の病態生理は，基礎疾患に応じて多彩で，組織所見にも多様性がある．時に，全身の毛細血管に微小血栓が形成される．
> - 微小血栓は，主にフィブリンから構成され，血小板が介在する．時に，白血球が混在する．
> - 剖検例の検討では，主要臓器に血栓形成の頻度が高い傾向にある．

Q DIC の特徴的病理組織像は？

A 臨床的に播種性血管内凝固症候群（disseminated intravascular coagulation：DIC）と診断された症例では，組織検体採取後の出血が生死に関わりかねないため，特殊例を除き生前の生検は禁忌です．それゆえ，DIC の病理組織診断は，主に剖検例での検討となります．組織学的な特徴は，多発性微小血栓と出血，それによって生じる臓器障害像ですが，

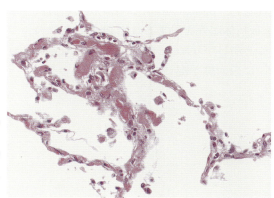

図1　結腸がんに合併した DIC 症例の肺組織
　　肺胞壁の毛細血管内に均一無構造な微小血栓を多数認める〔ヘマトキシリン・エオジン（HE）染色〕．

その頻度・分布・強弱は基礎疾患の種類に応じて様々で，微小血栓がみられない症例も多々あります．微小血栓は，主に毛細血管に認められます（図1）．出血は点状・斑状出血で，皮膚・心外膜・心内膜・消化管粘膜などに好発します．臓器障害像は，血栓や血管収縮によると考えられる虚血性変化が主体で，程度は様々です．出血や虚血性変化は，血栓の周囲組織に観察されることもありますが，血栓と関連なく認める場合もあります．また，背景には基礎疾患，例えば敗血症や，がんの浸潤・転移に伴う組織像が観察されます．

Q DICの病理学的診断基準は？

A 「微小血栓・出血・臓器障害像」と組織学的特徴を挙げても，実際には，明確な病理学的診断基準はないのが現状です．これまでの報告では，組織所見として，3臓器以上に微小血栓が認められたものをDIC確診例，それ以下を疑診例とされています[1]．しかし，臨床的にDICと診断されていても，全く微小血栓を見いだせない症例や，逆に，病理組織標本上では多数の微小血栓を認めるものの，生前は臨床的にDICとの診断に至らなかった症例など，臨床診断と病理診断の乖離を認めることも少なくありません．その理由として，①基礎疾患によって，病態・組織所見が多彩であること，②生前にDICと診断された症例では，治療に使用された薬剤による影響，③発症から死亡・剖検までの時間経過，などが考えられます[2]．特に最近の剖検例では，治療による修飾によって，微小血栓を認めず，組織・臓器の出血や虚血性変化が目立つ症例も増えています．

Q 微小血栓の構成成分は？

A DIC早期の微小血栓は血小板優位であり，後にフィブリン血栓によって置換されると報告されています[3]．解剖例で観察される血栓は，光顕的に，一般的な組織染色であるヘマトキシリン・エオジン（HE）染色において，ピンク色の均質な血栓として認められます（図1）．これらの血栓は，免疫組織化学[*1]的に，抗フィブリン抗体に強陽性を示し（図2a），部分的に抗血小板抗体陽性を呈する（図2b）ことより，フィブリンが主体の血栓であることがわかります．また，敗血症を含む重症感染症に伴うDICでは，血栓中に白血球を混じている場合もあります．

[*1] **免疫組織化学**：組織切片中の抗原を，その抗原に特異的な抗体を用いて検出する組織学的手法．抗原抗体反応を用いて，組織切片中の抗原に結合した抗体を，酵素反応などで発色させ可視化します．

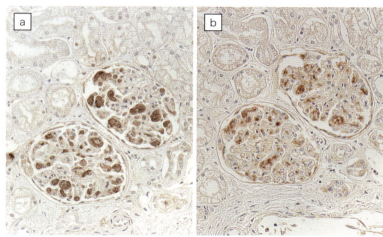

図2 DIC 症例の腎組織の免疫組織化学
微小血栓は，抗フィブリン抗体に強陽性（a），抗血小板抗体（抗 GP Ⅱb/Ⅲa 抗体）に部分的に陽性（b）を呈する．

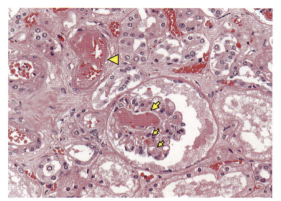

図3 敗血症に合併した DIC 症例の腎組織
腎糸球体輸入動脈・毛細血管内に微小血栓が観察される（→）．間質の動脈にも閉塞性血栓を認める（▷）．周囲の尿細管は部分的に変性する．

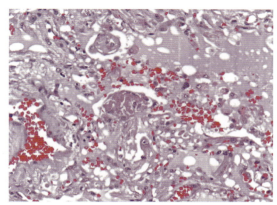

図4 直腸がんに合併した DIC 症例の肺組織
毛細血管内微小血栓と，周囲の肺胞腔への出血がみられる．

Q 微小血栓のできやすい臓器と，特徴的な組織障害像は？

A 微小血栓が観察される頻度が最も高い臓器は腎臓で，肺，脾臓，副腎と続きますが，皮膚，心臓，脳，肝臓など，全身諸臓器にも認められます．本項では，主要臓器である腎臓，肺，心臓における血栓と組織障害像について解説します．

腎臓では，血栓は主に糸球体毛細血管内に認められます（**図3**）が，輸出入細動脈や小動脈内にもみられます．糸球体に好発する理由としては，血液が濾過・濃縮される場所であり，血流が緩徐になりやすいことが考えられます．組織障害としては，血栓による糸球体壊死，近位尿細管の腫脹，空胞変性や急性尿細管壊死などが挙げられます．虚血性腎皮質壊死をきたす場合もあります[4]．

肺では，細動静脈および肺胞毛細血管に血栓を認めます．肺胞壁の循環障害によると考えられる肺水腫・肺胞出血を伴うことが多く（図4），時に急性呼吸窮迫症候群[*2]・急性肺障害（acute respiratory distress syndrome：ARDS/acute lung injury：ALI）を合併します[4]．

心臓では，心筋層内に微小血栓が多発します．そのため，多発性に小心筋壊死巣や小出血巣を認めますが，広範囲の心筋梗塞をきたすことはありません．ほかに，僧帽弁，大動脈弁に無菌性疣贅を認めることが多く，これを由来とした塞栓子が脳梗塞をひき起こすことがあります．

[*2] 急性呼吸窮迫症候群：種々の原因に続発して起こり，急速に呼吸不全をきたします．組織学的には，肺胞壁に沿う硝子膜形成が特徴的です．硝子膜は，フィブリンに富んだ滲出液から構成されます．

▶ TOPICS

血栓形成に重要な組織因子とその由来

これまで，エンドトキシン血症や敗血症によってひき起こされるDICの病態に，外因系血液凝固の開始因子である組織因子（tissue factor：TF）が重要な役割を果たしていることが報告されていますが[5]，どの細胞のTFが関与しているかは明確ではありませんでした．我々はラットDICモデルにおいて，リポポリサッカライド（LPS）刺激により活性化される血中の単球が発現するTFが，血栓形成に重要な役割を担っていることを示しました[6]．最近，PawlinskiらがLPS各種細胞にのみ特異的にTFを欠損するマウスを用い，LPS投与後のトロンビン/アンチトロンビン複合体（thrombin-antithrombin complex：TAT）値を測定し，骨髄球系細胞（顆粒球や単球/マクロファージ）でTFを欠損するマウスでのみ，約40％のthrombin-antithrombin complex（TAT）値の低下を認め，血小板・内皮細胞・平滑筋細胞特異的にTFを欠損するマウスではTAT値の低下を認めなかったと報告しています[7]．本論文の成果から，LPS投与後の血液凝固の活性化に白血球のTFが重要であること，血小板・内皮細胞や平滑筋細胞のTFの関与は少ないことが示唆されました．

[文 献]

1) 居石克夫，竹内 実：DICの病理．日本臨牀 51：30-36, 1993
2) 丸塚浩助，浅田祐士郎：DICの新展開：DICの病理．医学のあゆみ 206：23-27, 2003
3) Bick RL：Disseminated intravascular coagulation and related syndromes：a clinical review. Semin Thromb Hemost 14：299-338, 1988
4) Marder VJ, Feinstein DI, Colman RW et al：Consumptive Thrombohemorrhagic Disorders. Lippincott Williams and Wilkins, Philadelphia, pp1571-1576, 2006
5) Pawlinski R, Pedersen B, Schabbauer G et al：Role of tissue factor and protease-activated receptors in a mouse model of endotoxemia. Blood 103：1342-1347, 2004
6) Hara S, Asada Y, Marutsuka K et al：Expression of tissue factor and tissue factor pathway inhibitor in rats lungs with lipopolysaccharide-induced disseminated intravascular coagulation. Lab Invest 77：581-589, 1997
7) Pawlinski R, Wang JG, Owens AP 3rd et al：Hematopoietic and nonhematopoietic cell tissue factor activates the coagulation cascade in endotoxemic mice. Blood 116：806-814, 2010

IV章　病態生理と病理

凝固反応と感染・炎症・免疫

熊本大学大学院　生命科学研究部分子病理学分野　今村隆寿（いまむらたかひさ）

point

- 炎症部では凝固反応が起こっており，その結果フィブリン沈着がみられる．
- 炎症部に浸潤した好中球やマクロファージが発現する組織因子が，血管外に漏出した血漿（滲出液）中の凝固因子の活性化反応を誘導して凝固が起こる．
- 炎症・免疫反応による凝固反応の誘導だけでなく，凝固反応，特にトロンビンに炎症・免疫反応の修飾作用があり，両者には相互作用が存在する．
- 尿トロンビンは，急速進行性糸球体腎炎の診断・治療効果判定・スクリーニングに有用である．
- 炎症部では，マクロファージや線維芽細胞などが産生するウロキナーゼ型および組織型プラスミノゲンアクチベーターとともに，好中球エラスターゼが線溶に関与する．

Q 感染による炎症でひき起こされる凝固反応は，どのような病理組織になりますか？

凝固反応は，もともと生体防御反応として機能していたと考えられ，カブトガニの体液が細菌のリポ多糖体（lipopolysaccharides：LPS）に反応して凝固し，細菌を取り囲んで限局化し，排除する機構が典型例です．ヒトの細菌感染巣でも，出血がないにもかかわらず凝固がみられ，止血以外の凝固反応の役割を示唆しています．大葉性肺炎では，肺胞内に多数浸潤した好中球ととも肺胞内滲出液（炎症による血管透過性亢進で血管外に漏れ出た血漿）が凝固したフィブリン沈着（図1a）が認められます．また，マラリア感染胎盤でも胎盤間腔にフィブリン沈着（図1b）がみられ，フィブリン網内に存在するマクロファージ（図1c）が，凝固開始因子である組織因子を発現（図1d）[1]し，凝固を誘導しています．感染が重症化して発症した播種性血管内凝固症候群（disseminated intravascular coagulation：DIC）では，多数の血栓が肺や腎糸球体の血管を閉塞しています（図1e，f）．

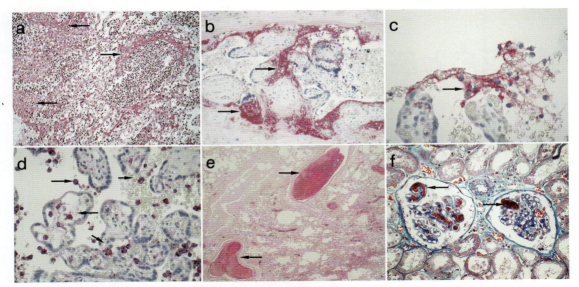

図1 感染による凝固反応とマクロファージの組織因子発現
　a：大葉性肺炎の肺胞内フィブリン沈着（矢印）（HE染色）
　b：マラリア感染胎盤間腔フィブリン沈着（矢印）（免疫染色，ファーストレッド）
　c：マラリア感染胎盤間腔のフィブリン網内マクロファージ（矢印）（免疫染色，ファーストレッド）
　d：マラリア感染胎盤間腔組織因子発現マクロファージ（矢印）（免疫染色，ファーストレッド）
　e：DICでの肺血栓（矢印）（HE染色）
　f：DICでの腎糸球体微小血栓（矢印）（アザン染色）

Q 免疫反応による炎症で凝固反応が起こると，どのような病理組織になりますか？

　免疫反応による凝固は，Coombs & Gell 分類のⅢ型とⅣ型でみられます．細胞性免疫応答のⅣ型にはサイトカインが関与し，ツベルクリン反応や接触性皮膚炎，移植片拒絶反応が含まれます．ツベルクリン反応では，浸潤マクロファージが発現する組織因子（**図2a**）が凝固反応を誘導し，沈着したフィブリン（**図2b**）[2]によってツベルクリン反応の特徴的所見である硬結が形成されます．液性免疫応答のⅢ型には，糸球体腎炎や全身性エリテマトーデス（systemic lupus erythematosus：SLE），関節リウマチなどの自己免疫病が含まれ，免疫複合体による補体系の活性化で炎症が起こります．この型のモデルであるアルサス反応では，浸潤好中球の組織因子発現[3]（**図2c**）によって，血管外組織にフィブリン網が形成されます（**図2d**）．好中球には，組織因子のmRNA発現（**図2e**）や凝固反応開始に必要なFVIIaとの結合能（**図2f**）が認められ，凝固反応を開始できる組織因子を産生していることが確認されます．

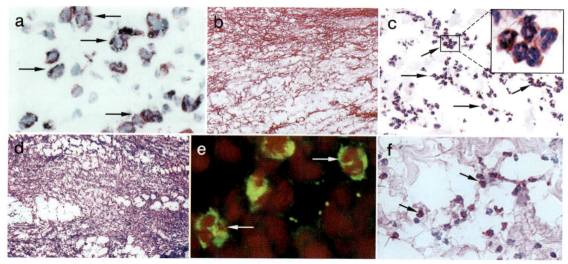

図2 アレルギーによる炎症の凝固誘導と組織因子発現
a：ツベルクリン反応皮膚（72時間後）の組織因子発現マクロファージ（矢印）
　（免疫染色，組織因子：ファーストレッド，マクロファージ：クロロナフトール）
b：ツベルクリン反応皮膚（24時間後）のフィブリン沈着（免疫染色，ファーストレッド）
c：アルサス反応皮膚（6時間後）の組織因子発現好中球（矢印）（免疫染色，ファーストレッド）
　挿入図は四角で囲んだ部分の拡大図．
d：アルサス反応部（24時間後）の好中球エラスターゼで分解されたフィブリン（免疫染色，ファーストレッド）
e：アルサス反応皮膚（6時間後）の組織因子 mRNA 発現好中球（矢印）（*in situ* hybridization，FITC）
f：アルサス反応皮膚（6時間後）のVIIa因子結合好中球（矢印）（組織化学染色，ファーストレッド）

Q 凝固反応と炎症・免疫反応は，どのような関係ですか？

A トロンビンは，血管内皮細胞に作用して血漿漏出を誘導し，白血球の血管内皮接着前のローリングに関わるP-セレクチンを発現させ，次に白血球の内皮細胞への接着を強め，内皮通過後は白血球遊走作用を起こします．単球に作用して，炎症メディエーターであるプロスタグランディンや血小板活性化因子（platelet activating factor：PAF），ケモカイン macrophage chemotactic protein（MCP）-1 などの産生を誘導します．さらに，補体C5に作用してC5aを産生します[4]．また，マイトジェンなどで刺激されたTリンパ球の増殖を亢進し，単核細胞からのinterleukin（IL）-1，IL-2，IL-6などのサイトカイン産生を高めます．一方，LPS，腫瘍壊死因子（tumor necrosis factor：TNF）-α，IL-1β，IL-6，IL-8，MCP-1，PAFは，単球/マクロファージの組織因子発現を誘導・亢進し，transforming growth factor（TGF）-β，IL-10，IL-4，IL-13などは抑制します．好中球プロテアーゼは，組織因子経路インヒビター（tissue factor pathway inhibitor：TFPI）を分解して凝固反応を促進します[5]．細菌による補体系活性化で産生されたC5aは，単球に組織因子を発現させます[6]．このように，凝固反応と炎症・免疫反応にはクロストークがあり，反応を相互に修飾しています（**図3**）．

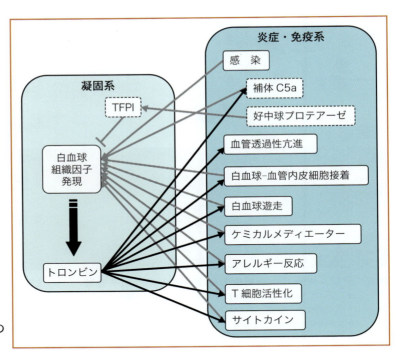

図3 凝固系と炎症・免疫系の
　　クロストーク

Q 凝固炎症反応が関与する炎症性疾患には，何がありますか？

A 糸球体腎炎患者の尿中のトロンビン活性を測定[7]すると，半月体形成性糸球体腎炎（臨床的には急速進行性糸球体腎炎で，放置すると数ヵ月で腎不全になる）患者で有意に高い活性[8,9]が検出されます（**図4a**）．この患者の糸球体では，浸潤マクロファージやボウマン嚢上皮細胞が組織因子を発現[9]（**図4b**）して凝固反応を誘導されているので，糸球体で産生されたトロンビンが，トロンビンリセプターを介して細胞増殖を亢進し，腎傷害を進行させていると考えられます．尿トロンビンは，測定が非侵襲的で簡単かつ安価であり迅速に結果が得られるので，急速進行性糸球体腎炎の早期治療のための早期診断やスクリーニングへの応用が期待されます．糸球体の炎症をreal-timeで反映し，治療により腎炎が沈静化すると消失する[9]（**図4c**）ので，治療効果判定にも有用です．また，トロンビン活性は，炎症が高度であるリウマチ性関節炎の関節液中で変形性関節炎より約2倍高く[10]（**図4d**）なっており，リウマチ性関節炎の滑膜では，浸潤マクロファージの組織因子発現とフィブリン沈着がみられます．関節液トロンビン活性は，血管内皮細胞増殖因子（vascular endothelial growth factor：VEGF）値との正相関もみられることから，トロンビンはリセプターを介したマクロファージや線維芽細胞の活性化に加え，VEGFによる血管増生で関節炎進行に関与していると考えられます．

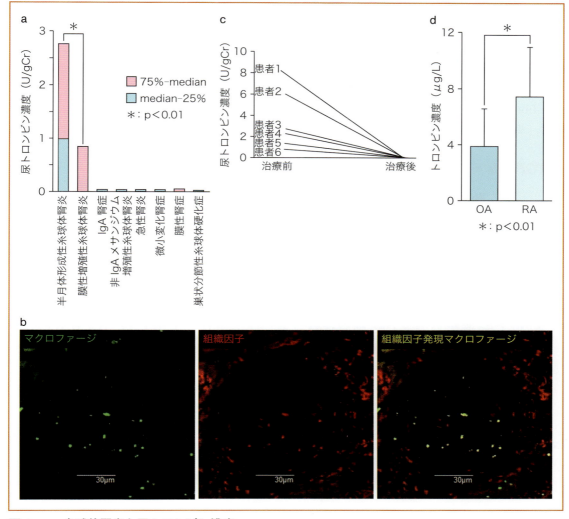

図4 a：糸球体腎炎と尿トロンビン濃度
　　　各種腎炎患者の尿中トロンビン濃度測定
　　　単位：トロンビンユニット/g クレアチニン
　　b：糸球体浸潤マクロファージ組織因子発現（半月体形成性糸球体腎炎）
　　　左：FITC（緑），中央：ロダミン（赤），右：マージ（黄）
　　　（蛍光免疫染色）
　　c：治療と尿トロンビン濃度
　　　治療前とステロイド治療2週間後の尿トロンビン濃度を測定
　　d：関節液中トロンビン濃度

Q 炎症によって線溶反応は起こりますか？

 炎症部では，浸潤マクロファージや線維芽細胞などが発現するウロキナーゼ型や血管内皮細胞が産生する組織型プラスミノゲンアクチベーターが，滲出液中のプラスミノゲンを限定分解してプラスミンに変換することにより，線溶反応を誘導しています．アルサス反応部の沈着フィブリンが，好中球エラスターゼ分解フィブリンに特異的な抗体で免疫染色

される（図 2d）ことは，*in vitro* で提唱されていた好中球エラスターゼによる線溶の *in vivo* で証明となりました[3]．一方，血管内皮細胞などの様々な細胞が発現する plasminogen activator inhibitor（PAI）-1 は，種々の病態で血漿濃度が上昇し，両方のプラスミノゲンアクチベーターを抑制します．また，凝固反応により，血小板や血漿に存在する thrombin activatable fibrinolysis inhibitor（TAFI）が活性化されます．したがって線溶反応は，これらのインヒビターによる制御を受けていると考えられます．

▶ TOPICS

敗血症での凝固促進の新機序：C5a による単球組織因子発現

敗血症でみられる DIC のように，感染症では血栓傾向が発症します．凝固反応促進の機序として，エンドトキシンなどの細菌成分やこれによって刺激されて白血球が産生するサイトカインによる単球などの組織因子発現誘導が一般的に考えられています．Skjeflo らは，ヒト全血に黄色ブドウ球菌を添加する敗血症を設定した実験で，C5a と単球組織因子の産生増加を伴って凝固反応が促進されることを見いだしました[6]．この凝固促進現象は，C5a 産生抑制と C5a 受容体拮抗薬によってほぼ消失し，CD14 や Toll-like receptor 2 に対する抗体で相乗的な抑制効果も認められました．これらの結果は，菌体成分による補体系活性化で産生された C5a が，単球の組織因子発現を促して凝固反応をひき起こすという敗血症での新たな凝固促進機序を明らかにするとともに，感染防御系である補体系の制御が，敗血症による血栓傾向に対する治療となる可能性を示唆しています．

［文　献］

1) Imamura T, Sugiyama T, Cuevas LE et al：Expression of tissue factor, the clotting initiator, on macrophages in *Plasmodium falciparum*-infected placentas. J Infect Dis 186：436-440, 2002
2) Imamura T, Iyama K, Takeya M et al：Role of macrophage tissue factor in the development of the delayed hypersensitivity reaction in monkey skin. Cell Immunol 152：614-622, 1993
3) Imamura T, Kaneda H, Nakamura S：New functions of neutrophils in the Arthus reaction：Expression of tissue factor, the clotting initiator, and fibrinolysis by elastase. Lab Invest 82：1287-1295, 2002
4) Huber-Lang M, Sarma JV, Zetoune FS et al：Generation of C5a in the absence of C3：a new complement activation pathway. Nature Med 12：682-687, 2006
5) Massberg S, Grahl L, von Bruehl M-L et al：Reciprocal coupling of coagulation and innate immunity via neutrophil serine proteases. Nature Med 16：887-896, 2010
6) Skjeflo EW, Christiansen D, Fure H et al：*Staphylococcus aureus*-induced complement activation promotes tissue factor-mediated coagulation. J Thromb Haemost 2018（in press）
7) Kitamoto Y, Tomita K, Imamura T：Assessment of thrombin in urine of glomerulonephritis patients by enzyme-liked immunosorbent assay. Ann Clin Biochem 41：133-137, 2004
8) Kitamoto Y, Imamura T, Fukui H et al：Role of thrombin in mesangial proliferative glomerulonephritis. Kidney Int 54：1767-1768, 1998
9) Kitamoto Y, Arizono K, Fukui H et al：Urinary thrombin：A novel marker of glomerular inflammation for the diagnosis of crescentic glomerulonephritis（prospective study）. PLoS ONE 10：e0118704, 2015
10) Kitamoto Y, Nakamura E, Kudo S et al：Thrombin in synovial fluid as a marker of synovial inflammation：a definite measurement by ELISA and correlation with VEGF. Clinica Chimica Acta 398：159-160, 2008

IV章 病態生理と病理

PAMPs/DAMPs/RAMPs

鹿児島大学大学院医歯学総合研究科 システム血栓制御学 丸山征郎（まるやまいくろう）

point

- 生体は体内外の侵襲分子に応答するシステムをもっている．PAMPs/DAMPs-pattern recognition receptor（PRRs）経路である．
- 代表的PAMPsはLPS，DAMPsはHMGB1やヒストンである．
- これらのシステムは生体防御的であるが，過剰だとDICやショックをひき起こす．
- この過剰を制御し，炎症や凝固反応を収束される系としてresolutiom（修復）システムが浮かび上がってきた．

Q PAMPs，DAMPsとは，どのような概念でしょうか？

A ヒトは体内外の変化を"センス（感知）"してダイナミックに応答して生存します．この生体防御性の免疫/炎症反応を誘導する基盤が，PAMPs（pathogen associated molecular patterns），DAMPs（damage associated molecular patterns）です．そのうち，PAMPsは病原微生物由来の分子群で，エンドトキシン（lipopolysaccharide：LPS）が代表的です．一方，DAMPsは自己細胞由来の分子群で，代表的にはhigh mobility group box-1（HMGB1），ヒストンがあります．PAMPsも，DAMPsもToll like receptors（TLRs）によって認識されて生体防御反応を誘導しますが，反応過剰の場合，播種性血管内凝固症候群（disseminated intravascular coaglation：DIC），ショック，全身性炎症反応症候群（systemic inflammatory response syndrome：SIRS）などを併発します[1]．

さらに最近，PAMPs，DAMPs系に加えて，"resolution"まで誘導する分子群の存在が判明してきました．すなわち，PAMPs，DAMPs応答を制御し，修復に至らしめるresolution associated molecular patterns（RAMPs）応答系です[2〜4]．

Q PAMPs・DAMPs-PRRs 経路は，どのような生体反応をひき起こすのですか？

A　PAMPs，DAMPs は数百を超す分子が同定されていますが，代表的な PAMPs は，グラム陰性菌のエンドトキシン（LPS），グラム陽性菌の菌体成分ペプチドグリカン（PGN）です．LPS は TLR-4 を介して，PGN は TLR-2 を介して，それぞれシグナルを入れます（図1）．その他の PAMPs も TLRs によって認識されて炎症，免疫応答を誘導します．この TLRs は単球・マクロファージ以外に，上皮系，血管内皮細胞などにも発現しており，PAMPs，DAMPs に応答してインターロイキン（IL）-6，IL-8，顆粒球コロニー刺激因子（granulocyte-colony stimulating factor：G-CSF），顆粒球単球コロニー刺激因子（granulocyte macrophage-CSF：GM-CSF）などのサイトカイン，ケモカインを産生し，その侵襲部位に炎症・免疫系の諸細胞を集簇させて，生体防御反応を誘導します（図1）．

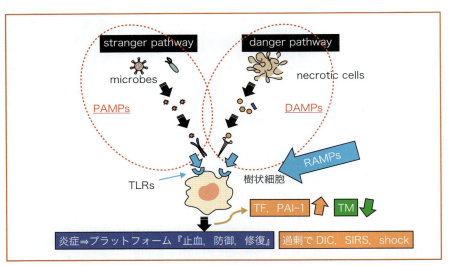

図1　バリア破綻でひき起こされる生体反応とその破綻の病態：DIC，SIRS，shock

Q DAMPs，PAMPs と血管内皮細胞の抗血栓装置：TM-PC システムはどのような関係にあるのでしょうか？

A　生理的状態の循環器内部は非凝固的です．すなわち血管内皮細胞は，抗血栓，抗凝固的，抗炎症性のベクトルを発揮して，円滑な循環を保障しています（図2）．トロンビンは，血小板活性化，フィブリン形成などを介して，止血反応の中心的役割を果たしますが，内皮細胞上の thrombomodulin（TM）と結合すると，血小板活性化能，凝固活性を喪失し，逆にプロテイン C（PC）活性化能が 2,000 倍まで増幅されます．活

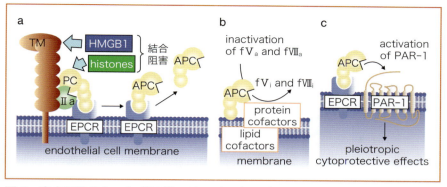

図2 内皮細胞のトロンボモジュリン（TM）：プロテインC（PC）システム
a：protein C activation
b：APC anticoagulant activity
c：APC cytoprotective activity
DAMPs：HMGB1，histones は TM に結合し，DAMPs 活性が減弱されるが，一方では TM 活性を抑制する．　　　（Griffin LO：Blood 109：3161, 2007 を参照して作成）

性化 PC（APC）は，凝固カスケード反応を負に制御するのみか，血管内皮細胞保護，抗炎症性に作用します（図2）．このように，内皮細胞上の TM-PC 装置は，閉鎖循環器の守護神的装置です[5]．しかし，PAMPs：LPS や DAMPs：HMGB1，TNFα は TM の発現を抑制し，逆に，組織因子，PAI-1 の発現を増強し，DIC の原因となる DIC の病態発現に大きな役割を果たします．

PAMPs，DAMPs と正反対の分子群 RAMPs について解説してください

 この PAMPs/DAMPs-PRRs のシグナル応答系を制御し，免疫・炎症反応を終焉させ，修復反応を促進する分子群が RAMPs です[2〜4]（図3）．代表的な RAMPs には以下のような分子群があります．

■ HSPs

RAMPs のうち, heat shock proteins（HSPs）研究が最も進んでいます（図3）[2〜4]．HSPs は，細胞ストレスに際して発現してくる他の分子群，例えば後述する binding immunoglobulin protein（BiP，別名 glucose regulated protein-78：GRP-78）と協働して，炎症・免疫を制御し，最終的には侵襲による生体ダメージの軽減と修復にはたらきます[3,4]．これらの蛋白類は，幅広い種類の細胞ストレスによって，細胞内に誘導・発現されてきて，細胞保護，炎症・免疫を制御します（図3）[2]．筆者らは以前，HSPs の発現に広く関わる熱ショック転写因子（heat shock transcription factor1：HSF1）が内皮細胞において，NO 合成酵素，TM の発現を増強することを報告しましたが[6]，NO，TM ともに抗血栓分子であるので，HSPs の発現は抗炎症，抗血栓，血管内皮細胞保護，循環改善という，あと一つ

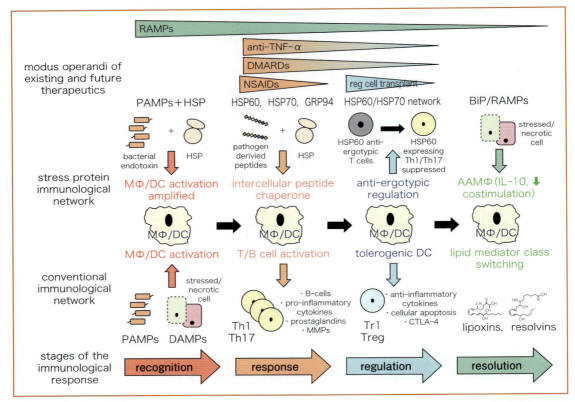

図3 RAMPsの概念

(文献2より引用)

の重要な反応系ともリンクしている可能性があります．

■ BiP

　BiPは，binding immunoglobulin proteinの略で，GRP-78と同一分子です．細胞内では，多くの細胞の，主として小胞体に発現し，小胞体の機能維持と保護，細胞内蛋白の折りたたみに重要な役割を果たしている分子で，HSP70と同ファミリーに属します．IL-10，IL-4産生・放出を介した抗炎症，細胞・臓器保護に作用することから，その誘導や補充的応用が期待されています[3]（図3）．

■ 酸化型HMGB1

　HMGB1は，核内DNA結合蛋白ですが，細胞壊死，エンドトキシンやサイトカイン刺激などのストレス時には，能動的に生細胞から細胞外に遊離されます．細胞外では免疫細胞をはじめ，諸細胞のTLR-4やTLR-2に作用し，遊走-活性化作用を発揮します[7]．しかし，HMGB1には図4に示したようにSH基が3個あり，その分子状態により細胞遊走能のある全還元型，細胞活性化能のある部分酸化型，これらの活性のない全酸化型，の3つのアイソフォームが存在することが判明してきました[7]（図4）．全酸

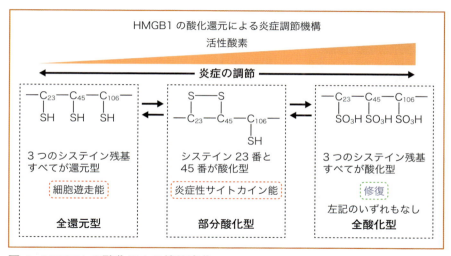

図4 HMGB1の酸化による機能変化
全酸化型（右端）はRAMPとして作用する．

化型HMGB1は，その他のアイソフォームのHMGB1の受容体への結合を阻害するため，RAMPとして作用する可能性があります．

■ **RAMPsとしてのTM-PC系**

APCは，凝固反応をストップさせ，PAR-1（protease activated receptor-1），あるいはAPC受容体（endothelial PC receptor：EPCR）に作用して，細胞保護（抗アポトーシス），抗炎症に作用します．APCはこのように凝固，炎症を制御し，細胞保護効果を発揮するという面から，RAMPsとしての機能をもつと筆者は想定しています（図2）．

[文献]

1) Foley JH, Conway EM：Cross talk pathways between coagulation and inflammation. Circ Res 118：1392-1408, 2016
2) Shields AM, Panayi GS, Corrigall, VM：Resolution-associated molecular patterns (PAMP)：RMParts defending immunological homeostasis? Clin Exp Immunol 165：292-300, 2011
3) Shields AM, Panayi GS, Corrigall VM：A new-age for biologic therapies：long-term drug-free therapy with BiP? Front Immunol 3：1-8, 2012
4) Beere HM："The stress of dying"：the role of heat shock proteins in the regulation of apoptosis. J Cell Sci 117：2641-2651, 2004
5) Griffin JH, Zlokovic BV, Mosnier LO：Activated protein C：biased for translation. Blood 125：2898-2907, 2015
6) Uchiyama T, Atsuta H, Utsugi T et al：HSF1 and constitutively active HSF1 improve vascular endothelial function (heat shock proteins improve vascular endothelial function). Atherosclerosis 190：321-329, 2007
7) Guo ZS, Liu Z, Bartlett DL et al：Life and death：Targetting high mobility group box 1 in emergent cancer therapies. Am J Cancer Res 3：1-20, 2013

好評発売中

救急・集中治療
（救急・集中治療 第28巻 11・12号）

神経集中治療
―いま最も知りたい20の論点―

特集編集 **黒田 泰弘**
香川大学医学部 救急災害医学講座

B5判／本文176頁
定価（本体4,600円＋税）
ISBN978-4-88378-545-2

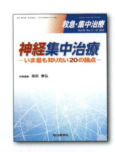

目　次

- 成人の神経集中治療が機能するために必要なものとは？
- 重症頭部外傷に対する神経集中治療は，脳灌流圧を優先して管理したほうが良い？
- PEEPが頭蓋内圧へ影響を及ぼすときの条件とは？
- 重症頭部外傷に対して，低体温療法は有効か？
- 頭部外傷における栄養療法は，早期から開始すべきか？
- 心停止後の体温管理療法の開始に際しては，脳傷害の程度を評価すべきか？
- 心肺蘇生中，心停止後症候群における脳酸素飽和度モニタリングは，予後評価に有効か？
- 心拍再開後脳障害における持続脳波モニタリングは，どのように施行し治療に活かすべきか？
- 体温管理療法，低体温療法時の鎮静鎮痛法は，通常とどこが違うのか？
- 非痙攣性てんかん，非痙攣性てんかん重積発作の診断において，持続脳波モニタリングはどのように使用すべきか？
- 神経集中治療における非痙攣性てんかん，非痙攣性てんかん重積発作の疫学と転帰は？
- くも膜下出血におけるearly brain injuryの疫学，治療，転帰は？
- くも膜下出血の神経集中治療における血清ナトリウム濃度異常の疫学，治療，転帰は？
- くも膜下出血における神経原性肺水腫の疫学，治療，転帰は？
- くも膜下出血における脳血管攣縮，遅発性脳虚血の疫学，治療，転帰は？
- 脳梗塞に対するrt-PA投与，および脳血管内治療後の集中治療の適応とは？
- 敗血症関連脳障害の検査・診断に，持続脳波モニタリング，画像検査，経頭蓋ドプラ，バイオマーカーはどのように有用なのか？
- 敗血症関連脳障害に対して，有効な治療法はあるのか？
- 灼熱環境における中枢神経障害の病態，疫学は？
- 灼熱環境における中枢神経障害に，有効な治療法はあるのか？

総合医学社　〒101-0061　東京都千代田区神田三崎町1-1-4
TEL 03(3219)2920　FAX 03(3219)0410　http://www.sogo-igaku.co.jp

V 凝固線溶系の諸指標

血小板，フィブリノゲン，プロトロンビン時間 ……………………… 136
FDP／Dダイマー ……………………………………………… 142
アンチトロンビン ………………………………………………… 149
凝固系分子マーカー ……………………………………………… 156
線溶系分子マーカー ……………………………………………… 164
FDP／Dダイマー検査の標準化 ………………………………… 169

V章　凝固線溶系の諸指標

血小板，フィブリノゲン，プロトロンビン時間

帝京大学医学部 内科学講座　川杉和夫（かわすぎかずお）

point

- 血小板は一次止血，凝固因子は二次止血に関与する．
- DIC では血小板数が低下する．
- DIC では基礎疾患によってフィブリノゲン（Fbg）の値が異なり，炎症性疾患を基礎疾患とした DIC では，Fbg は正常もしくは増加する．
- DIC では PT が延長する場合が多い．

血小板

Q 生理的意味を教えてください

　生理的状態では，血管内の血液は流動性を保ち，凝固することはありませんが，血管に障害が起こると，局所で速やかに凝固して（止血血栓）出血を防ぎます．この止血血栓に，血小板と凝固因子などが関与しています．すなわち，止血には一次止血と二次止血という2つのステップが必要であり，一次止血に主として血小板が関係し，二次止血には凝固因子が関与します．

　一次止血の概要は以下のように考えられています．すなわち，血管が損傷されると血管内皮細胞が剥離し，血管内皮下組織にある膠原線維（コラーゲン線維）が露出されて血小板の活性化が起こります．さらに内皮細胞の剥離に伴うずり応力の増大などによっても血小板が活性化され，その結果，血管損傷部位に血小板が粘着・凝集します．これをきっかけとして，粘着・凝集した血小板から adenosine diphosphate（ADP）などの生理活性物質の放出が起こります．その後，次々に血小板が局所に動員され，血小板同士が凝集して血小板凝集塊（血小板血栓）が形成されて血管損傷部位をふさぎ，一次止血が完了（止血）します．

　さらに，一次止血にひき続き起こる二次止血によって，フィブリン血栓（凝固血栓）が形成されて初めて止血は完成します．

Q 正常値と測定法を教えてください

血小板数の検査は，通常，自動血球計算装置で行われ，赤血球数や白血球数と同時に測定されることがほとんどです．基準範囲は 15〜35×10^4/μL で，年齢差や性差はほとんどありません．通常 10×10^4/μL 以下を「血小板減少症」，40×10^4/μL 以上を「血小板増多」と考えます．

Q 異常値を示す病態や疾患を教えてください

血小板数が増加する主な疾患は，骨髄増殖性疾患と呼ばれている本態性血小板血症，真性多血症，慢性骨髄性白血病，骨髄線維症が挙げられます．そのほか，反応性に血小板数が増加することも多く，例えば急性・慢性の出血，鉄欠乏性貧血，関節リウマチなどの疾患で血小板数の増加が認められます（**表 1**）．一方，血小板数が減少する疾患としては，再生不良性貧血，急性白血病，薬物性などがあります（表 1）．また，特発性血小板減少性紫斑病（idiopathic thrombosytopenic purpura：ITP），血栓性血小板減少性紫斑病（thrombotic thrombocytopenic purpura：TTP），あるいは播種性血管内凝固症候群（disseminated intravascular coagulation：DIC）などでも血小板数は減少します（表 1）．

表 1　血小板数が異常を示す疾患

増　加	1) **血液疾患**：本態性血小板血症，真性多血症，骨髄線維症，慢性骨髄性白血病 2) **反応性**：鉄欠乏性貧血，出血，手術後，摘脾 3) **その他**：関節リウマチ，悪性腫瘍
減　少	1) **血小板産生の低下**：再生不良性貧血，急性白血病，骨髄異形成症候群，放射線治療，薬物性など 2) **血小板破壊の亢進**：特発性血小板減少性紫斑病，全身性エリテマトーデス，播種性血管内凝固症候群，脾機能亢進症など 3) **その他**：偽性血小板減少症

Q DIC 診断での血小板数検査の意義について教えてください

骨髄での血小板産生が低下していない感染症（特に敗血症）などを基礎疾患とした症例では，血小板数の減少が DIC の合併を考える最初のきっかけとなります．また，1988 年の旧厚生省の DIC 診断基準[*1]を使って，血液疾患（急性白血病や再生不良性貧血など）に合併した DIC を診断する際には，血小板数と出血症状のスコアは 0 点としてスコアリングし，4 点以上を DIC と診断することを忘れてはいけません．

[*1] **DIC 診断基準**：日本救急医学会の急性期 DIC 診断基準では，今までの DIC 診断基準にはなかった血小板の時間的変化が取り入れられていることが一つの特長となっています〔「急性期 DIC 診断基準」の項を参照〕．

フィブリノゲン

生理的意味を教えてください

フィブリノゲン（Fbg：分子量 34 万の糖蛋白）は第 I 因子とも呼ばれ，止血に関与する 12 種類の血液凝固因子の一つとして重要な役割を果たしています．すなわち，血液凝固過程の最終段階で，トロンビンの作用により Fbg がフィブリンモノマーを経てフィブリンポリマーとなり，第XIII因子のはたらきにより架橋化されて安定化フィブリンとなって，止血血栓をつくるという止血機構の中心的役割を担っています（**図 1**）．

Fbg の合成や分泌は肝細胞で行われ，約 80％は血液中に，残りは血管外にあります．血小板中にも Fbg が存在して血小板の凝集反応に関与し，生体内の半減期は 3〜4 日とされています．また Fbg は，第XIII因子や cold insoluble globulin（CIG）などとともに創傷の治癒機序に関係しています．

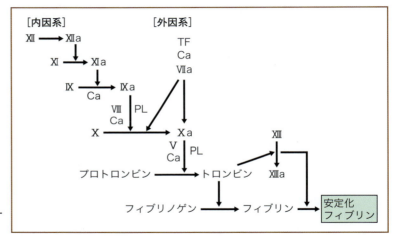

図 1　血液凝固反応のカスケード

正常値と測定法を教えてください

正常値は多くの施設で 200〜400 mg/dL 前後ですが，施設によって基準値が異なる場合もありますので，確認が必要です．

測定法は，多くの施設で自動測定機器が使用されている関係から，自動機器で採用されているトロンビン時間法（凝血学的測定法の一種）が一般的となっています．

異常値を示す病態や疾患を教えてください

Fbg が増加（400 mg/dL 以上）したときには，多くの場合はそれをひき起こす基礎疾患（病態）が存在します．例えば感染症などの

表2 フィブリノゲン値が異常を呈する病態や病気（基準値：200〜400 mg/dL）

低　下	増　加
1. 生理的低下 　　新生児	1. 生理的増加 　　高齢者，妊娠後期
2. 先天的低下 　　無フィブリノゲン血症，低フィブリノゲン血症，異常フィブリノゲン血症の一部	2. 後天的増加 　　感染症 　　悪性腫瘍 　　脳梗塞，心筋梗塞の急性期 　　糖尿病
3. 後天的低下 　a）産生低下 　　　肝硬変などの重症肝障害，L-アスパラギナーゼ投与 　b）消費亢進 　　　DIC（急性白血病などが基礎疾患），大量出血 　c）線溶亢進 　　　ショック（感電），血栓溶解薬（t-PAなど），DIC（急性白血病などが基礎疾患）	ネフローゼなどの腎疾患 　　膠原病 　　フィブリノゲンを含む血漿 　　分画製剤の投与 　　エストロゲン製剤の服用 　　DIC（感染などが基礎疾患の場合）

　急性炎症が体内に存在すると，acute phase reactant として Fbg が上昇します．そのため，Fbg が高値を示す場合には，その原因となっている基礎疾患を明確にすることが必要となります．

　基礎疾患としては，まず感染症や悪性腫瘍（胃がん，大腸がん，子宮がんなど）が挙げられます．脳梗塞や心筋梗塞，糖尿病やネフローゼ，エストロゲン製剤内服中，新鮮凍結血漿や Fbg 製剤の大量投与後などでも Fbg が上昇します（**表2**）．また，加齢や妊娠でも経時的に増加傾向を示します．

　Fbg が低値（200 mg/dL 以下）を示すケースでも，高値を呈する場合と同様に基礎疾患の有無が重要となります．特に後天的に Fbg が低下している場合には，基礎疾患を Fbg の産生低下，消費の亢進，線溶亢進の3つに分類できます（表2）．すなわち，Fbg は肝臓で生成されるため，肝硬変などの重症肝疾患では産生が低下して，Fbg が低値となります．L-アスパラギナーゼの投与でも産生の低下が起こります．Fbg の消費が亢進すると，Fbg は低下します．消費が亢進した状態として DIC や巨大血栓症，大量出血などが挙げられます．線溶亢進では，線溶系が過度に活性化されて Fbg の分解が亢進するため Fbg が低下します．感電性のショックや tissue plasminogen activator（t-PA）などの血栓溶解薬が投与された場合，DIC などで線溶の亢進がみられます（表2）．

Q DIC 診断での Fbg 検査の意義について教えてください

　DIC における Fbg の評価には，注意が必要です．DIC の原因となる基礎疾患の違いによって，Fbg は低値から高値のいずれの値にもなりうるからです．白血病や前立腺がん，あるいは腹部大動脈瘤などを基礎疾患にした DIC では，線溶系（あるいは消費）の亢進により Fbg は低下

します．一方，炎症を基礎疾患（感染症や多発外傷など）としたDICの場合には，Fbgは正常もしくは増加します（表2）．最近発表された日本血栓止血学会DIC診断基準においても，Fbgが感染症型ではスコアリングから除外されています．

プロトロンビン時間（PT）

Q 何を知るための検査ですか？

A プロトロンビン時間（PT）は，外因系凝固を統合的に判定するスクリーニング検査で，肝硬変やDICなどの凝固異常症の診断のほか，ワルファリン治療の指標としても用いられています．PT測定の原理は，被検血漿にカルシウムイオンと組織トロンボプラスチンを加えてから，フィブリンが析出してくるまでの時間を測定するものです．従来は用手法で行われていましたが，最近は自動凝固測定装置で測定される場合が多いです．

Q 正常値とINRの意味を教えてください

A 基準値は施設ごとに設定されていますが，一般的に10～14秒の範囲内である施設が多いと思われます．基準値の表現方法には，①測定時間（秒）表示，②プロトロンビン活性表示（希釈した正常血漿を用いて検量線を描き，そこから％表示をする，基準は80～100％），③PT比表示（患者血漿PT/正常血漿PT），の3通りの方法がありますが，測定時間表示やプロトロンビン活性表示が多いようです．

PTは，もともと試薬や施設間のばらつきが大きいことで問題となっていましたが，それを解決するためINR表示[*2]（International Normalized Ratio：国際正常化指数表示）が提唱され，普及してきています．これは，標準正常血漿と被検検体のPT（秒）の比率であるプロトロンビン比（PR）と，使用する試薬の感度を国際標準試薬と比較した国際感度指数（ISI）とから，下記の方法で計算するものです．

$$INR = PR^{ISI} = (患者血漿のPT/正常血漿のPT)^{ISI}$$
〔基準範囲：1に近いほど良い〕

[*2] **INR表示**：例えば急性期DIC診断基準では，スコアリングに用いられるPT検査はPT比となっています．その際に，ISIが1であれば，PT比はINRの値に等しいことになり，PT比の値としてINRの値を代用できることになります．

Q 異常値を示す病態や疾患を教えてください

A PTは，第Ⅶ因子，第Ⅹ因子，第Ⅴ因子，第Ⅱ因子，Fbgの量および質を反映して，これらの先天性凝固欠乏症や異常症で延長します（表3）．臨床的には続発性の凝固因子低下が多く，肝硬変などの産生障害，ビタミンK欠乏状態によるビタミンK依存性凝固因子の活性低下，DIC

表3　PTが延長する疾患

1）DIC	止血系因子の消耗性減少，肝機能障害による産生低下
2）薬　剤	ワルファリン療法（PIVIKA Ⅱ），L-アスパラギナーゼ（肝機能低下），ヘパリンなど
3）先天性止血因子異常	FⅦ，FⅩ，FⅤ，FⅡ，FⅠの異常または欠損
4）インヒビター	止血因子に対する抗体，抗リン脂質抗体症候群
5）肝機能障害	肝硬変，劇症肝炎，急性肝炎，慢性肝炎
6）ビタミンK欠乏	閉塞性黄疸，新生児，抗生物質の長期大量投与，広範な小腸の疾患，ワルファリン投与など

などの消費性凝固障害などで延長します．また，外因系凝固過程に関与する後天性インヒビター（抗リン脂質抗体症候群など）の存在でも延長します（表3）．

逆にPTが短縮した場合には，過凝固状態と考えられますが，実際の検査値PTの短縮を評価することは今のところできません．

Q DIC 診断での PT 検査の意義について教えてください

PT検査（PT比）は，1988年の旧厚生省DIC診断基準や急性期DIC診断基準の項目として取り上げられています．1988年の旧厚生省DIC診断基準では，PT比が1.25以上で1点，1.67以上で2点，急性期DIC診断基準では1.2以上で1点がスコアリングされます．また，最近発表された日本血栓止血学会DIC診断基準でもPT比が採用されており，その点数は1988年の旧厚生省DIC診断基準と同様です．

V章 凝固線溶系の諸指標

FDP／Dダイマー

新潟大学魚沼地域医療教育センター 血液内科 関 義信(せきよしのぶ)

point

- ▶ FDPは，フィブリン分解産物だけでなく，フィブリノゲン分解産物も含む．
- ▶ Dダイマーは，安定化フィブリン分解産物を測定したものである．
- ▶ トロンビンは，XIII因子をCa^{2+}存在下に活性化して，活性化XIII（XIIIa）とする．XIIIaはフィブリンを架橋形成（安定化）する．
- ▶ FDPは，血清と血漿で測定することができるが，認識する抗体が異なる．
- ▶ 理論上はFDP≧Dダイマーとなるはずだが，試薬が認識する物質や感度が異なり，さらに試薬間の標準化が未だなされておらず，解釈には注意が必要である．

Q FDPとは何ですか？

A FDPとは，fibrin/fibrinogen degradation productsの略で，「フィブリン/フィブリノゲン分解産物」と呼ばれています．血中のフィブリノゲンまたは血液凝固反応の結果生じたフィブリンは，線溶活性を有する蛋白分解酵素プラスミンによって分解されます．分解産物はフィブリノゲン由来とフィブリン由来の起源が異なるものを含み，その分解程度も異なっています（**図1**）[1]．

フィブリン上で効率良く生じたプラスミンがそのフィブリンを分解する反応は「二次線溶反応」と呼ばれ，フィブリン塊形成が直接線溶反応活性化に関わっていない反応，例えばフィブリノゲンが直接プラスミンにより分解される反応は「一次線溶反応」と理解されています．FDPは，一般的にはプラスミンによるフィブリン分解産物を多く含み，それ以外のフィブリノゲン分解産物などは少ないとされています．しかし，後述するような特殊病態ではその限りではなく，一次線溶反応を反映することがあります．

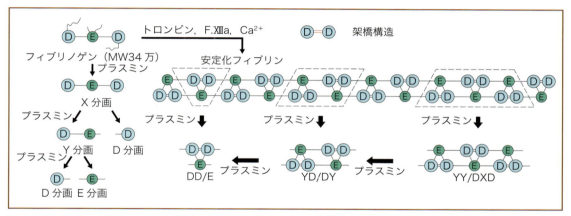

図1 フィブリノゲン，フィブリンのプラスミンによる分解とFDP, Dダイマー（文献1を参照して作成）

Q FDPの測定方法・基準値を教えてください

A ■ ラテックス凝集法，ラテックス凝集比濁法，LPIA（latex photometric immunoassay）法など

従来は，抗ヒトフィブリノゲンポリクローナル抗体を用いた本法が主流でした．この方法は血清検体で測定します．残存フィブリノゲンと反応するために検体採取時には，試験管内の血液が十分に凝固し残存フィブリノゲンがないようにする必要があります．トロンビンやレプチラーゼを添加したり，試験管内で線溶が進行しないようにアプロチニンを添加した専用容器が必要でした．近年は，FDPに対するモノクローナル抗体を用いた測定試薬が使用でき，血漿検体で測定できるようになりました．血清作成のための時間が不要で，ほかの凝固線溶検査用の血漿検体で測定可能なため，迅速性・利便性に優れています．さらに血清FDP測定で問題となる残存フィブリノゲンによるアーチファクトも解決されます．

■ 酵素免疫法（enzyme immunoassay：EIA）

フィブリノゲン分解産物（fibrinogen degradation product：FgDP）に対するモノクローナル抗体を用いた方法です．現在はキットが発売されておらず，これを使用しての測定はできません．

＊　　＊　　＊　　＊　　＊

以上により測定されるFDPの基準値は，各試薬により異なります．一般的には5μg/mL未満の試薬が多いのですが，それ以外の試薬もありますので，測定した試薬名と基準値は必ずチェックしておくことが重要です．

FDP 測定の臨床的意義は何ですか？

 フィブリンやフィブリノゲンがプラスミンにより分解された産物量を測定しており，線溶機能の程度を知ることができる検査です．

■ 異常高値を示す病態[2]

①播種性血管内凝固症候群（disseminated intravascular coagulation：DIC）：基礎疾患として重症敗血症，ショック，がん・白血病などの悪性腫瘍，胎盤早期剝離などの産科的疾患，血管内溶血，大手術・熱傷などの組織損傷，カサバッハメリット症候群・大動脈瘤などの血管病変，移植片対宿主病（graft versus host disease：GVHD）などが挙げられます．

②血栓性血小板減少性紫斑病（thrombotic thrombocytopenic purpura：TTP），溶血性尿毒症症候群（hemolytic uremic syndrome：HUS）．

③広範な血栓症．

④肝硬変など網内系機能低下．

⑤胸水・腹水・血性心囊液貯留など．

⑥脳出血・血腫などの吸収期．

⑦ウロキナーゼや組織プラスミノゲンアクチベーター（t-PA）などによる血栓溶解療法施行中．

⑧α_2-plasmin inhibitor（PI）欠乏症・蛇毒製剤投与中．

などが挙げられていますが，その上昇程度は，疾患や血栓の大きさなどにより，かなりばらつきがあります．特に DIC の場合は，急性前骨髄球性白血病（acute promyelocytic leukemia：APL）や前立腺がんなどの一部の固形がん，消化器腺がんの骨髄がん腫症，血管病変などでは著増[3,4]します．

FDP 解釈の注意点を教えてください

使用した FDP の測定キットが，フィブリノゲン，フィブリノゲン E 分画に対するポリクローナル抗体を使用しているのか，あるいは抗ヒト FDP モノクローナル抗体を使用しているのかを十分に知る必要があります．FDP を外注している施設では，外注先の検査会社が使用している試薬名（可能ならば測定機器も）を知っておく必要があります．血清 FDP 測定では，トロンビン添加によりフィブリンにならない異常フィブリノゲンや抗凝固薬の使用などにより，残存フィブリノゲンが FDP として測定され偽高値を呈することがあり得ます．また，FDP が血栓内に取り込まれ，偽低値を呈することがあることも知られています．血漿 FDP 測定では，使用する試薬で用いられているモノクローナル抗体の反応性の違いにより，データの乖離が報告[5]されており，注意が必要です．

Dダイマーとは何ですか？

Dダイマーとは crosslinked fibrin degradation products (XDP) のことで，「安定化フィブリン分解産物」と呼ばれています．血管内凝固機序により，フィブリノゲンはトロンビンの作用により，フィブリンモノマーとなります．さらに重合して，フィブリンポリマーとなります．トロンビンは，XIII因子を Ca^{2+} 存在下に活性化して，活性化XIII因子（XIIIa[*1]）とします．XIIIa によりフィブリンポリマーから架橋化（安定化）フィブリンポリマーが生成されます．安定化フィブリンにプラスミンが作用すると，高分子の中間分解産物を経て DD（Dダイマー）/E 複合体が産生され，最終的には DD と E 分画となります（図1）．架橋形成された DD 同士は，プラスミンによりそれ以上分解されません．よって，安定化フィブリン分解産物は Dダイマーを含み，生体内に安定化フィブリン（フィブリン血栓）が存在した証明になるわけです．フィブリン上でプラスミンが安定化フィブリンを分解する反応によるので，二次線溶マーカーと理解されています．

[*1] XIIIa：トランスアミダーゼであり，重合したフィブリンの隣り合った γ 鎖間に，次いで α 鎖間に架橋結合を形成します．また XIIIa は，フィブロネクチンや，$α_2$-PI などを α 鎖に架橋形成させることがわかっています．この結果，フィブリン網は物理的および化学的に安定化します．

 Dダイマーの測定方法・基準値を教えてください

 ■ **ラテックス凝集法，ラテックス凝集比濁法，LPIA 法など**

Dダイマーに対するモノクローナル抗体をラテックスに被覆させた試薬に検体を加え，その凝集の程度で定量する方法です．

■ **酸素免疫法（EIA）**

Dダイマーに対するモノクローナル抗体を用いたサンドイッチ EIA で定量する方法です．近年発売されている高感度で国際基準の測定法は，これにあたります．

　　　　＊　　　＊　　　＊　　　＊　　　＊

以上により測定される Dダイマーの基準値は，各試薬により異なります．一般的には 1.0 μg/mL 未満の試薬が多いのですが，EIA では ≦500 ng/mL の高感度の試薬もあります．ここでも測定した測定法，試薬名と基準値は必ずチェックしておくことが重要です．

なお，FDP，Dダイマーに関し，市販されている試薬の紹介を JACLaS EXPO 2017 製品一覧をもとに**表1**にまとめました．

表1 現在日本で測定可能なFDP/Dダイマーに関する体外診断用医薬品一覧

	LSIメディエンス	アイ・エル・ジャパン	アーリアメディカル	医学生物学研究所	栄研化学	カイノス	協和メディクス	協和メディクス	極東製薬工業	シーメンスヘルスケア・ダイアグノスティクス	シスメックス	シノテスト	積水メディカル	東ソー	富士レビオ	ロシュ・ダイアグノスティクス
FDP	ラテックス免疫比濁法	ラテックス免疫比濁法				ラテックス比濁法	ラテックス免疫比濁法	ラテックス免疫比濁法	ラテックス免疫比濁法		ラテックス免疫比濁法	ラテックス免疫比濁法	ラテックス比濁法		ラテックス法	ラテックス法
FDP・E分画	ラテックス免疫比濁法			ラテックス凝集法												
DD	ラテックス免疫比濁法, CLEIA法	ラテックス免疫比濁法, 化学発光免疫法	蛍光免疫測定法		FEIA法	ラテックス免疫比濁法	ラテックス比濁法	ラテックス免疫比濁法	ラテックス免疫比濁法	ラテックス免疫比濁法	ラテックス免疫比濁法	ラテックス免疫比濁法	ラテックス比濁法, イムノクロマト・反射光強度法	EIA法	ラテックス凝集法, ラテックス比濁法	ラテックス法

(JACLaS EXPO 2017 製品一覧をもとに筆者が作成, 商品名は省略)

Q Dダイマー測定の臨床的意義は何ですか？

前述したとおり，安定化フィブリンがプラスミンにより分解された産物量を測定しており，血栓由来の線溶機能の程度を知ることができる検査です．

■ 異常高値を示す病態

DICをはじめとして「FDP」の項で述べた病態です．

その上昇程度は，疾患や血栓の大きさなどにより，かなりばらつきがあります．DICや血栓症の早期診断に用いられていますが，近年は深部静脈血栓症の診断で，Dダイマーを用いた除外診断の有用性が報告[6]されています．

Q Dダイマー解釈の注意点を教えてください

Dダイマーの試薬は，フィブリノゲンと交差反応を起こさないので，普通は利便性の高い血漿を用いて測定します．試薬にもよりますが，ラテックス凝集法では，リウマチ因子，高γグロブリン血症，IgM高値，human anti-mouse antibody（HAMA）[*2]などで擬陽性になるものが知られています．一方，影響を受けにくいとされる試薬もありますので，使用している試薬の確認が必要です．FDPと同様に，Dダイマーを外注している施設では，外注先の検査会社が使用している試薬名（可能ならば測定機器も）を知っておく必要があります．

FDPとDダイマーで測定値が乖離する病態，特にFDP≫Dダイマーとなる疾患または病態が知られていますので，簡潔にまとめておきます（**表2**）．

[*2] **HAMA**：マウスの免疫グロブリンに結合するヒトの免疫グロブリンのことをいいます．抗マウスIgG抗体は，数％〜数十％のかなり高い頻度で，ヒト血清中に存在することがいわれています．

表2　FDPとDダイマーで測定値が乖離する（FDP≫Dダイマー）ことの多い病態

1. 急性前骨髄球性白血病（APL）
2. その他の造血器腫瘍
3. 血栓溶解療法中（t-PA, u-PA）
4. 前立腺がんなどのu-PA産生性固形がん
5. 骨髄がん腫症
6. 各種固形がんの遠隔・全身転移

（第XIII因子欠乏症も理論的にはFDP≫Dダイマーになると考えられるが，症例の集積とデータ解析が十分なされておらず，これからの検討課題と思われる）

我が国でのFDPとDダイマー測定の現状と問題点を教えてください

表3に，DIC診療におけるFDP，Dダイマー測定に関する試薬の特徴から臨床的意義，注意点までを簡単にまとめました．1988年の旧厚生省の診断基準や2005年の急性期診断基準，2017年の日本血栓止血学会基準などでは，FDPはその測定値によりスコア化されています．旧厚生省の診断基準では，Dダイマーの高値も診断の補助的検査成績，所見で取り上げられています．ここでの問題点は，使用する試薬によりDICスコアが異なってくる可能性があることです．すなわち，FDPやDダイマーは前述したとおり，標準化されていないので，使用する試薬によりDICの基準を満たしたり満たさなかったりするのです．最近では，臨床に使われているFDPやDダイマー試薬の様々な分子量からなるFDPに対する反応性は全く異なっている[7]こともわかっています．急性期診断基準では，FDPの代替としてDダイマーを使用可能とするために，各試薬でのDダイマー/FDP換算表が作成されています．国際血栓止血学会（International Society on Thrombosis and Haemostasis：ISTH）の2001年のovert DIC

表3　DIC診療におけるFDP，Dダイマー（DD）測定に関する検査の特徴から臨床的意義，注意点まで

項目	検体	測定法	検出物質	臨床的意義	結果判定時の注意
FDP	血清	ラテックス凝集法，ラテックス凝集比濁法，LPIA法，など	FDP（-E），FgDP，XDP，Fbg	線溶活性の大きさ，すべてのフィブリン/フィブリノゲン分解産物，感染症由来などの臓器障害を伴うDIC以外の重症度，出血のしやすさ，止血のしにくさ	異常フィブリノゲン，残存フィブリノゲンで偽高値，FDPが血栓内に取り込まれると偽低値，臓器障害型のDICではFDPが低値でも軽症を意味しない
	血漿	ラテックス凝集法，ラテックス凝集比濁法，LPIA法，など	FDP，FgDP，XDP	同上，血漿で測定可能なので迅速・採血上の利便性	異常・残存フィブリノゲンによる偽高値，FDPの血栓内取り込みによる偽低値は解消
DD	血漿	ラテックス凝集法，LPIA法，EIA法，など	XDP	血栓由来の分解産物，血漿で測定可能なので迅速・採血上の利便性，EIAは高感度	ラテックス凝集やEIAに関し擬陽性となる諸反応あり 高感度では基準値がかなり異なる

診断基準では，フィブリン関連産物は「中等度増加」，「著明増加」のごとく，測定値の記載がないままに分類されているにすぎず，各国での運用も当然標準化されていないこととなります．いずれにしろ，根本的解決のためには FDP/D ダイマーの国際標準化が急務とされています．FDP/D ダイマーの標準化に関しては，別項「FDP/D ダイマー検査の標準化」で述べられていますので，ご参照ください．

＊　　＊　　＊　　＊　　＊

以上，FDP/D ダイマーをできるだけわかりやすく概説しました．明日からの診療の参考にしていただけたら幸いです．

MEMO

測定原理と測定名称

　FDP や DD の測定はラテックス凝集法を原理としているものが多いです．これは抗ヒト FDP/DD マウスモノクローナル抗体を感作したラテックス粒子に検体を反応させ，検体中の FDP/DD と抗ヒト FDP/DD マウスモノクローナル抗体が抗原抗体反応を起こし，FDP/DD 濃度に比例してラテックス粒子を凝集させるものです．この凝集が濁度となり変化率を分光光度計で測定することにより検体中の FDP/DD 濃度を求める方法です．ラテックス比濁法，ラテックス免疫比濁法，ラテックス法，LPIA 法などと，メーカーにより様々な名称で呼ばれますが同義語として扱われている場合が多いです．

[文　献]

1) 遠藤　武, 久米章司：線溶系分子マーカー．"臨床検査ガイド '95" 大久保昭行 編．文光堂，pp660-666, 1995
2) 河合陽子：血栓症の検査　3．線溶系の検査　1) FDP．臨床検査 40：147-149, 1996
3) 丸山征郎, 坂田洋一, 和田英夫 他：科学的根拠に基づいた感染症に伴う DIC 治療のエキスパートコンセンサス．血栓止血誌 20：77-113, 2009
4) 関　義信：悪性腫瘍（固形癌）と DIC．"DIC 診療ガイドブック" 丸山征郎 監修．メディカルレビュー社，大阪，pp78-91, 2009
5) 表　美香, 吉田知孝, 朝倉英策 他：血漿 FDP 測定試薬の基礎的検討と FDP 測定値の乖離例の解析．日検血会誌 4：406-415, 2003
6) Wells PS, Anderson DR, Rodger M et al：Evaluation of D-Dimer in the diagnosis of suspected deep-vein thrombosis. N Engl J Med 349：1227-1235, 2003
7) Madoiwa S, Kitajima I, Ohmori T et al：Distinct reactivity of the commercially available monoclonal antibodies of D-dimer and plasma testing to the molecular variants of fibrin degradation products. Thromb Res 132：457-464, 2013

V章 凝固線溶系の諸指標

アンチトロンビン

国立病院機構高崎総合医療センター 臨床検査科 内山俊正

point

- ▶ アンチトロンビンは，トロンビン，活性化凝固第X因子などのセリンプロテアーゼを阻害して血液凝固を制御する物質である．この阻害作用は，ヘパリン類のペンタサッカライドとの結合で著しく促進される．
- ▶ アンチトロンビンは，生体内において生理的には，血管内皮細胞上のヘパリン様物質との相互作用で，抗血栓・抗炎症作用を発揮する．
- ▶ 先天性アンチトロンビン欠損症や分子異常症では，若年から反復する血栓傾向を示すことが知られている．
- ▶ DICにおいて，アンチトロンビンは血管内凝固の活性化に伴う消費や血管外への漏出，肝での合成低下などの機序により低下し，予後との関連が指摘されている．

Q アンチトロンビンはどのような物質でしょうか？

A アンチトロンビン（AT）は，1905年にMorawitzらによってトロンビン（Ⅱa）に対して阻害作用を示す物質として命名されました．その後ATはⅠ～Ⅵに分類されましたが，Ⅰ，Ⅱ，Ⅳ，Ⅴ，ⅥはⅡ独立した物質でないことが判明し，現在ATといえば，かつてのATⅢのことを示します．ATは，主に肝臓で産生される432アミノ酸残基からなる分子量58,000の一本鎖糖蛋白質で，血漿中に25.0～30.0 mg/dLの濃度で存在し，健常者血中半減期は約65時間で，血中：血管内皮：血管外に4：1：5の割合で存在するといわれています[1]．

Q アンチトロンビンの生理的作用は，どのようなものでしょうか？

A 主な生理的作用は，血液凝固活性化に伴って生成されるトロンビン（Ⅱa）や活性化凝固第X因子（Xa）・同Ⅸ因子（Ⅸa）・同Ⅺ因子（Ⅺa）などのセリンプロテアーゼを阻害し，血液凝固反応を制御することです（セリンプロテアーゼインヒビター：SERPIN）[2]（図1）．このATのⅡaやXaに対する阻害作用は，ヘパリンの存在下で著しく増強されることが知

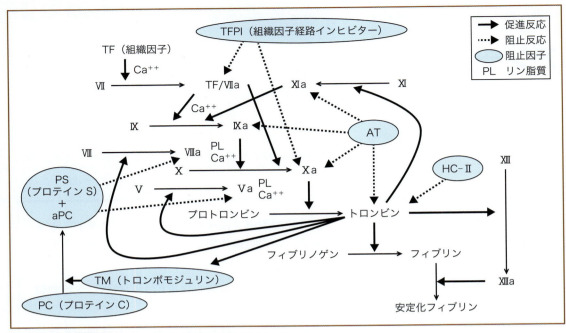

図1 血液凝固反応とその制御機構における AT

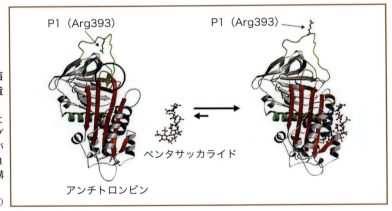

図2 ペンタサッカライドの結合による AT の立体構造変化
ペンタサッカライドが AT に結合すると反応中心ループ上の反応基 P1 (Arg393) がプロテアーゼの活性中心 S1 (Ser) に向かうように立体構造を変化させる.
（文献 3 より引用）

られています．すなわち，ヘパリンの非存在下でも AT の C 末端領域の反応部位 P1 (Arg393) と P1' (Ser394) の間が標的プロテアーゼにより切断され，P1 とセリンプロテアーゼ活性の中心である S1 (Ser) が 1 : 1 で結合してその活性を中和する反応が緩徐に進みます．しかし，ヘパリンが AT の N 末端領域のヘパリン結合部位に結合することで AT の立体構造が変化し，P1 部位がプロテアーゼの S1 (Ser) と結合しやすくなるため，中和反応が劇的に促進されます[3]（**図2**）．近年，AT との結合に必要なヘパリンの最小糖配列である 5 糖構造（ペンタサッカライド）が判明し，この 5 糖-AT 複合体のみでは抗 Xa 作用を発揮することが知られています[4]．ヘパリンは，糖鎖の残基数により，抗 Xa 活性と抗 IIa 活性の比率

が異なり，22残基以上ではヘパリンはⅡa・ATと安定な三量体を形成し，抗Xa活性/抗Ⅱa活性がほぼ1であるのに対して，8〜10残基の短鎖ヘパリンはⅡaとは結合できず抗Ⅱa活性が低下するため，この比は2〜5：1と高くなります[3]．この点から低分子ヘパリンは，抗Xa活性の選択性の高い薬剤として用いられています．生体内においてATは，血管内皮細胞表面のヘパリン様物質（ヘパラン硫酸プロテオグリカン：HSPG）との相互作用で，効率的にセリンプロテアーゼ活性阻害作用を促進すると考えられています[5]．Ⅱaを阻害するSERPINとしては，ほかにヘパリンコファクターⅡ（HC-Ⅱ）が知られ，内皮下組織に多く分布するデルマタン硫酸により阻害活性が増強されます[3,6]．しかし，ヘパリン存在下での血中トロンビン阻害活性の約80％はATが占めるといわれ，HC-Ⅱはむしろ，血管外におけるトロンビン阻害に主な機能を担っていると思われます．

 アンチトロンビンで注目される新たな作用とは何でしょうか？

近年，ATには抗炎症作用があることが判明してきました．その機序の一つは，ATが血管内皮細胞上のHSPGとの結合により内皮細胞のプロスタサイクリン（PGI$_2$）生成を促進するためといわれています[7]．PGI$_2$は，血小板凝集抑制作用，血管拡張作用のほかに，単球における炎症性サイトカインの産生抑制，活性化白血球の内皮細胞への接着抑制，好中球の活性化抑制などにより抗炎症的に作用します[8]．しかし，このようなPGI$_2$を介する抗炎症作用は，ATとHSPGとの結合を競合阻害する未分画ヘパリンの投与により阻害されます[9]．またATはⅡa，Xaなどの活性化凝固因子を阻害することで，protease-activated receptors（PARs）を介した炎症関連メディエーターの産生を抑制すると考えられます[7,8]．さらにATは，HSPGなどの血管内皮上のグリコカリクス[*1]に結合することにより血管の透過性を制御することや[10]，内皮細胞機能を保護する作用のある可能性が報告されています[11]．

[*1] **血管内皮グリコカリクス**：内皮細胞の表面にあるHSPGなどのプロテオグリカンやグリコプロテイン，糖鎖などからなる構造体．血管内凝固制御や血管透過性，血球の内皮への接着に関与するとされます．

 アンチトロンビンの血中濃度の測定とその変動は何を意味しますか？

ATの血中濃度測定法には，抗AT抗体を用いた免疫学的測定法（免疫拡散法，ラテックス近赤外比濁法：LPIAなど）により抗原量を測定する方法と，ヘパリンコファクター活性として合成基質法によりAT活性を測定する方法があります[*2]．基準値は抗原量で25.0〜35.0mg/dL，活性で80〜130％程度です．結果の解釈には，活性低値を示す病態に注目すべきです．先天性AT欠損症は，常染色体優性疾患で抗原量・活性ともに50％程度に低下するⅠ型，抗原量は正常だが活性の低下を認めるⅡ型に大別され，Ⅱ型はさらに3つのサブタイプに分類されます（**表1**）．日本人の頻度は0.15％といわれ，20〜50歳代から静脈血栓症の発症が増

[*2] **ヘパリンコファクター活性**：検体血漿にヘパリンを添加した後，一定量の過剰トロンビンあるいはXaを作用させ，残存するトロンビン活性あるいはXa活性を合成基質で測定します．トロンビンを使用した場合は，血中HC-Ⅱの影響で約20〜30％高値となるため，注意が必要です．

表1　先天性AT欠損症の分類

分類		AT抗原量	AT活性	
			プロテアーゼ阻害活性	ヘパリンコファクター活性
Type I		低下	低下	
Type II	RS	正常	低下	正常
	HBS		正常	低下
	PE	正常～低下	低下	

Type I（量的異常：古典的欠損症）…ヘテロ接合体，抗原量・活性ともに基準値の約50％
Type II（質的異常：分子異常症）……｛反応（酵素阻害）部位の異常（reactive site：RS）
　　　　　　　　　　　　　　　　　　ヘパリン結合部位の異常（heparin binding site：HBS）
　　　　　　　　　　　　　　　　　　多面的な影響（pleiotrophic effect：PE）
（文献3を参照して作成）

症例提示

症　例：23歳，男性．

主　訴　右下腿の腫脹．

家族歴　母方の祖父が深部静脈血栓を反復．

既往歴　20XX年9月に頭痛で当院脳外科を受診，CT・MRIで脳静脈洞血栓症を指摘された．このときのAT活性56.0％であり，約1年間のワルファリン投与を受けた．

現病歴　20XX+2年1月に右下腿の腫脹あり，改善しないため当院循環器科を受診，CTにて右下腿の深部静脈血栓および左肺動脈血栓塞栓症と診断され入院し当科にコンサルトとなった．AT活性51.0％，AT抗原量14.9mg/dLでありAT欠損症としてAT濃縮製剤使用下にヘパリン投与を開始，その後ワルファリンに変更し軽快退院した．後に本症例のAT遺伝子の変異を解析した結果，コドン55（23）にTAC→TAGのヘテロ接合性の変異あり，Tyr→Stopコドンへの置換が推定された（p.Tyr55X）．家族調査で姉と母にもAT活性が50％程度の低下あり，同様のAT遺伝子変異が検出されたため，先天性AT欠損症（1型）の家系と診断された．

加し，しばしば再発します[3]（**症例**）．また最近，ATレジスタンス[*3]と呼ばれる新たな血栓性素因を有する家系が本邦より報告されました[12]．後天的な疾患として肝疾患（肝不全）においては，肝合成能低下により低下します[13]が，重症感染症を合併するとATは負の急性相蛋白としてさらに低下します[14]．ネフローゼ症候群では尿中への排泄[15]，感染症や熱傷では血管外への漏出により，ATは低下します．また経口避妊薬，L-アスパラギナーゼなど薬剤投与での低下が知られています．さらに，近年注目されている直接経口抗凝固薬（direct oral anticoaglants：DOAC）と総称される抗IIa薬や抗Xa薬はAT活性の測定に影響します．すなわち，前者を

[*3] **ATレジスタンス（AT抵抗性）**：本態はプロトロンビン遺伝子にArg596Leuなどの変異を有するプロトロンビン異常症です．この異常プロトロンビンはトロンビンへの転換が若干遅延するものの，生じた変異型トロンビンはATによる阻害をほとんど受けないため，血栓傾向を示します．

含む検体ではⅡa法でAT活性は偽高値に，後者を含む検体ではXa法でAT活性は偽高値となる点に注意が必要です[16]．

DICにおけるアンチトロンビンの変動とその意義は，どのように考えればよいでしょうか？

DICにおいて，血管内凝固の極端な活性化に伴いATは消費性に低下するといわれますが，急性前骨髄球性白血病（acute promyelocytic leukemia：APL）など造血器腫瘍に伴うDICでは低下せず，重症感染症に伴うDICでは低下しやすいことが知られています[17,18]（図3）．また敗血症によるDIC症例における観察で，ATの半減期は極端に短縮し，アルブミン濃度と相関して低下することが報告され，その原因として血管透過性亢進による分布容積の増加が関与するとされています[19]（図4）．すなわち炎症性病態におけるDICでのAT低下の原因として，血管外漏出や肝の蛋白合成障害による低下が重要であると考えられます．このことは，AT活性を内皮障害や血管透過性のマーカーと捉えることもできます[11,20]．さらに，近年のDICを対象にした救急領域の多施設研究では，AT活性の低下はDICの臓器障害評価および予後予測の指標として有用であることが示唆されています[20,21]．これらをふまえて最近，検査項目にATを組入れた新たなDIC診断基準が提唱されています[22]．

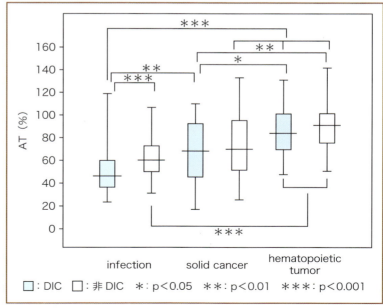

図3 DIC基礎疾患としての感染症・固形がん・造血器腫瘍でのAT活性の比較
造血器腫瘍でAT低下は少ないが感染症では顕著に認められ，固形がんでその中間となる． （文献18より引用）

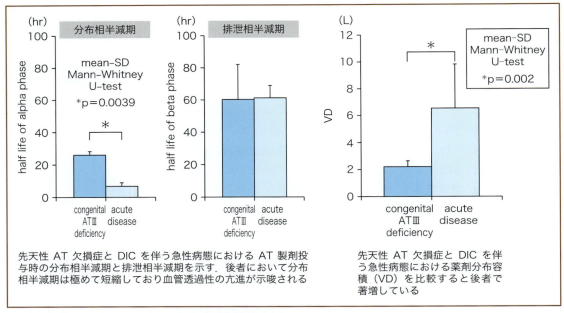

図4　病態によるAT製剤投与時の薬物動態の差異　　　　　　　　　　　　　（文献19より引用）

> **まとめ**
> 　　ATは，血管内血液凝固制御に必須の物質ですが，近年はその抗炎症作用や血管透過性など，内皮との相互作用が注目されています．AT血中濃度の測定は，その低下状態を把握することで，DICの病態解析や診断のみならず，治療の指標・予後予測因子としても有用とされています．

[文　献]
1）Charlson TH, Simon TL, Atencio AC：*In vivo* behavior of human radioiodinated antithrobin Ⅲ：distribution among three physiologic pools. Blood 66：13-19, 1985
2）Rosenberg RD, Damus PS：The purification and mechanism of action of human antithrombin-heparin cofactor. J Biol Chem 248：6490-6505, 1973
3）小嶋哲人：アンチトロンビンの基礎と臨床．"新・血栓止血学　抗凝固と線溶"一瀬白帝，丸山征郎，和田英夫 編．金芳堂，京都，pp31-37，2015
4）Petitou M, Herault JP, Bernat A et al：Synthesis of thrombin-inhibiting heparin mimetics without side effect. Nature 398：417-422, 1999
5）Huntington JA：Mechanisms of glycosaminoglycan activation of the serpins in hemostasis. J Thromb Haemost 1：1535-1549, 2003
6）McGuire EA, Toolefsen DM：Activation of heparin cofactor Ⅱ by fibroblasts and vascular smooth muscle cells. J Biol Chem 262：169-175, 1987
7）Wiedermann CJ：Clinical review：Molecular mechanisms underlying the role of antithrombin in sepsis. Critical Care 10：209-217, 2006
8）Levy JH, Sniecinski RM, Welsby IJ et al：Antithrombin：anti-inflammatory properties and clinical applications. Thromb Haemost 115：712-728, 2016
9）Opal SM, Kessler CM, Roemisch J et al：Antithrombin, heparin and heparan sulfate. Crit Care Med 30（suppl）：

S325-S331, 2002.
10) Chelazzi C, Villa G, Mancinelli P et al：Glycocalyx and sepsis-induced alternations in vascular permeability. Crit Care 19：26, 2015
11) 射場敏明：グリコカリクスが関与する血管内腔の抗血栓性とその障害．血栓止血誌 27：444-449, 2016
12) Miyawaki Y, Suzuki A, Fujita J et al：Thrombosis from a prothrombin mutation conveying antithrombin resistance. N Engl J Med 367：2390-2396, 2012
13) 内山俊正：特集　日本血栓止血学会DIC診断基準2017年版　3. DIC診断と肝障害．医療と検査機器・試薬 40：320-326, 2017
14) Nissen RW, Lamping RJ, Jansen PM et al：Antithrombin acts as negative Acute phase protein as established with studies on HepG2 cells and in baboons. Thromb Haemost 78：1088-1092, 1997
15) Vaziri ND, Paule P, Toohey J et al：Acquired deficiency and urinary excretion of antithrombin III in nephrotic syndrome. Arch Intern Med 144：1802-1803, 1984
16) 門平靖子，森下英里子：DOAC療法が先天性血栓性素因に及ぼす影響．血栓止血誌 29：20-27, 2018
17) Asakura H, Ontachi Y, Mizutani T et al：Decreased plasma activity of antithrombin or protein C is not due to consumption coagulopathy in septic patients with disseminated intravasusular coagulation. Eur J Haematol 67：170-175, 2001
18) Kawasugi K, Wada H, Hatada T et al：Prospective evaluation of hemostatic abnormalities in overt DIC due to various underlying disease. Thromb Res 128：186-190, 2011
19) Aibiki M, Fukuoka N, Umakoshi K et al：Serum albumin levels anticipate antithrombin agent in critical patients with disseminated intravascular coagulation. Shock 27：139-144, 2007
20) Iba T, Gando S, Murata A et al：Predicting the severity of systemic inflammatory response syndrome (SIRS)-associated coagulopathy with hemostatic molecular marker and vascular endothelial injury markers. J Trauma 63：1093-1098, 2007
21) Iba T, Saitoh D, Gando S et al：The usefulnss of antithrombin activity monitoring during antithrombin supplementation in patients with sepsis-associated disseminated intravascular coagulation. Thromb Res 135：897-901, 2015
22) 朝倉英策，高橋芳右，内山俊正　他（日本血栓止血学会DIC診断基準作成委員会）：日本血栓止血学会DIC診断基準2017年版．血栓止血誌 28：369-391, 2017

V章 凝固線溶系の諸指標

凝固系分子マーカー

公益財団法人 SBS 静岡健康増進センター内科 古賀 震(こが しん)

point

- ▶ 身体の中で過凝固状態や凝固亢進状態が惹起され，血栓症やDICなどの疾患をいち早くとらえる検査として，凝固系分子マーカーは極めて重要である．つまり，上記疾患が疑われる場合には，ただちに凝固系分子マーカーを測定すべきである．
- ▶ 凝固系分子マーカーを把握することで，様々な血栓症や播種性血管内凝固症候群（DIC）などの，緊急性が高くかつ重症疾患の早期診断・治療が可能となる．
- ▶ これらのマーカーは，病態（増悪，改善）や治療のモニタリングマーカーとしても有用である．
- ▶ 実際には凝固系分子マーカーのみならず，線溶系の分子マーカーも同時に測定し，診断・治療に用いることが重要である．
- ▶ 凝固系の重要な分子マーカーであるSF/FMCは，3種類存在する．それぞれの認識するエピトープが異なり，また基準値もやや相違があるため注意を要する．

Q 血液凝固系の分子マーカーとは何でしょうか？

A 血管が破綻し出血が起こった後に止血機構がただちに発動し，出血を止めることができるようになります．その止血機構が惹起されてから次々と生成される非常に鋭敏な蛋白質のことです．血液凝固系の分子マーカーを把握するには，血液凝固線溶のカスケードを理解することが早道と思われます．凝固系のカスケードと分子マーカーを図1に示します．凝固系のカスケードを理解しやすいように簡略化したのが図1です．図2[1]は，やや複雑な凝固線溶のカスケードと分子マーカーを示しています．様々な原因によって凝固が惹起されると，内因系は第XII因子から多段階反応を経て，また外因系は第FVII因子，組織因子（tissue factor：TF）が直接，それぞれ第X因子に作用し，活性化第X因子，すなわちXaが生成されます．このXaがプロトロンビン（II）を限定分解すると，プロトロンビンフラグメント1+2（prothrombin fragment 1+2：PF1+2）が遊離され，トロンビンが生成されます．さらに，フィブリノゲン（Fbg）が，この凝

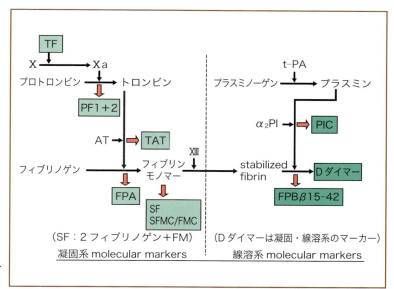

図1 凝固系のカスケードと分子マーカーの関係

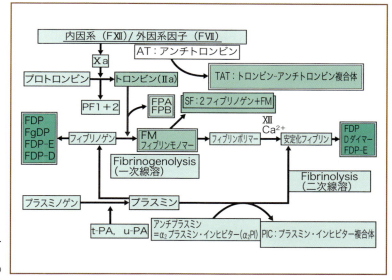

図2 血液凝固線溶系カスケードと分子マーカー
(文献1より引用)

固のキーエンザイムであるトロンビンの攻撃を受けると，フィブリノペプチドA（fibrinopeptide A：FPA），フィブリノペプチドB（fibrinopeptide B：FPB）が遊離されて，fibrin monomer（FM）が生成されます．さらにFMが重合しfibrin polymer（FBP）となり，Ca^{2+}，第XIII因子のはたらきで安定化フィブリン（stable fibrin）が形成されます．その安定化フィブリンが，主な線溶の重要な酵素であるプラスミンなどで分解されると，fragment E（FDP-E），D，X，Yなど，Dダイマー（DD/E，DXD/YYなど）が流血中に出現することになります[1〜5]（図3）．また生成されたトロンビンは，生体にとってある意味で危険な酵素であるために，流血中に長く存在するこ

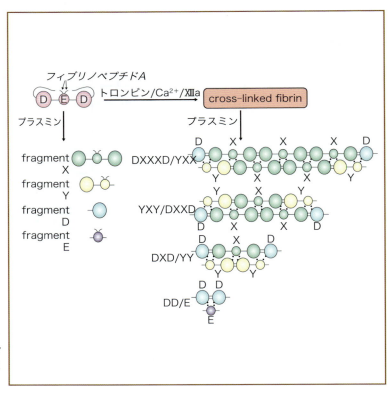

図3 フィブリン，フィブリノゲン分解産物（FbDP/FgDP，Dダイマー）について

となく血中に存在する阻害因子アンチトロンビン（AT）によって速やかに中和され，トロンビン-アンチトロンビン複合体(thrombin-antithrombin complex：TAT)が形成されることになります．一方，FMの一部はFbgと結合し，従来のFMとは違った，FM1分子とFbg2分子により構成された新しい3分子複合体である可溶性フィブリン（soluble fibrin：SF）となって血液中を還流します．

　この血中SFの存在は，トロンビンが直接Fbgを攻撃した証拠であり，血管内の凝固亢進[6〜8]を反映している鋭敏なマーカーと考えられています．前述しましたように，凝固反応と線溶反応は，通常どちらか一方の反応だけ起こることはなく，両者は生体内でバランスをとって起こるため，凝固線溶系の両方の分子マーカーを理解しておくことが重要です[1〜5,9〜11]．代表的な凝固線溶系のマーカー（分類，基準値，臨床的意義）を表1に示します．そのなかで特にSFは，それぞれの認識するエピトープが異なり，そのために検査結果にも違いがあるため，それぞれの特徴を十分に理解して使用することが重要です[11〜15]．また，基準値にもやや相違があるため注意を要します．

表1 各種凝固線溶分子マーカーとその意義

分類/分子マーカー	基準値	臨床的意義
凝固系マーカー		
トロンビン-アンチトロンビンIII複合体（TAT）	<3～4ng/mL	トロンビン産生量を反映，過凝固，DIC，血栓症の診断
プロトロンビンフラグメント1+2（PF1+2）	69～230pM/L	Xa活性を反映，過凝固，DIC，血栓症の診断
フィブリノペプチドA（FPA）	<2～3ng/mL	トロンビンの産生，過凝固，DIC，血栓症の診断
可溶性フィブリン（イアトロSFII®：LSIメディエンス）	<7μg/mL	トロンビンの産生，凝固の強さ，DIC，血栓症の診断
可溶性フィブリンモノマー複合体，エバテストFM（オートLIA FM：日水製薬，ロシュ）	<6.1μg/mL	トロンビンの産生，過凝固，DIC，血栓症の診断
可溶性フィブリン（ナノピア®SF，FM：積水メディカル）	<7μg/mL	トロンビンの産生，過凝固，DIC，血栓症の診断
凝固・線溶系マーカー		
FDP	<5μg/mL	フィブリンまたはフィブリノゲンの分解産物
Dダイマー	キットごとに異なる	安定化フィブリンのプラスミンによる分解産物
抗凝固系マーカー（凝固阻止能マーカー）		
アンチトロンビン（AT）	100±30%	DIC時のAT濃縮製剤補充の目安，AT欠損症，分子異常症
プロテインC（PC）	100±30%	DIC時の活性化PC（APC）の低下，消費，PC欠損症，PC分子異常症
プロテインS（PS）	100±30%	PS欠損症，分子異常症
tissue factor pathway inhibitor（TFPI）	キットごとに異なる	DICでは上昇しやすい，現在詳細な意義は不明
血管内皮細胞系マーカー		
トロンボモジュリン（TM）	キットごとに異なる	血管内皮障害を反映，腎障害でも高値を示す
フォンヴィルブランド因子（vWF）	100±30%	血管内皮障害を反映，急性炎症期反応物質でもある．フォンヴィルブランド病（vWD）の診断に有効
線溶系マーカー		
プラスミン-α_2プラスミンインヒビター複合体（PIC）	<5μg/mL	プラスミン産生量を反映，線溶系亢進状態の指標
組織因子プラスミノゲンアクチベーター（t-PA）	5ng/mL程度	線溶活性を反映，線溶機能の把握
抗線溶系マーカー（線溶阻止マーカー）		
プラスミノゲンアクチベータインヒビター（PAI）	キットごとに異なる	線溶抑制状態を表す，臓器不全や予後を反映することも多い
t-PA-PAI-1 complex	キットごとに異なる	増加はt-PAの放出増加を反映している

（文献1～5，9～11，16～20より引用）

Q PF1+2とは，どういう分子マーカー，検査ですか？

 図1，2に示しているように，プロトロンビンにXa（活性型X）が作用すると，プロトロンビンからPF1+2（フラグメント1+2）が切られ，凝固のキーエンザイムであるトロンビン（IIa）が生成されます[1～5]．つまり凝固亢進，凝固活性化を表す非常に鋭敏なマーカーです．播種性血管内凝固症候群（disseminated intravascular coagulation：DIC），種々の血栓症〔深部静脈血栓症（deep venous thrombosis：DVT）[*1]，脳梗塞，肺血栓塞栓症，心筋梗塞など〕，心房細動などで上昇します[6～8,16～19]．PF1+2は，TATよりも**トロンビン産生量を正確に反映**していると考えられます．

PF1+2は，プロトロンビンからトロンビン（IIa）が生成される際に，プロトロンビンから遊離するペプチドですので，100%トロンビン産生量を反映していることになります．トロンビン産生量を正確に測定したい場合には，TATよりもPF1+2が優れているといえます．PF1+2の基準値

[*1] **深部静脈血栓症（DVT）**：静脈でも特に四肢の静脈には筋膜より浅い表在静脈と深い深部静脈があり，急性の静脈血栓症は，深部静脈のDVTと表在静脈の血栓性静脈炎を区別します．DVTは，発生部位（頸部・上肢静脈，上大静脈，下大静脈，骨盤・下肢静脈）により症状がかなり異なります．欧米では，発生頻度の高い下肢の深部静脈に発生するものをDVTとしています．本邦の発生頻度は近年，欧米発生頻度（年

は50〜400 pM/Lです（表1参照）．血中半減期は約90分といわれています．DICやDVTなどのように高度な凝固活性化をきたす病態にも，また基準値近傍にも鋭敏なマーカーです．さらにartifactが出にくい検査でもあります．

間10万人あたり50例程度）の約1/4まで急増しています．

Q TATとは，どんな検査ですか？

A TATは，凝固活性化の際に最終的に生成されるトロンビンというキーエンザイム（鍵となる凝固の酵素）の産生量を反映するマーカーです（図1，2参照）．トロンビンとその血液中に存在する代表的な中和因子であるATが，1：1結合したものがTATです．つまり，TATが高いということは，生体内でトロンビン産生が亢進している，過凝固状態にあるということを意味します．TATは鋭敏で優れたマーカーです．TATの基準値は3〜4 ng/mL未満で，PF1＋2と同様にDIC，種々の血栓症（DVT，脳梗塞，肺血栓塞栓症，心筋梗塞など），心房細動などで上昇します（表1参照）[6〜8, 14〜19]．このマーカーの最大の弱点は，artifactが出やすいことです．図1，2にあるマーカーのなかで，最もartifactが出現しやすくなります．例えば，採血が困難な方に対し，もたもたして採血に時間を要した場合には，artifactとしてTATが高値になってしまうことが多々認められます．

Q SFとは，どういうマーカーですか？

A この検査は，最近注目を集めている凝固活性化を反映した話題の分子マーカーです．トロンビンの攻撃を受けたフィブリノゲンがFPA，FPBを遊離し，FMが生成されます．そのFM 1分子とFbg 2分子により構成された新しい3分子複合体が，すなわちSFです（図1，2参照）[1〜5]．また，FMに2分子のFbgと結合したFMのAα鎖N末端に新たに出現した構造部位（52-78）をネオエピトープとするモノクローナル抗体IF-43（イアトロSF II®，LSIメディエンス），FMのAα鎖C末端が構造変化して出現する部位（502-521）をネオエピトープとするモノクローナル抗体J2-23（ナノピア®SF，積水メディカル）の2種類の試薬が存在し，それぞれ特徴があります[15〜19]．さらに，日水製薬，ロシュのオートLIA FM（エバステト®FM，可溶性フィブリンモノマー複合体キット）もあります．このオートLIA FMは，SF，FM，FMDPに反応するため，ほかの2種と比較して高い値となることが多いようです[15〜19]．また，ほかの2種と比較して，特異性にやや欠ける点が指摘されています．イアトロSF II®とナノピア®SFの基準値はどちらも7.0 µg/mL，日水製薬，ロシュのオートLIA FMは6.1 µg/mLとなっていますので，注意が必要です[15〜19]．

血中にSFが存在するということは，トロンビンが直接Fbgを攻撃した

証拠であり，血管内の凝固亢進を反映している鋭敏なマーカーと考えられています．最近の研究報告で SF は臨床的に血栓症や凝固亢進状態，DIC をとらえることができる優れたマーカーであることが次第に明らかとなってきています（表1参照）．各々の検査の特性と臨床的意義などの詳細は，今後の研究結果を待つことになると思います[1,6〜8,15〜19]．

Q SFMC，FMC とは何でしょうか？

流血中でトロンビンが生成されると，Fbg の N 末端 Aα 鎖 16-17 位と Bβ 鎖 14-15 位の arginine-glycine の結合が切断され，FPA，FPB が遊離し，FM が出現します[1〜5,9〜11]．FM は互いの N 末端部と C 末端部が重合して FBP となり，活性化第XIII因子と Ca^{2+} の存在下で安定化フィブリンへと変換します．このとき FM は Fbg やフィブリン分解産物（FDP），フィブロネクチン（FN）などとも親和性が非常に強いため，これらと様々な複合体を形成します．これら複合体を「可溶性フィブリンモノマー複合体（SFMC）」や「フィブリンモノマー複合体（FMC）」と呼びます（図1，2）[1,5〜9]．前述した SF は，反応するエピトープが全く異なるため，SFMC や FMC とは全く別の分子種と考えるべきでしょう[9〜11,15〜20]．臨床的意義としては，血液中でのトロンビン生成による Fbg からフィブリンへの転換と，それに続いて起こる二次線溶の初期段階を示唆することになるため，DIC や各種血栓性疾患[*2]における凝固亢進状態や過凝固状態の凝血学的マーカーとして重要と考えられます[1,6〜8,11〜14,18〜20]．

[*2] **血栓性疾患**：健常人では凝固亢進（pro-coagulant）のベクトルと凝固阻止（anti-coagulant）および線溶（fibrinolysis）のベクトルとの間で止血のバランスがとれているので，出血することも病的血栓ができることもありません．しかし，様々な遺伝性，後天性および環境や生活因子などにより，そのバランスが凝固の方向に傾き，そのために，血栓が静脈（DVT），動脈（肺血栓塞栓症，急性心筋梗塞，脳卒中）に形成されるのです．その結果，重症な場合はただちに治療を開始しないと死に至る場合も多くなります．

Q FPA とは，どんな検査ですか？

Fbg は，Aα，Bβ，γ 鎖の 3 本のポリペプチド鎖からなり，さらにジスルフィド結合（S-S 結合）により 6 本鎖のダイマーとして存在します[1〜5]．この Fbg にトロンビンが作用すると，Fbg の Aα 鎖の Arg^{16}-Gly^{17} 結合を切断し，N 末端から 16 個のアミノ酸からなる分子量 1,536 の FPA が遊離され，フィブリンモノマー I が生成されます．続いて，トロンビンが Bβ 鎖の N 末端側の Arg^{14}-Gly^{15} に 14 個のアミノ酸からなる FPB（FPBβ$_{1-14}$）が遊離されると，FM II が生成されます．したがって，血中 FPA 濃度は，トロンビン活性を反映していることになります．ちなみに FPA と同様なトロンビン産生の指標として TAT と F1+2 がありますが，F1+2 はトロンビン生成量を示し，TAT はアンチトロンビンによるトロンビン阻害を反映します[9〜11]．

FPA は，免疫学的方法を用いて測定します[1]．初期にはラジオイムノアッセイで測定されましたが，現在では酵素免疫測定法（競合酵素免疫測定法）

による定量が臨床的に用いられています．FPAの測定[2〜5]に際しては，採血手技が極めて重要で，駆血帯を弱く巻いた状態で採血します．最初の2〜3mLを捨てる2シリンジ法が望ましい方法です．採血に手間取った場合には，採血量の少量のトロンビン生成でも，FPA測定値が高値に出てしまうので，採血し直さなければなりません．採血後は，ただちに抗凝固薬と混和・氷冷し，4℃で高速遠心した後に検体としての血漿を分離します．抗凝固薬・プロテアーゼインヒビターとしては，クエン酸ナトリウム，ヘパリン，アプロチニン混液（アセラクロムFPAの場合）などを用います．後日測定する場合は，血漿検体を−20℃以下で冷凍保存します．このように，FPAは非常に手技的に難しく，またデリケートな検査である点が難点と思われます．

抗FPA抗体は，Fbgともある程度反応することから，被検血漿からFbgをベントナイト処理により沈殿させます．競合酵素免疫測定法では，FPA標準物質および比検検体中のFPAを一定量の抗FPAウサギ抗体と孵置し，遠心後の上清をあらかじめFPAでコーティングしたマイクロプレート（またはプラスチックチューブ）に注入します．洗浄後，ペルオキシダーゼ標識抗ウサギ免疫グロブリンG（immunogloburin G：IgG）血清を加えます．孵置，洗浄後，基質（オルソフェニレンジアミン）を添加し，呈色反応を起こさせます．マイクロプレート（またはプラスチックチューブ）にコーティングしたFPAと結合した過剰の抗FPA抗体の量に比例し，すなわち検体中のFPA量に反比例して，発色が認められます．

基準値は2〜3ng/mL以下で，3〜4ng/mL以上を異常値とします．FPAの血中半減期は約3〜4分間と短いので，血漿FPA高値は，その時点のトロンビン活性を反映していることになります．

FPAは種々の凝固亢進，凝固活性化を伴う病態で上昇します．DIC，DVT，肺塞栓症，急性冠動脈症候群（acute coronary syndrome：ACS）[*3]，心筋梗塞，脳梗塞，進行がん，術後，外傷，熱傷，全身性エリテマトーデス（SLE），糖尿病，エストロゲン補充療法などの様々な疾患で高値を示します[1,6〜8,12〜14,16,17,20]．また，FPAは加齢とともに上昇傾向を示すことが判明しています．

FPAはトロンビン活性を反映する感度の高い凝血学的分子マーカーですが，採血時のartifactによっても容易に上昇することに注意が必要です．最近では，TATやF1+2の測定法もかなり普及してきたため，FPAより，これらTATやF1+2のほうが用いられることが多くなっています．

[*3] **急性冠（動脈）症候群（Acute Coronary syndrome：ACS）**：ACSは急性冠動脈閉塞が原因でひき起こされるので，閉塞の程度によって異なり，不安定狭心症から非ST上昇心筋梗塞（non-ST-segment elevation myocardial infarction：NSTEMI），ST上昇心筋梗塞（STEMI），および心臓性突然死までである．極めて重要な救急疾患の一つです．症状は主に，呼吸困難，悪心，および発汗を伴うまたは伴わない胸部不快感，圧迫感，胸痛などです．診断は心電図および血清学的マーカーの有無により行います．治療は抗血小板薬，抗凝固薬，硝酸薬，β遮断薬，またSTEMIでは線維素溶解薬による緊急再灌流，経皮的インターベンション，または，時に冠動脈バイパス手術により行います．

[文献]

1）古賀　震：FDPとDダイマー．救急・集中治療 20：547-555, 2008
2）矢富　裕：FDP．特集検査値を読む．内科 93：1189-1190, 2004
3）片桐尚子，猪瀬芳子，川合陽子：分子マーカーの標準化．臨病理レビュー 130：87-98, 2004
4）表　美香，吉田知孝，朝倉英策 他：血漿FDP測定試薬の基礎的検討とFDP測定値の乖離例の解説．日検血会誌 4：406-415, 2003

5）高田章美, 前川芳明, 山本慶和 他：日常検査への導入を目的とした3社血漿FDPの臨床評価. 医学検査 53：761-766, 2004
6）朝倉英策：1. DIC：治療の考え方とその進歩. 日検血会誌 4：27-35, 2003
7）青木延雄, 長谷川淳：DIC診断基準の「診断のための補助的検査成績, 所見」の項の改訂について．"厚生省特定疾患血液凝固異常症調査研究班：昭和62年度研究報告書" pp37-41, 1988
8）和田英夫, 阿部泰典, 西岡淳二 他：DICの診断基準. 臨病理 50：273-276, 2002
9）川合陽子：FDP, FDP-Dダイマー. 臨検（増刊号）40：147-154, 1996
10）遠藤　武, 久米章司：線溶系分子マーカー. FDPなど．"臨床検査ガイド '95" 文光堂, pp 660-664, 1995
11）福武勝博, 藤巻道男 編：血液凝固検査ハンドブック. 宇宙堂八木書店, pp189-205, 1988
12）家子正裕：可溶性フィブリンモノマー複合体の測定試案の特性. 検査と技術 36：430-433, 2008
13）古賀　震：血栓形成と生命予後の新しいマーカー. 臨病理 52：355-361, 2004
14）古賀　震：最近注目されている凝固線溶分子マーカー. 救急医学 28：823-831, 2004
15）古賀　震：第三世代のDIC診断基準作成へ/新しいマーカー e. SF/SFMC 臨床病理レビュー 147号 DIC〜とびらを拓く第三世代へ〜. 尾崎由基男, 和田英夫. 臨床病理刊行会/宇宙堂八木書店, pp71-78, 2011
16）石井啓介：FDP．"慶大病院血液検査マニュアル" 渡辺清明 編．医学書院, pp 210-219, 1991
17）川合陽子：急性前骨髄球性白血病のATRA療法とDIC. 臨検 37：1242-1244, 1993
18）後藤信哉 他：Urokinaseによる冠血栓溶解療法後の凝固, 線溶動態の経時的検討. 呼吸と循環 40：89-95, 1992
19）山澤文裕 他：急性肺血栓塞栓症の血栓溶解療法における凝固線溶系, 分子マーカー測定の意義. 呼吸と循環 40：685-690, 1992
20）古賀　震：臨床に直結する血栓止血学. 朝倉英策 編著. 中学医学社, pp60-63, 2013

V章　凝固線溶系の諸指標

線溶系分子マーカー

東京都済生会中央病院　臨床検査医学科　窓岩清治（まどいわせいじ）

---

point

- ▶ 線溶系分子マーカーは，線溶系の動態を的確にとらえるための有用な指標である．
- ▶ t-PA/PAI-1 複合体の増加は，必ずしも「線溶亢進」を意味するものではない．
- ▶ PIC の増加は，線溶系が活性化されたことを示す重要な指標であり，TAT と併用することにより，凝固線溶系の動態を知ることができる．
- ▶ 敗血症 DIC では，凝固系の活性化に伴い TAT が増加するにもかかわらず，著増した PAI-1 によりプラスミン生成が抑制され，病態の重症度に比して PIC や D ダイマーの変動に乏しいといった特徴がある．
- ▶ e-XDP は，白血球エラスターゼによるフィブリン分解の動態を知るための有用な新規分子マーカーである．

Q　線溶系分子マーカーとは，どのようなものでしょうか？

A　線維素溶解反応（線溶反応）は，様々な生体侵襲において凝固反応が活性化され血管内にフィブリン血栓が形成された際に，これらを適切に分解することにより臓器虚血から生体を防御する重要なシステムです．

フィブリン血栓の形成による虚血刺激により血管内に放出される組織型プラスミノゲンアクチベータ（tissue type plasminogen activator：t-PA）の活性や，生成されるプラスミンの活性を直接的に正確に測定することは困難ですが，t-PA の生理的中和因子であるプラスミノゲンアクチベータ・インヒビター-1（plasminogen activator inhibitor-1：PAI-1）との複合体である t-PA/PAI-1 複合体や，プラスミンの特異的中和因子である α_2-プラスミンインヒビター（α_2-plasmin inhibitor：α_2-PI）との複合体であるプラスミン・α_2-PI 複合体（plasmin-α_2-plasmin inhibitor complex：PIC）として免疫学的に測定することは比較的容易です．

このように，t-PA 活性やプラスミン量を間接的に把握できる線溶系分子マーカーは，線溶系の動態を的確にとらえるための有用な指標となりま

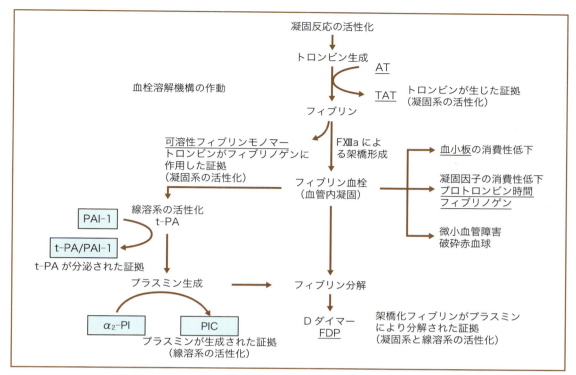

図1 凝固系および線溶系の活性化と凝固線溶系分子マーカー
AT：アンチトロンビン，TAT：トロンビン-アンチトロンビン複合体，FDP：フィブリノゲン・フィブリン分解産物
日本血栓止血学会DIC診断基準2017年版で用いられている検査項目を下線で，診断に関連する検査項目を□で示す．PAI-1およびt-PA/PAI-1は，トータルPAI-1として測定されることが多い．

す（図1）．

Q t-PA/PAI-1複合体は，どのように測定するのでしょうか？

 t-PA/PAI-1複合体は，抗ヒトPAI-1モノクローナル抗体と酵素標識抗ヒトt-PAポリクローナル抗体を用いたサンドイッチELISA（enzyme-linked immunosorbent assay：酵素免疫測定法）という方法で測定され，健常人での血中濃度は，8.8±3.9 ng/mLであるとされます．なお，抗PAI-1ポリクローナル抗体を用いたラテックス免疫比濁（LPIA）法により測定される「トータルPAI-1（t-PA・PAI-1複合体）」は，活性型PAI-1，潜在型PAI-1およびt-PA/PAI-1複合体を総合的に測定するもので，基準値が50 ng/mL以下とされます．両検査を混同しないよう注意する必要があります．

Q t-PA/PAI-1 複合体の臨床的意義について教えてください

A 虚血刺激に応じて血管壁から放出された t-PA は，速やかに PAI-1 と結合して t-PA/PAI-1 複合体を形成します．したがって，分泌された t-PA 量に依存して，血中の t-PA/PAI-1 複合体量も増加します．t-PA/PAI-1 複合体の増加は，t-PA の放出という「線溶反応の開始点が作動した」ことを示しますが，必ずしも「線溶亢進」を意味するものではありません．血中の PAI-1 量を凌駕するだけの t-PA が存在することにより初めてプラスミノゲンの活性化やフィブリン分解へと結びつくからです．例えば，感染症に併発した DIC では，著増した PAI-1 により放出された t-PA が中和されるため，t-PA/PAI-1 複合体が増加するものの，フィブリン血栓を溶解するのに十分な量のプラスミンが生成されないため，虚血性の多臓器不全をきたし，予後が不良となることが明らかにされています[1]．臨床現場で線溶反応の動態を把握するためには，後述する PIC や FDP および D ダイマー値などを組合せて評価する必要があるでしょう．なお，日本血栓止血学会 DIC 診断基準 2017 年版では，主にトータル PAI-1 が予後を評価するためのマーカーとして扱われています[2]．

Q PIC は，どのように測定するのでしょうか？

A PIC は，プラスミンと $α_2$-PI とが共有結合し，1：1 複合体を形成したもので，生体内での半減期は約 6 時間とされています．PIC は，抗ヒトプラスミノゲンポリクローナル抗体と抗ヒト $α_2$-PI モノクローナル抗体を用いたサンドイッチ ELISA 法により測定され，基準値は 0.8 μg/mL 以下とされています．

Q PIC の臨床的意義について教えてください

A PIC の増加は，線溶系が活性化されたことを示す重要な指標であり，凝固系活性化のマーカーであるトロンビン・アンチトロンビンⅢ複合体（thrombin antithrombin Ⅲ complex：TAT）と併用することにより，線溶系と凝固系の動態を知ることができます．

播種性血管内凝固症候群（disseminated intravascular coagulation：DIC）では，凝固系の活性化とともに線溶系の活性化が起こるため，多くの場合，PIC 値と TAT 値とが正の相関関係を示します．これに対して治療前の急性前骨髄球性白血病などに併発する DIC では，白血病細胞によってフィブリン血栓の形成に依存しないプラスミノゲンの活性化がひき起こされ，TAT に比して PIC が高値となることがあります．一方で，敗血症などに伴う DIC では，凝固系の活性化に伴い TAT が著増するにもかかわらず，PAI-1 の著しい産生誘導によってプラスミン生成が強く抑制されるため

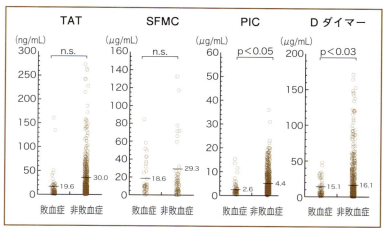

図2 敗血症DICおよび非敗血症DICにおける凝固線溶系分子マーカーの比較
敗血症DICでは，非敗血症DICに比較して，TATやSFMC（可溶性フィブリンモノマー複合体）などの凝固系分子マーカーの多寡に有意な差がみられないものの，PICおよびDダイマーなど線溶系分子マーカーは変動しにくいという特徴を有する．
（文献1を参照して作成）

に，PICやDダイマーなどのフィブリン分解産物の増加を伴わない病態がみられます（**図2**）．日本血栓止血学会DIC診断基準2017年版では，PICが線溶活性化の評価のための不可欠なマーカーに位置づけられています[2]．

Q 白血球エラスターゼが関わる線溶系分子マーカーについて教えてください

A 白血球エラスターゼ（leukocyte elastase）は，好中球のアズール顆粒に局在するセリンプロテアーゼです．白血球エラスターゼは，$α_1$-アンチトリプシンや$α_2$-マクログロブリンなどの生理的中和因子により活性の発現が調節されています．すなわち，これら生理的インヒビターによる白血球エラスターゼの中和反応は即時的であり，循環血液中において白血球エラスターゼの活性はほとんどみられません．なお，ELISA法による「白血球エラスターゼ」は，そのほとんどが白血球エラスターゼと$α_1$-アンチトリプシンとの複合体量を測定していると考えられます．

好中球は，炎症性サイトカインやエンドトキシンなどの刺激を受け活性化されると，炎症局所で脱顆粒に伴い放出された白血球エラスターゼが，周辺環境に存在する弾性線維や膠原線維などの細胞外マトリックス蛋白や免疫グロブリンなどを分解する可能性が指摘されています．白血球エラスターゼが，DICをきたす多くの疾患のうちプラスミノゲンアクチベーター-プラスミン系の機能低下が生じる病態においても，フィブリン血栓を分解している可能性が論じられています（**図3**）．

白血球エラスターゼによるフィブリン分解産物（cross-liked fibrin degradation products by leukocyte elastase：e-XDP）は，e-XDPのみを認識するモノクローナル抗体を用いたLPIA法により測定され，健常者での基準値は1U/mL以下とされます．敗血症に併発するDICにおいてe-XDPの増加がみられることが報告されています[3]．また，敗血症のうち

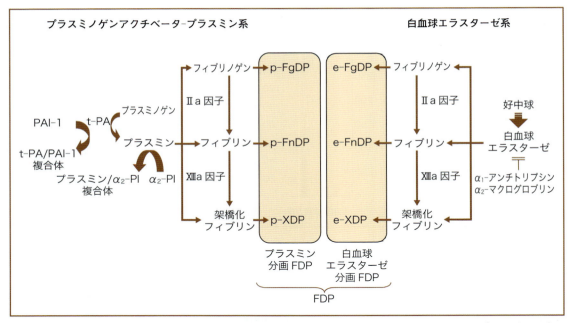

図3 フィブリノゲンおよびフィブリン分解におけるプラスミノゲンアクチベータ-プラスミン系と白血球エラスターゼ系の概略図

FDP：フィブリノゲンおよびフィブリン分解産物，p-FgDP：プラスミンによるフィブリノゲン分解産物，p-FnDP：プラスミンによるフィブリン分解産物，p-XDP：プラスミンによる架橋化フィブリン分解産物，e-FgDP：白血球エラスターゼによるフィブリノゲン分解産物，e-FnDP：白血球エラスターゼによるフィブリン分解産物，e-XDP：白血球エラスターゼによる架橋化フィブリン分解産物

血中PAI-1値が高値を示す症例のなかには，PIC値が低くプラスミン生成が抑制されているにもかかわらずFDP値の高い症例が存在し，その多くをe-XDPが占めていることも示されています[4]．このように，白血球エラスターゼは，敗血症DICなどのように，プラスミノゲンアクチベータ-プラスミン系が作動しないような病態においても，血栓溶解の補填機構として作動している可能性があるようです．

[文　献]

1) Madoiwa S, Nunomiya S, Ono T et al：Plasminogen activator inhibitor 1 promotes a poor prognosis in sepsis-induced disseminated intravascular coagulation. Int J Hematol 84：398-405, 2006
2) 朝倉英策，高橋芳右，内山俊正 他：日本血栓止血学会DIC診断基準2017年版．日本血栓止血学会誌 28：369-391, 2017
3) Gando S, Hayakawa M, Sawamura A et al：The activation of neutrophil elastase-mediated fibrinolysis is not sufficient to overcome the fibrinolytic shutdown of disseminated intravascular coagulation associated with systemic inflammation. Thromb Res 121：67-73, 2007
4) Madoiwa S, Tanaka H, Nagahama Y et al：Degradation of cross-linked fibrin by leukocyte elastase as alternative pathway for plasmin-mediated fibrinolysis in sepsis-induced disseminated intravascular coagulation. Thromb Res 127：349-355, 2011

V章 凝固線溶系の諸指標

FDP／Dダイマー検査の標準化

東京医科大学 臨床検査医学分野 **福武勝幸**(ふくたけかつゆき)

point

- ▶ FDPもDダイマーも，線溶酵素のプラスミンによって，フィブリンまたはフィブリノゲンが分解されたものである．FDPは，フィブリンとフィブリノゲン分解産物を総合的に呼んだものであり，Dダイマーは安定化フィブリンが分解されたもののみを指している．
- ▶ Dダイマーの増加は，体内での血液凝固の存在を示すが，皮下出血，腹腔内出血，DICなど血栓症以外の原因もあることに注意が必要である[*1]．
- ▶ 現在のFDPとDダイマーの検査結果は，測定試薬が異なると病院ごとに違う可能性がある．
- ▶ 標準化とは，臨床検査の結果について施設間や国の間で差がなく測定できるようにすることである．
- ▶ FDPとDダイマーの標準化は，分子の特性から困難だが，患者プール血漿を使ったハーモナイゼーションが可能であり，検討が進められている．

[*1] バイダス アッセイキット Dダイマーによって深部静脈血栓症の除外診断の有用性が報告された[1]．

 FDPとDダイマーは何が違うのですか？

これらは，どちらも線溶酵素のプラスミンによって，フィブリンまたはフィブリノゲンが分解されたものですが，FDP（fibrin/fibrinogen dagradation products）とは，フィブリンとフィブリノゲン分解産物を総合的に含むものであり，Dダイマー（d-dimer）とは，安定化フィブリンの分解産物のみを指しています．すなわち，前者はフィブリンとフィブリノゲンの両方の分解産物をざっくりと測定するもので，凝固していないフィブリノゲンの分解（一次線溶）と，凝固してフィブリンとなった後に分解（二次線溶）されたものの両方を反映する検査です．一方，後者は安定化フィブリンの分解産物を測定するもので，第XIII因子のはたらきを受けて安定化フィブリンとなったことを示すD-D構造を有する分画を測定することから，Dダイマーと呼ばれています（図1）[2]．

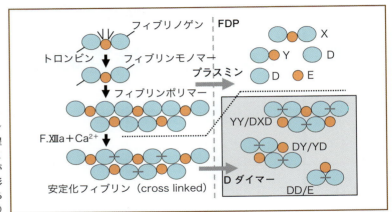

図1 FDPとDダイマーの違い
図の左側は安定化フィブリンの形成過程を示す．この過程中に線溶が起こりプラスミンが作用すると右側全体がFDPであり，下段の四角形の中がDダイマー分画である．　　　（文献1より引用）

FDPは，古くからDICの診断に利用され凝固線溶検査の代表的な存在でしたが，検査技術の進歩により，Dダイマーのような詳細な違いを見分ける検査が普及してきました．生体内でDダイマーが増加している場合は，血栓傾向や血栓自体の存在を疑うことになります．そこで，Dダイマーが低値の場合は，血栓の存在が否定的であると考えられる[*2]ので，深部静脈血栓症の除外診断[*3]のために用いられています．ただし，生体内で線溶が起こると一次線溶と二次線溶は同時に始まるので，患者の病態により，どちらの検査が重要な意味をもつかを吟味する必要があります．ガイドラインなどを参照して，適切に選択をする必要があります．

[*2] バイダス アッセイキットDダイマーによって深部静脈血栓症の除外診断の有用性が報告された[1]．

[*3] **除外診断**：検査値が一定の条件を満たすときに当該疾患の存在を否定することをいいます．

Q FDPとDダイマーの検査結果は病院ごとに違うというのは本当ですか？

A 臨床検査の結果は，病院ごとに異なる可能性があります．これは，病院ごとに用いている検査診断薬が違うことや，この検査項目に標準とするべき基準物質が存在しないことが原因です．臨床検査の結果が病院間で差がないようにすることは大切なことで，これを「臨床検査を標準化する」といいます．しかし，実際の臨床検査で標準化が行われている項目は一部にすぎません．また，標準化されている項目でも，数値が完全に一致するわけではなく，ある程度の誤差の範囲をもっています．FDPとDダイマーは，残念ながら，まだ標準化ができていない臨床検査に入ります．したがって，それぞれの病院が採用している検査法によって，測定値には大きな差が生じることがあります．

ところが，FDPとDダイマーは一部の先行した検査法を用いた病態解析が進んでいたことにより標準化が行われていないため，検査法間の測定値の差が大きいにもかかわらず，DICや深部静脈血栓症などの診断基準の項目として採用されています．検査結果を診断基準にあてはめる場合は，測定に使われた検査法の特性を確認したうえで利用しなければなりません．

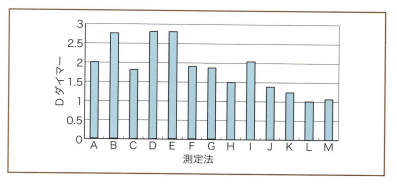

図2 Dダイマー測定値の測定法間差（ハーモナイゼーション前）（自験例）
同一検体を13種の診断薬（A～M）で測定した結果．各試薬の指定により得られた結果は最大で2.5倍以上の差がある．

　実際の例として，13種類の測定法で求めた同一検体のDダイマー測定値を図2に示します．このように，現状では測定法が異なると同一検体を測定しても2.5倍を超す差が認められます．

　2018年4月現在で医薬品医療機器総合機構の体外診断用医薬品の添付文書情報（http://www.info.pmda.go.jp/tsearch/html/menu_tenpu_base.html）には，21種類のDダイマー測定試薬が登録されています．

Q 標準化とは何をすることですか？

　A 臨床検査の結果について，施設間や国の間で差がなく測定できるようにすることを，「臨床検査を標準化する」といいます．臨床検査の結果が世界の共通の指標として利用されることにより高度な医療の推進に役立つためには，この標準化の普及が必須です．

　単一物質を測定する方法の標準化は，純化精製された標準物質をメートル原器のように原器として定めて，正確に測定することにより達成することができます．

　しかし臨床検査においては，純化精製された標準物質が得られない場合や，対象がもともと単一物質でない場合が多く，標準化には全く異なる手法が必要となります．標準化を進めるには，検査項目に応じた合理的な方法を規定しなければならず，臨床的利便性も含めた様々な角度から検討したうえで，多くの関係者の間でコンセンサスを形成する必要があります．

Q FDP，Dダイマー検査の標準化を困難にする諸問題とは？

　A 最初のFDP測定は，ポリクローナル抗フィブリノゲン抗体を用いて，凝固反応によりフィブリノゲンが除去された血清検体中の反応成分を検出することによって行われました．その後，分子構造に特異的に反応するモノクローナル抗体が開発され，Dダイマー分画を特異的に測定できるようになりました．近年では，血漿検体でもFDPの測定が可能になり，検体処理の煩雑さは解消されましたが，測定系の特性が測定値を規

定することになり，測定法間の測定結果の差が問題になってきました．

　標準化の問題点として，①FDPとDダイマーは単一の物質ではなく，多様性のある分解産物の混合物であるため，真の標準物質が存在し得ない，②このため抗原性，分子量の違う分子が混在する，③測定に使用される抗体の特性が様々である，④各分解産物の血中構成に疾患（個体）差がある，⑤抗体によってはエラスターゼ分解物の交差反応がある，などが挙げられます[3]．

Q FDPとDダイマーの標準化は，どのように行うのですか？

A FDPとDダイマーは単一の物質ではなく，多様性のある分解産物の混合物であるため，真の標準物質は存在し得ません．そのため，標準物質を単一物質とせず，多様性の高い実際の患者検体を多数プールして均質化することにより代用標準物質とする方法が試みられています[4]．こうした方法は，本来の標準化ほどの厳密性はありませんが，ハーモナイゼーション（調和化）と呼ばれ，標準化に代わる方法として位置づけることにより，臨床的な不都合を解消することができます（図3）[2]．臨床検査の標準化の目標は，すべての検査機関で検査結果が一致することですが，ハーモナイゼーションの目標は，すべての検査機関で概ね検査結果が一致することです．

　患者検体をプールすることにより，個々の検体の偏りを打ち消して，ヒトの生体内で産生される一般的な分子構成のFDP/Dダイマー標品を作成することが試みられました．この方法を用いて，ヨーロッパのグループと日本のグループが市販の測定法について検討し，両グループともに臨床的に満足できると考えられる結果を得ています．

　日本のグループは，Dダイマーが高い値を示した患者血漿を80人分プールして作成した管理血漿を用い，各検査法の測定値を換算する係数を決めています．前述の図2に示した測定結果をこの方法でハーモナイゼーショ

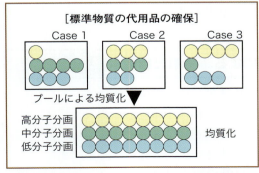

図3　検体をプールすることによる均質化
（文献2より引用）

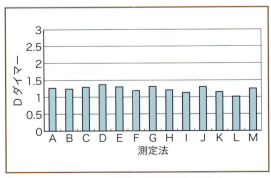

図4　Dダイマー測定値の測定法間差（ハーモナイゼーション後）（自験例）

ンした後の状態を図4に示しますが，どの測定法でも測定値が概ね一致するようになることがわかります．すなわち，プール血清（血漿）を代用標準物質に用いる方法を採用することで，ハーモナイゼーションを行い，検査の臨床的な有用性を高めることができると考えられます．この方法によるハーモナイゼーションを世界中の試薬製造会社と医療関係者が受け入れれば，FDPとDダイマーの標準化が前進します．

［文　献］
1) Perrier A, Desmarais S, Miron MJ et al：Non-invasive diagnosis of venous thromboembolism in outpatients. Lancet 353：190-195, 1999
2) 福武勝幸：標準化　凝固検査の標準化．臨床検査 Yearbook 2009　血液検査編．臨病理レビュー 142：162-166, 2009
3) 福武勝幸：凝血学的検査をより深く理解するために．FDP/Dダイマー検査の注意点．日検血会誌 9：86-90, 2008
4) 福武勝幸：DIC（播種性血管内凝固症候群）の最前線．DIC検査の標準化の問題点と対策．日検血会誌 11：227-234, 2010

好評発売中

救急・集中治療
Vol 30 No 3 2018

エキスパートに学ぶ
ショック管理のすべて

特集編集　垣花　泰之

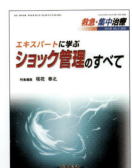

B5判／本文160頁
定価(本体 5,600円＋税)
ISBN978-4-88378-556-8

目　次

- ●Introduction
  - ・ショックの歴史的概観
- ベーシック編
- ●Q&A
  - I. 知っておきたいショックの病態生理と臓器障害
    1. 血管内皮と微小循環障害
    2. 組織低酸素・組織酸素代謝障害
    3. 血管透過性と内皮グリコカリックス
  - II. ショックの定義，病態と分類
- アドバンス編
  ―重症患者のショック管理をワンランクアップさせるために―
  - I. 各種ショックの病態生理と臓器障害
    1. 循環血液量減少性ショック
       a) 出血性(外傷性)ショックの診断と治療
       b) 非出血性循環血液量減少性ショック
    2. 心原性ショック
    3. 心外閉塞性ショック
    4. 血液分布異常性ショック
       a) 敗血症性ショック
       b) アナフィラキシーショック
       c) 神経原性ショック
  - II. ショック・臓器障害治療の実際
    1. ショックに伴うARDSと呼吸管理
    2. ショックに伴うAKIと血液浄化療法
    3. ショックに伴うDICと治療戦略
    4. ショックにおける薬物治療
       a) 心原性ショックの薬物療法
       b) 敗血症性ショックの薬物療法
    5. ショックにおける栄養管理
- トピックス編　―その常識は正しいか？―
  1. ショックとβレセプター
    ―β₃受容体と敗血症についての考察―
  2. ショックと水素ガス吸入療法

 総合医学社　〒101-0061　東京都千代田区神田三崎町1-1-4
TEL 03(3219)2920　FAX 03(3219)0410　http://www.sogo-igaku.co.jp

VI 診断基準

急性期 DIC 診断基準 …………………………………… 176
旧厚生省 DIC 診断基準 ………………………………… 181
ISTH DIC 診断基準 ……………………………………… 188
産科 DIC 診断基準 ………………………………………… 192
新生児 DIC 診断基準 …………………………………… 199
三診断基準の比較と診断基準に求められる条件 ……… 202
日本血栓止血学会 DIC 診断基準 ……………………… 207

VI章 診断基準

急性期 DIC 診断基準

日本大学医学部 救急医学系救急集中治療医学分野/青燈会小豆畑病院 救急・総合診療科　小豆畑丈夫（あずはたたけお）

point

▶ 内科系・外科系疾患を問わず，重症病態を基礎疾患とする DIC を診断する診断基準である．
▶ 日常診療で早期に検査結果が得られる項目で構成された scoring system である．
▶ 凝固炎症反応関連を捉えた診断基準である．
▶ DIC の早期診断が可能である．
▶ DIC 患者の予後予測が可能である．

Q 「急性期 DIC 診断基準」が作成された背景は何ですか？

A 「急性期 DIC 診断基準」が作成される以前，本邦では，「旧厚生省 DIC 診断基準」が播種性血管内凝固症候群（disseminated intravascular coagulation：DIC）の治療開始基準として広く利用されていました[1]．しかし，作成から長い年月を経て DIC の概念も進化し，診断基準と臨床の間に乖離を呈してきました．現在，DIC は基礎疾患により侵襲局所を逸脱したトロンビン産生による微小血管内血栓形成と血管内皮細胞障害を特徴とし，多くは臓器不全を合併し病状を悪化させる続発病態と理解されています．したがって，DIC には必ず基礎疾患があるはずですが，「旧厚生省 DIC 診断基準」には，基礎疾患の有無が点数化されていました．また，出血症状や臓器不全の定義が明確でないため，判断する医師によって点数が変わってしまいます．このような「旧厚生省 DIC 診断基準」の臨床上の問題点をふまえて，日本救急医学会主導の下，多施設共同前向き試験[2,3]を経て，「急性期 DIC 診断基準」が 2005 年に策定されました．

Q 具体的に「急性期 DIC 診断基準」とは，どのようなものですか？

A 急性期 DIC 診断基準は，（1）DIC の原因となる基礎疾患，（2）鑑別すべき疾患および病態，（3）全身性炎症反応症候群（systemic inflammatory response syndrome：SIRS）の診断基準，（4）診断基準，か

ら構成されています（**表1**）[2]．また，診断基準に含まれるFDPはDダイマーで代用することが可能であり，FDP-Dダイマーの換算表も付属されています（表1）．DICは基礎疾患があって初めて発現します．急性期DIC診断基準は，慢性期病態に対峙した概念ではなく，様々な疾患の急性期医療における重症病態を基礎疾患として発症するDICを診断する基準であり，基礎疾患を（1）にまとめてあります．また，血液検査上はDICと同様の所見を呈する疾患があり，それと区別するために（2）に鑑別疾患として示されています．診断基準に，血小板・PT比・FDPとともにSIRSスコアが含まれており，SIRSの診断基準が（3）に示されています．SIRSは炎症に対する生体反応を早期に捉えることを目的とした概念です[4]．SIRS scoreが高い患者は，敗血症にDICを合併して重症化していくことを示した報告があり[5]，SIRSとDICの同時発現（凝固炎症反応関連：coagulation inflammation cross talk）を意識した診療が重症病態には必要であるというのが敗血症における近年の知見です．急性期DIC診断基準は，初めてその病態を捉えることを可能とした診断基準です．

 「急性期DIC診断基準」の特徴は何ですか？

 ■ **臨床利用を最も重視している**
①夜間緊急でも常時診断が可能．
②早期診断が可能．
③死亡する可能性の高い患者を拾い上げている．

　現在，DICの診断に有用なマーカーは各種報告されています．「急性期DIC診断基準」を策定するにあたり，そのなかで，夜間緊急を含めた通常診療で使用可能なマーカーを選択することが重要視されました．なぜなら，いかに精度の高い診断基準であっても，結果が出るまでに数日を要するようでは，この診断基準が求める早期診断・早期治療介入に結びつかないためです．そのため，アンチトロンビンをはじめとする結果が出るまでに時間を要するマーカーは含まれていません．さらにFDPの採血結果を至急で得られない施設も考慮され，(5) Dダイマーで代用する場合の換算表も付随されました（表1）．

　さらに，早期診断を可能とするために，先述の「旧厚生省DIC診断基準」の弱点を克服する考慮がされました．急性期病態で合併する多くのDICは敗血症によるものです．敗血症は炎症反応であるため，急性期反応蛋白であるフィブリンの増加を認めます．「旧厚生省DIC診断基準」にはフィブリン低下がスコアに含まれており，診断感度を低下させると指摘されていました．「急性期DIC診断基準」策定ではそれらが考慮された結果，「旧厚生省DIC診断基準」や国際学会である国際血栓止血学会（International Society on Thrombosis and Haemostasis：ISTH）がDICの早期診断のために策定したnon-overt DIC診断基準（「ISTH DIC診断基準」）[6]との比較

表1 急性期DIC診断

(1) 基礎疾患（すべての生体侵襲はDICをひき起こすことを念頭におく）	
1. 感染症（すべての微生物による） 2. 組織損傷 　外傷 　熱傷 　手術 3. 血管性病変 　大動脈瘤 　巨大血管腫 　血管炎 4. トキシン/免疫学的反応 　蛇毒 　薬物 　輸血反応（溶血性輸血反応，大量輸血） 　移植拒絶反応	5. 悪性腫瘍（骨髄抑制症例を除く） 6. 産科疾患 7. 上記以外にSIRSをひき起こす病態 　急性膵炎 　劇症肝炎（急性肝不全，劇症肝不全） 　ショック/低酸素 　熱中症/悪性症候群 　脂肪塞栓 　横紋筋融解 　他 8. その他

(2) 鑑別すべき疾患および病態
診断に際してDICに似た検査所見・症状を呈する以下の疾患および病態を注意深く鑑別する

1. 血小板減少
   - イ）希釈・分布異常
     1）大量出血，大量輸血・輸液，他
   - ロ）血小板破壊の亢進
     1）ITP，2）TTP/HUS，3）薬剤性（ヘパリン，バルプロ酸など），4）感染（CMV，EBV，HIVなど），5）自己免疫による破壊（輸血後，移植後等），6）抗リン脂質抗体症候群，7）HELLP症候群，8）SLE，9）体外循環，他
   - ハ）骨髄抑制，トロンボポイエチン産生低下による血小板産生低下
     1）ウイルス感染症，2）薬物など（アルコール，化学療法，放射線療法等），3）低栄養（Vit B_{12}，葉酸），4）先天性/後天性造血障害，5）肝疾患，6）血球貪食症候群（HPS），他
   - ニ）偽性血小板減少
     1）EDTAによるもの，2）検体中抗凝固薬不足，他
   - ホ）その他
     1）血管内人工物，2）低体温，他
2. PT延長
   1）抗凝固療法，抗凝固薬混入，2）Vit K欠乏，3）肝不全，肝硬変，4）大量出血，大量輸血，他
3. FDP上昇
   1）各種血栓症，2）創傷治癒過程，3）胸水，腹水，血腫，4）抗凝固薬混入，5）線溶療法，他
4. その他
   1）異常フィブリノゲン血症，他

(3) SIRSの診断基準

体温　　>38℃あるいは<36℃
心拍数　>90/min
呼吸数　>20回/min あるいはPaCO₂<32mmHg
白血球数 >12,000/mm³ あるいは<4,000/mm³
　　　　 あるいは幼若球数>10%

(4) 診断基準

	SIRS	血小板（mm³）	PT比	FDP（μg/mL）
0	0～2	≧12万	<1.2 <秒 ≧%	<10
1	≧3	≧8万，<12万 あるいは24時間以内に30%以上の減少	≧1.2 ≧秒 <%	≧10，<25
2	―	―	―	―
3	―	<8万 あるいは24時間内に50%以上の減少	―	≧25

DIC 4点以上
[注意]
1）血小板数減少はスコア算定の前後いずれの24時間以内でも可能．
2）PT比（検体PT秒/正常対照値）ISI＝1.0の場合はINRに等しい．各施設においてPT比1.2に相当する秒数の延長または活性値の低下を使用してもよい．
3）FDPの代替としてDダイマーを使用してよい．各施設の測定キットにより以下の換算表を使用する．

(5) Dダイマー/FDP換算表

測定キット名	FDP 10μg/mL Dダイマー（μg/mL）	FDP 25μg/mL Dダイマー（μg/mL）
シスメックス	5.4	13.2
日水製薬	10.4	27.0
バイオビュー	6.5	8.82
三菱化学メディエンス	6.63	16.31
ロッシュ・ダイアグノスティックス	4.1	10.1
積水メディカル	6.18	13.26
ラジオメーター	4.9	8.4

（文献2より引用）

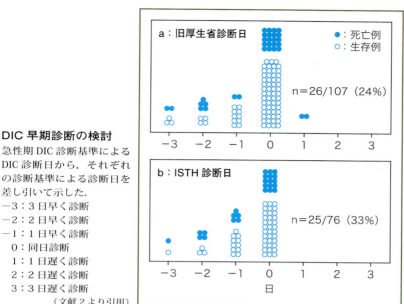

図1 DIC早期診断の検討
急性期DIC診断基準による
DIC診断日から，それぞれ
の診断基準による診断日を
差し引いて示した．
−3：3日早く診断
−2：2日早く診断
−1：1日早く診断
　0：同日診断
　1：1日遅く診断
　2：2日遅く診断
　3：3日遅く診断
（文献2より引用）

表2　転帰の判別と臓器不全の予測

	<1> 急性期診断基準原案	<2> 旧厚生省基準	<3> ISTH基準	p値
死亡予測率（%）	92.7*	75.6	61.0	0.003
DIC症例の死亡率（%）	20.7	28.2	32.5	0.097
非DIC症例の死亡率（%）	3.4	6.1	8.2	0.306
SOFAとの相関係数（R）	0.499#	0.521#	0.334#	
(n)	(1,017)	(1,017)	(990)	
DIC診断日のSOFA	7.2±3.8§	8.1±3.8	8.3±4.1	0.051
(n)	(184)	(110)	(77)	

＊：p=0.001 vs <3>，§：p=0.039 vs <3>．
各基準スコアとSOFAスコアの相関関係については，参入日から3病日までの全データポイントにおいてSpearman順位相関係数を用いてRを算出した．また，それぞれのRは#：p<0.001で有意であった．
（文献2より引用）

でDICの診断を早期にできることが，第一次多施設共同前向き研究で示されました（図1）[2]．

さらに，「急性期DIC診断基準」は，他の2つの診断基準よりも死亡率が高く，死亡する可能性の高いDIC症例を的確に拾い上げている可能性が同調査で示されました（表2）[2]．

■ 重症度の定量が可能であり，予後予測が可能

「急性期DIC診断基準」は，他のDIC診断基準と同様に，スコアリングシステムを採用しています．日本救急医学会が行った第二次多施設共同前向き研究では，「急性期DIC診断基準」の点数が上昇するに従い，多臓器不全の程度，各種重症度スコア，SIRS score，ISTH DIC診断基準scoreが上昇し，死亡率が上昇することが示されました（表3）[7]．このことは，「急

表3 参入日の急性期 DIC スコアと各指標，ISTH DIC スコア，死亡率

急性期 DIC スコア	4	5	6	7〜8
APACHE Ⅱ スコア max	18.2±9.3	21.2±9.1*	21.2±10.7	23.6±8.7*
SIRS スコア max	2.6±1.1	3.2±0.9*	3.4±0.6*	3.3±0.6*
SOFA スコア max	8.2±4.2	9.4±4.2*	10.5±5.3*	11.6±4.4*†
MODS（％）	29.9 (35)	35.2 (38)	45.3 (24)	60.8 (31)*†
ISTH DIC スコア max	3.0±1.1	3.4±1.1*	4.7±1.1*†	5.3±1.3*†#
ISTH DIC（％）	6.0 (7)	18.5 (20)*	49.1 (26)*†	72.5 (37)*†#
死亡率（％）	15.4 (18)	25.0 (27)	24.5 (13)	27.5 (14)

max：第0病日と第3病日の最大値．（ ）内は症例数．
*：$p<0.05$ vs. スコア 4，†：$p<0.05$ vs. スコア 5，#：$p<0.05$ vs. スコア 6．
MODS：multiple organ dysfunction syndrome（多臓器障害） (文献7より引用)

性期 DIC 診断基準」の点数で DIC 患者の重症度が定量的に判断でき，かつ，予後予測も可能であることを示しています．

■ 科学的根拠を有しており，世界的にもその地位を確立している

　日本救急医学会 DIC 特別検討委員会では，「急性期 DIC 診断基準」における診断基準の各項目の組み入れ，その区切り値，診断基準に対する重み付けに関して，明確な論理的考察を第一次多施設共同試験を基に行い，そのスコアリングシステムを構築しました[2]．さらに第二次多施設共同前向き研究で，その臨床的意義が確認されました[7]．これらの科学的エビデンスに基づいて策定された手法は，「旧厚生省 DIC 診断基準」や「ISTH DIC 診断基準」とは大きく異なる有意点です．また，Japanese Association for Acute Medicine（JAAM）DIC scoring system の通称で，世界的にも確固たる地位を構築して現在に至っています[8,9]．

[文 献]
1) 青木　延，長谷川　淳：DIC 診断基準の「診断の為の補助的検査成績，所見」の項の改訂について．"平成4年度業績報告" 厚生省特定疾患血液凝固異常症調査研究班，pp37-41，1988
2) 丸藤　哲，的場敏明，江口　豊 他：急性期 DIC 診断基準；多施設共同前向き試験結果報告．日救急医会誌 16：188-202, 2005
3) Gando S et al：A multicenter, prospective validation of disseminated intravascular coagulation diagnostic criteria for critically ill patients：comparing current criteria. Crit Care Med 34：625-631, 2006
4) American College of Chest Physicians/Society of Critical Care Medicine Consensus Conference：definitions for sepsis and organ failure and guidelines for the use of innovative therapies in sepsis. Crit Care Med 20：864-874, 1992
5) Rangel-Frausto MS, Pittet D, Costigan M et al：The natural history of the systemic inflammatory response syndrome（SIRS）. A prospective study. JAMA 273：117-123, 1995
6) Taylor FB Jr, Toh CH, Hoots WK et al：Towards definition, clinical and laboratory criteria, and a scoring system for disseminated intravascular coagulation. Thromb Haemat 1327-1330, 2001
7) 日本救急医学会 DIC 特別委員会：急性期 DIC 診断基準—第二次多施設共同前向き試験結果報告．日救急医会誌 18：237-272, 2007
8) Gando S, Saitoh D, Ogura H et al；Japanese Association for Acute Medicine Disseminated Intravascular Coagulation（JAAM DIC）Study Group：Disseminated intravascular coagulation（DIC）diagnosed based on the Japanese Association for Acute Medicine criteria is a dependent continuum to overt DIC in patients with sepsis. Thromb Res 123：715-718, 2009
9) Gando S：The utility of a diagnostic scoring system for disseminated intravascular coagulation. Crit Care Clin 28：373-388, 2012

VI章 診断基準

旧厚生省 DIC 診断基準

国立病院機構高崎総合医療センター 臨床検査科　内山俊正

point

- 旧厚生省診断基準は，1980年に当時の「汎発性血管内凝固症」調査研究班により作成されたもので1988年に改訂を受け，現在でもDIC診断の基本として用いられている．
- 悪性腫瘍患者を中心としたDIC症例を解析し，臨床所見と検査所見を基にスコア化したため，いわゆる線溶均衡型のDICには比較的適合しやすい傾向がある．
- 検査所見として血小板数とFDPに比重が高いが，造血器疾患については血小板数を除外するなど，部分的に基礎疾患別の配慮がある．
- 作成当時は，基礎疾患に敗血症や外傷症例があまり含まれず，全身性炎症反応症候群の概念がなかったため，救急・集中治療領域のDICには診断感度が低く，早期診断には適さない．
- 診断基準として，新生児，産科領域，劇症肝炎に対しては適応していない．

Q 旧厚生省 DIC 診断基準は，どのような経緯で作成されたのでしょうか？

A 播種性血管内凝固症候群（disseminated intravascular coaglation：DIC）の名称・概念は1950年代より用いられ，国際的には1970年代になり海外で診断基準が提唱されました[1]．本邦では1977年に旧厚生省汎発性血管内血液凝固症調査研究班が組織され，DICの病態・診断・治療に関する検討が開始されました．このとき班会議の専門家により集積されたDIC症例の基礎疾患は約40％が固形がんであり（原発部位では胃がんが最多），次いで白血病さらに敗血症などの感染症でした[2]（図1）．この臨床病態統計の解析結果を基に1980年に最初の旧厚生省DIC診断基準（以下，本基準）が提唱されました[3,4]．その後，肝疾患への適応などが見直され，旧厚生省血液凝固異常症調査研究班における1988年の改訂を最後に[5]，今日に至るまで種々の問題点を指摘されながらも広く日常診療の場で普及しています．

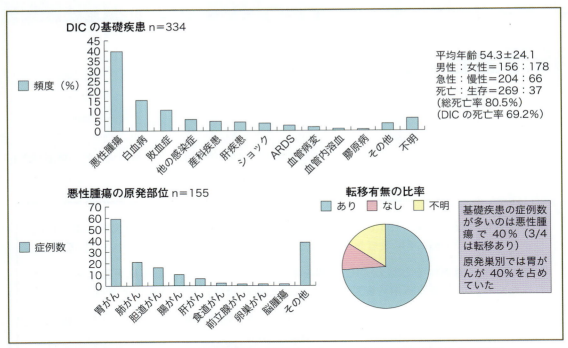

図1 旧厚生省研究班でのDIC臨床病態調査に登録されたDIC症例の基礎疾患とその背景
ARDS：acute respiratory distress syndrome（急性呼吸促迫症候群）
（文献2より引用）

Q 本基準は，どのような構成になっているのでしょうか？

A DICの基礎疾患は多様で，臨床症状も非特異的なものが多いことから，異常の頻度・程度が高く客観的評価の可能な検査所見に比重が置かれました．すなわち検査項目として，消費性凝固障害の存在を示す血小板数（PLT）やフィブリノゲン（Fbg）の低下，およびプロトロンビン時間（PT）延長，さらに血管内凝固・線溶の活性化を示すフィブリン/フィブリノゲン分解産物（FDP）の上昇が重視されました（図2）．これら基礎疾患・臨床症状・検査所見のうち，特に頻度の高い血小板数低下とFDP上昇に点数の重みをつけてスコアリングしたものが原型になっています[2,3]．確定診断（7点以上）と，疑い（6点）の2段階で診断し，疑いの場合は，当時特殊検査とみなされていたアンチトロンビン（AT）や$α_2$プラスミンインヒビター（$α_2$PI）などの検査と臨床経過の2項目以上を満たせば確定されます．造血器疾患における血小板数や肝硬変における凝固因子の評価が困難なことから，これらを基礎疾患とする場合には，別の判定基準を設けていることも特徴です．また新生児・産科領域および劇症肝炎については，適用除外とされています．1988年の改訂時には，補助検査項目を鋭敏な凝固亢進マーカーであるトロンビン・アンチトロンビン複合体（TAT）や可溶性フィブリンモノマー（SFMC）に，同様に線溶亢進マーカーであるプラスミン・$α_2$プラスミン複合体（PIC）やDダイマー

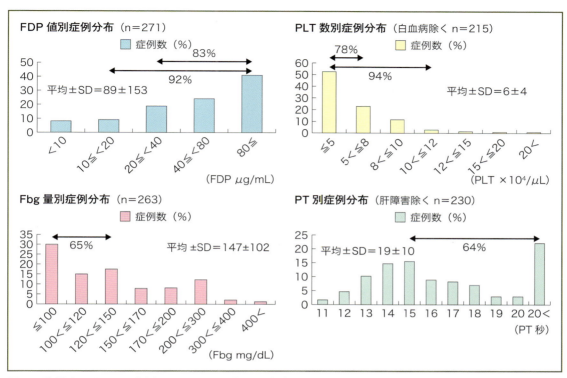

図2 登録されたDIC症例における凝血学的検査成績に基づく症例分布　　（文献2より引用）

にするなど変更されました[5]（**表1**）.

本診断基準の長所はどんな点でしょうか？

本基準は，日常の臨床でDIC診断に使用でき，その重症度や臨床経過もある程度評価しうることから，本邦で広く日常診療や臨床研究で普及しました．その結果さらにDIC症例が集積され，病態を解析してDICの概念や病態を再検討する土台となり，DIC治療薬の臨床治験の指標としても用いられました．近年は，基礎疾患による線溶活性化の程度でDICの病型分類が提唱されていますが[6]，本基準の骨格となる基礎疾患は固形がんであり，いわゆる線溶均衡型DIC例に適合しやすいと思われます（**図3**）（**MEMO**）．また急性期DIC診断基準（急性期基準）[7,8]や国際血栓止血学会overt-DIC診断基準（ISTH基準）[9]では，造血器疾患におけるDICに起因しない血小板減少に対する配慮がなされていないため，造血器疾患を基礎とするDICも，やはり本基準の良い適応となります．

表1 旧厚生省 DIC 診断基準（1988年改訂）

評価項目			点数
基礎疾患		あり	1
臨床症状	出血症状	あり	1
	臓器症状	あり	1
検査成績	血清FDP値 （μg/mL）	10 ≦ ＜20	1
		20 ≦ ＜40	2
		40 ≦	3
	血小板数 （×10⁴/μL）	8＜ ≦12	1
		5＜ ≦8	2
		≦5	3
	血漿フィブリノゲン濃度 （mg/dL）	100＜ ≦150	1
		≦100	2
	プロトロンビン時間比	1.25 ≦＜1.67	1
		1.67 ≦	2
判定	DIC の疑い可能性少ない		≦5
	DIC の疑い*		6
	DIC		7 ≦
診断のための補助的検査成績, 所見	①可溶性フィブリンモノマー陽性 ②Dダイマーの高値 ③トロンビンアンチトロンビンⅢ複合体の高値 ④プラスミンα₂プラスミンインヒビター複合体の高値 ⑤病態の進展に伴う得点の増加傾向（数日内での血小板やフィブリノゲンの急な減少, FDPの急な増加） ⑥抗凝固療法による改善		

注1：白血病および類縁疾患, 再生不良性貧血, 抗腫瘍剤投与後など骨髄巨核球減少が顕著で高度の血小板減少をみる場合は, 血小板数および出血症状は0点とし, 判定は4点以上 DIC, 3点 DIC の疑い*, 2点以下 DIC の可能性は少ないとする.
注2：基礎疾患が肝疾患の場合, 肝硬変および肝硬変に近い病態の慢性肝炎の場合には, 総得点から3点減点して判定する.
　　「劇症肝炎および上記」以外の場合は, 本診断基準をそのまま適用する.
注3：DIC 疑い*の場合, 補助的検査成績・所見のうち2項目以上満たせば DIC と判定する.
除外規定：新生児・産科領域および劇症肝炎の DIC には適用しない.

（文献5より引用）

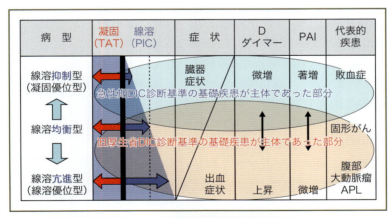

図3　DIC 病型分類と DIC 診断基準基礎疾患の関係
　　　Dダイマー：フィブリン（血栓）分解産物を反映
　　　PAI：重要な線溶阻止因子
　　　APL：急性前骨髄球性白血病

（文献6を参照して作成）

> **MEMO**
>
> ### DIC診断基準の背景にある基礎疾患
>
> 1980年に発表された旧厚生省DIC基準の基礎疾患の約40％は固形がん，次いで白血病の約15％でした．これに対して2003年に発表され，急性期基準の原型となった救急領域のDIC診断基準の対象症例の基礎疾患は約40％が感染症，約25％が組織損傷でした．両基準の背景にある基礎疾患は異なることに留意が必要です．

Q 本基準の問題点は，どのようなものでしょうか？

 本基準の成立した時代には，重症感染症でみられる炎症性サイトカインの役割について認識が乏しく，線溶阻止因子（plasminogen activator inhibitor：PAI）-1は未発見であり，サイトカインストーム[*1]状態におけるDICの病態は必ずしも明らかではありませんでした．炎症状態では，急性期反応蛋白であるFbgの低下が少なく，PAI-1上昇によりFDPの増加が抑制されるため，重症感染症のDIC診断において本基準は早期診断に不向きなことがしばしば指摘されました[2,6)]．この点，急性期基準では，臨床症状に代えて全身性炎症反応症候群（systemic inflammatory response syndrome：SIRS）項目を採用し，Fbgを検査項目から除外してFDPのカットオフ値を下げることで，重症感染症に代表される，いわゆる線溶抑制型DICに対応しています[7,8)]（図3）．また臨床症状への配点は作成時から議論のあるところで，いずれの症状も非特異的であり，基礎疾患によってひき起こされたものかDICの症状かは，区別が不可能な場合が多いようです[2)]．逆に，臨床症状が出現するほど進行した状態のDICを診断するのでは，早期診断による治療介入に支障をきたすかもしれません．さらに基礎疾患が存在することがDICの概念の前提であるとすれば，基礎疾患や臨床症状の有無への配点は，診断のうえで意義が乏しいと思われます．

[*1] **サイトカインストーム**：感染症や薬剤投与などの原因により，血中サイトカイン（IL-1，IL-6，TNF-αなど）の異常上昇が起こり，その作用が全身に及ぶ結果，好中球の活性化，血液凝固機構活性化，血管拡張などを介して，ショック・DIC・多臓器不全へと進行します．この状態をサイトカインストームと称します．

Q 今後，本基準を含めDICの診断基準は，どのように考えていけばよいのでしょうか？

本基準は最後の改訂からも約30年が経過し，一定の評価を得ている反面で，前述の問題点があります．特に基礎疾患は，作成当初多く集積された固形がんや造血器疾患から，救急・集中治療領域での敗血症や外傷などへと関心領域が拡大変遷しており，多様化した病態に対応した診断基準が求められます[10,11)]（表2）．これをふまえて日本血栓止血学会は，2012年にDIC診断基準作成委員会を設置し，本基準を基にしたDIC診断

表2 旧厚生省班研究における DIC 基礎疾患の変遷

青木ら（1978年）		広沢ら（1987年）		松田ら（1992年）		中川ら（1999年）	
503 例		240 例		1,493 例		2,193 例	
胃がん	80	APL	70	敗血症	131	敗血症	303
肺がん	40	AML	23	原発性肝がん	108	ショック	222
敗血症	33	AMoL	16	APL	93	NHL	161
APL	31	CML	11	AML	89	呼吸器感染症	144
AML	29	ALL	11	ALL	74	肝細胞がん	142
胆道系がん	26	胃がん	11	NHL	69	肝硬変	123
呼吸器感染症	21	肺がん	10	胃がん	52	AML	104

・旧厚生省 DIC 診断基準が作成された頃の基礎疾患は固形がんが最も多かった．その後造血器腫瘍が増加し，やがて敗血症など重症感染症が最も症例数の多い基礎疾患となる．
・調査時点での疾患分野における DIC の注目度が症例数に影響を与える可能性が高い．

APL：急性前骨髄球性白血病，AML：急性骨髄性白血病，AMoL：急性単球性白血病，
CML：慢性骨髄性白血病，ALL：急性リンパ球性白血病，NHL：非ホジキン性リンパ腫

（厚生省特定疾患汎発性血管内凝固症研究班・血液凝固症研究班各年発刊報告書より作成）

基準の改訂作業に着手して 2014 年に「DIC 診断基準暫定案」を，2017 年に後方視的検証を加え「DIC 診断基準 2017 年版」（以下，新基準）[12]を発表しました．特徴としては，基礎疾患の病態により DIC の病態そのものに差異が存在し，診断に有用な検査項目も異なるため，基礎疾患の病態を分別して診断基準を用いることです．すなわち，最初に診断基準適用のためのアルゴリズムにより，血小板数を診断に用いることができない「造血障害型」，次いで感染症の炎症反応により Fbg の評価が困難な「感染症型」の診断基準を用い，別のスコアリングにすることです．基礎疾患を特定できない場合や基礎疾患が複数存在してする場合を含めて，その他の基礎疾患においては「基本型」の診断基準を用います．また肝不全症例では，それ自体が DIC 診断の検査項目の多くに異常値を呈するため，肝不全の定義を明示し，その場合の診断スコアを減点して誤診対策としています．スコアリングで評価する項目も，本基準にある基礎疾患・臨床症状を省き，血小板数の経時的減少率，DIC の病態の本質である凝固亢進の分子マーカー，治療選択や予後評価の指標となる AT が新たに加えられました．新基準の詳細については本誌別項を参照していただきますが，新生児・産科領域を除く様々な領域で広く用いることが可能な診断基準と期待され，その評価については今後の検討を待ちたいと思います．

> **まとめ**
> 旧厚生省DIC診断基準は，約30年間広く日常臨床・臨床研究の場で使用されてきました．しかし，基礎疾患の拡大・概念の変遷に伴うDICの病態の多様性に十分対応していないため，この点をさらに改良した日本血栓止血学会のDIC診断基準2017年版が提唱されました．

[文 献]

1) Minna ID, Robby SG, Colman RW：Disseminated Intravascular Coagulation in Man. Thomas, Springfield, 1974
2) 内山俊正：厚生省DIC診断基準の背景―その成立から現在まで―．血栓止血誌 21：562-571, 2010
3) 前川 正, 小林紀夫, 権守日出海 他：DICの診断基準について．"厚生省特定疾患汎発性血管内血液凝固症Ⅲ. 昭和54年度業績報告集" pp5-12, 1980
4) Kobayashi N, Maekawa T, Takada M et al：Criteria for diagnosis of DIC based on the analysis of clinical and laboratory findings in 345 DIC patients collected by the Research Committee on DIC in Japan. Bibl Haematol 49：265-275, 1983
5) 青木延雄, 長谷川 淳：DIC診断基準の「診断のための補助的検査成績, 所見」の項の改訂について．"厚生省特定疾患血液凝固異常症調査研究班 昭和62年度研究報告書" pp37-41, 1988
6) 丸山征郎, 坂田洋一, 和田英夫 他（日本血栓止血学会学術標準化委員会DIC部会）：科学的根拠に基づいた感染症に伴うDIC治療のエキスパートコンセンサス．血栓止血誌 20：77-113, 2009
7) 丸藤 哲, 和田英夫, 長谷川友紀 他：救急領域のDIC診断基準（案）中間報告．日救急医会誌 14：280-287, 2003
8) 丸藤 哲, 射場敏明, 江口 豊 他：急性期DIC診断基準 多施設共同前向き試験結果報告．日救急医会誌 16：188-202, 2005
9) Taylor FB Jr, Toh CH, Hoots WK et al：Towards definition, clinical and laboratory criteria, and a scoring system for disseminated intravascular coagulation. Thromb Haemost 86：1327-1330, 2001
10) Kawasugi K, Wada H, Hatada T et al：Prospective evaluation of hemostatic abnormalities in overt DIC due to various underlying disease. Thromb Res 128：186-190, 2011
11) 内山俊正：DICの基礎疾患からみた病態の差異．Thrombosis Medicine 5：13-20, 2015
12) 朝倉英策, 高橋芳右, 内山俊正 他（日本血栓止血学会DIC診断基準作成委員会）：日本血栓止血学会DIC診断基準2017年版．血栓止血誌 28：369-391, 2017

VI章 診断基準

ISTH DIC 診断基準

東京医科大学八王子医療センター 特定集中治療部　池田寿昭　小野　聡　須田慎吾

point

- ▶ 国際血栓止血学会（ISTH）の overt-DIC 診断基準は，旧厚生省の DIC 診断基準を修正したものである．
- ▶ overt-DIC 診断基準では，基礎疾患は必須項目としてあるが，臨床症状（出血傾向や血栓形成による臓器障害）は考慮されていない．
- ▶ non-overt DIC 診断基準では，大基準項目として，血小板数，PT 時間，フィブリン分解産物を用い，特殊検査では，アンチトロンビン，プロテイン C，トロンビン・アンチトロンビンIII複合体（thrombin-antithrombin III complex：TAT）といったマーカーが用いられる．
- ▶ いずれの基準においても，DIC に関連する基礎疾患の存在は重要である．
- ▶ 各種診断基準を用いた DIC 診断率では，ISTH による DIC 診断基準の診断率が最も低い．

Q DIC の診断基準，定義の歴史について教えてください

A 1974 年に Colman らが，最初に播種性血管内凝固症候群（disseminated intravascular coaglation：DIC）の診断基準を発表しています[1]．また，本邦では，1979 年に旧厚生省の DIC 診断基準が作成され，その後 1988 年に旧厚生省診断基準改訂版[2]ができ，補助的検査項目の所見に可溶性フィブリンモノマー複合体[*1]陽性，D ダイマーの高値，トロンビン・アンチトロンビンIII複合体の高値，プラスミン α2 プラスミン・インヒビター複合体の高値やプロトロンビン時間比（PT 比）の延長などが出され，長く臨床の現場で使われてきました．1999 年，国際血栓止血学会（International Society on Thrombosis and Haemostasis：ISTH）における科学的標準化委員会（Scientific and Standardization Committee：SSC）で，DIC の定義として「DIC は様々な原因によってひき起こされる広範な血管内の凝固活性化を特徴とする後天的な症候群であり，微小血栓

[*1] 可溶性フィブリンモノマー複合体（SFMC）：SFMC は，凝固活性化の早期に出現し，この血中濃度はトロンビン生成を反映することから，DIC や血栓症などにおける病態把握や治療効果判定の指標として有用と考えられています．

は最小血管で生じるとともに，これに障害を与え，極めて重症になると機能障害をきたすこともある」としています[3]．

救急・集中治療領域では，2006年に日本救急医学会から報告された急性期DIC診断基準[4]が広く使われるようになっています．日本版敗血症診療ガイドラインにおいても，急性期DIC診断基準は，治療開始基準としての妥当性や重症度指標として有用性が評価されており，敗血症性DICの診断を行ううえで有用であると考えられます[5]（エキスパートコンセンサス/エビデンスなし）．しかし，急性期DIC診断基準を用いたDICの診断が転帰の改善につながるかについては，現在までのところ明らかにされていないと思われます．

Q ISTHにおけるovert-DICとnon-overt DICについて教えてください

2001年のISTH/SSCの会合で，Taylorら[3]は，病態を中心にDICを，明らかなDICとして非代償性期であるovert-DICと，わずかな止血機能異常としての代償性期であるnon-overt DICに分けることを提案しました．いずれの診断においてもDICに関連する基礎疾患の存在は重要です（表1）．次に，overt-DICの診断基準を示しました（表2）．それによれば，基礎疾患は必須項目としてあり，出血傾向や血栓形成による臓器障害といった臨床症状は考慮されていません．血小板数は5万/μL未満では2ポイントですが，フィブリノゲンは100mg/dL未満でも1ポイントしかありません．また，フィブリン関連の産物は，フィブリノゲン分解産物（FDP），Dダイマー，可溶性フィブリン（SF）のいずれかを測定してもよく，中等度増加で2ポイント，著明増加で3ポイントとされていま

表1 DICに関連した臨床病態

- 敗血症/重篤な感染症（いかなる微生物でも）
- 外傷（多発外傷，神経外傷，脂肪塞栓）
- 臓器障害（例えば重症膵炎）
- 悪性新生物
  - 固形がん
- 胎盤早期剝離
- 血管異常
  - Kasabach-Merritt症候群
  - 巨大動脈瘤
- 重篤な肝不全
- 重篤な中毒あるいは免疫学的反応
  - 蛇毒症
  - 輸血での反応
  - 移植拒絶

表2 overt-DIC診断のためのアルゴリズム

基礎疾患	必須項目
臨床症状	無視
血小板数	10万/μL＜：0ポイント，5万〜10万/μL：1ポイント，＜5万/μL：2ポイント
フィブリン関連マーカー	〔FDP，Dダイマー，SF〕中等度増加：2ポイント，著明増加：3ポイント
PT（秒）	＜3秒：0ポイント，3〜6秒：1ポイント，6秒＜：2ポイント
フィブリノゲン	＜100mg/dL：1ポイント
DIC	5ポイント以上

※各項目のポイントを合計して5ポイント以上であればDICとする．
PT：prothrombin time
FDP：fibrin and fibrinogen degradation products
SF：soluble fibrin

表3 non-overt DIC 診断のためのスコアリングシステム

1）基礎疾患	存在すれば2ポイント
2）major criteria	
血小板数	>10万：0ポイント　10万>：1ポイント　増加：−1ポイント　不変：0ポイント
PT 延長（秒）	3秒<：1ポイント　3秒>：0ポイント　短縮：−1ポイント　不変：0ポイント
可溶性フィブリン 　　または FDP	正常：0ポイント　増加：1ポイント　減少：−1ポイント　不変：0ポイント
3）specific criteria	
アンチトロンビン	正常：−1ポイント　低下：1ポイント
プロテイン C	正常：−1ポイント　低下：1ポイント
TAT	正常：−1ポイント　増加：1ポイント
その他	正常：−1ポイント　異常：1ポイント
4）計　算	1）+2）+3）>5 であれば non-overt DIC

すが，明確なカットオフ値が設定されておらず具体的でありません．そして，各項目のポイントを合計して，5ポイント以上であれば DIC とされます．しかし，この診断基準のなかで最も大きな影響を与える検査値は，フィブリン分解産物（著明増加で3ポイント）で，血小板数の2ポイントよりバイアスが大きいことも問題かもしれません．

　一方，non-overt DIC の診断基準（表3）は，基礎疾患が存在すれば2ポイントで，大基準項目として，血小板数，PT 延長（秒），フィブリン分解産物を用いています．次に，特殊検査では，アンチトロンビン，プロテイン C[*2]，TAT[*3] といった血管内皮細胞機能に関連したマーカーが用いられています．しかし，これらの特殊検査マーカーは限られた施設でしか測定されず，一般的には日常のルーチン検査としては使えないため，overt-DIC のスコアリングには入れられていません[3)]．

　また，ICU での前向き試験[6)] では，290例中29例（10％）は overt-DIC であり，58例（20％）は non-overt DIC と診断されましたが，その死亡率はほぼ同じであったことから，現時点では non-overt DIC は代償性 DIC ではなく，非代償性 DIC を診断しており，現在はあまり普及していません．このスコアリングシステムがうまく機能しない理由として，特殊検査において，正常範囲でマイナス1ポイントとされているため，合計のスコアが減少し，感度を落としていることが考えられます[7)]．

[*2] プロテイン C：ヒトプロテイン C の分子量は約6万2,000で，生理的に重要な血液凝固制御機構であるプロテイン C 凝固制御系の中心的因子で，血液凝固因子のプロトロンビン，X因子，IX因子，VII因子などと同様にビタミン K 依存性に肝臓で合成されます．

[*3] TAT：トロンビンと阻止因子のアンチトロンビンが1：1結合した複合体が TAT（正常値：<3〜4ng/mL）です．TAT により，生体内における凝固活性化の程度を評価できます．凝固活性化に伴い最終的に産生されるのはトロンビンで，トロンビンの一部は速やかにアンチトロンビンと結合し，TAT が形成され，トロンビン自身は不活化されます．

Q ISTH の DIC 診断基準は，ほかの DIC 診断基準と比べ，診断率に違いはありますか？

現在まで，様々な DIC 診断基準が報告されていますが，救急・集中治療領域では，我が国の急性期 DIC 診断基準が多く用いられるようになってきています．Gando[8)] らは，急性期 DIC 診断基準と旧厚生省 DIC 診断基準，ISTH による DIC 診断基準との比較を後ろ向きに検討して

います．血小板数が15万/μL未満の患者を対象とした各DIC診断率は，ISTHのovert-DICの診断基準を用いた場合33.3％，旧厚生省DIC診断基準で42.3％，急性期DIC診断基準で64.7％でした．また，ISTHの診断基準と旧厚生省の診断基準で診断された症例は，急性期DIC診断基準で全例がDICと診断されていました．旧厚生省あるいはISTHの診断基準で診断されたDIC症例の致死率は，急性期DIC診断基準で診断された症例より明らかに高値を呈していました．

> **MEMO**
>
> 現在までのところ，世界で様々なDIC診断基準がありますが，DIC診断ならびに生存率への影響に関するエビデンスは少ないです．

[文 献]

1) Colman RT, Robby SJ, Minna JD：Disseminated intravascular coagulation（DIC）：An approach. Am J Med 52：679-689, 1974
2) 青木延雄，長谷川淳：DIC診断基準の「診断のための補助的検査成績，所見」の項の改訂について．"厚生省特定疾患血液凝固異常症調査研究班，平成4年度業績報告集" pp37-41, 1988
3) Taylor FB Jr, Toh CH, Hoots WK et al：Towards definition, clinical and laboratory criteria, and a scoring system for disseminated intravascular coagulation—On behalf of the Scientific Subcommittee on International Society on Thrombosis and Haemostasis（ISTH）. Thromb Haemost 86：1327-1330, 2001
4) Gando S, Iba T, Eguchi Y et al；Japanese Association for Acute Medicine Disseminated Intravascular Coagulation（JAAM DIC）Study Group：A multicenter, prospective validation of disseminated intravascular coagulation diagnostic criteria for critically ill patients：comparing current criteria. Crit Care Med 34：625-631, 2006
5) 西田 修，小倉裕司，井上茂亮；日本版敗血症診療ガイドライン2016作成特別委員会：日本版敗血症診療ガイドライン2016. The Japanese Clinical Practice Guidelines for Management of Sepsis and Septic Shock 2016（J-SSCG2016）. 日救急医会誌 28：S1-S4, 2016
6) Wada H, Hoots WK, Toh CH et al：Consensus meeting at ISTH 2003 in Birmingham. Pharma Medica 21：95-107, 2003
7) 和田英夫：DICに関する国際的な潮流；国際血栓止血学会（ISTH）overt-DIC診断基準との比較．救急医学 28：767-770, 2004
8) Gando S, Wada H, Asakura H et al：Evaluation of new Japanese diagnostic criteria for disseminated intravascular coagulation in critically ill patients. Clin Appl Thromb Hemost 11：71-76, 2005

VI章 診断基準

産科DIC診断基準

浜松医療センター 名誉院長　小林隆夫（こばやしたかお）

> **point**
> - 産科DICは，急性で突発的なDICが発生することが多く，基礎疾患とDIC発症との間に密接な関係がある．
> - 凝血学的特徴としては，著しい消費性（および希釈性）凝固障害と線溶亢進で，早期に低フィブリノゲン血症となる．
> - 常位胎盤早期剝離や羊水塞栓症では，血液凝固促進物質の母体血中流入により直接的にDICが惹起されるが，弛緩出血や前置胎盤などでは，大量出血により二次的に消費性（希釈性）凝固障害をきたし，DICが発症する．
> - 産科DICスコアは，基礎疾患と臨床症状を重視した診断スコアで，スコアが8点以上のときはDICとして早期に治療を開始する．

Q 産科DICの特徴は，どのようなものですか？

A 産科DICの臨床的特徴は，①急性で突発的なことが多く，定型的な播種性血管内凝固症候群（disseminated intravascular coaglation：DIC）が発生する，②基礎疾患とDIC発症との間に密接な関係がある，③急性腎不全などの臓器症状を合併することが多い，④検査成績を待たずにいろいろな処置を進めなければならない，などが挙げられます．表1[1〜5]に，産科DICをきたしやすい基礎疾患とその特徴をまとめました．なかでも，常位胎盤早期剝離（以下，早剝）は，凝固障害としてDICが起こりやすく，産科DICの原因の約50％を占めるとされます．本症の母体死亡率は5〜10％，児死亡率は30〜50％といわれています．また，母体死亡率が60〜80％と高い羊水塞栓症[*1]は，約2〜3万分娩に1回程度とされていますが，近年DICを呈する症例では，死亡率が低下してきています[1〜5]．

[*1] 羊水塞栓症：羊水塞栓症は突然死をきたしやすい心肺虚脱型のほかに，近年子宮型（DIC型）羊水塞栓症という概念が提唱されています．これは弛緩出血の一部にみられますが，このような突然死を免れたDIC型羊水塞栓症の死亡率は，低下してきています

表1　産科DICの基礎疾患

疾患名	原因
常位胎盤早期剥離	血腫の血清成分，胎盤や脱落膜の組織トロンボプラスチン（組織因子）など
羊水塞栓症	肺動脈攣縮，接触因子活性化，羊水中化学物質，組織トロンボプラスチン様物質など
弛緩出血*，後産期出血	消費性（希釈性）凝固障害（DIC型羊水塞栓症*？）
妊娠高血圧症候群，子癇，HELLP症候群	胎盤の凝固促進物質流入，血管攣縮（脳動脈，肝動脈など）による血管内皮細胞障害など
敗血症	血小板崩壊，血管内皮細胞障害，接触因子活性化，エンドトキシン・エキソトキシンなど
死胎児稽留症候群	壊死胎児や胎盤の組織トロンボプラスチンなど
不適合輸血，急性溶血	溶血によるトロンボプラスチン様物質など
急性妊娠性脂肪肝	肝壊死，組織トロンボプラスチン，アンチトロンビン低下など
重症ショック	組織崩壊，アシドーシスなど

HELLP：hemolysis elevated liver enzymes and low platelet count　　　　　　　　　　（文献1～5を参照して作成）
*一部の弛緩出血の病態には，子宮型（DIC型）羊水塞栓症という新しい概念が提唱されている

Q　産科DICの凝血学的特徴は，どのようなものですか？

凝血学的特徴としては，著しい消費性凝固障害と線溶亢進です．すなわち，フィブリノゲン値の減少および二次線溶亢進に伴うフィブリン分解産物（fibrin degradation product：FDP），またはFDP Dダイマー値の増加が著明です[1〜5]．フィブリノゲン値が100 mg/dL以下の場合，通常「低フィブリノゲン血症」と呼び，凝固障害が起きるため，出血傾向が助長されます．血小板も消費により減少しますが，定型的なDICにもかかわらず意外と低下しないものが多いです．凝固阻止因子ではアンチトロンビンが著減するため，出血傾向が助長されます．また，DICの結果，トロンビン-アンチトロンビン複合体（TAT），プラスミン-α_2プラスミンインヒビター複合体（PIC）なども著増します．さらにプロトロンビン時間（PT）や活性化部分トロンボプラスチン時間（APTT）の延長，出血時間や全血凝固時間の延長もみられます．最近はあまり行われなくなりましたが，ベッドサイドで可能な検査として重要なものは血沈です．DICではフィブリノゲンの消費に伴い血沈値が遅延し，妊娠末期で通常15分値4 mm，1時間値15 mm以下であれば，DICとみなして治療を開始して構いません（血沈遅延もフィブリノゲン減少に起因します）．

　一般的に産科領域のDICは，急性かつ突発的に生じ，消費性凝固障害のため，出血量に比しフィブリノゲンが激減し，後天性低フィブリノゲン血症をきたしやすいです．すなわち，線溶優位で出血症状主体となります．一方，内科領域のDICは，比較的緩慢に生じ，凝固優位で臓器症状主体となり，フィブリノゲン値は正常ないし上昇するものが多いです．その点からみれば，産科DICは「急性DIC（非炎症性DICの代表）」，内科DICは「慢性DIC（炎症性DICの代表）」と呼び，区別されます．しかし，必

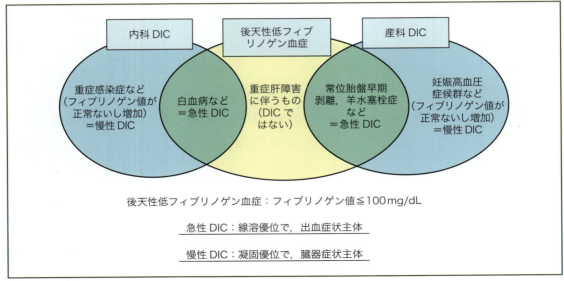

図1 急性DICおよび慢性DICと後天性低フィブリノゲン血症との関係　（文献1,2を参照して作成）

ずしもこのように両者の違いを完全に区分けできるものではなく，例えば，産科DICでも，妊娠高血圧症候群などは慢性DICの所見を呈し，いったん消費により減少したフィブリノゲンがオーバーシュート気味に過剰産生されるため，フィブリノゲン値は正常ないし上昇します．一方，内科DICでも急性白血病などは，急性DICの所見を呈し，フィブリノゲン値が低下します．この関係を図1[1,2]に示します．すなわち，DICといってもフィブリノゲン値が低下する場合もあれば，正常ないしは上昇する場合もあります．また，重症肝障害など，DICとは関係なく出現する後天性低フィブリノゲン血症も存在します．

Q 出血性ショック・DICをきたす疾患には，どのようなものがありますか？

A 妊娠後期および分娩周辺期に，出血性ショック・DICをきたす疾患の鑑別診断および，その特徴を表2[1~3]に示します．産科DICの基礎疾患のうち，早剝や羊水塞栓症では，血液凝固促進物質の母体血中流入により直接的にDICが惹起されやすいです．これに対し，弛緩出血や前置胎盤・癒着胎盤などでは，疾患そのものは直接的にDICを惹起しませんが，大量出血により二次的に希釈性（消費性）凝固障害をきたした結果，DICが発症します．これらの疾患では，出血量に応じて出血性ショックに陥ります．大量出血に際し，輸液や人赤血球液輸血だけを行うと，希釈性凝固障害に陥り，循環血液中の凝固因子が著しく減少する結果，止血困難となりますので，早期に大量の凝固因子補充が大切です．なお，大量照射赤血球液輸血により，高カリウム血症をきたすことがあるので，注意してください．

表2 妊娠後期および分娩周辺期に出血性ショック・DICをきたす疾患の鑑別診断およびその特徴

疾患名	出血の特徴	痛みの強さ	腹部所見	全身所見	その他
前置胎盤	無痛性の外出血（予告出血，警告出血）．陣痛発作時増強，間欠時減少．帝王切開後胎盤剥離部から出血持続	強くない	児頭下降不良	妊娠中は軽度貧血（出血量に応じてショック状態へ）	経腟超音波検査で診断．早産・胎位異常．癒着胎盤に注意．自己血準備
常位胎盤早期剥離	内出血型（約20%），外出血型（約80%）	激痛	胎盤剥離部に一致した圧痛．持続的子宮収縮．子宮は板状硬．胎児部分の触知困難	内出血型は早期にDICを発症．胎児は重度仮死状態から死亡．容易に急性腎不全に移行	妊娠高血圧症候群や絨毛膜羊膜炎に併発．発症後5時間以内に治療を開始．DIC対策
羊水塞栓症	突然死を免れた後のDICによる外出血	発症時胸痛	DIC発症後は子宮収縮不良	DIC発症による出血性ショック．早期に多臓器不全を合併	羊水中の胎児成分等の母体血中への流入．心肺虚脱型の場合，母体死亡率は60〜80%ともいわれてきたが，突然死を免れたDIC型の場合，死亡率は低下してきた．瘢痕子宮・過強陣痛・羊水混濁等が危険因子．亜鉛コプロポルフィリンやシアリルTN抗原が補助診断となる
子宮破裂	主に内出血	激痛	圧痛著明．胎児部分を直接触知	腹腔内出血による出血性ショック	児頭骨盤不均衡・過強陣痛・前回帝王切開症例に多い
弛緩出血	胎盤娩出直後から子宮内腔より，暗赤色の外出血持続	強くない	子宮収縮不良	出血量に応じてショック状態へ	希釈性（消費性）凝固障害によるDICを発症するが，この一部に子宮型（DIC型）羊水塞栓症という概念も提唱されている．Bakriバルン子宮内留置・内腸骨動脈結紮・子宮動脈塞栓術・腸骨動脈balloon occlusion・B-Lynch法等のcompression sutures・子宮摘出術等
頸管裂傷	胎児娩出直後から鮮紅色の動脈性，かつ持続性の外出血	強くない	子宮収縮良好	出血量に応じてショック状態へ	急速分娩・頸管の過伸展・軟産道強靱などに合併．不全子宮破裂に注意
不全子宮破裂	内出血主体で外出血は少ない	強い腰痛（血腫形成時）	後腹膜血腫	分娩後の外出血量に見合わないショック症状	silent rupture．腎不全に注意．早期に血腫除去術
腟壁血腫	血腫形成による内出血	激痛	子宮収縮良好	出血量に応じてショック状態へ	出血性素因・DIC・急速分娩などで発症
子宮内反症	胎児娩出または胎盤娩出直後から持続性の外出血	激痛	子宮底陥凹（内反漏斗形成）．子宮触知不能．腟に反転した子宮底部を認める	出血性ショックおよび神経性ショック	子宮筋腫・癒着胎盤・過短臍帯もしくは産科操作の不手際で発生．再内反に注意
癒着胎盤	分娩（帝王切開）後出血	強くない	前置胎盤や帝王切開既往症例	出血量に応じてショック状態へ	超音波検査（カラードプラ法）・MRIが診断に有効．自己血準備．Bakriバルン子宮内留置・内腸骨動脈結紮・子宮動脈塞栓術・腸骨動脈balloon occlusion・子宮摘出術等
劇症型A群溶連菌（GAS）感染症	胎児娩出（ほとんどは子宮内胎児死亡）後に非凝固性の出血持続	強い陣痛とともに胎児娩出	持続的子宮収縮（常位胎盤早期剥離に類似）	早期にDICを発症し，多臓器不全に移行．敗血症性ショック	分娩型では感染からほぼ1日以内に超急性DICを発症し，高率に母体死に至るため，抗DIC治療とともに診断早期からの大量抗菌薬投与が救命の決め手．高熱と上気道炎様症状，GASの検出などで診断
後天性血友病	周産期（分娩後）の止血困難	強くない	出血部位にもよるが，特徴的所見なし	出血量に応じてショック状態へ	PT正常・APTT延長．新鮮凍結血漿や第Ⅷ因子製剤投与では改善しない．出血時にはバイパス療法（遺伝子組換え活性型第Ⅶ因子製剤等）が有効．APTT交差混合試験で診断確定

（文献1〜3を参照して作成）

Q 産科DICスコアとは，どのようなものですか？

DICの臨床症状としては，血圧，脈拍，呼吸，尿量，意識状態，出血傾向（鼻出血・歯肉出血・血便・血尿など）などですが，早剥を例にとると，血圧低下・頻脈・乏尿・血尿などを呈することが多く，容易に急性腎不全に移行します．また，出血した血液はサラサラしており，凝固しにくいのも特徴です．早剥を放置すると100% DICに移行するため，早剥が疑われたら少しでも早く診断し，治療しなければなりません．早剥の発症より胎児娩出までの時間と，早剥重症度および胎児予後との関係を

表3 産科DICスコア

I．基礎疾患	点数	II．臨床症状	点数
a．常位胎盤早期剥離		a．急性腎不全	
・子宮硬直，児死亡	[5]	・無 尿（≦5mL/時）	[4]
・子宮硬直，児生存	[4]	・乏 尿（5＜～≦20mL/時）	[3]
・超音波断層所見およびCTG所見による早剥の診断	[4]	b．急性呼吸不全（羊水塞栓症を除く）	
		・人工換気または時々の補助呼吸	[4]
		・酸素放流のみ	[1]
b．羊水塞栓症		c．心・肝・脳・消化管などに重篤な障害があるときは，それぞれ4点を加える	
・急性肺性心	[4]	・心（ラ音または泡沫性の喀痰など）	[4]
・人工換気	[3]	・肝（可視黄疸など）	[4]
・補助呼吸	[2]	・脳（意識障害および痙攣など）	[4]
・酸素放流のみ	[1]	・消化管（壊死性腸炎など）	[4]
c．DIC型後産期出血		d．出血傾向	
・子宮から出血した血液または採血血液が低凝固性の場合	[4]	・肉眼的血尿およびメレナ，紫斑，皮膚粘膜，歯肉，注射部位などからの出血	[4]
・2,000mL以上の出血（出血開始から24時間以内）	[3]	e．ショック症状	
・1,000mL以上2,000mL未満の出血（出血開始から24時間以内）	[1]	・脈拍≧100/分	[1]
		・血圧≦90mmHg（収縮期）または40％以上の低下	[1]
d．子癇		・冷 汗	[1]
・子癇発作	[4]	・蒼 白	[1]
e．その他の基礎疾患	[1]		

III．検査項目	点数
・血清FDP≧10μg/mL	[1]
・血小板数≦10×10^4/μL	[1]
・フィブリノゲン≦150mg/dL	[1]
・プロトロンビン時間（PT）≧15秒（≦50%）またはヘパプラスチンテスト≦50%	[1]
・赤沈≦4mm/15分または≦15mm/時	[1]
・出血時間≧5分	[1]
・その他の凝固・線溶・キニン系因子（例，AT III≦18mg/dLまたは≦60%，プレカリクレイン，α$_2$-PI，プラスミノゲン，その他の凝固因子≦50%）	[1]

（文献7を参照して作成）

［判　定］
・7点以下：その時点でDICとはいえない
・8～12点：DICに進展する可能性が高い（DICとしての治療を開始する目安）
・13点以上：DICとしてよい（上記「III．検査項目」で2点以上含まれる必要がある）

みると，発症後5時間以内に治療すれば，腎不全，DIC などの合併症も少なく，胎児の予後も比較的良いとされています[6]．したがって，すべての検査結果が出てから DIC と診断し，治療を開始するのでは手遅れですので，真木，寺尾らは DIC の治療に踏み切るための産科 DIC スコア（**表3**）[7] を提唱しました．このスコアは，基礎疾患と臨床症状を重視した診断スコアですので，特定の基礎疾患を有する産科の急性 DIC に対処するには非常に有用です．スコアが8点以上のときは DIC として治療を開始します．DIC は突発し，急激な経過をたどり，重篤ですが，時期を失することなく不可逆的になる前に，すなわち，代償性 DIC のうちに早期に診断し，治療を開始すれば産科 DIC の予後は比較的良好です．

　このスコアの特徴は，表1に示す特定の基礎疾患を有する産科の急性 DIC に対処するには非常に有用であること，ならびに血液凝固線溶系検査結果を見るまでもなく，基礎疾患と臨床症状のみで診断し，治療を開始できることです．

　すなわち，DIC 発症頻度が高い基礎疾患には高得点を配し（早剥など臨床的重篤度により5～1点），さらには臨床症状に対しても高得点を配しています（乏尿，出血症状や臓器症状など重篤度により4～1点）．例えば，早剥で出血症状があれば，それぞれ4点ずつとなり，合計8点で DIC として治療を開始してよいことになります．厳密な意味では，その時点では旧厚生省 DIC 診断基準を満たさない場合もあり得ますが，早剥で出血症状があれば，臨床経験上その後 DIC になるのは必発ですので，予後改善のためにも早期に治療に踏み切れる特徴があります．もちろん，凝血学的所見を無視しているわけではなく，検査結果が出ていれば DIC スコアに加算しますが（容易にできる検査としてフィブリノゲン値，FDP，PT，血小板数，アンチトロンビン活性，血沈など各1点），たとえ検査結果が出ていなくても，DIC として治療が開始できるのは大きな特徴であり，凝血学的検査項目を重視した旧厚生省 DIC 診断スコアとは大きな違いがあります．

　産科 DIC スコアで実際に DIC と診断できるのは13点以上ですが，8点以上という基準は，早期に DIC の治療に踏み切るための診断スコアとして有用なものと考えられます．

▶ TOPICS

　真木，寺尾らが提唱した産科 DIC スコアは，血液凝固線溶系検査結果を見るまでもなく基礎疾患と臨床症状のみで診断し，DIC としての治療を開始するためのスコアであり，産科臨床の現場では広く普及しています．しかし，提唱から30年以上が経過し，現在産科 DIC スコアの改訂が検討されています．血液凝固線溶系検査項目の変更が主な改訂点ですが，近年妊産婦死亡のなかに占める割合が高くなってきた劇症型 A 群溶連菌感染症は発症から1日以内に超急性 DIC をきたすことが報告されるようになり，この扱いをどうするかが大きなトピックスになりそうです．しかし，現時点では，DIC としての治療を開始するために極めて有用な産科 DIC スコアをひき続き活用していただきたいと思います．

［文 献］

1）小林隆夫：産科DIC．日本産婦人科・新生児血液学会編集，産婦人科・新生児領域の血液疾患診療の手引き．メディカルビュー社，pp97-108，2017
2）小林隆夫：産科DICにおけるアンチトロンビンⅢ（AT）製剤の使用方法．Coagulation & Inflammation 2：11-17，2016
3）小林隆夫：産科DIC．産婦人科救急マニュアル．産と婦 78（増刊号）：63-71，2011
4）小林隆夫：産科DICの診断・治療．救急医学 39：1595-1601，2015
5）小林隆夫：産科DIC診断基準．"救急・集中治療アドバンス"松田直之 専門編集．中山書店，pp37-43，2017
6）寺尾俊彦：産科における救急処置．日本母性保護医協会研修ノートNo.35，1989
7）真木正博，寺尾俊彦，池ノ上克：産科DICスコア．産婦治療 50：119-124，1985

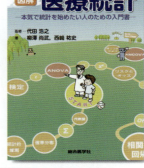

VI章 診断基準

新生児 DIC 診断基準

鹿児島市立病院総合周産期母子医療センター 新生児内科　茨　聡

point

▶ 新生児期は，成人に比べ臓器の発達が悪く，血液凝固線溶系も未成熟であり，低酸素症，アシドーシス，感染症などの DIC を発症する病態を合併しやすく，早期産児においては，そのリスクはさらに高まる．

▶ DIC 発症リスクの高い新生児においては，注意深く観察し，その早期発見と早期治療が重要となる．

Q 新しい新生児 DIC 診断基準について教えてください

A 新生児の播種性血管内凝固症候群（disseminated intravascular coaglation：DIC）診断基準としては，1983 年に示された白幡らの新生児 DIC 診断基準[1]と，2007 年に示された河井の早期新生児期の DIC などの重症出血傾向の診断基準[2]があり，これまで広く使用されてきました．しかしながら，これらの診断基準は，検査項目の違いがあり，評価に混乱を生じていました．そこで，この混乱を解消するために，日本産婦人科新生児血液学会の新生児 DIC 診断・治療指針作成ワーキンググループから，新生児 DIC 診断・治療指針 2016 年版（**図 1**）[3]が発表されました．

その主な特徴は，
1) 感染症に起因する線溶抑制型 DIC を区別するためにアルゴリズムを採用している．小児・新生児全身性炎症反応症候群（systemic inflammatory response syndrome：SIRS）診断基準（**表 1**）から感染症が疑われる場合は，急性期反応物質であるフィブリノゲン量をスコアリング項目から除外してある．
2) 基礎疾患による血小板減少の可能性がある場合は，血小板をスコアリング項目から除外してある．血小板減少は 7 万をカットオフとしたが，それ以上でも 24 時間以内に 50％以上の減少があれば，加点対象としている．
3) プロトロンビン時間（PT）は，河井らの診断基準に採用された値を国際標準比（international normalized ratio：INR）に換算した値を

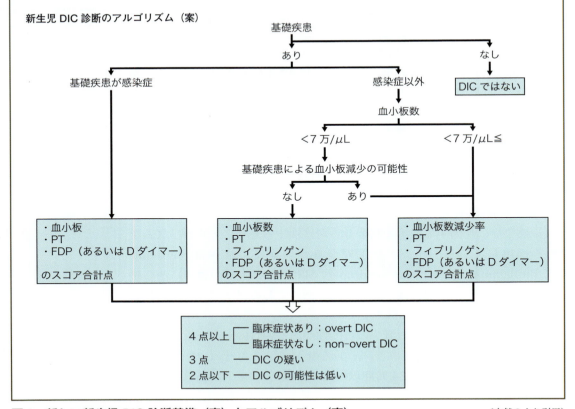

図1 新しい新生児 DIC 診断基準（案）とアルゴリズム（案）

（文献3より引用）

表1 小児・新生児 SIRS 診断基準

小児・新生児の重症病態とは，通例，次の条件の2つ以上を満たすものを指す．体温と白血球数のいずれかは必須とする．
1. 体　　温：深部体温[※1]＞38.5℃または＜36℃
　　　　　　（※1：直腸，膀胱，口腔，中心静脈温）
2. 心 拍 数：頻脈あるいは徐脈[※2]
　　　　　　（※2：徐脈については1歳未満のみ対象）
　　　　　頻脈[※3]：平均心拍数＞年齢別の正常域の2SD または，ほかに説明のつかない30分～4時間以上持続する上昇
　　　　　　（※3：疼痛刺激，薬物による影響などがない状態）
　　　　　徐脈[※4]：平均心拍数＜年齢別の正常域の10 パーセントタイルまたはほかに説明のつかない30分以上持続する抑制
　　　　　　（※4：迷走神経刺激　β遮断薬，先天性心疾患の影響がない状態）
3. 呼 吸 数：平均呼吸数＞年齢別の正常域の2SD または急速な人工呼吸器管理が必要[※5]
　　　　　　（※5：神経筋疾患や全身麻酔によるものは除く）
4. 白血球数：年齢別の正常域より上昇もしくは低下[※6] または＞10％未熟好中球
　　　　　　（※6：化学療法による低下は除く）

［参照］小児・新生児年齢別基準値

年齢	体温（℃）	心拍数（回/min） 頻脈	心拍数（回/min） 徐脈	呼吸数（回/min）	白血球数（×10^3/μL）
0日～1週	>38.5 or <36	>180	<100	>50	>34[※7]
1週～1ヵ月		>180	<100	>40	>19.5 or <5
1ヵ月～1歳		>180	<90	>34	>17.5 or <5
2～5歳		>140	適用なし	>22	>15.5 or <6
6～12歳		>130	適用なし	>18	>13.5 or <4.5
13～18歳		>110	適用なし	>14	>Ⅱ or <4.5

（※7：0日～1週の白血球数については参考論文では低値の設定はないが，目安として 5×10^3/μL 未満は感染後の異常を考慮し，注意深く観察のうえで重症病態判定を行う）
参考文献：1）日本未熟児新生児学会雑誌 22：73-75, 2010
　　　　　2）Pediatr Crit Care Med 6：2-8, 2005

用いている．
4) フィブリン分解産物（FDP）あるいはDダイマーは，試薬により基準値が異なるため，絶対値ではなく基準値の倍数値としている．
5) 動脈ラインなどの採血から得られた凝固活性化関連分子マーカー〔トロンビン-アンチトロンビン複合体（TAT），可溶性フィブリン（SF），SFモノマー複合体（SFMC）〕の値も評価し，早期診断の一助としている．

［文　献］
1) 白幡　聰，白川嘉継：新生児のDIC．日血栓止血会誌 17：245-253, 2006
2) 河井昌彦，水本　洋，丹羽房子 他：早期新生児期のDIC診断基準の考案—プロトロンビン時間を重視した診断基準作成の試み—．日周産期・新生児会誌 43：10-14, 2007
3) 白幡　聰 他：新生児DIC診断基準・治療指針，2016年版．日本産婦人科・新生児血液学会誌 25：3-34, 2016

VI章 診断基準

三診断基準の比較と
診断基準に求められる条件

防衛医科大学校防衛医学研究センター 外傷研究部門　齋藤大蔵

point

- ▶ 国際血栓止血学会（ISTH）のDIC診断基準は，旧厚生省DIC診断基準を参考に作成された．
- ▶ 急性期DIC診断基準は，いつでもどこの病院でも日常の診療のなかで診断でき，治療開始の指標となることを目指して作成された．
- ▶ 急性期DIC診断基準は，旧厚生省およびISTH overt DIC診断基準と比較して，より高いDIC診断陽性率と死亡予測率が得られ，早期のDIC診断が可能である．

Q 旧厚生省DIC診断基準とISTHのDIC診断基準は，どのような関係にあるのですか？

A
播種性血管内凝固症候群（disseminated intravascular coaglation：DIC）の診断基準として1979年に作成され1987年に改訂された，旧厚生省DIC診断基準[*1]が，我が国では長らく使用されてきました．この旧厚生省DIC診断基準は，本邦のみならず，世界のDIC研究および診療の発展に大きく貢献してきましたが，DICの治療に旧厚生省DIC診断基準を用いると，DICと診断された時点ですでに重篤な病態に至っている場合が多く，治療開始の基準としては役立たないという批判が多くありました．2001年に欧州で開催された国際血栓止血学会（International Society on Thrombosis and Haemostasis：ISTH）では，不可逆な状態に近いDIC（overt DIC）と初期段階のDIC（non-overt DIC）を区別する必要があると提唱され，旧厚生省DIC診断基準を参考にISTH overt DIC診断基準[*2]が作成されました．しかしながらこの基準は，感度が旧厚生省DIC診断基準よりも低く，分子マーカーを使用したnon-overt DIC診断基準も，この点を解消するものではありませんでした．

[*1] 旧厚生省DIC診断基準：DICの基準として1979年に作成され，わが国で長らく使用されてきたDICの診断基準ですが，DICと診断された時点で重篤な病態になっているために，治療開始のための基準として役立たないという批判がありました．

[*2] ISTH overt DIC診断基準：2001年にISTHが提唱した非代償性期のDIC診断基準であり，代償性期のnon-overt DIC診断基準と分けて提案されました．ISTH overt DIC診断基準は，旧厚生省DIC診断基準を基盤に作成されたといって過言ではありません．

急性期 DIC 診断基準は，どのように作成されたのですか？

わが国においては外科領域，産婦人科領域，小児科領域などに特化した DIC 診断基準が各々作成されていましたが，救急医療を行っていくうえで，早期治療の開始基準として満足のいく診断基準はありませんでした．そこで，日本救急医学会は 2002 年に日本血栓止血学会に呼びかけて「DIC 特別委員会」を立ち上げ，いつでもどこの病院でも，日常の診療のなかで診断できる基準，そして治療開始のための指標となる DIC 診断基準の作成をめざしました．2003 年春に「救急領域の DIC 診断基準」中間報告暫定案が発表され[1]，さらに多施設共同前向き試験（第一次）が実施されて，最終的に 2005 年に「急性期 DIC 診断基準[*3]」が公表されました[2]．急性期 DIC 診断基準は，多様な基礎疾患・病態から発症する急性期の DIC を一括して診断する基準です．

[*3] 急性期 DIC 診断基準：日本救急医学会によって作成された DIC の診断基準です．多施設後ろ向きデータ分析によって原案が 2003 年に提示され，そののち多施設前向きの症例集積による検証を経て原案が修正され，2005 年に公表されました．

 DIC の診断基準として患者転帰などで DIC の三診断基準を比較すると，どのような相違があるのですか？

 急性期 DIC 診断基準，旧厚生省 DIC 診断基準，および ISTH overt DIC 診断基準のスコアリングなどを**表 1** にまとめました．

また，第一次多施設共同前向き試験の症例を用いて，急性期 DIC 診断

表 1　DIC 診断基準

	急性期 DIC 診断基準		旧厚生省 DIC 診断基準		ISTH overt DIC 診断基準	
血小板 （×10⁴/μL）	12 万未満 8 万未満 30％以上減少 50％以上減少	1 点 3 点 1 点 3 点	12 万以下 8 万以下 5 万以下	1 点 2 点 3 点	10 万以下 5 万以下	1 点 2 点
PT 比	1.2 以上	1 点	1.25 以上 1.67 以上	1 点 2 点		
PT 秒					3 秒以上 6 秒以上	1 点 2 点
フィブリノゲン （mg/dL）			150 以下 100 以下	1 点 2 点	100 以下	1 点
FDP （μg/mL）	10 以上 25 以上	1 点 3 点	10 以上 20 以上 40 以上	1 点 2 点 3 点	10 以上 25 以上	2 点 3 点
SIRS	3 以上	1 点				
基礎疾患 出血症状 臓器症状			あれば 1 点 あれば 1 点 あれば 1 点		必　須	
DIC 診断	4 点以上		7 点以上		5 点以上	

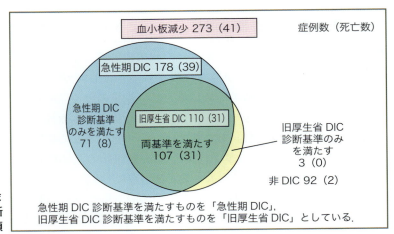

図1 急性期DIC診断基準または旧厚生省DIC診断基準による対象例の分類

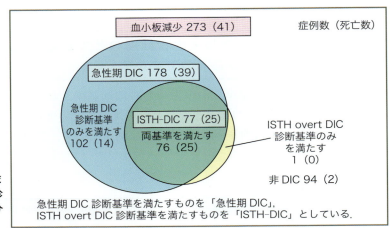

図2 急性期DIC診断基準またはISTH overt DIC診断基準による対象例の分類

基準と旧厚生省DIC診断基準もしくはISTH overt DIC診断基準との対象例分類を図1あるいは図2に示しました．括弧内は対象症例のうちの死亡数を表しています．

　273症例のうち急性期DIC診断基準を満たした症例は178症例（うち死亡39例）で，旧厚生省DIC診断基準を満たした症例は110症例（うち死亡31例）です．両方の診断基準を満たした症例は107症例（うち死亡31例）で，急性期DIC診断基準のみを満たす症例は71症例（うち死亡8例）でした．旧厚生省DIC診断基準のみを満たす症例は3例でしたが，そのうち死亡した症例はありませんでした（図1）．

　ISTH overt DIC診断基準を満たした症例は77症例（うち死亡25例）で，急性期DIC診断基準とISTH overt DIC診断基準の両方を満たした症例は76症例（うち死亡25例），急性期DIC診断基準のみを満たす症例は102症例（うち死亡14例）でした．ISTH overt DIC診断基準のみを満たす症例は1例でしたが，その症例は生存しました（図2）．

表2　三診断基準のDIC診断率と死亡率の比較

	急性期	旧厚生省	ISTH
DIC診断陽性率（%）	65.2	40.3*	28.2*
死亡予測率（%）	95.1	75.6#	61.0*
DIC中の死亡率（%）	21.9	28.2	32.5
非DIC中の死亡率（%）	2.1	6.1	8.2

*：$p<0.001$，#：$p<0.05$ vs 急性期DIC診断基準

　また，表2は，三診断基準におけるDIC診断陽性率，死亡予測率，DIC症例中の死亡率，および非DIC症例中の死亡率を示します．DIC診断陽性率および死亡予測率では，急性期DIC診断基準が旧厚生省およびISTH overt DIC診断基準よりも有意に高く，急性期DIC診断基準のなかには，ほかの診断基準で診断できない重症例が存在することを裏づけました．

Q 早期診断についてDICの三診断基準を比較すると，どのように異なりますか？

　急性期DIC診断基準でDICと診断された日から，旧厚生省あるいはISTH overt DIC診断基準で診断された日を差し引くことにより，急性期DIC診断基準がほかの診断基準よりも何日早くDICを診断できるかがわかります．図3および図4から，急性期DIC診断基準は，旧厚生省DIC診断基準およびISTH overt DIC診断基準よりも早期診断できることが明らかであり，この時期から治療を開始すれば病態を改善できる可能性を秘めています．すなわち，急性期DIC診断基準は，ほかの診断基準に比べて早期診断の点で優れていることがわかり，治療に猶予をもたない救急患者においては，急性期DIC診断基準は救急症例に適した診断基準

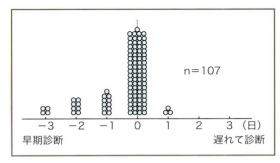

図3　急性期DIC診断日と旧厚生省DIC診断日
旧厚生省DIC診断基準による診断日を基準（0）にして，急性期DIC診断基準で診断された日に該当する症例数を○で表している．マイナスは，急性期DIC診断基準が旧厚生省DIC診断基準よりDICを早期に診断したことを示している．

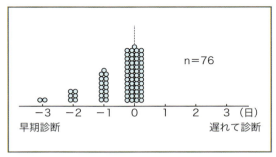

図4　急性期DIC診断日とISTH overt DIC診断日
ISTH overt DIC診断基準による診断日を基準（0）にして，急性期DIC診断基準で診断された日に該当する症例数を○で表している．マイナスは，急性期DIC診断基準がISTH overt DIC診断基準よりDICを早期に診断したことを示している．

といえます．ISTH による診断基準としては，overt DIC 診断基準のほかに non-overt DIC 診断基準が提唱されていますが，non-overt DIC 診断基準に関する前向き研究では，対象症例の重症化に伴う overt DIC への進行は証明できませんでした．このことは，ISTH が提唱した non-overt および overt の両 DIC 診断基準は，救急領域の DIC 診断基準としては適さないのではないかと考えられます．以上により，急性期 DIC 診断基準は，旧厚生省および ISTH DIC 診断基準と比較して，早期の DIC 診断が可能といえます．

[文 献]
1）丸藤　哲，和田英夫，長谷川友紀 他：救急領域の DIC 診断基準（案）．日救急医会誌 14：280-287, 2003
2）丸藤　哲，射場敏明，江口　豊 他：急性期 DIC 診断基準：多施設共同前向き試験結果報告．日救急医会誌 16：188-202, 2005

VI章 診断基準

日本血栓止血学会 DIC 診断基準

1) 金沢大学附属病院 高密度無菌治療部
2) 同 血液内科

朝倉英策[1] 山田真也[2]

point

- 旧厚生省・国際血栓止血学会・日本救急医学会急性期の各 DIC 診断基準の問題点を解決すべく「日本血栓止血学会 DIC 診断基準」が誕生した．
- この基準では，「基本型」「造血障害型」「感染症型」に分類して，診断基準を使い分ける．
- 凝固線溶系分子マーカー（TAT，SF など）とアンチトロンビン活性も診断基準に組込まれた．
- これまで誤診されやすかった肝不全症例に対する配慮が行われた．
- この基準は，感度・特異度ともに優れているが，今後も種々の医療機関で検討されることが望まれる．

Q これまでの診断基準には何がありましたか？

A 播種性血管内凝固症候群（disseminated intravascular coaglation：DIC）の診断基準としては，旧厚生省 DIC 診断基準（旧基準），国際血栓止血学会（International Society on Thrombosis and Haemostasis：ISTH）DIC 診断基準（ISTH 基準），日本救急医学会急性期 DIC 診断基準（急性期基準）が日本ではよく知られてきました[1〜3]．

これらの診断基準のなかで，ISTH 基準は感度が悪い，急性期基準はすべての基礎疾患に対して適用できないなどの問題があり，旧基準が最も評価の定まった基準でした．しかし，旧基準にも数々の問題点，例えば感染症に感度が悪い，分子マーカーが採用されていない，誤診されることがあるなどが指摘されており，この改訂が重要課題となっていました．

DIC 診断基準の改訂は，DIC の臨床と研究を向上させるうえで大きな意義を有すると考えられます．このような背景の下，「日本血栓止血学会 DIC 診断基準暫定案」（暫定案）が誌上発表されました[4]．さらに，海外へ

の周知の必要性から英文でも公開されました[5]．DIC診断基準作成委員会（委員会）が公表したこの新しい基準は検証作業を行う手順としたため，まずは暫定案として公開されましたが，従来の診断基準の様々な問題点をクリアした優れた基準です．

そして検証作業をふまえて，暫定案に若干の修正を加え，日本血栓止血学会DIC診断基準 2017年版（新基準）が公開されました[6,7]．

> **MEMO**
>
> 日本血栓止血学会HPから，「DIC診断基準2017年度版」をフリーで閲覧できます．(http://www.jsth.org/guideline/)

Q 旧厚生省DIC診断基準（旧基準）のどこが問題でしたか？

A

■ DIC診断基準の基本的考え方

旧基準の修正を行う方法が良いのか，全く新規の基準を作成する方法が良いのかについては，大きな論点でした．日本においては，旧基準を用いて各種薬剤のDIC臨床試験が行われてきた長い歴史があるため，全く新規の基準を作成するのは不適当であり，旧基準を基本にすべきであるとDIC診断基準作成委員会では結論づけられました．必然的にスコアリング法による基準となりました．

次に，DIC病態は基礎疾患によって大きく異なっている[8〜10] [*1]ことが明らかになっている現在，一つの基準ですべての基礎疾患におけるDICを診断することの限界があります．特に，旧基準は感染症においては診断能力が弱いことが，以前から指摘されてきました．

また旧基準では特に，肝疾患に伴う凝固異常がDICと誤診される場合が少なくないために，その対応も重要です．

[*1] DICは，線溶活性化の程度から，線溶亢進型DIC，線溶均衡型DIC，線溶抑制型DICに分類されます．詳細は，本書「線溶抑制型DICと線溶亢進型DIC」を参照．

■ 基礎疾患・臨床症状

旧基準においては「基礎疾患あり」で1点加点されますが，基礎疾患のない症例は存在しないため診断には影響を与えず，この加点は意味をなしていません．

基礎疾患あるいは基礎病態ごとにDIC病態に差異が存在し，診断に有用な検査項目が異なっています．基礎疾患や基礎病態を分別して病態別の診断基準を用いる方向性が妥当と考えられます．特に，血小板数の低下がDICのみに起因しない症例（造血障害をきたした症例など）では血小板数でスコアリングができないため，必ず区別すべきです．

DICにおける臨床症状は非特異的であり，基礎疾患やDIC以外の合併症による症状なのかDICによる症状なのか区別が困難です．さらに，臨床

症状が出現しないと DIC と診断されないようでは，早期診断に支障をきたすことになります．臨床症状を診断基準から削除すべきでしょう．

■ FDP，D ダイマー

DIC 診断におけるフィブリン分解産物（FDP）や D ダイマーの意義は大きく，実際ほとんどの DIC 診断基準において重要検査項目として採用されています．ただし，FDP や D ダイマーは，感度は高いが特異度は低い点に注意が必要です．例えば，深部静脈血栓症，肺塞栓，大量胸腹水，大皮下血腫などでもしばしば上昇しますので，注意喚起が必要です．

■ 血小板数

血小板数の低下の原因が消費性凝固障害のためではない造血障害型では，血小板数を診断基準に用いることはできないため，十分に注意される工夫が必要です．

造血障害型以外においては，血小板数は FDP や D ダイマーと同様に DIC 診断に重要な検査所見ですが，DIC 以外の原因で血小板数が低下する疾患も多いため，鑑別すべき疾患に留意が必要です．血小板数低下は，DIC 診断上，感度は高いが特異度は低いといえます．

また，血小板数の経時的変化は重要です．

■ 血漿フィブリノゲン

DIC を診断するうえにおいて，フィブリノゲンは，特異度は高いが感度は低いマーカーです．特に炎症性疾患では，DIC と思われる症例であってもフィブリノゲンは低下せず，むしろ上昇することも少なくありません．一方で，フィブリノゲンがマーカーとして価値が高い基礎疾患もあります[*2]．

基礎疾患別に適用する診断基準の検査評価を変えて対応する方法があります．

[*2] 例えば，固形がん，造血器悪性腫瘍，産科合併症，頭部外傷，大動脈瘤などに合併した DIC では，フィブリノゲン低下がみられやすく重要な所見です．

■ プロトロンビン時間（PT）

PT は，臓器障害や予後を反映しますが，一方で肝疾患やビタミン K 欠乏症でも延長するために，DIC に特徴的なマーカーではない点に注意が必要です．

■ 凝固線溶系分子マーカー

DIC の本態ともいえる凝固活性化を反映する分子マーカーとしては，トロンビン-アンチトロンビン複合体（TAT），可溶性フィブリン（SF），プロトロンビンフラグメント $_{1+2}$（F_{1+2}）などが知られています[*3]．

これらの分子マーカーは，DIC 診断基準の感度・特異度の両者を向上させることが期待されます．凝固活性化に伴って鋭敏に上昇するばかりでは

[*3] これらの凝固活性化マーカーのうち，我が国では TAT と SF の普及度が高いです．一方で，海外では F_{1+2} が普及しています．

なく，TATやSFはどちらも全く正常であればDICは否定的であるなど，除外診断的な意義も有しています．これらのマーカーを院内測定していない施設のほうが多いですが，診断基準に採用することで普及が期待されます．

■ アンチトロンビン活性（AT）

ATを診断基準に組込むことは，治療法選択に直結する，特に感染症において予後を評価できるなどの利点がありますが，一方で，ATはDICに特異的な指標ではないという問題点もあります．実際，肝予備能の低下，血管外への漏出，顆粒球エラスターゼによる分解などでも低下します．

ただし，ATのみでなくほとんどのマーカーがDICに特異的な指標ではないために，DICに特異的ではないという理由のみでATを診断基準に組込まないのも問題でしょう．検証作業をふまえて，結論としては，新基準にはATを組込むこととなりました[6,7]．

■ 産科領域・小児科領域

産科では現在，産科DICスコアが使用されています．産科DICは極めて急激な経過をとるため，基礎疾患と臨床症状で速やかに診断して治療する必要があります．早期に治療開始を可能にするこの産科DICスコアは極めて有用で，我が国では広く使用されています[*4]．また，正常妊娠であっても，FDP，Dダイマー，TAT，SF，F1+2などのDIC関連マーカーは上昇するために，これらのマーカーが高値であったとしてもDICとはいえません．

新生児の凝固・線溶活性は成人と大きく異なります．また，凝固活性化関連マーカーは，採血が困難な症例（小児など）では，試験管内凝固により偽高値になりやすいです（誤診につながります）．

[*4] 日本産婦人科・新生児血液学会を参照（http://www.jsognh.jp/dic/）．

■ 肝不全

旧基準では，肝不全によりPT延長，フィブリノゲン低下，血小板数低下，肝不全にさらに大量腹水を有するとFDPやDダイマーも上昇するような症例が誤診されやすいものでした[*5]．そのため肝不全症例が誤診されない工夫が必要です．

[*5] 例えば大量腹水のある肝硬変症例では，DICの合併がなくても，血小板数低下，PT延長，フィブリノゲン低下，FDP上昇などの所見がみられます．

 Q 「日本血栓止血学会DIC診断基準2017年版」について教えてください

A 誌面の制限があるために全体を紹介できません．詳細は，ぜひとも血栓止血誌を参照していただければと思います[6]．

■ DIC診断基準適用のアルゴリズム

DICを疑った時点でアルゴリズムに従います（図1，表1）．

新基準は，産科，新生児には適用しないために，これをアルゴリズムの最初のステップで示しています．

造血障害，すなわち骨髄抑制・骨髄不全・末梢循環における血小板破壊や凝集など，DIC 以外にも血小板数低下の原因が存在すると判断される場合には，血小板数を用いて DIC の診断をすることができないため，「造血障害型」の診断基準を使用します[*6]．

造血障害が存在しない場合には，感染症の有無を判断します．感染症が

[*6] 造血障害のある患者の場合，急性期 DIC 診断基準を使用してはいけません．日本血栓止血学会 DIC 診断基準で診断する必要があります．

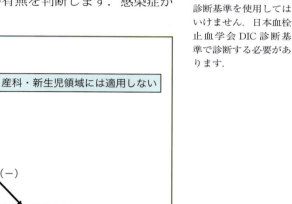

図1　DIC 診断基準適用のアルゴリズム
- DIC 疑い（※1）：DIC の基礎疾患を有する場合（表1），説明の付かない血小板数減少・フィブリノゲン低下・FDP 上昇などの検査値異常がある場合，静脈血栓塞栓症などの血栓性疾患がある場合など．
- 造血障害（※2）：骨髄抑制・骨髄不全・末梢循環における血小板破壊や凝集など，DIC 以外にも血小板数低下の原因が存在すると判断される場合に（＋）と判断．寛解状態の造血器腫瘍は（－）と判断．
- 基礎病態を特定できない（または複数ある）あるいは「造血障害」「感染症」のいずれにも相当しない場合は基本型を使用する．例えば，固形がんに感染症を合併し基礎病態が特定できない場合には「基本型」を用いる．
- 肝不全では3点減じる（表3の注を参照）．

表1　DIC の基礎疾患

1. 感染症 　・敗血症 　・その他の重症感染症（呼吸器，尿路，胆道系など） 2. 造血器悪性腫瘍 　・急性前骨髄球性白血病（APL） 　・その他の急性白血病 　・悪性リンパ腫 　・その他の造血器悪性腫瘍 3. 固形がん（通常は転移を伴った進行がん） 4. 組織損傷：外傷，熱傷，熱中症，横紋筋融解症 5. 手術後	6. 血管関連疾患 　・胸部および腹部大動脈瘤 　・巨大血管腫 　・血管関連腫瘍 　・膠原病（血管炎合併例） 　・その他の血管関連疾患 7. 肝障害：劇症肝炎，急性肝炎，肝硬変 8. 急性膵炎 9. ショック 10. 溶血，血液型不適合輸血 11. 蛇咬傷 12. 低体温 13. その他

注）産科領域，新生児領域において，それぞれ特徴的な DIC の基礎疾患があるが，両者とも本診断基準を適用しないので，ここには示していない．

あれば，「感染症型」の診断基準を適用します．造血障害および感染症がともになければ，「基本型」の診断基準を使用します．

基礎病態を特定できない場合は，基本型を使用します．また，固形がんに感染症を合併した場合など，DICをきたしうる基礎疾患が複数存在するような場合には，「基本型」を用います．

■ DICの基礎疾患

代表的な基礎疾患を表1に示しました．新基準は産科・新生児領域の疾患に適用しないために，表1には示していません．

■ 鑑別すべき代表的疾患・病態

DICとの鑑別が必要となる代表的疾患・病態を表2に記載しました．ただし，表2に示された疾患にDICを合併することもあるために注意が必要です．

■ DIC診断基準

アルゴリズム（図1）によってどの診断基準を適用するか決定された後に，表3を用いてDICの診断を行います．基本型では，血小板数，FDP，フィブリノゲン，プロトロンビン時間比，AT活性，凝固活性化関連分子マーカー（TAT，SFないしはF_{1+2}上昇）の結果を用いてスコアリングを行います．造血障害型では，血小板数をスコアリングしないことを明示しており，感染症型ではフィブリノゲンをスコアリングしません．肝不全では3点減じることを表中でも明記しました．なお暫定案では，感染症型は6点以上でDICと診断されていましたが[4,5]，検証作業の結果をふまえて，5点以上でDICと診断します[6,7]．

AT活性は，旧基準では採用されていなかった検査項目ですが，新たに採用されました．AT活性が70％以下であれば，1点のスコアを与えます．

凝固線溶系分子マーカーも，旧基準ではスコアリング項目としては採用されていなかった検査項目ですが，新基準において新たに採用されました．基準範囲上限の2倍以上であれば，1点を与えます[*7]．

肝不全に関しては，急性肝不全と慢性肝不全を含んでいます．急性肝不全は，厚生労働省難治性の肝・胆道疾患に関する調査研究班が「劇症肝炎」に代わる新しい「急性肝不全」の診断基準を作成しているので，それが採用されています．

■ DIC診断に関連するその他の検査と意義

DICの診断がなされた後に，DICの病型分類，病態評価を行ううえでの有用なマーカーを表4に列記しました．

[*7] 凝固線溶系分子マーカーの項目で加点されない症例は，DICと診断されないことが多いと推測されます．

表2 鑑別すべき代表的疾患・病態

血小板数低下

1. 血小板破壊や凝集の亢進
    - 血栓性微小血管障害症（TMA）：血栓性血小板減少性紫斑病（TTP），溶血性尿毒症症候群（HUS），HELLP症候群，造血幹細胞移植後 TMA
    - ヘパリン起因性血小板減少症（HIT）
    - 特発性血小板減少性紫斑病（ITP），全身性エリテマトーデス（SLE），抗リン脂質抗体症候群（APS）
    - 体外循環　など
2. 骨髄抑制/骨髄不全をきたす病態
    - 造血器悪性腫瘍（急性白血病，慢性骨髄性白血病の急性転化，骨髄異形成症候群，多発性骨髄腫，悪性リンパ腫の骨髄浸潤など）
    - 血球貪食症候群
    - 固形がん（骨髄浸潤あり）
    - 骨髄抑制を伴う化学療法あるいは放射線療法中
    - 薬物に伴う骨髄抑制
    - 一部のウイルス感染症
    - 造血器悪性腫瘍以外の一部の血液疾患（再生不良性貧血，発作性夜間血色素尿症，巨赤芽球性貧血など）
3. 肝不全，肝硬変，脾機能亢進症
4. 敗血症
5. Bernard-Soulier 症候群，MYH9 異常症（May-Hegglin 異常症など），Wiskott-Aldrich 症候群
6. 希釈
    - 大量出血
    - 大量輸血，大量輸液
    - 妊娠性血小板減少症　など
7. 偽性血小板減少症

FDP 上昇

1. 血栓症：深部静脈血栓症，肺塞栓症など
2. 大量胸水，大量腹水
3. 大血腫
4. 線溶療法

フィブリノゲン低下

1. 先天性無フィブリノゲン血症，先天性低フィブリノゲン血症，フィブリノゲン異常症
2. 肝不全，低栄養状態
3. 薬物性：L-アスパラギナーゼ，副腎皮質ステロイド，線溶療法
4. 偽低下：抗トロンビン作用のある薬剤（ダビガトランなど）投与時

プロトロンビン時間延長

1. ビタミンK欠乏症，ワルファリン内服
2. 肝不全，低栄養状態
3. 外因系凝固因子の欠乏症またはインヒビター
4. 直接経口抗凝固薬内服
5. 偽延長：採血量不十分，抗凝固薬混入

アンチトロンビン活性低下

1. 肝不全，低栄養状態
2. 炎症による血管外漏出（敗血症など）
3. 顆粒球エラスターゼによる分解（敗血症など）
4. 先天性アンチトロンビン欠乏症
5. 薬物性：L-アスパラギナーゼなど

TAT，SF または F_{1+2} 上昇

1. 血栓症：深部静脈血栓症，肺塞栓症など
2. 心房細動の一部

注）ただし，上記疾患に DIC を合併することもある．

表3 DIC 診断基準

	項目	基本型		造血障害型		感染症型	
一般止血検査	血小板数 ($\times 10^4/\mu L$)	12< 8<≦12 5<≦8 ≦5 24時間以内に30% 以上の減少（※1）	0点 1点 2点 3点 +1点			12< 8<≦12 5<≦8 ≦5 24時間以内に30% 以上の減少（※1）	0点 1点 2点 3点 +1点
	FDP ($\mu g/mL$)	<10 10≦<20 20≦<40 40≦	0点 1点 2点 3点	<10 10≦<20 20≦<40 40≦	0点 1点 2点 3点	<10 10≦<20 20≦<40 40≦	0点 1点 2点 3点
	フィブリノゲン (mg/dL)	150< 100<≦150 ≦100	0点 1点 2点	150< 100<≦150 ≦100	0点 1点 2点		
	プロトロンビン 時間比	<1.25 1.25≦<1.67 1.67≦	0点 1点 2点	<1.25 1.25≦<1.67 1.67≦	0点 1点 2点	<1.25 1.25≦<1.67 1.67≦	0点 1点 2点
分子マーカー	アンチトロンビン (%)	70< ≦70	0点 1点	70< ≦70	0点 1点	70< ≦70	0点 1点
	TAT, SF または F_{1+2}	基準範囲 上限の 2倍未満 2倍以上	0点 1点	基準範囲 上限の 2倍未満 2倍以上	0点 1点	基準範囲 上限の 2倍未満 2倍以上	0点 1点
肝不全（※2）		なし あり	0点 −3点	なし あり	0点 −3点	なし あり	0点 −3点
DIC 診断		6点以上		4点以上		5点以上	

注）
- （※1）：血小板数＞5万/μL では経時的低下条件を満たせば加点する（血小板数≦5万では加点しない）．血小板数の最高スコアは3点までとする．
- FDP を測定していない施設（D ダイマーのみ測定の施設）では，D ダイマー基準値上限2倍以上への上昇があれば1点を加える．ただし，FDP も測定して結果到着後に再評価することを原則とする．
- FDP または D ダイマーが正常であれば，上記基準を満たした場合であっても DIC の可能性は低いと考えられる．
- プロトロンビン時間比：ISI が 1.0 に近ければ，INR でもよい（ただし DIC の診断に PT-INR の使用が推奨されるというエビデンスはない）．
- プロトロンビン時間比の上昇が，ビタミン K 欠乏症によると考えられる場合には，上記基準を満たした場合であっても DIC とはかぎらない．
- トロンビン-アンチトロンビン複合体（TAT），可溶性フィブリン（SF），プロトロンビンフラグメント 1+2（F_{1+2}）：採血困難例やルート採血などでは偽高値で上昇することがあるため，FDP や D ダイマーの上昇度に比較して，TAT や SF が著増している場合は再検する．即日の結果が間に合わない場合でも確認する．
- 手術直後は DIC の有無とは関係なく，TAT, SF, FDP, D ダイマーの上昇，AT の低下など DIC 類似のマーカー変動がみられるため，慎重に判断する．
- （※2）肝不全：ウイルス性，自己免疫性，薬物性，循環障害などが原因となり「正常肝ないし肝機能が正常と考えられる肝に肝障害が生じ，初発症状出現から8週以内に，高度の肝機能障害に基づいてプロトロンビン時間活性が40％以下ないしは INR 値 1.5 以上を示すもの」（急性肝不全）および慢性肝不全「肝硬変の Child-Pugh 分類 B または C（7点以上）」が相当する．
- DIC が強く疑われるが本診断基準を満たさない症例であっても，医師の判断による抗凝固療法を妨げるものではないが，繰返しての評価を必要とする．

表4 DIC診断に関連するその他の検査と意義

検査項目	意義
プラスミン-α₂プラスミンインヒビター複合体（PIC）	高値であるほど線溶活性化が高度である
α₂プラスミンインヒビター（α₂PI）	線溶活性化に伴い消費性に低下する．ただし，肝不全のみでも低下し，急性炎症性疾患では上昇する
プロテインC（PC）	低値例は予後不良である．ただし，ビタミンK欠乏や肝不全のみでも低下する
プラスミノゲンアクチベータインヒビター-1（PAI-1）	感染症型DICでの高値例は予後不良である
HMGB-1	高値例は予後不良である
e-XDP	感染症型DICで低値例あるいは著増例は，いずれも予後不良である

Q 旧基準と新基準の相違点を教えてください

A 新基準では，アルゴリズムを用いて基礎病態により診断基準を使い分けることが明確にされました．旧基準においても白血病群，非白血病群でスコア法を変える工夫がなされていましたが，新基準では造血障害型のみならず感染症型でも診断基準を使い分けることが明確にされました．

造血障害型において血小板数をスコアから除く点については，旧基準の白血病群でも同様の配慮がなされていましたが，新基準ではさらに感染症でフィブリノゲンがスコアから除かれました．

旧基準では基礎疾患と臨床症状でもスコアリングが行われていましたが，新しい基準では前述の理由により削除されました．

血小板数に関しては，旧基準では加点されなかった経時的減少が新基準では1点の加点項目とされました．

ATに関しては，検証作業の結果をふまえて，正式に採用されました．

凝固線溶系分子マーカーも診断基準に組込まれました．分子マーカーが組込まれた診断基準は世界的にも斬新なものです．

旧基準においても肝硬変および肝硬変に近い病態の慢性肝炎では3点減ずることになっていますが，臨床現場では必ずしも適切に行われているとは限らず，DIC誤診の原因の一つになっていました．新基準ではこのような背景の下，従来適用されなかった劇症肝炎症例も念頭に，肝不全で3点減じることが診断基準の表の中に組込まれました．

日本血栓止血学会DIC診断基準2017年版に関しては，種々の医療機関で検討されることが望まれています．その結果をふまえ，将来的には新基準に修正が加えられる可能性もあります．

TOPICS

金沢大学 血液・呼吸器内科「血液・呼吸器内科のお役立ち情報」(http://www.3nai.jp/weblog/index.html) では，有用な情報（血栓止血学，血液凝固検査，DIC を含む）が発信されています．多数のアクセスのある人気サイトです．今後とも多くの方のご訪問をお待ちしています．

・DIC：図解シリーズ　http://www.3nai.jp/weblog/entry/24539.html
・血液凝固検査：図解シリーズ　http://www.3nai.jp/weblog/entry/28676.html

[文　献]

1) 青木延雄 他：DIC 診断基準の「診断のための補助的検査成績，所見」の項の改訂について．"厚生省特定疾患血液凝固異常症調査研究班 昭和 62 年度研究報告書" pp37-41, 1988
2) Taylor FB Jr, Toh CH, Hoots WK et al ; Scientific Subcommittee on Disseminated Intravascular Coagulation (DIC) of the International Society on Thrombosis and Haemostasis (ISTH)：Towards definition, clinical and laboratory criteria, and a scoring system for disseminated intravascular coagulation. Thromb Haemost 86：1327-1330, 2001
3) 丸藤　哲 他：急性期 DIC 診断基準多施設共同前向き試験結果報告．日救急医会誌 16：188-202, 2005
4) 日本血栓止血学会 DIC 診断基準作成委員会：日本血栓止血学会 DIC 診断基準暫定案．日本血栓止血学会誌 25：629-646, 2014
5) Asakura H, Takahashi H, Wada H et al ; DIC subcommittee of the Japanese Society on Thrombosis and Hemostasis：Proposal for new diagnostic criteria for DIC from the Japanese Society on Thrombosis and Hemostasis. Thromb J 14：42, 2016
6) 日本血栓止血学会 DIC 診断基準作成委員会：日本血栓止血学会 DIC 診断基準 2017 年版．日本血栓止血学会誌 28：369-691, 2017
7) Wada H, Takahashi H, Uchiyama T et al ; DIC subcommittee of the Japanese Society on Thrombosis and Hemostasis：DIC subcommittee of the Japanese Society on Thrombosis and Hemostasis：The approval of revised diagnostic criteria for DIC from the Japanese Society on Thrombosis and Hemostasis. Thromb J 15：17, 2017
8) 日本血栓止血学会学術標準化委員会 DIC 部会：科学的根拠に基づいた感染症に伴う DIC 治療のエキスパートコンセンサス．血栓止血誌 20：77-113, 2009
9) Asakura H：Classifying types of disseminated intravascular coagulation：clinical and animal models. J Intensive Care 2：20, 2014
10) 朝倉英策：播種性血管内凝固症候群（DIC）．"しみじみわかる血栓止血 vol.1 DIC・血液凝固検査編" 中外医学社, pp48-141, 2014

VII 診断と治療の指針

本邦のエキスパートコンセンサス ………………………………………… 218
欧米のガイドライン ……………………………………………………… 224
ISTH DIC 診療ガイダンス ………………………………………………… 229
日本版敗血症診療ガイドライン 2016 と DIC …………………………… 234

VII章 診断と治療の指針

本邦のエキスパートコンセンサス

1) 三重大学大学院医学系研究科 病態解明医学講座検査医学
2) 三重大学医学部附属病院 中央検査部

和田英夫[1] 野間 桂[2]

> **point**
> - DICの基礎疾患の治療はコンセンサスである．
> - DICの病態別に薬剤の選択をする必要がある．
> - 出血症状が著明な場合には，ヘパリン類は避け，合成プロテアーゼ阻害薬を投与する．
> - 臓器症状がある場合は，アンチトロンビンやヘパリン類などが推奨される．
> - トラネキサム酸は，線溶亢進型DICには推奨されるが，線溶抑制型には推奨されない．

Q ほとんどのDIC治療薬剤の推奨度が低いのは，なぜですか？

A 表1に日本血栓止血学会の「科学的根拠に基づいた感染症に伴うDIC治療のエキスパートコンセンサス」[1]の推奨度の基準を示します．推奨度は科学的根拠を担保するため，播種性血管内凝固症候群（disseminated intravascular coaglation：DIC）治療関連の2,487の論文をシステマティックにレビューしました．しかし，欧米ではDICの治療が標準的に行われてこなかったことから，敗血症の臨床試験成績からDICの治療効果を推測するしかありませんでした．

また，日本のDIC治療は非常に高い水準であり，新しい治療薬が有意に生命予後を改善するのは非常に難しい状況でもあります．このため，日本では，DIC治療の論文が多いが，非劣性を確かめる小規模試験の報告がほとんどであり，有意に生命予後を改善するエビデンスは得られませんでした．

DICはあくまでも基礎疾患に合併する病態であり，基礎疾患の改善なしにDICが改善することは少ないと考えられます．そのため，基礎疾患治療の推奨度はコンセンサスとしました（表2）．

また疾患の予後は，生体の自己治癒力などの複合要因に依存しているこ

表1　推奨度分類

	推奨度
コンセンサス	科学的根拠の有無に限らず，診療上，常識的に行うべき治療
A	その推奨の効果に対して強い根拠があり，その臨床上の有用性も明らかである
B1	その推奨の効果に関する根拠が中等度である，または，その効果に関して強い根拠があるが，臨床上の有用性がわずかである
B2	十分な根拠はないが，有害作用が少なく日常臨床で行われている
C	その推奨の効果を支持する（あるいは否定する）根拠が不十分である，または，その効果が有害作用・不都合（毒性や薬剤の相互作用，コスト）を上回らない可能性がある
D	その推奨の有効性を否定する，または，有害作用を示す中等度の根拠がある

注：推奨度は科学的根拠の質や多寡，結果，日本での保険で使用できる治療法や投与量など現在の医療状況を勘案し，委員会での協議により決定した．推奨度はあくまでも最も標準的な指針であり，本推奨度は実際の診療行為を決して強制するものではなく，施設の状況や個々の患者の個別性を加味して最終的な対処法を決定すべきである．レベルが高い文献に基づいた推奨度AまたはB，あるいは逆に施行を推奨しない推奨度Dがありうる．

（文献1より引用）

表2　各種治療法の病態別推奨度

DICの病態		基礎疾患の治療	抗凝固療法A						rhTM	抗線溶療法	線溶療法	補充療法	
			UFH	LMWH	DS	GM	NM	AT				FFP	PC
総合的		○	C	B2	C	B2	B2	B1#	B1	D	D	○*	○*
無症候型	輸血基準不適合	○	C	B2	C	B2	B2	B2#	B2	D	D		
	輸血基準適合	○	C	B2	C	B2	B2	B2#	B2	D	D	B2*	B2*
出血型	軽度	○	C	B2	C	B2	B2	B2#	B1	D	D		
	著明	○	D	D	D	B1	B1	B2#	C	C$	D	○*	○*
臓器障害型		○	C	B2	C	B2	B2	B1#	B1	D	D		
合併症	大血管の血栓合併	○	B2	B1	B2	C	C	B2#	B2	D	注		
	TTP合併	○	C	B2	C	B2	B2	B2#	B2	D	D	○	D
	HIT合併	○	D	D	D	B2	B2	B2#	B2	D	D	D	D

○：コンセンサス．#：適応は血中AT＜70％の症例に限定される．*：輸血基準適合症例に限定される（注：致死的な血栓症に対しては，例外的に線溶療法が行われる場合がある．適応，投与時期・方法などは専門医に相談する必要があり，脳梗塞などでは禁忌になる場合もある．）$：抗線溶療法は専門医に相談する．
UFH：未分画ヘパリン．LMWH：低分子ヘパリン．DS：ダナパロイドナトリウム．GM：メシル酸ガベキサート．NM：メシル酸ナファモスタット．AT：アンチトロンビン．rhTM：リコンビナントヒトトロンボモジュリン．FFP：新鮮凍結血漿．PC：濃厚血小板．TTP：血栓性血小板減少性紫斑病．HIT：ヘパリン起因性血小板減少症．出血型：線溶亢進型．臓器障害型：線溶抑制型．DICを病態別に分類すると，大きく無症候型，出血型，臓器障害型，その他の合併症に分けられ，それぞれの病態により適応薬剤が決まってくる．

（文献1より引用）

とも事実です．このため，活性化プロテインC（APC）の臨床試験[2]でも，生存率はたかだか5～10％しか改善しませんでした．もっとも，治療薬が5～10％のDIC生存率を改善することは素晴らしいことでもあります．推奨度Cは，「その推奨の効果を支持する（あるいは否定する）根拠が不十分である，または，その効果が有害作用・不都合（毒性や薬剤の相互作

用，コスト）を上回らない可能性がある」となっていますが，未分画ヘパリン（UFH）を基準に推奨度 C としていますので，推奨度 C の薬剤でも病態が合えば，DIC の治療には十分有効とも考えています．

Q DIC の診断基準は 1 つなのに，病態別に推奨度があるのはなぜですか？

A DIC の診断基準には，旧厚生省 DIC 診断基準[3]，国際血栓止血学会（International Society on Thrombosis and Haemostasis：ISTH）overt-DIC 診断基準[4]，急性期 DIC 診断基準[5] があり，旧厚生省 DIC 診断基準は，造血器腫瘍や肝疾患などの分類があるため，非常に使いにくくなっています．ISTH overt-DIC 診断基準や急性期 DIC 診断基準は，便宜性の問題もありますが，1 つの診断基準ですべての病態の DIC を診断しています．一方，凝固系と線溶系のバランスにより DIC の病態は大きく異なることから，「科学的根拠に基づいた感染症に伴う DIC 治療のエキスパートコンセンサス」[1] は，DIC の病型を，「線溶抑制型 DIC」「線溶亢進型 DIC」「線溶均衡型 DIC」の 3 つに分類しています（図1）．

線溶抑制型 DIC は，従来の「臓器障害型 DIC」や「凝固優位型 DIC」に相当します．敗血症に伴う DIC が相当し，炎症による臓器障害以外に，plasminogen activator（PA）inhibitor-I（PAI-I）が著増します．虚血性臓器症状が出現しやすいため，重症例や治療開始が遅れた場合などに多臓器不全が進行し，予後は極めて不良となることがあります．アンチトロンビン（AT）やトロンボモジュリン（TM）の推奨度が最も高くなります．

線溶均衡型 DIC は，従来の凝固優位型 DIC と線溶優位型 DIC の中間的病態を示し，凝固活性化に見合うバランスのとれた線溶活性化がみられます．凝固活性化はみられるが，凝固阻止因子および線溶活性化により代償されていて，見かけ上，症状が表面に出ないことも多いです（無症候型 DIC）．進行すると血栓症状がみられ，さらに進行すれば血小板・凝固因子の消費が進み，出血傾向をきたします．

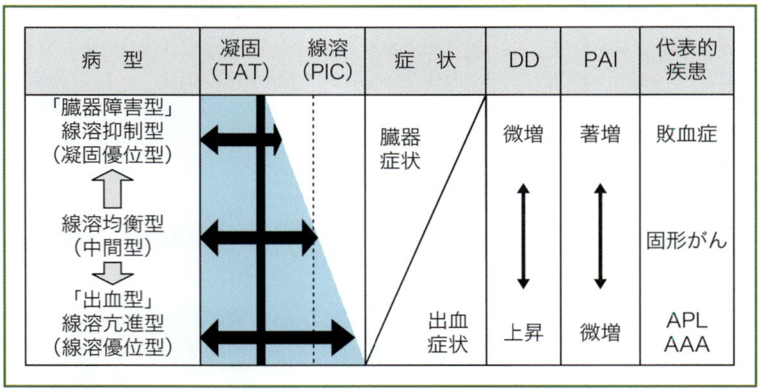

図1 DIC のタイプと凝固・線溶系の関係
TAT：トロンビン-アンチトロンビン複合体
PIC：プラスミン-α_2 プラスミンインヒビター複合体
DD：D ダイマー
PAI：プラスミノゲンアクチベータインヒビター
APL：急性前骨髄球性白血病
AAA：腹部大動脈瘤

〔文献 1「科学的根拠に基づいた感染症に伴う DIC 治療のエキスパートコンセンサス」図 1（朝倉担当，p83）より引用〕

線溶亢進型DICは，従来の「線溶優位型DIC」「線溶過剰亢進型DIC」「出血型DIC」に相当し，通常予測される以上の線溶亢進が存在します．基礎疾患としては，前立腺がん，悪性黒色腫，前骨髄球性白血病（acute promyelocytic leukemia：APL），血管腫，腹部大動脈瘤（abdominal aortic aneurysum：AAA）などが挙げられます．なお，出血症状が特に著しく，臨床上の管理が難渋する場合には，輸血療法や合成プロテアーゼ阻害薬（SPI）などが高い推奨度となり，通常禁忌とされている抗線溶療法が適応となります．ただし，DICに対するトラネキサム酸などの投与は，血栓症の合併や臓器障害などの重大な合併症をきたす恐れがあります．

　特に線溶抑制型DICに対するトラネキサム酸の使用や線溶亢進型DICに対するヘパリン類の使用は好ましくありません．こういった好ましくない薬剤の使用を防ぐとともに，基礎疾患の治療，出血時の補充療法，血栓傾向にはヘパリン類の使用など，病態に合った治療の推進をめざして，病態別の推奨度が設定されています（表2）．

アンチトロンビン/ヘパリン類の推奨度は？

　　ATは，抗トロンビン，抗Xa，抗XIa活性などの抗凝固活性以外に，抗炎症作用も有すると考えられています．一方，ATは補充療法なのか，抗凝固療法なのかの議論も残されています．未分画ヘパリン（unfractionated heparin：UFH），低分子ヘパリン，ダナパロイドナトリウム（DS）は，ATを約1,000倍活性化することにより，その凝固活性を発揮します．また，ヘパリン類のなかでは，低分子ヘパリン（low molecular weight heparin：LMWH）のほうが，UFHに比べて出血の副作用が少ないメリットがあります．このため，推奨度はATがB_1，LMWHがB_2，UFHとDSがCになっています（表2）．

　また，病態別に推奨度が異なり，出血症状が著明な場合にはヘパリン類の推奨度は下がり，逆に血栓傾向が強い場合は推奨度は上がります．以前はDICと診断されれば，やみくもにUFHが投与され，重篤な出血の副作用を招いた苦い経験もあります．一方，静脈血栓塞栓症（venous thromboembolism：VTE）の予防にヘパリン類が推奨されており，著明な出血がない場合には，VTE予防のために少量のLMWH投与を推奨する必要があるかもしれません．

合成プロテアーゼ阻害薬（SPI）の推奨度は？

　SPIは，広範でマイルドな抗凝固作用を有する以外に，抗線溶作用，補体系やトリプシン・キニン・カリクレインへの作用など，作用領域は非常に広いといえます．SPIの評価は，敗血症などを診療する集中治療/救急領域で低く，線溶亢進型の造血器腫瘍を診療する血液内科などで

は高いといえます．一方，AT/ヘパリン類に関しては逆のことがいえます．

このことからも，DIC治療のエキスパートコンセンサスの作成が，多領域の医師の結集によってなされる必要があったと考えられます．抗凝固作用がマイルドで抗線溶作用を有することから，DICにおけるSPIの推奨度は，出血型はB_1，血栓型はC，その他はB_2となっています（表2）．

Q トロンボモジュリンの推奨度は？

A リコンビナントヒトトロンボモジュリン（rhTM）のDICに対する臨床試験[6]は，DIC離脱率ならびに出血症状の改善率を有意に増加させ（表3），2009年にDICの治療薬として承認されました．rhTMは抗炎症作用*を有する可能性があり，基礎疾患を感染症に絞った国内臨床試験[6]の解析で，rhTMが約10％生命予後を改善することや，DICが疑われる敗血症に対する海外の臨床試験で，rhTMが死亡率を有意でないが低下させる傾向があることが発表されました．また，国内の市販後調査3,548例の解析でも，国内の臨床試験[6]とほぼ同等のrhTMの治療効果が示されました．rhTMの推奨度は，2009年の日本血栓止血学会のエキスパートコンセンサスでは示されませんでしたが，2014年の追補[7]で「総合的B_1，無症候型B_2，出血型（軽度B_1，著明C），臓器障害型B_1，合併症（型）B_2」と示されました．

*抗炎症作用：トロンボモジュリン（TM）のレクチンドメインがhigh mobility group box 1やlipopolysaccharideと結合し，補体系を阻害することなどから，TMが炎症を抑制する作用を有することが推測されています．

表3　リコンビナントヒトトロンボモジュリンの治療効果

	造血器腫瘍	感染症
DIC離脱率		
rhTM	42/64（65.6％）	32/48（66.7％）
UFH	28/61（45.9％）	28/51（54.9％）
差（95％CI）	19.7％（2.6〜36.8％）	11.8％（−7.3〜30.9％）
7日目の出血症状の消失率		
rhTM	14/43（32.6％）	17/45（37.8％）
UFH	6/45（13.3％）	13/46（28.3％）
差（95％CI）	19.2％（2.1〜36.4％）	9.5％（−9.7〜28.8％）
28日目の死亡率		
rhTM	11/64（17.2％）	14/50（28.0％）
UFH	11/61（18.0％）	18/52（34.6％）
差（95％CI）	−0.8％（−14.2〜12.5％）	−6.6％（−24.6〜11.3％）

（文献6より引用）

今後の改善点は？

 トラネキサム酸に関しては，線溶亢進型DICには有用との意見は多かったのですが，線溶抑制型DICに使用した場合には臓器障害を悪化させることが危惧され，専門家へのコンサルトが必要となり，推奨度はDとされました．しかし，欧米から出されたDIC治療のガイドライン[8]では，トラネキサム酸は出血型DICに推奨されており，日本のエキスパートコンセンサスの推奨度も変更されることが望まれます．また，DICの治療を，より簡単に理解していただくため，DIC治療のフローチャートの採用が必要と考えられます．さらに，VTE予防の概念を取り入れて，ヘパリン類の推奨度を変更する必要があるかもしれません．

[文 献]

1) 日本血栓止血学会学術標準化委員会DIC部会：科学的根拠に基づいた感染症に伴うDIC治療のエキスパートコンセンサス．日血栓止血会誌 20：77-113, 2009
2) Bernard GR, Vincent JL, Laterre PF et al：Efficacy and safety of recombinant human protein C for severe sepsis. New Engl J Med 8：699-709, 2001
3) 青木延雄, 長谷川 淳：DIC診断基準の『診断のための補助的検査成績，所見』の項の改訂について．"厚生省特定疾患血液凝固異常症調査研究班，平成4年度業績報告集" pp37-41, 1988
4) Taylor FB Jr, Toh CH, Hoots WK et al：Towards definition, clinical and laboratory criteria, and a scoring system for disseminated intravascular coagulation—On behalf of the Scientific Subcommittee on disseminated intravascular coagulation (DIC) of the International Society on Thrombosis and Haemostasis (ISTH). Thromb Haemost 86：1327-1330, 2001
5) Gando S, Iba T, Eguchi Y：Japanese Association for Acute Medicine Disseminated Intravascular Coagulation (JAAM DIC) Study Group：A multicenter, prospective validation of disseminated intravascular coagulation diagnostic criteria for critically ill patients：comparing current criteria. Crit Care Med 34：625-631, 2006
6) Saito H, Maruyama I, Shimazaki S et al：Efficacy and safety of recombinant human soluble thrombomodulin (ART-123) in disseminated intravascular coagulation：results of a phase Ⅲ, randomized, double-blind clinical trial. J Thromb Haemost 5：31-41, 2007
7) 日本血栓止血学会学術標準化委員会DIC部会ガイドライン作成委員会：科学的根拠に基づいた感染症に伴うDIC治療のエキスパートコンセンサスの追補．日血栓止血会誌 25：123-125, 2014
8) Levi M, Toh CH, Thachil J et al：Guidelines for the diagnosis and management of disseminated intravascular coagulation. British Committee for Standards in Haematology. Br J Haematol 145：24-33, 2009

Ⅶ章 診断と治療の指針

欧米のガイドライン

順天堂大学医学部 救急・災害医学 射場敏明(いばとしあき)

point

- 欧米のガイドラインでは，DIC診断についてはISTH診断基準を推奨するものが多い．
- SSCG 2016には，DIC自体の項目は設けられていないが，抗凝固療法としてアンチトロンビン，ヘパリンとリコンビナントトロンボモジュリンが記載されている．
- いずれの治療薬についても，積極的な投与が推奨されているものは存在しない．
- 基礎疾患の治療と出血症状に対する補充療法は，海外でも共通して推奨されている．

Q 欧米のDICガイドラインには，どのようなものがありますか？

A

欧米における播種性血管内凝固症候群（disseminated intravascular coaglation：DIC）ガイドラインは，まず2009年に英国[1]から発表されています．これに続いて2013年にはイタリア[2]からもガイドラインが公開されました．さらに我が国のエキスパートコンセンサスも含めて，これらを統合した国際血栓止血学会（international Society on Thrombosis and Haemostasis：ISTH）のガイダンス[3]が2013年に公表されています（表1）．いずれのガイドラインにおいても推奨されているのは，基礎疾患の治療と補充療法〔新鮮凍結血漿（fresh frozen plasma：FFP）ならびに濃厚血小板（platelet concentrate：PC）〕の輸注です．一方，フィブリノゲン製剤による補充療法や抗線溶療法，そして抗凝固療法については，日本血栓止血学会エキスパートコンセンサスや日本版敗血症診療ガイドラインなどの我が国のガイドラインと欧米のガイドラインでは乖離がみられます．またSurviving Sepsis Campaign Guidelines（SSCG）2016においては，DICに関する項目が設けられておらず，代わりに抗凝固療法としてアンチトロンビン，リコンビナントトロンボモジュリン，ヘパリンが紹介されています．

表1 国際血栓止血学会(ISTH)の統合ガイダンスにおけるDIC診療の国際間比較

	BCSH	JSTH	SISET	ISTH/SSC (evidence level and definitions for R)
scoring system for DIC	R ; grade C	R	R ; grade C	R (moderate quality)
single test analysis for DIC	NR	NR	NR ; grade D	NR (moderate quality)
treatment of underlying disease	R ; grade C	R ; consensus	R ; cornerstone	R (moderate quality)
platelet concentration	R ; grade C	R ; consensus	R ; grade D	R (low quality)
FFP	R ; grade C	R ; consensus	R ; grade D	R (low quality)
fibrinogen, cryoprecipitate	R ; grade C	NM	R : grade D	R (low quality)
prothrombin complex concentrate	NM	NM	NM	NM
FVIIa	NR	NM	NR ; grade D	NR (low quality)
UFH (treatment for thrombosis)	R ; grade C	R ; level C	NR ; grade D	R (low quality)
UFH (prophylaxis for VTE)	R ; grade A	NM	R ; grade D?	R (moderate quality)
LMWH (treatment for thrombosis)	R ; grade C	R ; level B2	R ; grade D	R ; preferred to UFH (low quality)
LMWH (prophylaxis for VTE)	R ; grade A	NM	R ; grade D?	R (high quality)
heparin sulfate	NM	R ; level C	NM	NM
synthetic protease	NM	R ; level B2	NR ; grade D	NM
rhAPC	R ; grade A→D	NM	R ; grade D	PR
protein C concentrate	NM	NM	NR ; grade D	NM
AT	NR ; grade A	R ; B1	NR ; grade D	PR
rhTM	NM	NM	NR ; grade B	PR
antifibrinolytic agents	R ; grade C	NR ; level D	NM	R (low quality)
plasma exchange	NM	NM	NR ; grade D	NM

BCSH : British Committee for Standards in Haematology, JSTH : Japanese Society of Thrombosis, Hemostasis, SISET : Italian Society for Thrombosis and Hemostasis, SSC : Scientific and Standardization Committee, AT : antithrombin, DIC : disseminated intravascular coagulation, FFP : fresh frozen plasma, LMWH : low molecular weight heparin, NM : not mentioned, NR : not recommended, PR : potentially recommended, needs further evidence, R : recommended, rhAPC : recombinant human activated protein C, rhTM : recombinant human thrombomodulin, UFH : unfractionated heparin, VTE : venous thromboembolism

Grade	BCSH	JSTH	SISET
A	Requires at least one RCT as part of a body of literature of overall GQ and consistency addressing specific Rm (EdL Ia, Ib)	Consensus : treatment does not have HQ of Ed, but it should be carried out as common sense Treatment has HQ of Ed, and the CU is clear	EdL 1++ and DATTTP or EdL 1+, DATTTP, and DOCOR
B	Requires the availability of well-conducted clinical Sys but no RCT on the topic of Rm (EdL IIa, IIb, III)	B1 : treatment has moderately HQ of Ed, or it has HQ of Ed but the CU is not significant. B2 : treatment does not have HQ of Ed, but it has few deleterious effects and it is carried out clinically	EdL 2++, DATTTP and DOCOR or EEd from Sys (EdL 1++ or 1+)
C	Requires Ed obtained from expert committee reports or opinions and/or clinical experiences of respected authorities. Indicates an absence of directly applicable clinical Sys of GQ (EdL IV)	Treatment does not have HQ of Ed or the CU is not clear	EDL 2+, DATTTP and DOCOR or EEd from Sys (EdL 2++)
D		Treatment has HQ of Ed, and it has deleterious effects	EdL 3 or 4 ; or EEd from Sys (EdL 2+)

(文献3より引用)

欧米の DIC 診断基準には，どのようなものがありますか？

ISTH によるガイダンス[4]では，旧厚生省基準，ISTH 基準，急性期 DIC 診断基準が併記され，それぞれの指向が解説されています．これらの診断基準は，急性期 DIC 診断基準を除いて基礎疾患として血液疾患や悪性腫瘍も対象としており，急性期診断基準はそれらを対象としていません．そして ISTH 診断基準を DIC の病期によって overt-DIC（非代償性 DIC）診断基準と non-overt-DIC（代償性 DIC）診断基準の 2 つに分け提唱しています[5]．表 2 には，国内で最も用いられる頻度が高い急性期 DIC 診断基準と overt-DIC 診断基準を示します．一方，SSCG 2016[6]には，DIC 診断に関する記載はありません．

表 2 ISTH overt-DIC 診断基準と JAAM-DIC 診断基準の比較

	score	ISTH overt-DIC	JAAM-DIC
platelet count（×10^9/L）	3	—	120＞, 80≦
	2	＜50	—
	1	≧50, ＜100	＜80
FDP（D-dimer）	3	strong increase	≧25 μg/mL (use convert chart)
	2	moderate increase	—
	1	—	≧10, ＜25 μg/mL (use convert chart)
prothrombin time（PT）	2	≧6 sec	—
	1	≧3, ＜6 sec	≧1.2（PT ratio）
fibrinogen	1	＜100 mg/dL	—
SIRS score	1	—	＞3

ISTH overt-DIC：when total score ≧5
JAAM DIC：when total score ≧4

ISTH：International Society on Thrombosis and Haemostasis，DIC：disseminated intravascular coagulation，JAAM：Japanese Society for Acute Medicine，SIRS：Systemic Inflammatory Response Syndrome

 英国版 DIC 診療ガイドラインの特徴は，どこにありますか？

まず基礎疾患については，疾患別の分類がされておらず，包括的にまとめられています．これは我が国においては以前より，DIC は基礎疾患別に病態が異なることが強調され，ガイドラインもこれこれに則って「線溶抑制型 DIC」，「線溶均衡型 DIC」，および「線溶亢進型 DIC」に病態分類がなされているのと大きく異なる点です．また英国版ガイドラインに取り上げられているエビデンスには，DIC 全般を対象としたもの，深部静脈血栓症（deep venous thrombosis：DVT），あるいは重症セプシス

表3 英国版ガイドラインと日本版エキスパートコンセンサスの比較

		英国版ガイドライン	日本版エキスパートコンセンサス
基礎疾患		限定されてはいないが,内容的には感染症を対象としていることが想定される	感染症を基礎疾患とした「線溶抑制型DIC」を対象としている
DIC 診断基準		国際血栓止血学会が提唱する「overt-DIC diagnostic criteria」を用いることが指定されている	日本救急医学会が提唱する「急性期DIC診断基準」を用いることが推奨されている
治療効果の判定		「転帰」によって行われる	DICスコアの低下や「DIC離脱率」で判断される
治療	ヘパリン	未分画ヘパリンが推奨されている	低分子ヘパリンが未分画ヘパリンよりも高い推奨を得ている
	ヘパリン類	記載なし	ダナパロイドナトリウムも推奨されている
	生理的抗凝固物質	当初リコンビナント活性化プロテインCが推奨度を得たが,その後推奨は取り消された	アンチトロンビンが比較的高い推奨を得ている.後にリコンビナントトロンボモジュリンに対する推奨も追加された
	合成プロテアーゼ阻害薬	記載なし	メシル酸ガベキサートとメシル酸ナファモスタットが推奨されている

を対象としたものなどが混在しており,これも我が国の日本版敗血症ガイドラインが,敗血症に起因するDICのみを対象としてエビデンスを絞り込もうとしたのとは対象的な方向性です.結果として,治療については未分画ヘパリンと低分子ヘパリンの使用が推奨されており,半減期が短いことや拮抗薬が存在することを理由に,特に出血リスクのみられる場合は,調節性に優れる未分画ヘパリンを使用することが推奨されています.ここで注意しなければならないのは,海外ではDICにおいても凝固異常の是正よりは,むしろDVT予防に重点をおいてヘパリンの投与が行われている点です.そして生理的抗凝固物質の評価は,両ガイドラインで扱いが最も鮮明に異なっている箇所ですが,これについてはそれぞれの薬剤の項目で解説を行います(表3).

Q 欧米のガイドラインにおいて,アンチトロンビン投与は推奨されていますか?

A 英国[1]やイタリア[2]のDICガイドライン,SSCG 2016[6]においては,敗血症DIC患者におけるアンチトロンビンの使用は推奨されていません.その理由の大部分は,2001年に報告された大規模臨床試験,すなわちKyberSept trialの結果を基にしているため で,アンチトロンビンについてはむしろ使用は控えるべきであるとされています.しかしアンチトロンビンの項目でも紹介するように,KyberSept試験は敗血症性DICではなく重症敗血症症例を対象としたものなので,これによってDICに対する推奨を決めるのは不適当だと考えられます.SSCGでもこのあたりに気づいて2016年版では,サブ解析ではDIC症例に対して有効性がみられたことを紹介しています.

Q 欧米のガイドラインにおいて，リコンビナントトロンボモジュリン投与は推奨されていますか？

A 欧米では DIC そのものが疾患概念として成立しておらず，また海外では使用が認められていないこともあって，リコンビナント・トロンボモジュリン製剤を推奨するガイドラインは存在しません．英国版ガイドライン[1]では，リコンビナント・トロンボモジュリン製剤についての記載はなく，イタリア版ガイドライン[2]においては，リコンビナント・トロンボモジュリン製剤は非推奨とされています．SSCG 2016[6]では，現在第三相臨床試験が進行中であることが記載されており，推奨についてはその結果が得られるまで保留とされています．

Q 欧米のガイドラインにおいて，ヘパリン投与は推奨されていますか？

A 低分子ヘパリンに，未分画ヘパリンやダナパロイドよりも高い評価が付けられています．しかし，低分子ヘパリンの推奨に強い根拠があるわけではありません．SSCG 2016[6]では，ヘパリンや低分子ヘパリンについては深部静脈血栓症の予防に推奨が付けられているものの，敗血症や DIC の治療薬としては，エビデンスが不十分として推奨されていません．

Q 欧米のガイドラインにおいて合成蛋白分解酵素の投与は推奨されていますか？

A 我が国で保険適応を有しているメシル酸ガベキサートやメシル酸ナファモスタットなどの合成蛋白分解酵素については，海外のガイドラインでは記載がありません．これらの薬剤については，海外では使用の認可がなく使用経験がないことがその理由です．

[文 献]

1) Levi M, Toh CH, Thachil J et al：Guidelines for the diagnosis and management of disseminated intravenous coagulation. Br J Haematol 145：24-33, 2009
2) Di Nisio M, Baudo F, Cosmi B et al：Diagnosis and treatment of disseminated intravascular coagulation：guidelines of the Italian Society for Haemostasis and Thrombosis (SISET). Thromb Res 129：e177-e184, 2012
3) Wada H, Thachil J, Di Nisio M et al：Guidance for diagnosis and treatment of DIC from harmonization of the recommendations from three guidelines. J Thromb Haemost 2013 (Feb 4) [Epub ahead of print]
4) Wada H, Thachil J, Di Nisio M et al：Guidance for diagnosis and treatment of disseminated intravascular coagulation from harmonization of the recommendations from three guidelines. J Thromb Haemost 11：761-767, 2013
5) Taylor FB Jr, Toh CH, Hoots WK et al：Towards definition, clinical and laboratory criteria, and a scoring system for disseminated intravascular coagulation. Thromb Haemost 86：1327-1330, 2001
6) Rhodes A, Evans LE, Alhazzani W et al：Surviving Sepsis Campaign：International guidelines for management of sepsis and septic shock：2016. Crit Care Med 45：486-552, 2017

VII章　診断と治療の指針

ISTH DIC 診療ガイダンス

1) 三重大学医学系研究科 検査医学
2) 同 輸血部
3) 同 血液腫瘍内科

和田英夫[1]　松本剛史[2]　山下芳樹[3]

point

- 世界の DIC 診療ガイドラインの推奨度は異なることから，ハーモナイズするために作成された．
- 播種性血管内凝固症候群（DIC）の診断は，スコアリングシステムによって行う．
- 基礎疾患の治療は，DIC 治療の要である．
- 活動性出血を呈する DIC 患者には，一定の条件下で補充療法が推奨される．
- DIC に対する抗凝固療法の質の高いエビデンスはないが，血栓予防のヘパリン投与は推奨され，アンチトロンビンなどの生理的凝固阻害薬の有用性は，今後臨床試験で検討されるべきである．
- 抗線溶薬は，敗血症には原則禁忌であるが，外傷急性期などには推奨される．

Q なぜ ISTH の DIC 診療ガイダンスが作成されたのでしょうか？

A 播種性血管内凝固症候群（disseminated intravascular coagulation：DIC）は，出血や臓器障害を伴い，重篤化すると著明な止血異常を呈する予後不良な病態です[1]．このため，日本血栓止血学会（the Japanese Society on Thrombosis and Hemostasis：JSTH），英国血液標準化委員会（the British Committee for Standards in Haematology：BCSH）ならびにイタリア血栓止血学会（the Italian Society for Thrombosis and Haemostasis：SISET）が，それぞれ「科学的根拠に基づいた感染症に伴う DIC 治療のエキスパートコンセンサス」[2,3]，BCSH ガイドライン[4]，SISET ガイドライン[5] を公表しましたが，これら3つのガイドラインの推奨や推奨度は異なり，混乱が生じました．そこで，国際血栓止血学会（the International Society on Thrombosis and Haemostasis：ISTH）/科学的標準

化委員会（Scientific and Standardization Committee：SSC）のDIC部会は，3つのガイドラインのハーモナイゼーションを行い，国際DIC診療ガイダンス[6]として2013年に公表しました．ここでは，4つのガイドラインの比較を加えて，DIC診療におけるISTHのDIC診療ガイダンスについて述べます．

Q DICの診断方法は？

A　いずれのガイドラインも，スコアリングシステムによるDICの診断を推奨しています（表1）．主なDICの診断基準には，厚生省DIC診断基準，ISTH-overt DIC診断基準や急性期DIC診断基準がありますが，基本的には血小板数，プロトロンビン時間（prothrombin time：PT），フィブリノゲンならびにフィブリン分解産物（fibrinogen and fibrin degradation products：FDP）などの一般的止血検査のスコアリングです．特に，FDPなどのフィブリン関連マーカーは，DICの診断に重要です．これらの項目をスコアリングすることにより，DICに対して高感度で特異的な診断基準になります．ISTHのガイダンスでは，「DIC診断のためのゴールドスタンダードは存在しない．1つの検査のみで正確なDICの診断はできないので，スコアリングシステムの使用を推奨する（moderate quality）．DIC診断基準のDICスコアは，臨床病態や予後とよく相関する（moderate quality）．検査を繰返し行い，臨床症状や検査値をモニターすることは非常に重要である（moderate quality）」となっています．

表1　DIC診断に対する4つのガイドラインの推奨度

	BCSH	JSTH	SISET	ISTH/SSC
スコアリングシステム	R；grade C	R	R；grade C	R（moderate quality）
単項目での評価	NR	NR	NR；grade D	R（moderate quality）

R：推奨，NR：非推奨
high quality：さらに新しいエビデンスが出て，推奨の評価が変わることはほとんどあり得ない．
moderately quality：さらにインパクトがある新しいエビデンスが出て，推奨の評価が変わる可能性がある．
low quality：さらにインパクトがある新しいエビデンスが出る可能性は高く，推奨の評価が変わる可能性が高い．

（文献6より引用）

Q 基礎疾患の治療の推奨度は？

　基礎疾患の治療にも質の高いエビデンスはありませんが，誰もが最も重要と認識しており，今後臨床試験により反対の結果が出る可能性がほとんどないため，コンセンサスと考えられます．ISTHのガイダンスでは，「基礎疾患や基礎病態の治療は，DIC治療の要である（moderate quality）」となっています（表2）．

表2 基礎疾患の治療に対する4つのガイドラインの推奨度

BCSH	JSTH	SISET	ISTH/SSC
R；grade C	R；コンセンサス	R；基本	R（moderate quality）

R：推奨

（文献6より引用）

Q 補充療法の適応とその推奨度は？

A 補充療法には，新鮮凍結血漿（fresh frozen plasma：FFP），濃厚血小板（platelet concentrate：PC），クリオプレシピテート，フィブリノゲン製剤ならびにプロトロンビン複合体製剤（prothrombin complex concentrate：PCC）の輸注などがあります（表3）．顕著な出血症状のあるDIC患者や，重篤な出血をきたす可能性が極めて高いDIC患者には，FFPやPC輸注は必須の治療で，輸血療法基準を満たせば，速やかに行われるべきです．ISTHのガイダンスでは，「活動性出血を有するDIC患者，血小板数5万/μL未満で出血のリスクが高いDIC患者，血小板数2万/μL未満のDIC患者には，血小板輸注が推奨される（low quality）．PT/活性化部分トロンボプラスチン時間（activated partial thromboplastin time：APTT）が正常より1.5倍延長，あるいはフィブリノゲン値が1.5g/L未満で，活動性出血のある患者，ならびに観血的手技が必要で同様な止血異常があるDIC患者には，FFPの投与が有用である可能性がある（low quality）」となっています．FFPやPC輸注では制御できない大量出血に対して，欧米ではクリオプレシピテートやフィブリノゲン製剤ならびにPCCが投与され，一定の効果を挙げています．日本では，一部の病院で保険外診療にて使用されているのみで，後天性フィブリノゲン欠乏症に上記の薬剤は保険承認されていません．質の高いエビデンスはありませんが，制御できない大量出血にフィブリノゲン製剤の有効性を実感した医師も多いと聞いています．ISTHのガイダンスでは，「活動性の出血があり，FFP投与によっても低フィブリノゲン血症（1.5g/L未満）が持続する場合，フィブリノゲン製剤あるいはクリオプレシピテートの投与が推奨される（low

表3 補充療法に対する4つのガイドラインの推奨度

	BCSH	JSTH	SISET	ISTH/SSC
濃厚血小板補充	R；grade C	R；コンセンサス	R；grade D	R（low quality）
FFP補充	R；grade C	R；コンセンサス	R；grade D	R（low quality）
フィブリノゲン，CPP	R；grade C	NM	R；grade D	R（low quality）
PCC	限定的にR	NM	NM	有効かもしれない
FVIIa	NR	NM	NR；grade D	NM

R：推奨，NR：非推奨，NM：コメントなし，CPP：クリオプレシピテート，FVIIa：活性化凝固第VII因子製剤

（文献6より引用）

quality）．FFP の大量投与が不可能あるいは無効な場合，PCC が有効かもしれない」となっています．

Q 抗凝固療法の適応とその推奨度は？

■ ヘパリン/ヘパリン類

DIC における未分画ヘパリン（unfractionated heparin：UFH）と低分子ヘパリン（low molecular weight heparin：LMWH）の有効性を示す質の高いエビデンスは少ないものの，静脈血栓塞栓症予防の意味でも，ヘパリンが使用されてきました．DIC に対する日本での比較臨床試験では，UFH は対照薬として使用され，ある程度の治療効果を示しました．重症敗血症における臨床試験の後ろ向き解析では，ヘパリン使用群はプラセボ群に比較して 28 病日後の死亡率が低くなりました．ヘパリンは 4 つのガイドラインで推奨されていますが，むしろ血栓予防での評価が高く，顕性 DIC になる前の早期に投与されるのが望ましいといえます．ISTH のガイダンスでは，「血栓症状が優位な DIC 患者には，治療量のヘパリンの投与を考慮する（low quality）．血栓症状が優位な DIC 患者には，UFH に比べて LMWH の投与が望ましい（low quality）．活動性出血のない，ICU 入室の DIC 患者には，血栓予防のため，低用量 UFH や LMWH の投与が望ましい（UFH：moderate quality，LMWH：high quality）．DIC に対して，抗凝固薬が有効であるという質の高いエビデンスはない」となっています（表 4）．

■ 合成プロテアーゼ阻害薬

抗トロンビン，抗 Xa 作用ならびに抗プラスミン作用を有し，血小板凝集を抑制する以外に，トリプシン，キニン，カリクレイン，補体系を阻害

表 4 抗凝固療法に対する 4 つのガイドラインの推奨度の相違点

	BCSH	JSTH	SISET	ISTH/SSC
UFH（血栓症治療）	R；grade C	R；level C	NR；grade D	R（low quality）
UFH（血栓症予防）	R；grade A	NM	R；grade D	R（moderate quality）
LMWH（血栓症治療）	NM	R；level B2	R；grade D	UFH より好ましい
LMWH（血栓症予防）	R；grade A	NM		R（high quality）
ヘパリン類	NM	R；level C	NM	NM
合成プロテアーゼ阻害薬	NM	R；level B2	NR；grade D	NM
rhAPC＋	R；grade A→D	NM	R；grade D	need for further Ed from RCT
AT	NR；grade A	R；B1	NR；grade D	need for further Ed from RCT
rhTM	NM	NM	NR；grade B	need for further Ed from RCT

R：推奨，NR：非推奨，NM：コメントなし，rh：recombinant human/ヒト由来遺伝子組換え　　　（文献 6 より引用）

しますが，作用はマイルドで出血のリスクが少ないことから，DIC に対する治療薬としてよく使用されてきました．主に日本でのみ使用されているので，BCST，SISET，ISTH ガイドラインでは推奨されていません．

■ 凝固阻害因子製剤

活性化プロテインC（activated protein C：APC）やアンチトロンビン（antithrombin：AT），トロンボモジュリン（thrombomodulin：TM）などは，重症敗血症や DIC に対して複数の臨床試験が行われてきましたが，生命予後を改善する質の高いエビデンスは少ないです．このため，ISTH のガイダンスでは，「さらに前向きな無作為化比較試験を行い，DIC 治療に対する有用性を立証する必要がある．AT，TM，APC は，DIC の治療に有用であるかもしれない」と記載されています．

  抗線溶療法の推奨度は？

 感染症における抗線溶療法は，エキスパートコンセンサスでは原則禁忌となっていますが，推奨しているほかのガイドラインもあります．ISTH のガイダンスでは，「DIC 患者には一般的に抗線溶療法は行うべきではない（low quality）．著明な出血症状を有し，線溶系が亢進している白血病や外傷のような DIC 患者には，抗線溶療法を行うことができる（白血病：low quality，外傷：moderate quality）」となっています（**表 5**）．

表 5 抗線溶薬に対する 4 つのガイドラインの推奨度の相違点

BCSH	JSTH	SISET	ISTH/SSC
一般的に NR；grade C 限定的に R；grade C	NR；level D	NM	一般的に NR（low quality） R；白血病（low quality），外傷（moderate quality）

R：推奨，NR：非推奨，NM：コメントなし

（文献 6 より引用）

[文 献]

1) Wada H：Disseminated intravascular coagulation. Clin Chim Acta 344：13-21, 2004
2) 日本血栓止血学会学術標準化委員会 DIC 部会：科学的根拠に基づいた感染症に伴う DIC 治療のエキスパートコンセンサス，日血栓止血会誌 20：77-113, 2009
3) Wada H, Asakura H, Okamoto K et al；Japanese Society of Thrombosis Hemostasis/DIC subcommittee：Expert consensus for the treatment of disseminated intravascular coagulation in Japan. Thromb Res 125：6-11, 2010
4) Levi M, Toh CH, Thachil J et al：Guidelines for the diagnosis and management of disseminated intravascular coagulation. Br J Haematol 145：24-33, 2009
5) Di Nisio M, Baudo F, Cosmi B et al：On behalf of the Italian Society for Thrombosis and Haemostasis：Diagnosis and treatment of disseminated intravascular coagulation：Guidelines of the Italian Society for Haemostasis and Thrombosis (SISET). Thromb Res 129：e177-e184, 2012
6) Wada H, Thachil J, Di Nisio M et al；The Scientific Standardization Committee on DIC of the International Society on Thrombosis Haemostasis：Guidance for diagnosis and treatment of DIC from harmonization of the recommendations from three guidelines. J Thromb Haemost 11：761-767, 2013

Ⅶ章　診断と治療の指針

日本版敗血症診療ガイドライン2016とDIC

愛媛大学大学院医学系研究科 救急医学分野　相引眞幸　松本紘典　竹葉　淳

> **point**
>
> ▶ Surviving Sepsis Campaign Guidelines 2012年版には，重症敗血症に合併するDIC治療の記載がありませんでしたが，2016年版には，敗血症におけるDICの追加記載がなされました．日本からの敗血症性DICに関する論文が多数発信されており，そのことも理由の一つと考えられ，この意義があります．
>
> ▶ 欧米では，敗血症の原因となった病態を治療すれば，敗血症に伴うDICが改善すると考えられています．そのため，DICへの直接治療は行われていません．データの比較には注意が必要ですが，同程度の重症度の敗血症患者では，欧米の敗血症患者における死亡率は，本邦に比し明らかに高値です．なお，2012年の初版および2016年に改定された日本版敗血症診療ガイドラインには，敗血症性DICに対する治療法が盛り込まれています．本邦では，敗血症に凝固障害が合併すると多臓器不全率や死亡率が高まるとし，原病への治療と合わせてDIC治療が行われています．本邦での敗血症性DICの治療薬として，アンチトロンビン（anti-thrombin：AT）製剤とヒトリコンビナント・トロンボモジュリン（recombinant human-thrombomodulin：rh-TM）製剤が主なものです．
>
> ▶ 2016年の敗血症診療ガイドラインでは，厚労省が推奨するGRADE評価を基本としたMindsというsystematic review法が採用されています．AT製剤の多施設前向き試験のsubgroup解析で，AT製剤の投与が予後を改善することが報告されており，2012年版と同様，2016年版のガイドラインでも，敗血症性DICに対して，AT製剤の投与は，弱く推奨されています．
>
> ▶ 2012年のガイドラインでは，多施設前向き試験人工呼吸器装着のDIC合併敗血症患者において，歴史的対照群に比し，rh-TM投与は，入院後28日の死亡率を低減したと報告されており，rh-TMはAT製剤と同等の弱い推薦がなされていました．その後，国際PhaseⅡb無作為試験が行われ，凝固障害を合併するが重症度が高くない症例を含む敗血症において，rh-TMの生命予後の改善が検出できなかったことや，現在進行中の国際PhaseⅢ無作為試験もあり，2016年のガイドラインでは明確な推奨を見送ることになりました．

日本版敗血症診療ガイドライン 2016 と SSCG 2016 の血液凝固異常に対する取扱いの違いはありますか？

2012 年および 2016 年の日本版敗血症診療ガイドライン[1,2]は，Surviving Sepsis Campaign Guidelines（SSCG）とは異なり，日本で一般に行われている敗血症治療，特に播種性血管内凝固症候群（disseminated intravascular coagulation：DIC）治療などを取り上げた点でユニークです．本邦では，敗血症に DIC が合併すると死亡率が高まることから，積極的に抗凝固療法を行われています．一方，SSCG 2012[3]でも，重症症敗血症における臓器不全の一つとして，重症敗血症の定義のなかに，血小板減少（100,000/μL 以下）と，プロトロンビン時間国際標準比（prothrombin time-international normarized ratio：PT-INR）の 1.5 を超える延長の項目が入っています．なお，この基準は 2003 年版の SSCG にすでに入っており，以前から敗血症における凝固障害は，一臓器の障害として認識はされていました．しかし，その治療戦略についての記載がなく，その立場も明らかではありませんでした．2016 年の SSCG の記載のなかに，抗凝固薬（anticoagulants）の項目として，AT 製剤と，新たに rh-TM に関する記載が追加されました[4]．これは，同剤の生命予後などに関する多くの研究が，本邦をはじめとして発信された結果と考えられます[5,6]．AT 製剤に対する推奨は，以前と同様で Kybersept study の結果から，敗血症や敗血症性ショックへの使用に反対すると書かれています．rh-TM に関しては，現在進行中の PhaseⅢ研究の結果を待ち，今回は推奨を提案しないと記載されています．これは，いみじくも日本版敗血症診療ガイドライン 2016 と同様の記載となっています．

 敗血症に合併する DIC はどんな状態ですか？

重症敗血症では，単球や血管内皮細胞から様々なサイトカインが放出され，血管内凝固が起こり，血管内微小血栓が形成される結果，各臓器の血流障害が原因となり多臓器不全に陥ると考えられています[7,8]．さらに敗血症では，血栓に対する生理線溶を阻止する PAI-1（plasminogen activator inhibitor-1）が増加しており，血栓形成をさらに助長します[9]．以上の敗血症における凝固系の特徴から，原病の治療とともに抗凝固療法が必要と考えられます．また，臨床例での検討でも，敗血症に DIC が合併すると，多臓器不全の発生率と死亡率が高まることが報告されています[10]．

Q 敗血症性 DIC の診断は，どのようにするのですか？

A 急性期 DIC 診断基準は感染，外傷，熱傷などの救急疾患に起因する DIC に，より適した診断基準として作成されました[11,12]．時間外でも測定できる一般的な血液検査項目で，かつ感度を上げ，DIC の早期で診断が可能です．この基準で DIC と診断された症例の死亡率は，敗血症の場合には，外傷，熱傷，手術の場合に比し，約 2.5 倍であり[13]，その対策が重要です．なお，この急性期 DIC 基準で，早期に敗血症 DIC を診断できる反面，血液疾患に伴う DIC の診断はできません．また，敗血症性 DIC ではほとんど低下しないフィブリノゲンは，基準から除去されています．ただし，敗血症性 DIC でも，極めて重症例では，フィブリノゲンは低下し，線溶抑制から亢進に移行し著明な出血傾向が生じます．

Q 敗血症性 DIC の治療は，いつ開始するのですか？

A 治療開始時の DIC スコアが増加するに従い DIC の改善率は低下し，全身状態の重症度が増加すると報告されています[14]．つまり，DIC が進行し完成してしまうと予後不良であり，DIC 患者の予後を改善するためには，早期からの治療開始が必要と考えられます．一方，欧州のグループが，敗血症性ショックの患者で DIC を合併した場合，過凝固状態と PAI-1 増加で示される線溶抑制が，生存に関連する独立因子であることを報告しています[15]．

Q 敗血症性 DIC の治療薬を教えてください

A 敗血症性 DIC の治療も，まず原因となっている病態を治療することが最優先されます．それと並行して，抗凝固療法が重要です．その抗凝固薬として，以下のものがあります[16]．

■ 未分画ヘパリン（unfractionated heparin：UFH）

本剤の DIC に対する効果を検証した前向き対照試験はありません．ヘパリンは，それ自身では抗凝固作用を発揮しませんが，アンチトロンビンの抗トロンビン作用を増強させることにより，DIC を改善する可能性があります．しかし，出血のある患者や，肝腎機能低下患者の場合は推奨されません．現状からすると，UFH は DIC に使用してもかまいません．また，血栓を合併した場合は，出血に留意して使用してもかまいません．投与量は，活性型全血凝固時間（activate coagulation time：ACT）を，150～200 秒程度になるよう調節します．活性化部分トロンボプラスチン時間（activated prothrombin time：APTT）の場合は，正常値の 1.5 倍程度に管理します．

■ ヘパリノイド類（低分子ヘパリン，ダナパロイド）

低分子ヘパリンやダナパロイドは，UFH と比較すると，抗活性化第 X 因子作用が，抗トロンビン作用に比べて強いといわれています．

a）低分子ヘパリン（low molecular weight heparin：LMWH）

ダルテパリンナトリウムが，本邦では唯一承認されています．DIC 症例に対する多施設二重盲検試験で，UFH に比し，ダルテパリンナトリウムが臓器不全を減少させ，出血症状を軽減し，安全性も高いことが報告されています．問題点として，投与量を調節する簡単な臨床的検査指標がなく，出血傾向などの臨床症状を頼りに投与することです．ダルテパリンナトリウムの場合，成人で 75 国際単位/体重 kg を 24 時間かけて投与します．肝機能低下時には，血中濃度が上昇する場合があり注意が必要です．

b）ダナパロイド（danaparoid sodium：DS）

多施設共同無作為研究の結果，DIC に対する効果・安全性ともに，UFH と有意差は認められませんでした．成人では，1,250 単位を 1 日に 2 回投与します．血清クレアチニン値が 2.0 mg/dL 以上の場合は，血中濃度が上がる可能性があり，注意が必要です．

■ AT

SSCG 2012 および 2016 で，重症敗血症および敗血症性ショックの治療に AT を投与しないよう推奨しています．その根拠として，2001 年に発表された成人の重症敗血症および敗血症性ショックを対象にした高用量 AT の多施設無作為臨床試験（KyberSept Study）で，AT は 28 日全死因死亡率に有益な結果をもたらさず，ヘパリンの併用により出血リスクが増大したとの報告[17]が挙げられます．しかし，2006 年のサブグループ解析で，ヘパリンが併用されていない場合，AT が DIC 合併の敗血症患者の死亡率を低減したと報告され[18]，さらに，重症敗血症例では，AT が 90 日後の予後を改善することも報告されている[19]にもかかわらず，SSCG 2016 でも全く反映されていません．

一方，本邦では，エキスパートコンセンサスとして，上記の報告などをふまえ，DIC を合併した，あるいは重症敗血症患者において，ヘパリンを併用しない AT の単独使用を，弱いながらも推奨しています[16]．以上から，AT 活性値が，70％以下に低下した敗血症性 DIC に対して，日本の保険診療上認められている量（AT 製剤 1,500 単位/day を 3〜5 日間）を投与してもよいでしょう．AT の敗血症性 DIC に対する Iba らの報告では，AT 活性値が 50％未満に低下した DIC 合併の重症敗血症患者において，AT 製剤 3,000 単位 3 日間の投与によって生存率が改善したとの報告があり，検討すべき点です[20]．

2016 年の敗血症診療ガイドラインにおいて，AT 製剤の敗血症性 DIC に対する使用は弱く推奨されており，これまでどおり投与可能です．この推奨に至った根拠は，RCT としての Kybersept study の Kienest らが行っ

た subgroup 解析が採用されています．その他の小規模な RCT と合わせて Systematic Review が行われ，risk ratio の低減がありました．しかし，Kybersept study での AT 製剤の使用量が，現在の日本での使用量の 2 倍以上であり，その点も考慮し，弱い推奨に至ったものと考えられます[1]．

■ rh-TM

　トロンボモジュリン（TM）は，生体内で生成されたトロンビンと結合し，トロンビン-TM 複合体となります．それがプロテイン C を活性化し，活性化プロテイン C（APC）としてはたらき，抗凝固作用を発揮します．rh-TM は，TM の活性発現に必要な細胞外部分を含有する可溶性蛋白質として開発された薬剤です．rh-TM は，可逆的にトロンビンと結合し，この複合体はプロテイン C の活性化を促進し，活性化プロテイン C は，プロテイン S と協力し，凝固因子である活性化第 V 因子，活性化第Ⅶ因子を不活化させ，その結果として，新たなトロンビンの生成を抑えます[21]．rh-TM は，HMGB-1（high mobility group box-1）を吸着し，それを中和，分解することで，HMGB-1 による RAGE（receptor for advanced glycation endproducts）を介した炎症反応を抑制するほか，lipopolysaccharide（LPS）への結合作用が報告されており，敗血症性 DIC の治療薬としては合目的的な薬理作用を有しています[22]．DIC 症例 234 名を対象に，多施設二重盲検試験として，rh-TM 群とヘパリン群での比較試験が行われました．その結果，DIC 離脱率は rh-TM 群で 66.1％，ヘパリン群で 49.9％でした．また，出血の臨床症状も改善がみられており，ヘパリン群と比較して DIC を改善させています[21]．また，人工呼吸器装着の DIC 合併敗血症患者において，rh-TM 投与群では歴史的対照群に比し，入院後 28 日の死亡率が有意に低値であったと報告されています[23]．さらに，APACHE Ⅱが約 25 の重症敗血症と DIC を合併した群で，rh-TM の投与によって，非投与群に比較し，28 日後の死亡率が，それぞれ rh-TM 群で 29％，非投与群で 45％と，改善をみました[24]．この研究の重要な点は，重症敗血症の治療において抗凝固療法を行わないと，APACHE Ⅱで 25 程度の中等度の重症でも死亡率が約 45％になることです．

　以上の研究結果をふまえ，2012 年の初版の敗血症診療ガイドラインでは，rh-TM 投与に対して，弱い推奨を決定しました．さらに，最近 2013 ～ 2015 年にかけて行われた全国規模の J-Septic DIC study の結果を，主任研究者である北海道大学の早川が，DIC を合併した敗血症例における死亡率低減に，rh-TM 投与が関連していることを報告しました[25]．この報告は，3,000 例を超す登録データからのものであり，GRADE の基準でも evidence level は，low ではなく moderate と判断できます．

　一方，2016 年のガイドラインでは，以下に示す様々な事情から rh-TM に対する推奨そのものを行っていません．すなわち，その後，国際 Phase Ⅱb 無作為試験が行われ，凝固障害を合併する敗血症において，rh-TM

の生命予後の改善が検出できなかったことや，現在進行中の国際 Phase Ⅲ 無作為試験もあり，2016 年のガイドラインでは明確な推奨を見送ることになりました．なお，現在行われている rh-TM の凝固障害を合併する敗血症に対する効果を検証する，国際 Phase Ⅲ 無作為試験の結果概要が 2018 年以内に発表予定とのことで，注目したいと思います．

　以上の 2016 年のガイドラインの推奨事情などを勘案すると，実地診療においては，これまでの推奨を踏襲せざるを得ない現状と考えられます．すなわち，敗血症性 DIC に対して，成人には，rh-TM として 1 日 1 回 380 U/kg を約 30 分かけて点滴静注します．なお，重症の急性腎機能低下患者では，以前，130 U/kg に減量することが推奨されていましたが，急性血液濾過療法などを受けている場合には，減量の必要がない，そればかりか減量によって rh-TM の有効血中濃度に上昇しないことが報告されています[26]ので，成人には，上記の通常量を点滴静注します．ただし，慢性透析を行っている患者では，130 U/kg 投与を考慮してください．

Q 敗血症性 DIC に対する輸血の基準を教えてください

 通常，敗血症性 DIC に輸血は推奨されません．ただし，それぞれの血液成分の減少などによって出血傾向がある場合は，原則抗凝固薬の投与下に使用します．

■ 新鮮凍結血漿（fresh frozen plasma：FFP）

　著明な出血傾向のある症例で，APTT が正常の倍以上，あるいは PT-INR が 2 倍以上に延長している場合に適応となります．

■ 濃厚血小板（platelet concentrates：PC）

　著明な出血傾向があり，血小板数が 50,000/mm^3 以下の場合で，手術や血管穿刺が必要な場合に慎重に投与します[16]．特に septic DIC の場合は，rTM 製剤や AT Ⅲ 製剤などの適切な抗凝固療法がなされていないと，臓器障害が悪化する可能性があり注意が必要です．また，heparin-induced thrombocytopenia（HIT）の場合は禁忌であり，ADAMTS-13 が 3 ％以下に著明に低下している thrombotic thrombocytopenic purpura（TTP）の場合も，FFP の投与を行わない場合は，血小板輸血は行うべきではありません[16]．

> **まとめ**
> 本項では,本邦で行われているDICを合併した重症敗血症における抗DIC治療について,2016年の日本版敗血症診療ガイドラインを基に概説しました.Oguraらの日本における重症敗血症の登録研究[27]によれば,APACHE Ⅱスコアが23程度の重症敗血症の院内死亡率が約29%でした.これは諸外国の死亡率より低値です.他国と本邦で決定的に異なる敗血症治療は,重症敗血症にDICを合併した際に行う抗凝固療法です.その点からすると,本邦で行われている抗凝固療法の展開が期待され,また今後の重要な検討課題です.

[文 献]

1) Oda S, Aibiki M, Ikeda T et al ; Sepsis Registry Committee of the Japanese Society of Intensive Care Medicine : The Japanese guidelines for the management of sepsis. J Intensive Care 2 : 55, 2014
2) Nishida O, Ogura H, Egi M et al : The Japanese Clinical Practice Guidelines for Management of Sepsis and Septic Shock 2016 (J-SSCG 2016). Acute Med Surg 5 : 3-89, 2018
3) Dellinger RP, Levy MM, Rhodes A et al ; Surviving Sepsis Campaign Guidelines Committee including the Pediatric Subgroup : Surviving sepsis campaign : international guidelines for management of severe sepsis and septic shock : Crit Care Med 41 : 580-637, 2013
4) Rhodes A, Evans LE, Alhazzani W et al : Surviving Sepsis Campaign : International Guidelines for Management of Sepsis and Septic Shock : 2016. Intensive Care Med 43 : 304-377, 2017
5) Vincent JL, Ramesh MK, Ernest D et al : A randomized, double-blind, placebo-controlled, Phase IIb study to evaluate the safety and efficacy of recombinant human soluble thrombomodulin, ART-123, in patients with sepsis and suspected disseminated intravascular coagulation. Crit Care Med 41 : 2069-2079, 2013
6) Yamakawa K, Ogura H, Fujimi S et al : Recombinant human soluble thrombomodulin in sepsis-induced disseminated intravascular coagulation : a multicenter propensity score analysis. Intensive Care Med 39 : 644-652, 2013
7) Levi M, Schultz M, van der Poll T : Sepsis and thrombosis. Semin Thromb Hemost 39 : 559-566, 2013
8) Taylor FB Jr, Toh CH, Hoots WK et al : Towards definition, clinical and laboratory criteria, and a scoring system for disseminated intravascular coagulation. Scientific Subcommittee on Disseminated Intravascular Coagulation (DIC) of the International Society on Thrombosis and Haemostasis (ISTH). Thromb Haemost 86 : 1327-1330, 2001
9) Maruyama I, Sakata Y, Wada H et al ; Japanese Society of Thrombosis Hemostasis/DOC subcommittee : Expert consensus based evidence for the treatment of disseminated intravascular coagulation due to infection. Jap J Thromb Hemost 20 : 77-113, 2009
10) Madoiwa S, Nunomiya S, Ono T et al : Plasminogen activator inhibitor 1 promotes a poor prognosis in sepsis-induced disseminated intravascular coagulation. Int J Hematol 84 : 398-405, 2006
11) Sawamura A, Hayakawa M, Gando S et al : Application of the Japanese Association for Acute Medicine disseminated intravascular coagulation diagnostic criteria for patients at an early phase of trauma. Thromb Res 124 : 706-710, 2009
12) Gando S, Iba T, Eguchi Y et al ; Japanese Association for Acute Medicine Disseminated Intravascular Coagulation (JAAM DIC) Study Group : A multicenter, prospective validation of disseminated intravascular coagulation diagnostic criteria for critically ill patients : comparing current criteria. Crit Care Med 34 : 625-631, 2006
13) Gando S, Saitoh D, Ogura H et al ; Japanese Association for Acute Medicine Disseminated Intravascular Coagulation (JAAM DIC) Study Group : Natural history of disseminated intravascular coagulation diagnosed based on the newly established diagnostic criteria for critically ill patients : Results of a multicenter, prospective survey. Crit Car Med 36 : 145-150, 2008
14) Wada H, Wakita Y, Nakase T et al : Outcome of disseminated intravascular coagulation in relation to the score when treatment was begun. Thromb Haemost 74 : 848-852, 1995

15) Hartemink KJ, Hack CE, Groeneveld AB : Relation between coagulation/fibrinolysis and lactate in the course of human septic shock. J Clin Pathol 63 : 1021-1026, 2010
16) Wada H, Asakura H, Okamoto K et al : Expert consensus for the treatment of disseminated intravascular coagulation in Japan. Japanese Society of Thrombosis Hemostasis/DIC subcommittee. Thromb Res 125 : 6-11, 2010
17) Warren BL, Eid A, Singer P et al ; KyberSept Trial Study Group : Caring for the critically ill patient. High-dose antithrombin III in severe sepsis : a randomized controlled trial. JAMA 286 : 1869-1878, 2001
18) Kienast J, Juers M, Wiedermann CJ et al ; KyberSept investigators : Treatment effects of high-dose antithrombin without concomitant heparin in patients with severe sepsis with or without disseminated intravascular coagulation. J Thromb Haemost 4 : 90-97, 2006
19) Wiedermann CJ, Hoffmann JN, Juers M et al ; KyberSept Investigators : High-dose antithrombin III in the treatment of severe sepsis in patients with a high risk of death : efficacy and safety. Crit Care Med 34 : 285-292, 2006
20) Iba T, Saito D, Wada H et al : Efficacy and bleeding risk of antithrombin supplementation in septic disseminated intravascular coagulation : a prospective multicenter survey. Thromb Res 130 : e129-e133, 2012
21) Saito H, Maruyama I, Shimazaki S et al : Efficacy and safety of recombinant human soluble thrombomodulin (ART-123) in disseminated intravascular coagulation : results of a phase III, randomized, double-blind clinical trial. J Thromb Haemost 5 : 31-41, 2007
22) Ito T, Kawahara K, Okamoto K et al : Proteolytic cleavage of high mobility group box 1 protein by thrombin-thrombomodulin complexes. Arterioscler Thromb Vasc Biol 28 : 1825-1830, 2008
23) Yamakawa K, Fujimi S, Mohri T et al : Treatment effects of recombinant human soluble thrombomodulin in patients with severe sepsis : a historical control study. Crit Care 15 : R123, 2011
24) Yamakawa K, Ogura H, Fujimi S et al : Recombinant human soluble thrombomodulin in sepsis-induced disseminated intravascular coagulation : a multicenter propensity score analysis. Intensive Care Med 39 : 644-652, 2013
25) Hayakawa M, Yamakawa K, Saito S et al ; Japan Septic Disseminated Intravascular Coagulation (JSEPTIC DIC) study group : Recombinant human soluble thrombomodulin and mortality in sepsis-induced disseminated intravascular coagulation. A multicentre retrospective study. Thromb Haemost 115 : 1157-1166, 2016
26) Hayakawa M, Kushimoto S, Watanabe E et al : Pharmacokinetics of recombinant human soluble thrombomodulin in disseminated intravascular coagulation patients with acute renal dysfunction. Thromb Haemost 117 : 851-859, 2017
27) Ogura H, Gando S, Saitoh D et al : Epidemiology of severe sepsis in Japanese intensive care units : A prospective multicenter study. J Infect Chemother 20 : 157-162, 2014

好評発売中

救急・集中治療
Vol 30 No 1 2018

エキスパートに学ぶ
栄養管理のすべて

特集編集　小谷　穣治

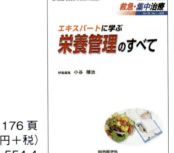

B5判／本文 176 頁
定価（本体 5,600 円＋税）
ISBN978-4-88378-554-4

目　次

- **Introduction**
  - 重症患者での栄養療法総論
- **Guidelines Now —海外と日本のガイドラインの現況—**
  - 重症患者における栄養療法に関する国内外のガイドライン

ベーシック編

- **Case study　典型症例と診療のポイント**
  - Case 1：敗血症症例
  - Case 2：外傷症例
- **Q & A**
  - 重症患者の栄養障害リスク評価法
  - 経腸栄養耐性の評価方法と腸管蠕動改善薬の意義と効果
  - 脂質：n-3PUFAs と MCT の理論とエビデンス
  - Arginine を強化した栄養剤の理論とエビデンス
  - 重症患者における Glutamine 投与の理論とエビデンス
  - 重症患者への蛋白質の投与量とそのモニタリング
  - 蛋白源としてのペプチドの意義
  - Prebiotics, probiotics, synbiotics の種類，意義
  - 抗潰瘍薬
  - 東洋医学的アプローチ

アドバンス編
—重症患者の栄養管理をワンランクアップさせるために—
  - 呼吸不全
  - 急性腎障害
  - 肝不全
  - 急性膵炎
  - 中枢神経障害
  - 高度肥満

トピックス編—その常識は正しいか？—
  - 静脈栄養 (parenteral nutrition)
    —その常識は正しいか？—
  - 重症患者における経腸・静脈栄養の看護的な問題と対策
    —その常識は正しいか？—

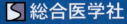 **総合医学社**　〒101-0061　東京都千代田区神田三崎町 1-1-4
TEL 03(3219)2920　FAX 03(3219)0410　http://www.sogo-igaku.co.jp

VIII 基礎病態と治療

敗血症	244
外傷	251
頭部外傷	261
熱傷	267
心停止後症候群	273
ARDS	279
急性膵炎	284
急性肝不全	289
熱中症・蛇毒・脂肪塞栓症候群	296
外科疾患	303
血管性病変	308
悪性腫瘍	313
造血器悪性腫瘍	322
産科疾患	328
新生児	334

Ⅷ章 基礎病態と治療

敗血症

北九州市立八幡病院 外科/消化器・肝臓病センター 岡本好司

point

- 敗血症によるDICは，炎症性サイトカインなどに加え，その発症・悪化にHMGB1やヒストン，NETsの関与が重要である．
- 敗血症DICは，"immunothrombosis"の過剰反応，破綻が要因である．
- 敗血症DICの特徴は，凝固亢進，線溶抑制である．
- 敗血症DICは，固形がんDICと比較して，臓器障害の合併が高率である．
- 治療には，アンチトロンビン製剤の単独使用や，リコンビナントトロンボモジュリン製剤の使用が推奨される．

Q 敗血症による播種性血管内凝固症候群（DIC）の病態生理は？

A 20世紀後半より，炎症性サイトカインを主体とする免疫・炎症反応の研究が著しく進展する過程で，炎症反応が凝固亢進と線溶抑制をひき起こすと同時に，産生された外因系凝固のトリガーである組織因子[*1]や，活性化第Ⅹ因子，活性化第Ⅱ因子（トロンビン）が，PARを介して，さらに炎症増強反応をきたす過程が明らかにされました．これら凝固・炎症反応の密接な連関が指摘されています（図1）[1]．敗血症では，エンドトキシンや低酸素状態，虚血再灌流により活性化された単球が産生するTNF-αやIL-1βなどの炎症性サイトカインにより，血管内皮細胞からTFの発現増加，PAI-1の産生増加，TM，tPAの産生低下が認められます．これらの結果，血管内皮細胞の抗血栓活性が抑制され，血栓形成活性が優位となり線溶抑制状態となります[2,3]．

さらに近年では，このような急性早期の炎症反応にひき続き，致死性メディエータであるHMGB1[*2]の重要性が指摘されています．多彩な作用を図2にまとめました[4]．炎症刺激によりマクロファージ（Mφ）や単球から分泌されたHMGB1は，腸細胞において透過性を亢進させ，バクテリアルトランスロケーションにより感染の拡散をもたらします．また血管内皮細胞では，RAGEに結合することで好中球接着やPAI-1の増加，TMの活

[*1] 組織因子（tissue factor：TF）：凝固カスケードにおいて，Ⅶ/Ⅶaの補助因子として細胞表面あるいはリン脂質層上で複合体を形成し，活性型Ⅶa生成とⅩ因子活性化を介して外因系凝固反応の初期相を始動します．

[*2] HMGB1（high mobility group box protein 1）：すべての有核細胞の核内に存在する非ヒストン核蛋白質です．通常はDNAの構造と維持，転写の促進などに重要な役割を果たしています．敗血症例では，死亡症例に増加することが知られており，致死的メディエータとして知られています．

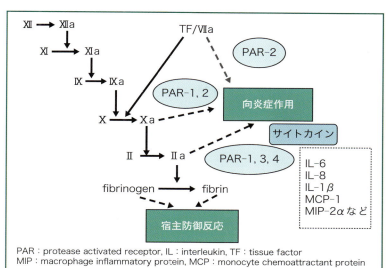

図1 炎症と凝固反応（血液凝固カスケードと炎症反応）
（文献1を参照して作成）

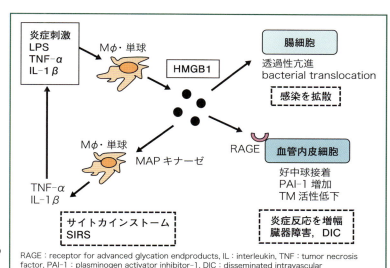

図2 敗血症時のHMGB1の多彩な作用
（文献4より引用）

性低下をもたらし，炎症反応を増幅します．さらに，MAPキナーゼを介してMφや単球から，再びTNF-αやIL-1βなどの炎症性サイトカイン遊離を惹起することで，増幅・拡散を繰返すサイトカインストーム[*3]の状態を維持し，全身性炎症反応症候群（SIRS）を悪化，DIC，多臓器不全へ進行する原因となります．また炎症初期に活性化した血小板が，好中球と結合し，好中球を活性化し，活性化された好中球から網状のDNAを中心とした構造物（NETs）が細胞外に放出され，微生物を捕獲，閉じ込める機序がはたらくことも解明されました[5,6]．これは"immunothrombosis"[*4]という概念で注目されています[7]．これらをふまえて，敗血症性DICの発症機序を図3にまとめました[8]．

[*3]サイトカインストーム：サイトカインは，細胞から放出される細胞間の情報を伝達する微量生理活性をもつ蛋白質です．サイトカインの過剰産生をサイトカインストームと呼び，致死的な防御反応のコントロール不能の状態を指し，多臓器不全をひき起こします．

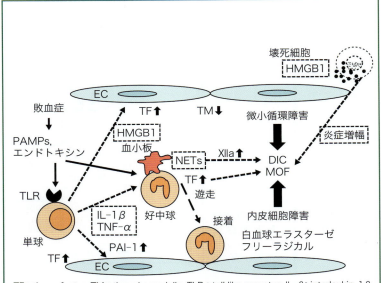

図3 敗血症時における臓器障害・DIC発症の機序
(文献8より引用)

Q 敗血症によるDICの頻度は多いのですか？

 筆者らは，2010〜2012年の我が国でのdiagnosis procedure combination（DPC）データを用いて，DIC 34,711例を検討しました（**表1**）[9]．基礎疾患としては，多い順に14,324例が感染症，7,026例が固形がん，3,823例が血液関連悪性疾患，887例が外傷，812例が急性膵炎でした．近年では，基礎疾患としての感染症は増加傾向にありました．以上より，敗血症はDICをきたしやすい疾患といえます．

*4 immunothrombosis：宿主防御反応として，感染初期に感染源を局所に閉じ込めるために血栓を形成します．これらが破綻もしくは過剰反応すると，全身に血栓形成が起こり，多臓器に血流不全を発症してしまいます．

Q 敗血症によるDICの検査所見は？

筆者らが経験した敗血症DICと固形がんDICの検査値の違いをまとめました（**表2**）[10]．同程度のDICスコア群で比較すると，敗血症DICの特徴としては，fibrinogenの減少はほとんどなく，FDPの増加も中等度である一方，ATⅢやplasminogenの減少は高度で，PAI-1の増加，顆粒球エラスターゼの増加が高度であること，臓器障害の頻度が増加していることが特徴です．まとめると，凝固亢進，線溶抑制状態です．

表1 DPC データによる DIC 患者の背景

	2010年	2011年	2012年	p value
患者数	8,382	13,372	12,957	
基礎疾患（％）				
・感染症	39.5	40.4	43.3	＜0.001
・悪性腫瘍	20.7	20.5	19.7	
・血液疾患	10.6	11.4	10.8	
・外傷	2.7	2.5	2.5	
・急性膵炎	2.4	2.4	2.3	
・その他	24.1	22.8	21.4	
年齢（％）				
・60歳未満	20.0	19.7	18.3	0.002
・60〜79歳	48.0	47.5	47.7	
・80歳以上	32.0	32.8	34.0	
性別				
・男性	55.9	56.5	56.1	0.639
・女性	44.1	43.5	43.9	
併存症（Charlson Score）				
・なし（Score 0）	41.3	39.8	40.3	0.218
・軽度（Score 1）	23.0	23.7	23.0	
・中等度（Score 2）	15.5	15.9	16.4	
・重度（Score ≧3）	20.2	20.6	20.3	
救急車の使用	39.6	38.6	40.0	0.056
ICU の使用	19.4	19.5	19.3	0.928

（文献9より引用）

表2 敗血症 DIC と固形がん DIC の検査値の比較 (mean±SD)

検査項目	正常域	敗血症 DIC	固形がん DIC	
prothrombin time（PT）（sec）	10〜13	19.8±9.8	15.5±2.4	ns
fibrinogen（mg/dL）	200〜400	297±161	147±90	＊＊
血小板数（×10^4/μL）	14〜38	6.0±3.2	6.9±4.5	ns
FDP（μg/mL）	0〜5	47.4±37.2	101.1±97.8	＊
antithrombin Ⅲ（％）	109±25	41.7±24.9	70.9±26.2	＊＊
plasminogen（％）	111±16	49.5±14.9	86.0±30.4	＊＊
α₂ plasmin inhibitor（％）	113±19	61.4±32.8	68.6±38.5	ns
tissue plasminogen activator（tPA）（ng/mL）	7±3	31.6±14.7	23.3±14.2	＊
plasminogen inhibitor-1（PAI-1）（ng/mL）	18±10	54.8±22.2	42.2±26.1	＊
albumin（g/dL）	4.0〜5.4	3.18±0.57	3.19±0.51	ns
顆粒球エラスターゼ（μg/L）	137±70	696±302	337±197	＊＊
MOF 合併率（％）		85	35	＊＊
DIC score		8.3±1.7	8.5±1.4	ns

＊ p＜0.05, ＊＊ p＜0.001, ns：not significant

（文献10を参照して作成）

敗血症によるDICの診断は？

敗血症を基礎疾患とした症例では，常にDICを発症することを念頭に，最低でも1日に1回，できれば12時間ごとにSIRSスコア，血小板数，prothrombin time（PT），FDPを測定し，急性期DIC診断基準を用いて診断します．

TOPICS

DICを予知できるか？

最近の筆者らの新しい多施設前向き試験報告では，DダイマーやFMC（fibrin monomer complex），あるいはSM（soluble fiblin）を補助項目として測定すると，DIC予備群の診断に役立つ可能性があります[11]．

敗血症によるDICの治療は？

2009年，筆者らは日本血栓止血学会DIC部会を中心に「科学的根拠に基づいた感染症に伴うDIC治療のエキスパートコンセンサス」を発表しました[12]．

基礎疾患の治療（敗血症の原因）は，推奨度コンセンサスとして当然行います．抗凝固療法として，低分子ヘパリンの使用が推奨度B2の評価を得ています．生理的凝固物質としては，AT Ⅲ濃縮製剤が推奨度B1の高評価を得ています．外科や救急領域では，術創など出血が懸念される症例が多いため，低分子ヘパリンとの併用は行わず，AT Ⅲ製剤単独での使用が勧められます．

また，日本発のDIC治療薬であるリコンビナントトロンボモジュリン（rTM）製剤が，我が国では使用されています[13]．rTMは，抗凝固作用のみならず，protein Cを活性化して，抗炎症作用を示したり，致死性メディエータであるHMGB1を中和抑制する作用[14,15]があります（図4）[4]．筆者らは，敗血症の動物実験で，炎症性のサイトカインが出た後のrTMの使用で，血中HMGB1の増加を抑制したり，臓器障害を改善したり，死亡率を改善したりすることを証明しています[16]（図5）．

2014年には，我が国発の臨床例におけるエビデンスを基にrTM製剤の推奨を掲載した「科学的根拠に基づいた感染症に伴うDIC治療のエキスパートコンセンサスの追補」が出されました[17]．一方，欧米からSSCガイドライン（surviving sepsis campaign guidelines：SSCG）2016[18]が発表されました．以前のSSCG 2012と違って凝固異常の項目で薬剤の有効性について少し触れられていますが，治療の必要性は述べられていません．具体的には，アンチトロンビン製剤は使用しないことを強く推奨されており，rTMはDIC合併敗血症を対象としたフェーズⅢ無作為化比較試

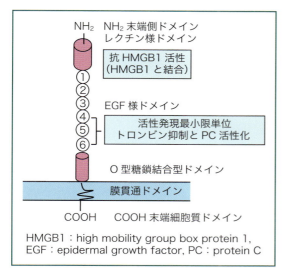

図4 トロンボモジュリンの構造のシェーマと各部位のはたらき　　（文献4より引用）

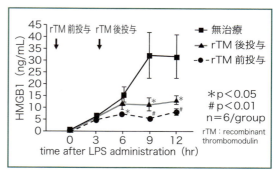

図5 血中HMGB1濃度におけるrTMの効果

HMGB1は，無治療群ではLPS投与より6時間後ぐらいまでは漸増するが，それを過ぎると急速に増加する．rTM前投与では，6時間後のHMGB1の増加は約50％程度でその後も増加しない．サイトカインが放出された4時間後のrTM投与群でも，6時間後の増加は80％程度で，その後の急峻な増加は抑制された．

（文献16を参照して作成）

験が進行中であることより推奨が保留されています．しかし，2013年と2016年に日本から報告された「日本版敗血症診療ガイドライン」[19,20]では，DIC対策として，敗血症におけるDICは，臓器不全発症の一因であり治療の対象となりうることや，急性期DIC診断基準でDICと診断された時点でDICの治療を開始することが望ましいこと，治療薬として未分画ヘパリン，低分子ヘパリン，ダナパロイドナトリウム，アンチトロンビン（AT Ⅲ）製剤，ヒトリコンビナント・トロンボモジュリン（rTM）などが，強弱はあるものの推奨される（2016では一部の薬剤で推奨を留保し今後に検討）ことが記されています．さらには，2019年には日本血栓止血学会より2009年版の改定とされるDIC診療ガイドラインが刊行予定です．

［文　献］

1) 岡本好司：臓器障害/多臓器不全とDIC．臨病理 130：23-30, 2004
2) Levi M, van der Poll T, ten Cate H et al：The cytokine-mediated imbalance between coagulant and anticoagulant mechanisms in sepsis and endotoxemia. Eur J Clin Invest 27：3-9, 1997
3) 伊藤英明，岡本好司：腹部救急診療における臓器障害と凝固異常．日腹部救急医会誌 22：729-737, 2002
4) 岡本好司，長門　優，田村利尚 他：敗血症DICの発症機序と治療 HMGB1とトロンボモデュリン（Thrombomodulin）．日外感染症会誌 7：149-154, 2010
5) Clark SR, Ma AC, Tavener SA et al：Platelet TLR4 activates neutrophil extracellular traps to ensnare bacteria in septic blood. Nat Med 13：463-469, 2007
6) Brinkmann V, Reichard U, Goosmann C et al：Neutrophil extracellular traps kill bacteria. Science 303：1532-1535, 2004
7) Engelmann B, Massberg S：Thrombosis as an intravascular effector of innate immunity. Nat Rev Immunol 13：34-45, 2013
8) Okamoto K, Tamura T, Sawatsubashi Y：Sepsis and disseminated intravascular coagulation. J Intensive Care 4：23, 2016

9) Murata A, Okamoto K, Mayumi T et al：The recent time trend of outcomes of disseminated intravascular coagulation in Japan：an observational study based on a national administrative database. J Thromb Thrombolysis 38：364-371, 2014
10) Okamoto K, Takaki A, Takeda S et al：Coagulopathy in disseminated intravascular coagulation due to abdominal sepsis：Determination of prothrombin fragment 1＋2 and other markers. Haemostasis（Pathophysiology of Haemostasis and Thrombosis）22：17-24, 1992
11) Okamoto K, Wada H, Hatada T et al；Japanese Society of Thrombosis Hemostasis/DIC subcommittee：Frequency and hemostatic abnormalities in pre-DIC patients. Thromb Res 126：74-78, 2010
12) 丸山征郎, 坂田洋一, 和田英夫 他：科学的根拠に基づいた感染症に伴うDIC治療のエキスパートコンセンサス. 日血栓止血会誌 20：77-113, 2009
13) Saito H, Maruyama I, Shimazaki S et al：Efficacy and safety of recombinant human soluble thrombomodulin（ART-123）in disseminated intravascular coagulation：results of a phase Ⅲ, randomized, double-blind clinical trial. J Thromb Haemost 5：31-41, 2007
14) Abeyama K, Stern DM, Ito Y et al：The N-terminal domain of thrombomodulin sequesters high-mobility group-B1 protein, a novel antiinflammatory mechanism. J Clin Invest 115：1267-1274, 2005
15) Ito T, Kawahara K, Okamoto K et al：Proteolytic cleavage of high mobility group box 1 protein by thrombin-thrombomodulin complexes. Arterioscler Tromb Biol 28：1825-1830, 2008
16) Nagato M, Okamoto K, Abe Y et al：Recombinant human soluble thrombomodulin（ART-123）decreases the plasma HMGB1 levels, while improving the acute liver injury and survival rates in experimental endotoxemia. Crit Care Med 37：2181-2186, 2009
17) 日本血栓止血学会学術標準化委員会DIC部会 他：科学的根拠に基づいた感染症に伴うDIC治療のエキスパートコンセンサスの追補. 日血栓止血会誌 25：123-125, 2014
18) Rhodes A, Evans LE, Alhazzani W et al：Surviving Sepsis Campaign：international guidelines for management of sepsis and septic shock, 2016. Intensive Care Med 43：304-377, 2017／Crit Care Med 45：486-552, 2017
19) 日本集中治療医学会Sepsis Registry委員会：日本版敗血症診療ガイドライン The Japanese Guidelines for the Management of Sepsis. 日集中医誌 20：124-173, 2013
20) 西田 修, 小倉裕司, 井上茂亮 他：日本版敗血症診療ガイドライン2016 The Japanese Clinical Practice Guidelines for Management of Sepsis and Septic Shock 2016（J-SSCG2016）. 日救急医会誌 28：S1-S232, 2017／日集中医誌 24：S1-S232, 2017

Ⅷ章 基礎病態と治療

外　傷

1) 東北大学大学院医学系研究科　外科病態学講座救急医学分野
2) 同大学病院　救急科・高度救命救急センター

久志本成樹[1,2]　川副　友[1,2]　佐藤哲哉[1,2]

point

▶ 外傷急性期には極めてダイナミックな凝固線溶動態を示し，①線溶亢進，②線溶遮断，③二次線溶の再活性化，の3相として捉えることができる．

▶ 外傷急性期にみられる非生理的な凝固線溶異常反応は，線溶亢進に伴う出血傾向が前面に認められる反応である．

▶ 受傷後早期に組織損傷を initiator として発現する線溶亢進状態を acute traumatic coagulopathy，大量輸液・輸血治療などの蘇生に関わる因子が加わり形成される病態を trauma-induced coagulopathy と呼ぶ．

▶ 晶質液過剰輸液回避と早期からの積極的凝固因子補充を中心とする damage control resuscitation により，凝固系破綻を防ぐ．

▶ 止血血栓形成に重要であり，受傷後最も早期より critical level に低下するフィブリノゲンの積極的補充療法が期待される．

はじめに

外傷は，成人の主要死亡原因としてだけでなく，永続的な機能障害を多くの患者に残し，社会の生産性に大きな影響を与える病態です[1]．外傷患者の急性期死亡原因の30〜40％は出血が関連し，特に受傷後6時間以内の死亡原因として極めて重要です[2]．

大量輸血を要する外傷患者の死亡率は50％を超えることが示されています[3]．ところが，外傷による死亡の少なくとも10％は防ぐことができた可能性があり，その15％は早期の凝固異常に関連したものとされています[4〜6]．大量出血を伴う外傷患者の治療では，主要な出血源を外科手術や動脈塞栓術などによってコントロールできないことによるのではなく，凝固異常を中心とした生理学的恒常性破綻により出血を制御できないことによって多くの患者を失っています[7,8]．出血による死亡の50％以上は，

凝固線溶機能障害によるものです[8,9].

重症外傷患者では，搬入時にすでに凝固異常があり，受傷からの分単位の経過においても明らかになるとされます[10]．重症外傷患者の25～35%では，救急室搬入時に明らかな凝固異常を呈し，凝固異常合併例の死亡率は4倍に達します[9,11,12]．外傷急性期における凝固異常の制御は，今日の重症外傷診療における中心的なテーマです[13]．

Q 外傷患者では，どのような凝固線溶反応が起きるのですか？

A 外傷患者にみられる凝固線溶反応を確認してみます（図1）[14]．

外傷患者の入院時血液凝固系検査をみると，重症外傷に限定することなく著しい異常値を呈することが少なくありません．外傷後に変動する生理的な凝固線溶反応は，以下のように捉えることができます．

1) 外傷（組織損傷）に伴う血管内皮損傷，内皮下組織の露出による血小板凝集活性化とともに，組織因子の血管内への遊離によって血液凝固外因系の活性化が生じます．その結果，トロンビンの活性化からフィブリン血栓形成が行われます．そして，凝固反応の活性化とほぼ同時に二次線溶反応が起こることによりDダイマーの上昇が認められ，この時期を線溶亢進期として捉えることができます．

2) しかし，線溶亢進が持続すると出血のコントロールが十分にできないため，線溶反応を抑制するPAI-1（plasminogen activator inhibitor-1）の発現が増加します．線溶遮断です．その結果，上昇していたDダイマーが急速に低下します．多くの外傷患者では，受傷後数時間から24時間程度で線溶遮断が認められます．

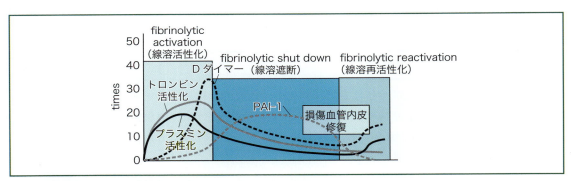

図1 外傷における凝固線溶反応
①外傷による組織損傷により凝固外因系が活性化し，トロンビン活性化からフィブリン形成が行われる．同時に，二次線溶活性化が生じることにより，Dダイマーの上昇がみられる．この時期を線溶亢進期として捉えることができる．
②しかし，二次線溶亢進が持続すると，過剰線溶状態となり出血の制御ができなくなるため，線溶反応を抑制するPAI-1の発現が増加する．線溶遮断（fibrinolytic shut down）である．その結果，上昇していたDダイマーの低下が認められる．
③損傷血管内皮の修復が完成すると，フィブリン血栓は不要となりPAI-1の活性は低下する．二次線溶の再活性化状態となる．再度のDダイマーの再上昇が認められる．

（文献14より引用）

3）損傷した血管内皮と組織の修復が完成すると，止血のために形成されたフィブリン血栓は不要となります．これを溶解するために，増加していた PAI-1 の活性は低下し線溶抑制が解除され，二次線溶の再活性化状態となります．そして，不要となった血栓が溶解されることにより D ダイマーの再上昇が認められます．

外傷後の生理的凝固線溶反応として，このような変動が受傷直後から認められることとなります[15〜18]．

> **Q** acute traumatic coagulopathy は，どのような状態を指しているのですか？

 2000 年代に至るまで，外傷急性期凝固障害は，大量輸液・輸血による希釈や低体温などが大きく影響し，治療に伴うものである病態であると認識されてきました．しかし，外傷そのものによって凝固異常が生じ[19,20]，大量輸液・輸血による希釈，治療に伴う低体温やアシドーシスなどの要素が加わることによって，凝固障害としての臨床像が発現することが明らかにされています[19,20]．

外傷急性期に認められる出血傾向を中心とした凝固障害は，①外傷そのものに起因する凝固異常と，②蘇生に伴い惹起・増悪する要素により複合的に形成されます[21]．

外傷急性期における凝固異常を大きく以下の 3 つのフェーズに分類できます[22]．

1) 外傷による組織損傷と組織低灌流に伴う線溶および凝固亢進状態
2) 治療関連因子（希釈，低体温やアシドーシスなど）による病態修飾により形成される凝固障害

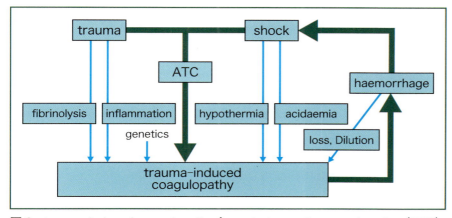

図2 trauma-induced coagulopathy と acute traumatic coagulopathy（ATC）
外傷そのものに起因する線溶亢進型 DIC といえる凝固異常を"acute traumatic coagulopathy"といい，出血による消費，輸液や輸血による希釈，低体温・アシドーシス，凝固因子の補充不足などの多くの要因が加わることによって形成される病態を"trauma-induced coagulopthy"として捉える． （文献 23 より引用）

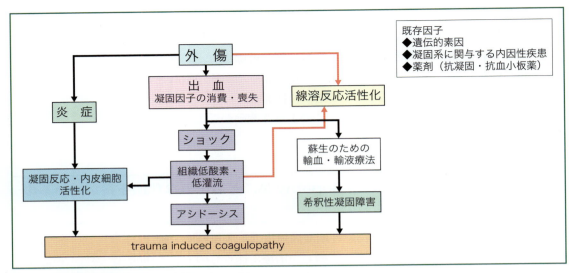

図3 外傷急性期凝固異常の病態メカニズム
"acute traumatic coagulopathy" や "trauma-induced coagulopthy" は明確に定義されたものではなく，①外傷に伴う炎症反応，②出血とこれに対する蘇生による影響，③外傷そのものによる線溶反応の活性化などにより，急性期凝固線溶異常の臨床像が形成される．

（文献24を参照して作成）

3）蘇生後凝固亢進状態（血栓症高リスク状態）

これらのうち，1）が acute traumatic coagulopathy，1）＋2）により形成されるものが trauma-induced coagulopathy です（**図2**)[23]．外傷に伴う全身性炎症反応，出血とこれに対する蘇生，外傷そのものによる線溶反応亢進病態などの総体として，trauma-induced coagulopathy の病態が形成されます（**図3**)[24]．

Q 重症外傷の急性期には，どうして線溶反応が亢進するのですか？

A 外傷患者の凝固異常は，acute traumatic coagulopathy＋resuscitation-associated coagulopathy などの複合的要因によって生じていると考えられます．その詳細な病態メカニズムは明らかではありませんが，重症外傷急性期には，凝固反応を超えて線溶反応が著しく過剰となり，出血傾向が前面に認められます．

外傷による組織損傷と組織低灌流により全身性の炎症反応が惹起され，線溶系反応の著しい亢進を伴う全身性血管内凝固亢進状態が生じます．acute traumatic coagulopathy です[25〜27]．

病態としての ATC の特徴は，①凝固反応亢進，②凝固因子の欠乏による凝固異常，③凝固制御不全，④線溶亢進であるとされます[28〜30]．

acute traumatic coagulopathy の病態として共通に認識され，臨床的に最も重要であるとされるものは，著しい線溶系反応の亢進です．

トロンビンは，凝固反応における中心的役割を担う分子ですが，同時に内皮細胞からの組織プラスミノゲンアクチベーター（tissue-plasminogen activator：t-PA）産生を刺激することにより二次線溶も活性化します．そして，組織低酸素，アドレナリン，バゾプレッシンなども内皮細胞からのt-PA産生を促進することにより，線溶反応を活性化します[22]．特に，外傷に伴う組織灌流不全が内皮細胞からのt-PA放出を促進することに関しては多くの報告があります[31,32]．

　重症外傷患者では，トロンビン産生の著しい増加とともに，フィブリノゲンとアンチトロンビンの消費，t-PA産生亢進による$α_2$プラスミンインヒビター欠乏に伴う線溶反応制御不全などが生じていることも示されています[30]．

　このような多くのメカニズムによって，外傷急性期における線溶系反応の活性化が生じるものと考えられます．

　線溶亢進に伴う出血症状発現において，もう一つ重要なポイントがあります．①受傷直後に始まる内皮細胞からのt-PA放出と，これを抑制するPAI-1 messenger RNA発現に数時間の相違があることです[33〜35]．さらに，②PAI-1発現増加はほぼすべての外傷患者に認められるのに対して，t-PA血中レベルの増加は重症患者のみにみられます．そのため，重症外傷患者で線溶亢進病態になるものと考えられます[36〜39]．

　重症外傷患者では，t-PA血中レベルの増加が生じ，これを制御するPAI-1発現増加までの時間的ギャップあることが，線溶亢進による出血症状を呈する病態を形成することとなります．

Q damage control resuscitationとは，どのような治療ですか？

　従来の外傷に対する外科的治療は，非外傷患者に対する予定手術と同様に"すべての損傷に対する根本治療を受傷後早期に速やかに終了する"ものでした．ところが，複数の出血源を有するショック患者の治療では，"すべての損傷の外科的修復は行えたが，救命することはできなかった"ということは稀ではありません[7,40,41]．大量出血を伴う重症外傷患者の術中・術後の最大死亡原因は，代謝性アシドーシス，低体温，血液凝固異常による生理学的恒常性破綻によるものです[7,40,41]．この生理学的破綻を回避するために，損傷に対する速やかな"コントロール"のみを行い，根本治療を行うことなく，手術操作を最小限に抑えることを積極的に選択する外科的治療戦略が"damage control"です[7,41,42]．

　damage control surgeryが重症外傷外科治療の中心的テーマとなり広く用いられるとともに，damage control surgeryを要する患者に対する晶質液を中心とした輸液による蘇生が行われてきました．そして，体温管理や凝固因子の補充を行うことにより，一定の治療成績改善を認めてきました[20,21,24,43〜47]．しかし，その臨床効果は満足できるものではありません．

そこで，damage control resuscitation です．大量出血を伴う外傷に対する凝固異常回避と是正のための処置であり，①希釈性凝固障害予防のための晶質液過剰投与制限，②早期より十分量のFFPを中心とした凝固因子補充が中心的要素です[20, 48, 49]．そして，damage control surgery with damage control resuscitation が，damage control strategy であり，凝固異常のリスクを伴う外傷診療における重要な治療的アプローチです．

Q 大量輸血が必要なときには，どのように対応するのが良いですか？

A 大量輸血を要することが予想される外傷患者に対して，大量輸血プロトコール（MTP）を用いることが推奨されます．そして，大量輸血が予想される患者の初期治療においては，早期に血漿：赤血球投与比が1：1となることを目標とした輸血療法を行い，少なくとも≧1：2を維持できるように新鮮凍結血漿（fresh frozen plasma：FFP）を投与することが勧められるものと思います．

これまでの「血液製剤使用指針」では，"術中の出血に対して，循環血液量に対する出血量の割合と臨床所見に応じて，原則として以下のような成分輸血により対処する：循環血液量以上の大量出血（24時間以内に100％以上）時または100 mL/min以上の急速輸血をするような事態には，凝固因子や血小板数の低下による出血傾向（希釈性の凝固障害と血小板減少）が起こる可能性があるので，凝固系や血小板数の検査値および臨床的な出血傾向を参考にして，新鮮凍結血漿や血小板濃厚液の投与も考慮する"と記されていました．そのため，相当量の大量出血時においてのみ，FFPや血小板濃厚液が考慮されることとなります．

ところが外傷患者では，受傷後早期から，消費や希釈のみによらない凝固障害を伴い，早期からの十分な凝固止血因子の補充の重要性とその転帰改善効果が示唆されています．大量出血による急性消費性・希釈性凝固障害の防止，もしくは早期改善を目的とするMTPによる治療，つまり，早期からの先制的なFFP，血小板製剤投与が有効である可能性があります．MTPは，事前に規定した比率での輸血療法を迅速に行うことを可能とするものです．①血液製剤比，②血液製剤の迅速な利用可能体制，③標準的凝固異常評価，④アシドーシス，低体温，低カルシウム血症の評価と治療などを含む診療体制を構築することが不可欠です[50]．

一方，血漿大量投与による急性肺損傷やvolume overloadなどの有害事象が惹起される可能性があります．

MTPが良いのか，もし実践するならば，血漿（：血小板）：赤血球比の最適投与比はどれくらいかも重要です．これまでの観察研究やランダム化比較試験では，高血漿：血小板：赤血球比輸血群で死亡率が低い傾向が示されています．ただし，唯一の質の高いRCTであるPROPPR研究では，失血死が多い24時間以内の死亡は，血漿：血小板：赤血球比1：1：2

群と比較して1：1：1群で有意に少ないものの，主要評価項目である24時間と30日死亡への有効性は示されていません[2]．また，PROPPR研究では，FFPを解凍して準備してある"thawed plasma"を常に準備したデザインのため，MTPが発動されれば10分以内に血液製剤が患者の元に搬送されています．日本はthawed plasmaを準備できる輸血体制ではありませんが，解凍後の有効時間延長が検討されています．

一方，多くの報告がある観察研究の結果をみるときには，生存バイアスへの注意が必要です．FFP投与には，溶解するための時間が必要なため，FFP投与開始は，赤血球（RBC）に比して遅れることが多いものと思われます．そのため，入院後1～2時間以内の早期死亡患者では，低血漿：赤血球比とならざるを得ません．このような生存バイアスが存在する場合には，必ずしも高血漿：赤血球比が有効なために死亡率が低下したとはいえず，観察研究ではこのバイアスを完全に排除することができません．

日本から発表された多施設共同後ろ向き観察研究においても，6時間以内に，血漿：赤血球比＞1：1を達成することの有効性が報告されています[51]．推奨される血漿：血小板：赤血球比については，少なくとも1：1：2以上であることが有効との報告が多数を占めますが，血漿：赤血球比1：1まで増加させても用量反応性は示さないとの研究結果もあり，明確な比率は示すことができません．

European guidelinesでは，大量輸血が予想される患者の初期治療においては，血漿：赤血球比≧1：2となるようにFFPを投与することが推奨されています（Grade 1B）[52]．また，A practice management guideline from the Eastern Association for the Surgery of Traumaでは，"大量輸血プロトコールは，死亡率低下と輸血量減少に有効か？"，および"高血漿・血小板/赤血球比輸血は，死亡率低下と輸血量減少に有効か？"を異なるCQとして採用し，大量輸血プロトコールを用いることとともに，高血漿・血小板/赤血球比による輸血（1：1：1）を推奨しています[53]．

Q これから期待できる治療方法には，どのようなものがありますか？

A フィブリノゲンは，止血・血栓形成において不可欠の内因性凝固因子であるとともに，重症外傷患者治療においては，①大量輸血の予測因子となる，②死亡などの予後不良の予測因子である，③受傷直後から線溶系亢進の生じる外傷患者において，最も早期からcritical levelに低下する凝固因子であることなどが示されています．

これらのことから，重症外傷患者に対する早期からのフィブリノゲン補充療法の有用性が期待されています．欧米を中心として，急性低フィブリノゲン血症の補正のためにフィブリノゲン製剤が用いられ，米国や英国では主にクリオプレシピテート，英国を除く欧州では主にフィブリノゲン濃縮製剤が用いられています．

前記 European guidelines においても，血漿フィブリノゲンレベル 150〜200 mg/dL 未満への低下を伴う大量出血例では，フィブリノゲン濃縮製剤あるいはクリオ製剤の投与が推奨されています[52]．残念ながら，これまでの報告は，急性期におけるフィブリノゲン投与の安全性とその施行可能性，あるいは代替指標としての凝固系指標の改善にとどまるものであり，RCT による hard outcome は評価されていません．2017 年，出血リスクを伴い凝固異常を認める重症外傷患者を対象として，フィブリノゲン製剤を中心とした凝固因子濃縮製剤（n＝44）と FFP（n＝50）を比較する単一施設による RCT が報告されました[54]．主要評価項目である ICU 入院中における多臓器障害には有意差はないものの，フィブリノゲン製剤を中心とした凝固因子濃縮製剤による凝固異常の迅速な改善による rescue therapy の必要性低下が明らかであることから（FFP：23［52％］vs フィブリノゲン：2［4％］；odds ratio 25.34［95％CI：5.47〜240.03］，p＜0.0001），研究は早期に中止されています．さらに，フィブリノゲン投与による有意な輸血必要量の減少も示されています．

　現在，日本におけるフィブリノゲン製剤の供給量は，限定的であるとともに，外傷患者を含む低フィブリノゲン血症に対する保険適応はありません．適応拡大のための調整とエビデンス確立がはかられていますが，使用に際しては，各施設内での十分な議論が必要となります．クリオプレシピテートは，各施設の院内調剤によってのみ使用可能であり，本製剤としての日本赤十字血液センターや製薬会社からの供給体制はありません．

おわりに

　外傷急性期凝固異常は，重症外傷診療の中心的課題です．しかし，外傷とこれに伴うショックにより惹起される線溶亢進病態である acute traumatic coagulopathy，治療に関わる因子が加わり形成される trauma-induced coagulopathy のメカニズムは必ずしも明確にされていませんが，凝固障害の回避と治療戦略である damage control resuscitation を根拠に基づき実践することが，重症外傷診療の次なる大きな展開です．

［文　献］
1) Mathers CD, Loncar D：Projections of global mortality and burden of disease from 2002 to 2030. PLoS Med 3：e442, 2006
2) Holcomb JB, Tilley BC, Baraniuk S et al；PROPPR Study Group：Transfusion of plasma, platelets, and red blood cells in a 1：1：1 vs a 1：1：2 ratio and mortality in patients with severe trauma：the PROPPR randomized clinical trial. JAMA 313：471-482, 2015
3) Sauaia A, Moore FA, Moore EE et al：Early predictors of postinjury multiple organ failure. Arch Surg 129：39-45, 1994
4) Diaz JJ Jr, Dutton WD, Ott MM et al：Eastern Association for the Surgery of Trauma：a review of the management of the open abdomen--part 2 "Management of the open abdomen". J Trauma 71：502-512, 2011
5) Diaz JJ Jr, Cullinane DC, Dutton WD et al：The management of the open abdomen in trauma and emergency

general surgery : part 1-damage control. J Trauma 68 : 1425-1438, 2010
6) Gruen RL, Jurkovich GJ, McIntyre LK et al : Patterns of errors contributing to trauma mortality : lessons learned from 2,594 deaths. Ann Surg 244 : 371-380, 2006
7) Wyrzykowski AD, Feliciano DV : Trauma damage control. In "Trauma 7th ed" eds. Feliciano DV MK, Moore EE. McGraw-Hill, New York, pp725-746, 2013
8) Duchesne JC, McSwain NE Jr, Cotton BA et al : Damage control resuscitation : the new face of damage control. J Trauma 69 : 976-990, 2010
9) MacLeod JB, Lynn M, McKenney MG et al : Early coagulopathy predicts mortality in trauma. J Trauma 55 : 39-44, 2003
10) Floccard B, Rugeri L, Faure A et al : Early coagulopathy in trauma patients : an on-scene and hospital admission study. Injury 43 : 26-32, 2012
11) Brohi K, Singh J, Heron M et al : Acute coagulopathy. J Trauma 54 : 1127-1130, 2003
12) Maegele M, Lefering R, Yucel N et al ; AG Polytrauma of the German Trauma Society (DGU) : Early coagulopathy in multiple injury : an analysis from the German Trauma Registry on 8724 patients. Injury 38 : 298-304, 2007
13) Brohi K : Diagnosis and management of coagulopathy after major trauma. Br J Surg 96 : 963-964, 2009
14) 久志本成樹, 工藤大介, 吉田良太朗 他：外傷急性期凝固障害の治療. 救急医学 39：1555-1566, 2015
15) 丸藤 哲, 亀上 隆, 澤村 淳 他：外傷後にみられる血液凝固線溶系の変化—新しい考え方と治療方法—. 日救急医会誌 17：629-644, 2001
16) Gando S : Disseminated intravascular coagulation in trauma patients. Semin Thromb Hemost 27 ; 585-592, 2001
17) 久志本成樹：外傷とDIC. "DIC診療ガイドブック" 丸山征郎 編. メディカルレビュー社, pp104-116, 2009
18) 久志本成樹：急性期DIC診断基準によるDIC症例の臨床経過. 日本外科感染症学会雑誌 7：115-125, 2010
19) Geeraedts LM Jr, Demiral H, Schaap NP et al : 'Blind' transfusion of blood products in exsanguinating trauma patients. Resuscitation 73 : 382-388, 2007
20) Holcomb JB, Jenkins D, Rhee P et al : Damage control resuscitation : directly addressing the early coagulopathy of trauma. J Trauma 62 : 307-310, 2007
21) Kutcher ME, Kornblith LZ, Narayan R et al : A paradigm shift in trauma resuscitation : evaluation of evolving massive transfusion practices. JAMA Surg 148 : 834-840, 2013
22) Cap A, Hunt B : Acute traumatic coagulopathy. Curr Opin Crit Care 20 : 638-645, 2014
23) Davenport R, Khan S : Management of major trauma haemorrhage : treatment priorities and controversies. Br J Haematol 155 : 537-548, 2011
24) Spahn DR, Bouillon B, Cerny V et al : Management of bleeding and coagulopathy following major trauma : an updated European guideline. Crit Care 17 : R76, 2013
25) Cohen MJ, Kutcher M, Redick B et al ; PROMMTT Study Group : Clinical and mechanistic drivers of acute traumatic coagulopathy. J Trauma Acute Care Surg 75（1 suppl 1）: S40-S47, 2013
26) Dobson GP, Letson HL, Sharma R et al : Mechanisms of early trauma-induced coagulopathy : The clot thickens or not? J Trauma Acute Care Surg 79 : 301-309, 2015
27) Frith D, Goslings JC, Gaarder C et al : Definition and drivers of acute traumatic coagulopathy : clinical and experimental investigations. J Thromb Haemost 8 : 1919-1925, 2010
28) Kashuk JL, Moore EE, Sawyer M et al : Primary fibrinolysis is integral in the pathogenesis of the acute coagulopathy of trauma. Ann Surg 252 : 434-442 ; discussion 43-44, 2010
29) Kutcher ME, Ferguson AR, Cohen MJ : A principal component analysis of coagulation after trauma. J Trauma Acute Care Surg 74 : 1223-1229 ; discussion 9-30, 2013
30) Raza I, Davenport R, Rourke C et al : The incidence and magnitude of fibrinolytic activation in trauma patients. J Thromb Haemost 11 : 307-314, 2013
31) Lowenstein CJ, Morrell CN, Yamakuchi M : Regulation of Weibel-Palade body exocytosis. Trends Cardiovasc Med 15 : 302-308, 2005
32) Marder VJ FD, Colman RW, Levi M : Consumptive thrombohemorrhagic disorders. In "Hemostasis and Thrombosis Basic Principles and Clinical Practice 5th edition" eds. Colman RW MV, Clowes AW, George JN et al. Lippincott Williams & Wilkins, Philadelphia, pp1571-1600, 2006

33) Gando S, Kameue T, Nanzaki S et al：Massive fibrin formation with consecutive impairment of fibrinolysis in patients with out-of-hospital cardiac arrest. Thromb Haemost 77：278-282, 1997
34) Levi M, ten Cate H, van der Poll T et al：Pathogenesis of disseminated intravascular coagulation in sepsis. JAMA 270：975-979, 1993
35) Stump DC, Taylor FB Jr, Nesheim ME et al：Pathologic fibrinolysis as a cause of clinical bleeding. Semin Thromb Hemost 16：260-273, 1990
36) Gando S, Nakanishi Y, Tedo I：Cytokines and plasminogen activator inhibitor-1 in posttrauma disseminated intravascular coagulation：relationship to multiple organ dysfunction syndrome. Crit Care Med 23：1835-1842, 1995
37) Gando S, Tedo I, Kubota M：Posttrauma coagulation and fibrinolysis. Crit Care Med 20：594-600, 1992
38) Maegele M, Schochl H, Cohen MJ：An update on the coagulopathy of trauma. Shock 41（suppl 1）：21-25, 2014
39) Yanagida Y, Gando S, Sawamura A et al：Normal prothrombinase activity, increased systemic thrombin activity, and lower antithrombin levels in patients with disseminated intravascular coagulation at an early phase of trauma：comparison with acute coagulopathy of trauma-shock. Surgery 154：48-57, 2013
40) Raeburn CD, Moore EE, Biffl WL et al：The abdominal compartment syndrome is a morbid complication of postinjury damage control surgery. Am J Surg 182：542-546, 2001
41) Nagy KK, Fildes JJ, Mahr C et al：Experience with three prosthetic materials in temporary abdominal wall closure. Am Surg 62：331-335, 1996
42) Offner PJ, de Souza AL, Moore EE et al：Avoidance of abdominal compartment syndrome in damage-control laparotomy after trauma. Arch Surg 136：676-681, 2001
43) Borgman MA, Spinella PC, Perkins JG et al：The ratio of blood products transfused affects mortality in patients receiving massive transfusions at a combat support hospital. J Trauma 63：805-813, 2007
44) Murad MH, Stubbs JR, Gandhi MJ et al：The effect of plasma transfusion on morbidity and mortality：a systematic review and meta-analysis. Transfusion 50：1370-1383, 2010
45) Cotton BA, Reddy N, Hatch QM et al：Damage control resuscitation is associated with a reduction in resuscitation volumes and improvement in survival in 390 damage control laparotomy patients. Ann Surg 254：598-605, 2011
46) Duchesne JC, Kimonis K, Marr AB et al：Damage control resuscitation in combination with damage control laparotomy：a survival advantage. J Trauma 69：46-52, 2010
47) Undurraga Perl VJ, Leroux B, Cook MR et al；PROPPR Study Group：Damage control resuscitation and emergency laparotomy：Findings from the PROPPR study. J Trauma Acute Care Surg 80：568-574；discussion 574-575, 2016
48) Duchesne JC, Islam TM, Stuke L et al：Hemostatic resuscitation during surgery improves survival in patients with traumatic-induced coagulopathy. J Trauma 67：33-37；discussion 37-39, 2009
49) Holcomb JB, Wade CE, Michalek JE et al：Increased plasma and platelet to red blood cell ratios improves outcome in 466 massively transfused civilian trauma patients. Ann Surg 248：447-458, 2008
50) American College of Surgeons：ACS TQIP Best Practice Guidelines：Massive Transfusion in Trauma.
51) Hagiwara A, Kushimoto S, Kato H et al：Can early aggressive administration of fresh frozen plasma improve outcomes in patients with severe blunt trauma？--A report by the Japanese Association for the Surgery of Trauma. Shock 45：495-501, 2016
52) Rossaint R, Bouillon B, Cerny V et al：The European guideline on management of major bleeding and coagulopathy following trauma：fourth edition. Crit Care 20：100, 2016
53) Cannon JW, Khan MA, Raja AS et al：Damage control resuscitation in patients with severe traumatic hemorrhage：A practice management guideline from the Eastern Association for the Surgery of Trauma. J Trauma Acute Care Surg 82：605-617, 2017
54) Innerhofer P, Fries D, Mittermayr M et al：Reversal of trauma-induced coagulopathy using first-line coagulation factor concentrates or fresh frozen plasma（RETIC）：a single-centre, parallel-group, open-label, randomised trial. Lancet Haematol 4：e258-e271, 2017

VIII章　基礎病態と治療

頭部外傷

北海道大学大学院医学研究院 救急医学分野　和田剛志

point

- 重症頭部外傷では，DIC に一致した消費性凝固障害，全身臓器への播種性微小血栓形成，病的線溶亢進が認められる．
- 損傷脳から循環血液中への直接的な組織因子の放出と血管内皮細胞活性化/傷害が凝固亢進の機序として重要である．
- 損傷脳由来の t-PA および u-PA の放出が病的線溶亢進の一因である．
- 頭部外傷後の凝固障害の病態を理解したうえで，血液製剤などによる凝固異常の是正が，二次性脳損傷の回避，予後改善につながる．
- トラネキサム酸が重症頭部外傷の予後を改善させる可能性があり，CRASH-3 試験の結果が待たれる．

Q　頭部外傷に合併する凝固障害と頭部外傷を合併しない外傷性凝固障害の違いは何ですか？

　頭部外傷の合併，非合併にかかわらず外傷性凝固障害（trauma-induced coagulopathy：TIC[*1]）は表1のように理解されており，一次性凝固障害は，播種性血管内凝固症候群（disseminated intravascular coagulation：DIC）と acute traumatic coagulopathy（ATC）で構成されます[1]．活性化プロテイン C による活性化第V因子，活性化第VIII因子の分解および制御を病態の本体とする ATC は，ショックを発症の必要条件としていますが，単独頭部外傷では出血性ショックをきたすことは稀です．また，ATC では消費性凝固障害は起こらないとされていますが，頭部外傷後に脳をはじめとする全身臓器への播種性微小血栓形成と消費性凝固障害が確認されています[2]．すなわち，ショックをきたすことの稀な頭部外傷では，外傷そのものが凝固障害をひき起こし，その病態の主体は全身性トロンビン産生亢進を伴う DIC であると理解できます．

[*1] **TIC**：TIC 病態の主体は DIC なのであろうか？ あるいは ATC なのであろうか？ 10年近く続いた TIC 病態をめぐる論争は，ATC を主張する一派がトロンビン産生亢進を認める論文を公表したことで新展開を迎えることが予想されます．

表1 外傷性凝固障害（trauma-induced coagulopathy：TIC）の病態

1. 生理的変化
●止血および創傷治癒

2. 病的変化
●一次性内因性病因 ・DIC 　・凝固活性化 　・凝固制御機構機能不全 　・線溶亢進（初期） 　・線溶抑制（後期） 　・消費性凝固障害 ・ATC 　・活性化プロテインC依存性凝固抑制 　・活性化プロテインC依存性線溶亢進 ●二次性外因性病因 ・貧血に伴う凝固障害 ・低体温に伴う凝固障害 ・アシドーシスに伴う凝固障害 ・希釈性凝固障害 ・その他

ATCは原典では acute coagulopathy trauma shock（ACOTS）と呼称されている.

（文献1を参照して作成）

Q 頭部外傷で凝固が亢進する機序を教えてください

A 頭部外傷に合併する凝固線溶変化をイラストにまとめました（図1）[3]．頭部外傷に起因する凝固異常は，脳組織から循環血液中への直接的な組織因子放出と，血管内皮細胞活性化/傷害の二つに分けて考えると理解が進みます．

■ 組織因子

脳血管の外膜，アストロサイトには，組織因子が高濃度で存在します．損傷脳由来の組織因子が循環血液中に流入し，活性化第VII因子と複合体を形成し，外因系血液凝固経路が活性化されます．これによりトロンビンが産生され，フィブリノゲンがフィブリンに変換され血栓が形成されます．この反応は本来，止血・組織修復に必須な生理的反応ですが，損傷局所にとどまらず全身に播種すると，病的反応として消費性凝固障害を惹起します[4]．また，組織因子を豊富に含む血小板，血管内皮細胞由来のマイクロパーティクルも，頭部外傷に合併する凝固亢進の一因として注目されています[5]．

■ 血管内皮細胞活性化/傷害

頭部外傷により交感神経副腎髄質系が活性化され，過剰に産生されたカテコラミンが血管内皮細胞を活性化あるいは傷害します[6]．活性化/傷害された内皮細胞表面に組織因子が発現し，外因系凝固経路が活性化される

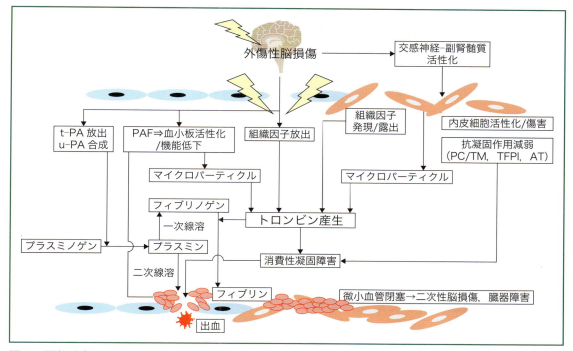

図1 頭部外傷に合併する凝固線溶変化
t-PA：tissue-type plasminogen activator，u-PA：urokinase-type plasminogen activator，PAF：platelet-activating factor，PC/TM：protein C/thrombomodulin，TFPI：tissue factor pathway inhibitor，AT：antithrombin

（文献3を参照して作成）

だけでなく，内皮細胞上の抗凝固機構であるトロンボモジュリン，アンチトロンビン，tissue factor pathway inhibitor が減少，機能不全を呈し凝固が促進されます．内皮細胞傷害のマーカーである vascular activation protein-1，syndecan-1，可溶性トロンボモジュリンが単独頭部外傷患者の予後や遅発性脳内血腫増大を予測できることも知っておくと良いでしょう[3]．

Q 頭部外傷に合併する凝固障害における血小板に関して教えてください

近年，頭部外傷後の血小板機能が注目されています．損傷脳組織由来の platelet-activating factor（PAF）は，血小板を活性化させるだけでなく，血液脳関門の破綻を促進し，さらなる PAF の放出や組織因子発現を誘導します[7]．活性化された血小板は，止血に有利にはたらきますが，過剰な活性化は，血小板の枯渇を招き二次性の頭蓋内血腫増大のリスクになります[8]．血小板機能は rapid platelet function assay（VerifyNow®）や multiple electrode aggregometry（Multiplate®）などの"point-of-care"機器で測定可能であり，頭部外傷後の血小板機能低下患者の検出，血小板輸血が必要な患者の識別への応用が期待されます[3,9]．

Q 頭部外傷に合併する凝固障害における線溶系の変化について教えてください

A 出血性ショックをきたすことの稀な頭部外傷では，DICに続発する二次性線溶亢進に加え，損傷脳組織由来のtissue-type plasminogen activator（t-PA）およびurokinase-type plasminogen activator（u-PA）の放出が重要です[10,11]．後述するトラネキサム酸は，t-PA活性を抑制することで外傷性頭蓋内血腫増大を抑制することが期待されます[11]．

線溶状態評価に用いられるFDP（fibrin/fibrinogen degradation products）は，フィブリンのみならずフィブリノゲンの分解（一次線溶）をも反映します．予後不良の頭部外傷では一次線溶が亢進すること[12]，線溶亢進型DICを発症する頭部外傷症例ではFDP/Dダイマー比が高値であることが知られており[13]，後述するフィブリノゲン値是正の重要性が理解できます．

Q 頭部外傷に合併する凝固障害の治療について教えください

A 現在までのところ，頭部外傷合併凝固障害の治療に関する指針はなく，「血小板数の目標値 $100\times10^9/L$」以外は，一般的な外傷の治療指針に従ってきたのが実状です[14]．新鮮凍結血漿や血小板製剤など従来行われてきた血液製剤投与に加え，近年 prothrombin complex concentrate（PCC）などの凝固因子製剤やトラネキサム酸（tranexamic acid：TXA）が注目されています．

■ 凝固因子製剤
a) フィブリノゲン

フィブリノゲンは，出血やDICによる消費，フィブリノゲン分解（一次線溶）により最初に危険域に達する凝固因子です[1]．「フィブリノゲン低値」と「止血不能」は同義と考えましょう．頭部外傷を合併しない外傷では，1.5～2g/Lのフィブリノゲン値維持が推奨されており[15]，それに準じてフィブリノゲンを補充するのが良いでしょう．過剰なフィブリノゲンは，脳血管透過性亢進を伴う炎症を惹起し，損傷脳へ悪影響を及ぼす可能性があるため，特に慢性期では，基準値以上のフィブリノゲン値にはしないよう注意が必要です[16]．

b) 遺伝子組換え活性型第Ⅶ因子製剤（rFⅦa）

rFⅦa投与により，有意ではないものの外傷性頭蓋内血腫の増大が抑制される傾向が示されていますが，塞栓症発症のリスクになるため[17]，現時点で頭部外傷患者への積極的な投与は推奨されません．しかしながら，頭部外傷に起因する凝固障害の迅速な補正，手術における輸血量の減少などの効果も示されており，rFⅦaの効果を検証するさらなる大規模試験が望まれます[3]．

c) PCC

　血液凝固第Ⅱ，Ⅶ，Ⅸ，Ⅹ因子を含むPCCは，ワルファリン服用患者の重篤な出血に対する効果が認められています．頭部外傷患者においては，ワルファリン服用の有無にかかわらず，PCCは輸血必要量や医療費の面でrFⅦaより優れていることが報告されていますが，血栓症やDIC発症のリスクがあるため[16]，通常治療に不応の重篤な出血症例を除き，現在のところ外傷患者への使用は推奨されていません[18]．

d) TXA

　CRASH-2試験で，TXAは著明な出血を伴う，あるいはその危険がある外傷患者の死亡率を，血栓合併症を増加させることなく有意に減少させることが証明されました．その一連の研究において頭部外傷へのTXAの有用性は見いだせませんでしたが，CRASH-2試験は大量出血を念頭においた患者選択基準を用いているため，出血性ショックをきたすことの稀な単独頭部外傷へのTXAの効果を判定する根拠としては不十分といえます．単独頭部外傷におけるTXAの効果を検証するCRASH-3試験の結果が待たれます．

まとめ

　前項「外傷」の解説内容と合わせ，外傷性凝固障害の病態を十分に理解することが望まれます．検査結果が届いたときには，すでに目の前の患者の凝固線溶異常は変化しており，病態理解に基づく先手先手の介入が二次性脳損傷回避，予後改善につながります．

[文　献]

1) Gando S, Hayakawa M：Pathophysiology of trauma-induced coagulopathy and management of critical bleeding requiring massive transfusion. Semin Thromb Hemost 42：155-165, 2016
2) Kaufman HH, Hui KS, Mattson JC et al：Clinicopathological correlations of disseminated intravascular coagulation in patients with head injury. Neurosurgery 15：34-42, 1984
3) 和田剛志：頭部外傷後の凝固線溶変化．Thrombosis Medicine 4：17-24, 2017
4) Gando S, Nanzaki S, Kemmotsu O：Coagulofibrinolytic changes after isolated head injury are not different from those in trauma patients without head injury. J Trauma 46：1070-1076, 1999
5) Zhao Z, Zhou Y, Tian Y et al：Cellular microparticles and pathophysiology of traumatic brain injury. Protein Cell 8：801-810, 2017
6) Di Battista AP, Rizoli SB, Lejnieks B et al：Sympathoadrenal activation is associated with acute traumatic coagulopathy and endotheliopathy in isolated brain injury. Shock 46：96-103, 2016
7) Deng Y, Fang W, Li Y et al：Blood-brain barrier breakdown by PAF and protection by XQ-1H due to antagonism of PAF effects. Eur J Pharmacol 616：43-47, 2009
8) Castellino FJ, Chapman MP, Donahue DL et al：Traumatic brain injury causes platelet adenosine diphosphate and arachidonic acid receptor inhibition independent of hemorrhagic shock in humans and rats. J Trauma Acute Care Surg 76：1169-1176, 2014
9) Lindblad C, Thelin EP, Nekludov M et al：Assessment of platelet function in traumatic brain injury-A retrospective observational study in the neuro-critical care setting. Front Neurol 9：15, 2018
10) Hayakawa M, Maekawa K, Kushimoto S et al：Hyperfibrinolysis in severe isolated traumatic brain injury may occur without tissue hypoperfusion：A retrospective observational multicentre study. Crit Care 21：222, 2017

11) Hijazi N, Abu Fanne R, Abramovitch R et al：Endogenous plasminogen activators mediate progressive intracerebral hemorrhage after traumatic brain injury in mice. Blood 125：2558-2567, 2015
12) Kushimoto S, Yamamoto Y, Shibata Y et al：Implications of excessive fibrinolysis and alpha（2）-plasmin inhibitor deficiency in patients with severe head injury. Neurosurgery 49：1084-1089, 2001
13) Wada T, Gando S, Maekawa K et al：Disseminated intravascular coagulation with increased fibrinolysis during the early phase of isolated traumatic brain injury. Crit Care 21：219, 2017
14) Rossaint R, Bouillon B, Cerny V et al：The European guideline on management of major bleeding and coagulopathy following trauma：fourth edition. Crit Care 20：100, 2016
15) Rourke C, Curry N, Khan S et al：Fibrinogen levels during trauma hemorrhage, response to replacement therapy, and association with patient outcomes. J Thromb Haemost 10：1342-1351, 2012
16) Maegele M, Schochl H, Menovsky T et al：Coagulopathy and haemorrhagic progression in traumatic brain injury：Advances in mechanisms, diagnosis, and management. Lancet Neurol 16：630-647, 2017
17) Narayan RK, Maas AI, Marshall LF et al；rFVIIa Traumatic ICH Study Group：Recombinant factor VIIa in traumatic intracerebral hemorrhage：Results of a dose-escalation clinical trial. Neurosurgery 62：776-786, 2008
18) Ferreira J, DeLosSantos M：The clinical use of prothrombin complex concentrate. J Emerg Med 44：1201-1210, 2013

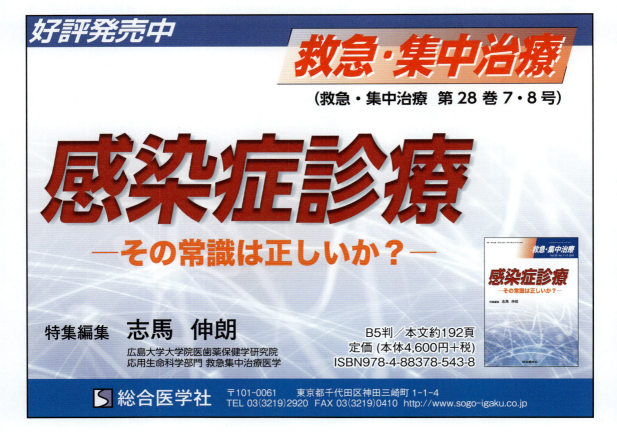

Ⅷ章 基礎病態と治療

熱傷

独立行政法人地域医療機能推進機構中京病院 救急科　上山昌史（うえやままさし）

> *point*
> ▶ 熱傷を受傷した皮膚内では，組織損傷により凝固系が活性化され，大量のトロンビンが生成される．
> ▶ 広範囲熱傷では，熱傷創内での凝固亢進とともに全身性炎症反応が起こり，一部の重症例では多臓器不全に進行するが，多くの症例では一過性に収束する．
> ▶ 熱傷受傷直後の凝固・炎症活性化の病態は，新しい概念でのDICととらえることができる．
> ▶ このDICの病態が多臓器不全（MOF）に進行するか，一過性に収束するかの早期判断は容易でない．
> ▶ 急性期DICスコアは，病態経過判断のうえで参考となる．

Q 熱傷受傷後に血液凝固系が亢進するしくみを教えてください

 図1に示すように，広範囲熱傷受傷後には，通常2回の炎症反応が起こり，血液凝固・線溶系が変動します．受傷直後のものは皮膚

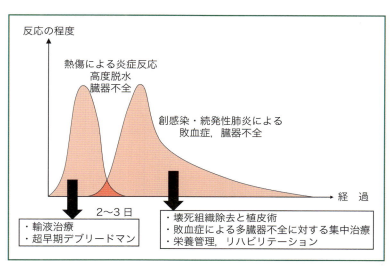

図1　熱傷受傷後の病態経過

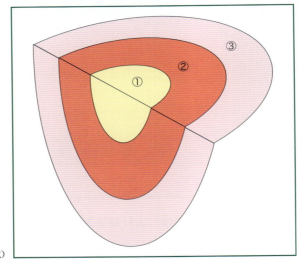

図2　熱傷創の構造
　①zone of coagulation.
　②zone of stasis.
　③zone of hyperemia
　（文献1を参照して作成）

組織の広範な損傷がひき起こす非感染性の反応であり，2回目のものは壊死した熱傷創・続発した肺炎・留置カテーテルなどによる敗血症を原因とする感染性の反応です．初回の変動の多くは一過性に消退しますが，重症例では臓器不全に陥ることがあります．

　初回変動でみられる非感染性の凝固系亢進について説明します．Jacksonは，受傷直後の熱傷創が，組織損傷程度と血流状態により，3つのzoneに区分できることを示しました[1]．熱による直接の凝固壊死で開存血管がみられない中心部分をzone of coagulation，熱刺激によって炎症反応を起こし血流が増加している外側部分をzone of hyperemia，そして受傷直後は壊死に陥っていないが血流がうっ滞し，受傷数時間から24時間後には血流が途絶して虚血性壊死に陥る中間部分をzone of stasisとし，受傷後に熱傷創の中で凝固反応が進行することを示しました（図2）．zone of stasisにおける進行性血流障害には，炎症反応と血液凝固系活性化が相互に関連することがわかっています[2]．図3aは熱傷患者における受傷後のトロンビン生成の動態です[3]．熱傷創の大きさに相応する量のトロンビンが，受傷6時間後をピークとして生成されることがわかります．損傷された熱傷創内の組織因子と血液との接触が凝固系活性化の起点と考えられています[4]．一方，生体には生成されたトロンビンを補足して凝固反応を阻止するとともに抗炎症作用を発揮するアンチトロンビンⅢとプロテインCが存在しますが，活性化による消費と熱傷受傷後の循環血液量減少性ショックに対する大量輸液で希釈されて活性が低下しており，凝固系の亢進が加速されます（図3b）．トロンビンとの関連および，損傷されたケラチノサイトに刺激された$\gamma\delta$T細胞の関与など[5]によって，tumor necrosis factor-α（TNF-α），interleukin 1（IL-1），IL-6，IL-8が産生され，マクロファージ・好中球・血管内皮細胞の表面には種々のレセプターや接着分子が発現し[6]，凝固反応と同時に炎症反応が惹起されます．重症熱傷では

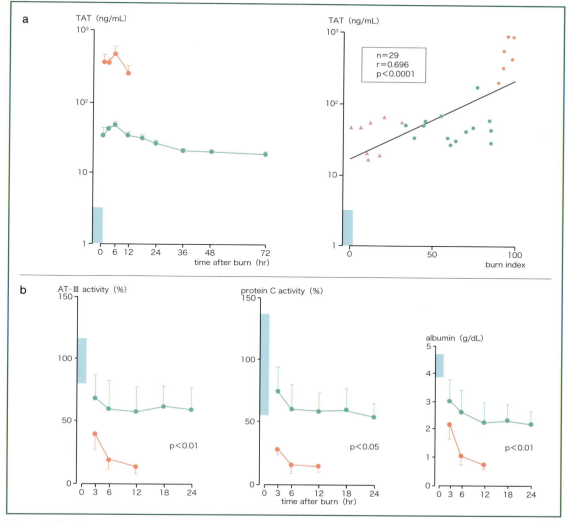

図3 熱傷受傷後におけるTATの推移および受傷6時間後のTATとBurn Indexの関係（a），生理的抗凝固物質の活性値とアルブミン濃度の推移（b）
▲：burn index 30 未満，MOF 非合併，●：burn index 30 以上，MOF 非合併，●：MOF 合併
TAT：thrombin-antithrombin Ⅲ複合体

損傷/刺激された広範な皮膚組織がzone of stasisとなって凝固・炎症反応が進行します．

TOPICS

saving the zone of stasis

抗凝固，抗炎症活性を有する薬物の投与によりzone of stasisの虚血性壊死を制御する試み（saving the zone of stasis）がなされてきており，動物実験では一定の成果が確認されています．recombinant nematode anticoagulant protein c2（rNAPc2），simvastatin，activated protein C，最近では脂肪組織由来幹細胞の投与が，この進行性壊死を抑制したと報告されています[7~10]．

熱傷受傷直後の病態は DIC といえるのでしょうか？

侵襲による全身性炎症反応症候群（systemic inflammatory response syndrome：SIRS）と，血液凝固・線溶系との相互関連性の研究が 1990 年代に進展したのを受けて，播種性血管内凝固症候群（disseminated intravascular coaglation：DIC）の概念も変遷してきました．現在では血液・単核球・血管内皮細胞で構成される微小循環系を一つの臓器ととらえ，炎症によってこの微小循環系が障害された病態が DIC であり，重症化すると臓器障害をひき起こすと考えられています[11]．小関らは，この新しい概念を導入し，臓器障害を発症する以前に炎症によって微小循環系が活性化した病態を SIRS associated coagulopathy（SAC）と定義しました[12]．日本救急医学会 DIC 特別委員会が策定した急性期 DIC は，概ねこの SAC に相当します[13]．前述した熱傷受傷直後の病態，特に広範囲熱傷で実際に局所熱傷創で多量の微小血栓が形成され，血液希釈によるアンチトロンビンⅢ・プロテイン C など抗凝固因子活性の低下を伴うこの病態が従来の概念での DIC であるのかについては，一定の見解が得られていませんでした．

病態の経過はその後，①熱傷局所での微小血栓形成に終わり，臓器障害も回復する，②凝固異常・臓器障害とも進行し，多臓器不全となる，の 2 つの方向に分かれますが，熱傷受傷直後の病態は，まさに新しい概念での DIC（急性期 DIC，SAC）であるといえます．**図 4** は，熱傷受傷早期に急性期 DIC と診断された熱傷例の受傷後経過です．急性期を生存した群では，SOFA スコアが受傷 3 日目に $9.8±2.4$ と最高値を呈した後，一過性に収束しますが，急性期に多臓器不全（multiple organ failure：MOF）で死亡した群では，SOFA スコアが受傷から死亡まで高値を持続しています．一方，急性期 DIC スコアは，死亡群が診断基準の 4 点を受傷 2 日目に超え，以後高スコアを呈するのに対し，生存群ではスコアの上昇も一過性です．なお急性期 DIC スコアは，臓器障害の程度にやや先行した変動パターン

[*1] acute burn induced coagulopathy：急性期に多臓器不全で死亡する広範囲熱傷例のなかには，受傷直後の線溶異常亢進と凝固時間延長を呈する症例はあります．ただ，熱傷急性期の組織低灌流は血漿の血管外漏出が本体であること，熱傷受傷直後には zone of stasis が存在することなどにより，acute traumatic coagulopathy の類型とするには，さらなる検討が必要です．

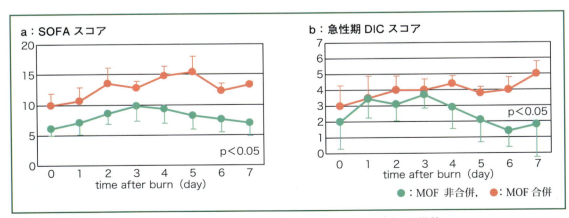

図 4　熱傷受傷後における SOFA スコア（a），急性期 DIC スコア（b）の推移

を呈します[14].

なお，重度外傷の受傷直後にみられる"acute traumatic coagulopathy"（組織損傷，出血性ショックによる組織低灌流，および線溶亢進がひき起こす出血を主体とした臨床像）と類似の病態が，外傷と同じく非感染性侵襲である熱傷でも起こりうるかについて，最近，相反する報告がなされています．Sherrenらは，広範囲熱傷例の一部で確認できたとして"acute burn induced coagulopathy"*1（前頁）の概念を提唱し[15]，Luらの報告では存在が否定されています[16].

> **Q** 受傷早期のDICから臓器不全へ進行する症例を，どのように診断するのですか？

 熱傷受傷早期のSACの病態は，多くの症例で一過性に消退し，MOFへの進行を早期に判断することは容易ではありません．同様の一過性SACの病態は，非感染性の侵襲が凝固異常の原因である外傷・手術などでもみられます．図5は，急性期DICスコアの経過と死亡率の関係を基礎病態で比較したものです．基礎病態が外傷・手術では，DIC診断第3病日の急性期DICスコアがDIC診断日より低下すると死亡率が有意に低いことを示します．非感染性DICで経過中に増悪しないものは予後が良いといえますが，感染症ではこの傾向がみられません[17].

一方，熱傷は初回侵襲は非感染性ですが，急性期DICと診断されるものは相当量の熱傷面積を有する症例であるため，初回DICが一過性であっても，その後感染によって起こる極めて重篤な敗血症が転帰を左右することになります．熱傷侵襲の"two-event"theoryでは，感染による"late" MOFの発症に"early" MOFがマクロファージのプライミングなどによって大きく関わると考えられています[18]．"late" MOF制御目的で"early" MOF進行前に行う抗凝固療法の効果については，熱傷患者では一定の見

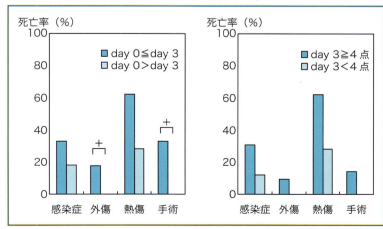

図5 DICスコアの推移と死亡率（基礎病態別）
day 0：参入日（第0病日）
day 3：第3病日
＋：$p<0.05$

解が得られていません．少数例での研究では，広範囲熱傷受傷当日から連続4日間のAT Ⅲ大量投与により28日後死亡率が25％低下したとの報告があります[19]．最近，Tagamiらは，本邦DPCに登録された重症熱傷例を傾向スコア法で解析し，入院2日以内のAT Ⅲ投与群では，28日後死亡率の14.6％低下がみられたと報告しています[20]．

初回侵襲による炎症反応と急性循環不全に対し，輸液を中心とした全身管理を行うことが熱傷治療の第一歩です．急性期を乗り越えられずDICからMOFへと進行する症例を，急性期DIC・SOFAスコアの推移を参考として早期に選別し，抗凝固療法を含めた臓器保護治療を行うことが現時点での妥当な方策と考えられます．

[文　献]

1) Jackson DM：The diagnosis of the depth of burning. Br J Surg 40：588-596, 1953
2) Shupp JW, Nasabzadeh TJ, Rosenthal DS et al：A review of the local pathophysiologic bases of burn wound progression, J Burn Care Res 31：849-873, 2010
3) 上山昌史 他：重症熱傷受傷早期におけるthrombin生成の動態とDICの発症機序．日外会誌 92：907-912, 1991
4) Levi M, ten Cate H, van der Poll T：Endothelium：interface between coagulation and inflammation. Crit Care Med 5（suppl）：s220-s224, 2002
5) Alexander M, Daniel TJ, Chaudry IH et al：T cell of the gamma delta T cell receptor lineage play an important role in the post burn wound healing process. J Burn Care Res 27：18-25, 2006
6) Garner WL, Rodriguez JL et al：Acute skin injury release neutrophil chemoattractants. Surgery 116：42-48, 1994
7) Uygur F, Evinc R, Urhan M et al：Salvaging the zone of stasis by simvastatin：an experimental study in rats. J Burn Care Res 30：872-879, 2009
8) Mahajan AL, Tenorio X, Pepper MS et al：Progressive tissue injury in burns is reduced by rNAPc2. Burns 32：957-963, 2006
9) Nisanci M, Eski M, Sahin I et al：Saving the zone of stasis in burns with activated protein C：An experimental study in rats. Burns 36：397-402, 2010
10) Eyuboglu AA, Uysal CA, Ozgun G et al：The effect of adipose derived stromal vascular fraction on stasis zone in an experimental burn model. Burns 44：386-396, 2018
11) Taylor FB Jr, Toh CH, Hoots WK et al：Scientific Subcommittee on Disseminated Intravascular Coagulation（DIC）of the International Society on Thrombosis and Haemostasis（ISTH）. Towards definition, clinical and laboratory criteria, and a scoring system for disseminated intravascular coagulation. Thromb Haemost 86：1327-1330, 2001
12) 小関一英 他：DIC早期診断としての"SIR S Associated Coagulopathy（SAC）"．バイオメデ 14：19-26, 2004
13) Gando S et al；Japanese Association for Acute Medicine Disseminated Intravascular Coagulation（JAAM DIC）Study Group：A multicenter, prospective validation of disseminated intravascular coagulation diagnostic criteria for critically ill patients：comparing current criteria. Crit Care Med 34：625-631, 2006
14) 上山昌史 他：感染症と非感染症による差異．日救急医会誌 18：252-256, 2007
15) Sherren PB, Hussey J, Martin R et al：Acute burn induced coagulopathy. Burns 39：1157-1161, 2013
16) Lu RP, Ni A, Lin FC et al：Major burn injury is not associated with acute traumatic coagulopathy. J Trauma Acute Care Surg 74：1474-1479, 2013
17) 上山昌史：熱傷とDIC．"DIC診療ガイドブック"丸山征郎 監．CSLベーリング，pp92-103, 2009
18) Al Qattan MM：'Late' multiorgan failure in major burns：a "three-event" construct rather than a "two-event" construct. Burns 33：268-270, 2007
19) Lavrentieva A, Kontakiotis T, Bitzani M et al：The efficacy of antithrombin administration in the acute phase of burn injury. Thromb Haemost 100：286-290, 2008
20) Tagami T, Matsui H, Moroe Y et al：Antithrombin use and 28-day in-hospital mortality among severe-burn patients：an observational nationwide study. Ann Intensive Care 7：18, 2018

Ⅷ章 基礎病態と治療

心停止後症候群

北海道大学大学院医学研究院 救急医学分野　和田剛志

point

- 心停止後症候群（PCAS）の構成要素の一つである systemic ischemia/reperfusion response（全身性虚血/再灌流障害）に伴う徴候の一つとして DIC を合併する．
- 組織因子の血流への曝露に起因するトロンビン産生，内皮細胞傷害による抗凝固機構の破綻が過剰な凝固反応を促進するが，plasminogen activator inhibitor-1（PAI-1）による線溶遮断が凝固と線溶の不均衡をひき起こし，微小循環不全から臓器不全を発症し予後不良につながる．
- 近年，DAMPs の DIC 病態への関与が明らかになりつつあり，注目されている．
- 現在までのところ PCAS 病態に対する線溶療法，抗凝固療法の有用性は示されていない．

Q PCASと，PCASに合併するDICについて教えてください

2008 年に国際蘇生連絡協議会（International Liaison Committee on Resuscitation：ILCOR）は，自己心拍再開後の病態を総称して心停止後症候群（post-cardiac arrest syndrome：PCAS）と定義し，自己心拍再開後の疫学，病態，治療，予後などの知見を整理・評価し，今後の研究の方向性などを示しました[1]．そのなかで PCAS は 4 つの重要要素で構成されると記されており（表 1），播種性血管内凝固症候群（disseminated intravascular coagulation：DIC）は，increased coagulation（凝固亢進）として systemic ischemia/reperfusion response（全身性虚血/再灌流障害）に伴う徴候の一つに挙げられています．

Q PCASに合併するDICの病態について教えてください

PCAS に合併する凝固線溶異常をイラストにまとめました（図 1）[2]．1995 年に Böttiger らにより提唱された「凝固と線溶の不均衡」[3]という概念の理解が，この図の解釈の一助となるため，凝固と線溶に分けて論を進めます．

表1 心停止後症候群（PCAS）：病態生理，臨床症状，治療法

症候	病態生理	臨床症状	治療法
post-cardiac arrest brain injury 心停止後脳機能障害	・脳血管自己調節能障害 ・脳浮腫 ・虚血後神経変性	・昏睡 ・痙攣 ・ミオクローヌス ・認知機能障害 ・植物状態 ・二次性パーキンソン症候群 ・脳卒中 ・脊髄卒中 ・脳死	・治療的低体温療法 ・早期血行動態最適化 ・気道確保と人工呼吸管理 ・痙攣コントロール ・酸素化の調整 （SaO$_2$ 94〜96％） ・支持療法
post-cardiac arrest myocardial dysfunction 心停止後心機能障害	・心臓の全周性壁運動低下（気絶心筋） ・急性冠症候群	・心拍出量減少 ・低血圧 ・調律不整 ・心血管虚脱	・心筋梗塞の早期再灌流療法 ・早期血行動態最適化 ・輸液 ・強心薬 ・大動脈内バルーンポンピング ・左心補助循環装置 ・膜型人工肺
systemic ischemia/ reperfusion response 全身性虚血/再灌流障害	・全身性炎症性反応症候群 ・血管調節性障害 ・凝固亢進 ・副腎機能低下 ・酸素運搬および利用障害 ・易感染性	・持続する組織低酸素/虚血 ・低血圧 ・心血管虚脱 ・発熱 ・高血糖 ・多臓器障害 ・感染	・早期血行動態最適化 ・輸液 ・血管収縮薬 ・大量液置換血液濾過 ・体温管理 ・血糖管理 ・抗菌薬投与
persistent precipitating pathology 持続する病態悪化要因あるいは共存症	・循環器疾患（心筋梗塞/急性冠症候群，心筋症） ・呼吸器疾患（慢性閉塞性肺疾患，気管支喘息） ・中枢神経疾患（脳血管障害） ・肺塞栓症 ・過量服薬，中毒 ・感染症（敗血症，肺炎） ・循環血液量減少(出血,脱水)	・原因に特異的な徴候（付随するPCASのため複雑化）	・患者の状態や付随するPCASを考慮したうえでの疾患特異治療

（文献1を参照して作成）

凝固

a) 凝固促進にはたらく因子

①組織因子

　全身性虚血/再灌流に伴う交感神経系の活性化により過剰に産生されたカテコラミンが，血管内皮細胞を活性化あるいは傷害し，細胞表面上に組織因子が発現します．血流に曝露された組織因子は，活性化第Ⅶ因子と結合することで古典的に「外因系」と呼ばれる凝固カスケードが発動し，最終的に爆発的なトロンビン産生（トロンビンバースト）が起こります．

②炎症性サイトカイン

　PCAS患者では，腫瘍壊死因子（tumor necrosis factor-α：TNF-α）や

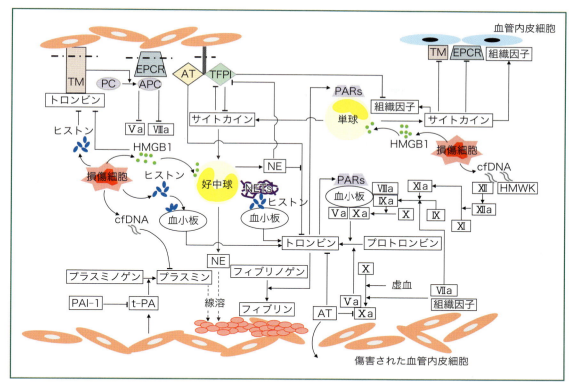

図1 PCASに合併する凝固線溶異常

TM：トロンボモジュリン，PC：プロテインC，APC：活性化プロテインC，EPCR：endothelial protein C receptor，AT：アンチトロンビン，TFPI：tissue factor pathway inhibitor，PARs：protease-activated receptors，HMGB1：high-mobility group box 1 protein，cfDNA：cell free DNA，NE：neutrophil elastase，NETs：neutrophil extracellular traps，PAI-1：plasminogen activator inhibitor-1，t-PA：tissue-type plasminogen activator，Ⅴa：活性化第Ⅴ因子，Ⅶa：活性化第Ⅶ因子，Ⅷa：活性化第Ⅷ因子，Ⅸ：第Ⅸ因子，Ⅸa：活性化第Ⅸ因子，Ⅹ：第Ⅹ因子，Ⅹa：活性化第Ⅹ因子，Ⅺ：第Ⅺ因子，Ⅺa：活性化第Ⅺ因子，Ⅻ：第Ⅻ因子，Ⅻa：活性化第Ⅻ因子，HMWK：high-molecular-weight kininogen

(文献2を参照して作成)

interleukin-1β（IL-1β）などの炎症性サイトカインが過剰に産生され，内皮細胞や単球表面上に組織因子が発現し，外因系凝固カスケードが活性化されます．産生されたトロンビンは，フィブリノゲンをフィブリンに変換し凝固を促進するだけでなく，protease-activated receptors（PARs）に結合し炎症反応を惹起します．つまり，DICは炎症反応と凝固反応が相乗的に作用した病的炎症凝固反応の最重症化した病態ととらえることができます．このような背景のもと，心肺停止蘇生後の病態を"sepsis-like syndrome"と呼称することが提唱されましたが[4]，PCASの炎症性サイトカインレベルは敗血症に比べて低値であることなどが指摘されるなど，この呼称の妥当性に関して議論が分かれています．

③damage-associated molecular patterns（DAMPs）

cell-free DNA（cf DNA）やヒストン，high-mobility group box 1 protein（HMGB1）など自己の損傷細胞由来の分子構造は，DAMPsと呼ばれ，外来病原微生物同様にパターン認識受容体に認識され，自然免疫系を活性

化し，全身性炎症反応，凝固線溶反応を惹起します．DAMPs の PCAS 病態への関与を指摘する報告が相次いでなされており，DIC 発症との関連も想定されます[2]．cfDNA は第XII因子に結合し，内因系凝固カスケードを活性化させることも報告されています[5]．

b）抗凝固機構の障害

①プロテイン C／トロンボモジュリン

トロンボモジュリンは，トロンビンと結合しプロテイン C を活性化プロテイン C（activated protein C：APC）に変換します．APC は，活性化第VIII因子，活性化第V因子を分解し，トロンビン産生やフィブリン形成を抑制します．PCAS 患者で確認される血中の可溶性トロンボモジュリン高値は，内皮細胞傷害により切り取られたトロンボモジュリンを反映しています[6]．PCAS 症例でみられるプロテイン C 抗原減少，活性低下は大量トロンビン産生に伴う消費がその機序として推測されています[7]．

ヒストンや HMGB1 などの DAMPs によるトロンビン／トロンボモジュリン複合体が関与する活性化プロテイン C の抗凝固作用抑制も，凝固亢進の新たな機序として注目されています[8]．

②アンチトロンビン

トロンビンと結合し，トロンビンと活性化第Ｘ因子を抑制します．PCAS 病態下では，トロンビンとの結合による消費，好中球エラスターゼ（neutrophil elastase：NE）による分解，血管透過性亢進による血管外漏出により，アンチトロンビン活性が低下します[2]．

③tissue factor pathway inhibitor（TFPI）

TFPI は，内皮細胞表面および循環血液中のリポ蛋白に結合し，組織因子に起因する凝固反応を抑制します．PCAS 病態では，NE 産生が亢進しますが[9]，NE による TFPI の切断・分解が凝固促進の要因の一つと考えられています[10]．

■ 線 溶

a）組織型プラスミノゲンアクチベーター（t-PA）

全身性虚血／再灌流障害により，内皮細胞内の Weibel-Palade 小体から貯蔵されていた t-PA（tissue-type plasminogen activator）が放出されるため，PCAS 早期では線溶が亢進します．一方，発症 24 時間以降は，t-PA 放出は一切みられず，前述の凝固と線溶の不均衡の一因となります．

b）PAI-1

t-PA と異なり PAI-1（plasminogen activator inhibitor-1）の内皮細胞内貯蔵はありません．低酸素刺激により mRNA が発現し，発症約 6 時間後から PAI-1 抗原が出現し始め，約 24 時間でピークを迎えます．t-PA に遅れて上昇する PAI-1 による線溶の抑制は，線溶遮断と呼ばれ，凝固と線溶の不均衡による臓器障害発症に重要な役割を果たします[9]．生理的には線溶を促進する cfDNA は，高濃度で存在すると線溶を抑制することが

報告されており[11]，線溶への DAMPs の関与も新たな知見として重要です．

c) NE が関与する線溶

NE は，PAI-1 によるプラスミンが関与する線溶の抑制を補うかたちで微小循環を維持する役割を果たしますが，臓器不全をきたす PCAS 症例では，NE による線溶も不十分であることが報告されています[9]．

PCAS に合併する DIC に有効な治療はありますか？

PCAS の病態に重要な役割を果たすと考えられる DIC ですが，ILCOR のコンセンサス[1]や，PCAS の治療に関する総説においても DIC 治療に関する記述はなく，有効とされる治療法はない，というのが現状です．ここでは，これまでのエビデンスと今後の展望について概説します．

■ t-PA

心筋梗塞，肺塞栓症が心停止の原因の約 70％を占めること，また凝固と線溶の不均衡による "no-reflow phenomenon" が PCAS の予後を大きく規定しているという背景のもとに，心肺蘇生中に t-PA を投与するという臨床研究が複数行われました．t-PA 投与が血行動態安定に寄与した，といった報告もみられましたが，2008 年の Böttiger らの報告[12]で，その効果は否定されたといってよいでしょう．

■ 抗凝固療法

基礎実験で脳，肝，腎など局所の虚血/再灌流障害に対する APC の有用性が示されましたが[2]，全身性虚血/再灌流障害である PCAS 病態への効果は現在のところ否定的です[13]．アンチトロンビンは，腸管や腎の虚血/再灌流障害に有用であることが示されていますが，脳に対する効果は否定されました[14]．本邦発の遺伝子組換え型ヒトトロンボモジュリン（recombinant human thrombomodulin：rhTM）は，敗血症性 DIC の治療薬として注目されています．抗凝固作用のみならず抗炎症作用も有することから，sepsis-like syndrome とも称される PCAS に対しても有効である可能性が期待されますが，現在のところその有効性を示す報告はありません．

まとめ

PCAS の主死亡原因として知られる「心停止後脳障害」は "no-reflow phenomenon" という病態概念としてとらえられており，凝固線溶異常が深く関わっていることが証明されています．虚血/再灌流障害やそれに付随する DIC の病態解明が，新たな治療法の可能性を引き出し，予後改善につながることが期待されます．

[文　献]

1) Neumar RW, Nolan JP, Adrie C et al：Post-cardiac arrest syndrome：epidemiology, pathophysiology, treatment, and prognostication. A consensus statement from the International Liaison Committee on Resuscitation (American Heart Association, Australian and New Zealand Council on Resuscitation, European Resuscitation Council, Heart and Stroke Foundation of Canada, InterAmerican Heart Foundation, Resuscitation Council of Asia, and the Resuscitation Council of Southern Africa)；the American Heart Association Emergency Cardiovascular Care Committee；the Council on Cardiovascular Surgery and Anesthesia；the Council on Cardiopulmonary, Perioperative, and Critical Care；the Council on Clinical Cardiology；and the Stroke Council. Circulation 118：2452-2483, 2008
2) Wada T：Coagulofibrinolytic changes in patients with post-cardiac arrest syndrome. Front Med (Lausanne) 4：156, 2017
3) Böttiger BW, Motsch J, Böhrer H et al：Activation of blood coagulation after cardiac arrest is not balanced adequately by activation of endogenous fibrinolysis. Circulation 92：2572-2578, 1995
4) Adrie C, Adib-Conquy M, Laurent I et al：Successful cardiopulmonary resuscitation after cardiac arrest as a "sepsis-like" syndrome. Circulation 106：562-568, 2002
5) Gould TJ, Vu TT, Swystun LL et al：Neutrophil extracellular traps promote thrombin generation through platelet-dependent and platelet-independent mechanisms. Arterioscler Thromb Vasc Biol 34：1977-1984, 2014
6) Gando S, Nanzaki S, Morimoto Y et al：Alterations of soluble l- and p-selectins during cardiac arrest and CPR. Intensive Care Med 25：588-593, 1999
7) Gando S, Kameue T, Nanzaki S et al：Protein c activation during cardiopulmonary resuscitation following out-of-hospital cardiac arrest. J Anesth 11：239-241, 1997
8) Ammollo CT, Semeraro F, Xu J et al：Extracellular histones increase plasma thrombin generation by impairing thrombomodulin-dependent protein C activation. J Thromb Haemost 9：1795-1803, 2011
9) Wada T, Gando S, Mizugaki A et al：Coagulofibrinolytic changes in patients with disseminated intravascular coagulation associated with post-cardiac arrest syndrome—fibrinolytic shutdown and insufficient activation of fibrinolysis lead to organ dysfunction. Thromb Res 132：e64-e69, 2013
10) Levi M, van der Poll T：Inflammation and coagulation. Crit Care Med 38 (2 suppl)：S26-S34, 2010
11) Komissarov AA, Florova G, Idell S：Effects of extracellular DNA on plasminogen activation and fibrinolysis. J Biol Chem 286：41949-41962, 2011
12) Böttiger BW, Arntz HR, Chamberlain DA et al：Thrombolysis during resuscitation for out-of-hospital cardiac arrest. N Engl J Med 359：2651-2662, 2008
13) Teschendorf P, Padosch SA, Del Valle YFD et al：Effects of activated protein c on post cardiac arrest microcirculation：An *in vivo* microscopy study. Resuscitation 80：940-945, 2009
14) Johansson J, Ridefelt P, Basu S et al：Antithrombin administration during experimental cardiopulmonary resuscitation. Resuscitation 62：71-78, 2004

Ⅷ章 基礎病態と治療

ARDS

1) 公立陶生病院 呼吸器・アレルギー疾患内科／救急部集中治療室
2) 国際医療福祉大学医学部 呼吸器内科

横山俊樹[1]　津島健司[2]

point

- ▶ ARDSでは，高率にDICを合併し，病態形成に重要な役割を担っている．
- ▶ 様々なDICに対する薬物療法は，ARDSに対して理論的には有効性が考えられるが，現時点では明確なevidenceは確立されていない．

Q 急性肺損傷とDICには，どんな関係がありますか？

急性呼吸促迫症候群（acute respiratory distress syndrome：ARDS）[*1]は，何らかの発症原因を基礎として，肺胞隔壁の透過性亢進および炎症を通じて発症する非心原性肺水腫であり，好中球が損傷発症の機序に深く関与しています[1]．さらに，発症原因として考えられるものは様々なものがあり，多彩な基礎疾患から発症する複雑な病態です．また，ARDSを発症すると治療は難渋し，予後は非常に厳しいものとなります[2]．

一方，播種性血管内凝固症候群（disseminated intravascular coagulation：DIC）は，様々な全身性疾患において微小血管における内皮細胞傷害や微小血栓・フィブリン沈着から凝固異常や多臓器不全に至る病態です．ARDSの病態においても，肺局所における微小血管の内皮細胞傷害やフィブリン沈着が高頻度にみられ，DICが高率に合併しています．沈着したフィブリンは，好中球やマクロファージを活性化，走化性を誘導し，さらに炎症を増強させ肺損傷を悪化させます．このため，ARDSにおいても，DICの合併は非常に重要な要素であると考えられています．

[*1] **ARDS**：近年新たにベルリン定義によりARDSについて再定義されました．この結果，ALIという言葉は使われなくなり，発症期間やPEEPによる評価なども定義に組込まれ，より診断基準が明確化されました．またベルリン定義では，PaO_2/FiO_2により重症度分類も設定されています．今後はベルリン定義に基づいた診断基準により，ARDSに対する治療効果の検証がされていくと思われます．

Q 抗凝固療法はARDS治療に有効ですか？

一般に，DICは全身における病態と考えられていますが，ARDSでは早期から肺局所においてDIC様の病態が存在していると考えら

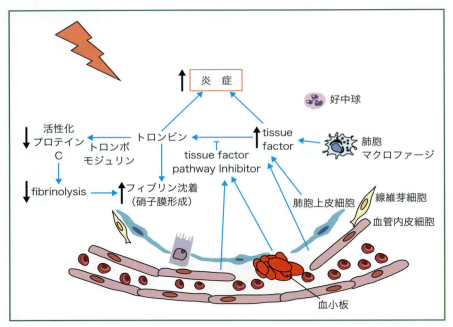

図1 ARDSにおけるDICの病態 （文献3より引用）

れています．肺損傷が形成される過程で，微小血管の内皮細胞傷害や微小血栓，様々な部位へのフィブリンの沈着がみられます（**図1**）[3]．このため，DICに対する治療を早期から行うことが肺損傷の修復に有効である可能性が考えられます．また，抗凝固療法に用いられる主な薬剤のうち，多くのものが抗サイトカイン作用や抗炎症作用を有していることがあり，肺損傷軽減により有効である可能性が考えられています．

このため，近年複数の臨床研究により，抗凝固療法がARDSに対して有効かどうかの研究が進められてきています．残念ながら，現時点では臨床的有効性を証明できたものはありませんが，今後さらなる研究の進展が期待されます．

Q 活性化プロテインCによる治療は，ARDSに対して有効ですか？

A 活性化プロテインC（activated protein C：APC）は，ビタミンK非依存性血漿因子であり，分子量約62,000の一本鎖糖蛋白質です（**図2**）．生体内に存在する生理的なプロテアーゼインヒビターのうち，アンチトロンビンとともに最も重要な抗凝固因子です．APCは，第Ⅷa因子およびXa因子を分解・失活化し，プロトロンビンの活性化を阻害するためトロンビンの生成を阻害します．さらに単球・マクロファージに作用してTNF-αやIL-1βなどの重要な炎症性サイトカインの産生を抑制，血管内皮細胞のE-セレクチン発現の抑制により，好中球活性化や内皮細胞への接着を抑制するため抗炎症作用も発揮します．これらの作用機序から

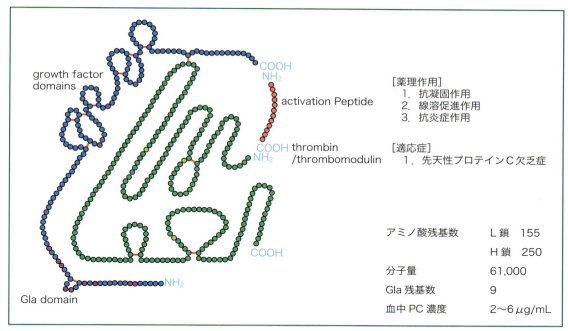

図2 ヒト活性化プロテインC（APC）
（鈴木宏治：最新の抗血栓療法．メジカルビュー社，1991より引用．ただし右の説明部分は筆者加筆）

APCは，敗血症などによるDICの治療に適していると期待され[4]，海外ではリコンビナントAPC（rhAPC）が，敗血症に伴うDICに対して使用可能となりました．特にARDS患者では，血中のAPCは低下していることが知られており[5]，rhAPCの使用が有効となる可能性が考えられます．しかしながら，Liuらによる無作為化比較試験（randomized controlled trial：RCT）では，生存率など様々なパラメーターにて有意差は認めませんでした[6]．さらに，敗血症性ショックを対象とした第3相試験において有効性を示すことはできず[7]，rhAPC製剤は販売中止に追い込まれ，現在は世界的に販売されていません．

Q トロンボモジュリンによる治療は，ARDSに対して有効ですか？

 トロンボモジュリン（TM）は，1982年にEsmonらによって発見された血管内皮細胞上に存在する糖蛋白の一種で，トロンビンと結合することによってプロテインCの活性化を促進します[8]．またさらに，壊死細胞から放出され，炎症の晩期において重要な因子となるHMGB-1[*2]（high mobility group box 1）に対してトロンボモジュリンは中和作用をもつことが指摘されています．HMGB-1はsepsisなどにおいて，マクロファージや単球などからmediatorとして細胞外へ分泌され，受容体RAGE（receptor for advanced glycation end products）を介して細胞内にシグナルを伝達し，NF-κBなどを活性化して炎症性サイトカインの発現

[*2] **HMGB-1**：HMGB-1は，本来，正常細胞において非ヒストン核蛋白の主要成分として知られており，組織破壊や細胞壊死に伴い放出される因子（DAMPs）として知られます．炎症の波及においてメディエーターの一つとして機能することがいわれています．

を促進します．また動物実験においては，HMGB-1の気管内投与が肺損傷を惹起する可能性が示されています[9]．このため，TMは抗凝固作用のみではなく，HMGB-1を中和することによって抗炎症作用を有し，損傷修復を促進することが期待されます．後方視的検討ではありますが，リコンビナントTM製剤と好中球エラスターゼ阻害薬の使用は，DIC合併のARDSにおいて予後を改善することが報告されています[10]．また，ARDSの類似病態である間質性肺炎急性増悪においても，リコンビナントTM製剤は有効性が様々な施設から報告されています[11〜14]．しかしながら，これらはすべて後方視的な検討であり，今後はRCTを含む臨床的効果についての知見の集積が望まれます．

Q メシル酸ガベキサートによる治療は，ARDSに有効ですか？

A メシル酸ガベキサート（FOY®）は，プロテアーゼインヒビターとして急性膵炎などの治療薬ですが，抗トロンビン作用や抗Xa作用，抗プラスミン作用を有し，DICにも使用認可されている薬物です．作用は主にアンチトロンビンⅢ非依存性であり，アンチトロンビン活性の低下している敗血症性DICにおいて，より効果が高いとされています．またさらに，実験データではヒト単球からの腫瘍壊死因子（tumor necrosis factor：TNF）-α産生を抑制する作用も報告されており[15]，抗炎症作用も有していると考えられます．また我々は，FOY®を用いて急性肺損傷に対する効果を，動物実験にて検証しました[16]．塩酸を気管内に投与し，肺損傷を誘発させたラットにおいてFOY®を用い，特に好中球エラスターゼ阻

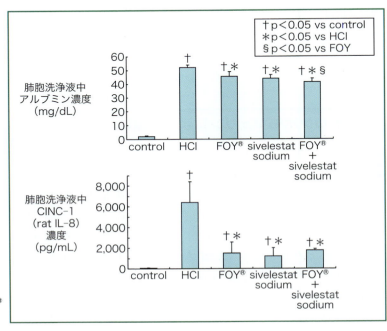

図3 塩酸肺損傷におけるFOY®の損傷抑制効果

害薬である sivelestat sodium*³ による上乗せ効果が認められるかどうかについて研究をしています．結果は図3に示すように，sivelestat sodium 治療に対する上乗せ効果は認めませんでしたが，塩酸による肺損傷は FOY® の使用により有意に抑制され，IL-8も低下していました．しかし，現在のところ急性肺損傷に対する臨床研究のデータはありません．

*³ **sivelestat sodium**：好中球エラスターゼ阻害薬の一種で，本邦において ARDS に対して薬事承認されている数少ない薬物の一つです．ARDS 症例に対して，酸素化の改善などの臨床的パラメーターの改善が示されています．

[文　献]

1) Ferguson ND, Fan E, Camporota L et al：The Berlin definition of ARDS：an expanded rationale, justification, and supplementary material. Intensive Care Med 38：1573-1582, 2012
2) 日本呼吸器学会 ARDS ガイドライン作成委員会 編：ALI/ARDS 診療のためのガイドライン．学研メディカル秀潤社, 2005
3) Camprubí-Rimblas M, Tantinyà N, Bringué J et al：Anticoagulant therapy in acute respiratory distress syndrome. Ann Transl Med 6：36, 2018
4) Bernard GR, Vincent JL, Laterre PF et al：Efficacy and safety of recombinant human activated protein C for severe sepsis. N Engl J Med 344：699-709, 2001
5) Matthay MA, Ware LB：Plasma protein C levels in patients with acute lung injury：prognostic significance. Crit Care Med 32：S229-S232, 2004
6) Liu KD, Levitt J, Zhuo H et al：Randomized clinical trial of activated protein C for the treatment of acute lung injury. Am J Respir Crit Care Med 178：618-623, 2008
7) Ranieri VM, Thompson BT, Barie PS et al：Drotrecogin alfa（activated）in adults with septic shock. N Engl J Med 366：2055-2064, 2012
8) Esmon NL, Oweb WG, Esmon CT：Isolation of a membrane-bound cofactor for thorombin-catalyzed activation of protein C. J Biol Chem 257：859-864, 1982
9) Abraham E, Arcaroli J, Carmody A et al：HMG-1 as a mediator of acute lung inflammation. J Immunol 165：2950-2954, 2000
10) Miyoshi S, Ito R, Katayama H et al：Combination therapy with sivelestat and recombinant human soluble thrombomodulin for ARDS and DIC patients. Drug Des Devel Ther 8：1211-1219, 2014
11) Kataoka K, Taniguchi H, Kondoh Y et al：Recombinant human thrombomodulin in acute exacerbation of idiopathic pulmonary fibrosis. Chest 148：436-443, 2015
12) Abe M, Tsushima K, Matsumura T et al：Efficacy of thrombomodulin for acute exacerbation of idiopathic pulmonary fibrosis and nonspecific interstitial pneumonia：a nonrandomized prospective study. Drug Des Devel Ther 9：5755-5762, 2015
13) Isshiki T, Sakamoto S, Kinoshita A et al：Recombinant human soluble thrombomodulin treatment for acute exacerbation of idiopathic pulmonary fibrosis：a retrospective study. Respiration 89：201-207, 2015
14) Tsushima K, Yamaguchi K, Kono Y et al：Thrombomodulin for acute exacerbations of idiopathic pulmonary fibrosis：a proof of concept study. Pulm Pharmacol Ther 29：233-240, 2014
15) Yuksel M, Okajima K, Uchiba M et al：Gabexate mesilate, a synthetic protease inhibitor, inhibits lipopolysaccharide-induced tumor necrosis factor-alpha production by inhibiting activation of both nuclear factor-kappaB and activator protein-1 in human monocytes. J Pharmacol Exp Ther 305：298-305, 2003
16) Yoshikawa S, Tsushima K, Koizumi T et al：Effects of a synthetic protease inhibitor（gabexate mesilate）and a neutrophil elastase inhibitor（sivelestat sodium）on acid-induced lung injury in rats. Eur J Pharmacol 641：220-225, 2010

Ⅷ章　基礎病態と治療

急性膵炎

産業医科大学医学部 救急医学講座　真弓俊彦　草永真志　大坪広樹

point

- 急性膵炎では，発症初期には好中球エラスターゼの活性化，サイトカインストームと循環血液量減少からの微小血栓，過凝固状態などにより，後期では感染，敗血症からDICを併発する．
- 急性膵炎では，pancreatitis bundlesに沿って診断・治療を行う．
- 膵炎の診断は急性膵炎の診断基準で，DICは急性期DIC診断基準を用いて行うが，その他の類似疾患の除外が必要である．
- 急性膵炎の治療としてのメシル酸ガベキサート大量静脈投与やメシル酸ナファモスタット動注療法の，急性膵炎に対する有用性は明らかではない．
- 重症急性膵炎にDICを併発した際の，上記蛋白分解酵素阻害薬や，アンチトロンビン，トロンボモジュリンの有用性も明確には示されていない．

症例提示

症　例：58歳，男性．

主　訴　腹痛，背部痛．

現 病 歴　前日昼間から飲酒し，当日未明から腹痛が生じ，近くの病院を受診した．画像検査で膵頭部の腫大と周囲の炎症を認め，軽症急性膵炎と診断され，治療が行われた．しかし翌日，炎症反応の上昇と尿量の減少を認め，重症化が疑われ，当院へ紹介となった．

既 往 歴　特記すべきことなし．

来院時現症　腹部は平坦，硬で，腸蠕動音は減弱し，全体に圧痛があった．

診療経過　入院し，大量輸液，鎮痛，蛋白分解酵素阻害薬大量投与を行ったが，乏尿持続し，紹介翌日（第2病日）には予後因子スコア6点，低酸素血症となり，ICU入室，気管挿管，人工呼吸管理，蛋白分解酵素阻害薬＋抗菌薬持続動注を開始した．qSOFA 2項目陽性，SIRS 3項目陽性，Plt 6.8万，PT-INR 1.2と急性期DICスコアも5点となり，AT活性42％となり，AT製剤

（1,500U×3日間）とリコンビナントトロンボモジュリン（380U/kg×5日間），少量の経腸栄養も開始した．

第3病日には徐々に尿量も増加し，第5病日には急性期DICを離脱し，第7病日には抜管し，第8病日にはICUから退室でき，第24病日退院した．

Q 急性膵炎でのDIC発症の機序について教えてください

1971年のKwaanらの報告以来[1]，急性膵炎に，時に播種性血管内凝固症候群（disseminated intravascular coagulation：DIC）が合併することが知られていますが，急性膵炎でのDIC併発の機序は発症時と10日以降では異なります．

Q 急性膵炎急性期でのDIC発症の機序について教えてください

重症急性膵炎発症時には，少なくとも2つのプロセスでDICを生じます．第一は，膵酵素の活性化から単球などが刺激され，種々のメディエーター，サイトカインが大量に活性化され，サイトカインストーム状態となり，傷害された血管内皮や活性化された単球などからは組織因子が産生され，外因性凝固の活性化を生じます．一方，第二には，活性化された好中球からの好中球エラスターゼの産生放出で，これによって血管内皮を傷害し，前述の組織因子とともに血管内皮に存在するトロンボモジュリン，アンチトロンビン（AT）などの抗凝固機構を破綻させ，微小血栓を形成しDICを生じます．

これ以外に，これらのメディエーターストームの状態から血管透過性が亢進し，third spaceに循環血液量が移動し著明な浮腫を形成するとともに，血管内はhypovolemic状態となり，微小循環障害，微小血栓形成，過凝固状態が生じ，DICの誘因となります．血小板や凝固因子が消費されるとGrey-Turner徴候（側腹壁），Cullen徴候（臍周囲），Fox徴候（鼠径靱帯下部）などの皮膚着色斑や全身の出血斑の誘因となります．

Q 急性膵炎後期でのDIC発症の機序について教えてください

後期は敗血症性のDICを生じます．急性膵炎発症初期には，胆石性膵炎で急性胆管炎を合併する場合以外では，感染を伴うことは稀ですが，後期となると，①壊死となった膵臓やその周囲組織に感染をきたしたり，②経口摂取や経腸栄養が行われないと腸内細菌叢が変化し，腸管粘膜が萎縮し，腸管免疫が低下してbacterial translocationを生じたり，③カテーテル関連敗血症や長期臥床からの肺炎などの感染症を生じます[2]．これらが重篤な場合には，敗血症性のDICを生じます．

急性膵炎にDICを合併する頻度はどれくらいでしょうか？ また，その予後について教えてください

連続した139例の急性膵炎での入院時の旧厚生省DIC診断基準を用いたDIC発生頻度は23例（17％）で，急性膵炎が重症になるに伴い，DIC合併の頻度は増加し，DICを併発した23例中11例（47.8％）が死亡したと報告されています[3]．またこの研究の対象例では，入院時のAT活性69％を閾値とすると生死に対する感度は81％，特異度は86％，area under the curve（AUC）0.926でした[3]．

ほかに，来院時または入院24時間以内に死亡した剖検例で，急性膵炎が死因であった27例のうち，4例でDICが認められたと報告されています[4]．

膵炎にDICが合併する頻度は，このように対象患者やDICの診断基準によって大きな差がありますが，急性膵炎にDICを合併した場合には，そうでない場合に比較し，予後は悪いと推測されます．

一方，2010〜2012年の日本の診断群分類別包括評価（diagnosis procedure combination：DPC）データでDICと分類された34,711例のうち，急性膵炎は2.3〜2.4％を占め，感染症（頻度は全体の40％前後），悪性腫瘍（20％前後），血液疾患（10％前後）と比較すると著明に少なく，外傷（2.5〜2.7％）とほぼ同等でした[5]．それらの入院死亡率は，ほかの疾患によるDICでは15〜20％と高かったものの，急性膵炎のDICでは8.1〜9.4％と著明に低かったと報告されています[5]．

しかし，蛋白分解酵素阻害薬（PI）の日本での保険適用の使用量は，急性膵炎では少量に限られるものの，DICではその3〜20倍量使用できます．そのため，急性膵炎で大量のPIを使用する際には，DICの病名を付ける場合があります．つまり，DPCで膵炎とDICがともにコーディングされている症例のDICは，保険上の病名である可能性があり，そのため，先のDPC研究での急性膵炎からのDIC例には，保険病名としてのDIC例が含まれているため，転帰が良好であった可能性があります．

急性膵炎に合併したDICの診断法を教えてください

 急性膵炎の診断には，急性膵炎の診断基準を用います（**表1**）[2]が，急性膵炎に起因したDICに特化した膵炎やDIC診断基準はありません．より早期にDICを診断し早期から治療を開始できることから，近年は，急性期DIC診断基準が用いられる場合が多いです[6]．

しかしながら留意すべきは，いずれの診断基準でも，同様な症状や検査所見を呈するほかの疾患を除外することが必要であり，他疾患を除外し，初めて確定診断となります．

表1　蛋白分解酵素阻害薬の急性膵炎診療ガイドライン2015での推奨

CQ26　急性膵炎に対して蛋白分解酵素阻害薬の経静脈的投与は有用か？
急性膵炎に対する，蛋白分解酵素阻害薬（ガベキサートメシル酸塩）の経静脈的投与による生命予後や合併症発生に対する明らかな改善効果は証明されていない．重症例に対する大量持続点滴静注の効果については，さらなる検討が必要である． 　現時点で明確な推奨度を決定できない，エビデンスレベルB
CQ37　蛋白分解酵素阻害薬・抗菌薬の膵局所動注療法は急性壊死性膵炎に有用か？
膵局所動注療法は，重症急性膵炎または急性壊死性膵炎の膵感染率低下，死亡率低下において有効性を示す報告があるが有用性は確立されていない．なお，保険適用がないため動注療法は臨床研究として実施することが望ましい． 　推奨度なし，エビデンスレベルB

（文献5より引用）

Q 急性膵炎に合併したDICの治療法を教えてください

　急性膵炎の診療はpancreatitis bundles（**用語解説**参照）に沿って行います（**表2**）[5]．この実施率が高い場合や，初期の十分な輸液（項目6）が実施された場合には，有意に死亡率が低いことが示されています[7]．

　日本で急性膵炎の保険適用となっているメシル酸ガベキサート，メシル酸ナファモスタット，ウリナスタチンなどのPIのうち，前二者はともに，急性膵炎とともにDICの治療薬にもなっていますが，診療ガイドライン2015では，表1のように両者ともその実施は推奨されていません．

用語解説

pancreatitis bundles

　sepsis bundleやventilator bundleのように，急性膵炎の際に行うと予後が改善すると思われる事項を簡潔にまとめた推奨で，以下の項目があります．

表2　pancreatitis bundle 2015
2015年版は，急性膵炎での公費申請がなくなったことと，実臨床での経腸栄養の開始時期が遅いことを反映し，項目9が変更になった．

1. 急性膵炎診断時，診断から24時間以内，および，24〜48時間の各々の時間帯で，厚生労働省重症度判定基準を用いて重症度を繰返し評価する．
2. 重症急性膵炎では，診断後3時間以内に，適切な施設への搬送を検討する．
3. 急性膵炎では，診断後3時間以内に，病歴，血液検査，画像検査などを用いて，膵炎の成因を鑑別する．
4. 胆石性膵炎のうち，胆管炎合併例，黄疸の出現または増悪などの胆道通過障害の遷延を疑う症例には，早期のERC＋ESの施行を検討する．
5. 重症急性膵炎の治療を行う施設では，造影可能な重症膵炎症例では，初療後3時間以内に，造影CTを行い，膵不染域や病変の広がりなどを検討し，CT gradeによる重症度判定を行う．
6. 急性膵炎では発症後48時間以内は，十分な輸液とモニタリングを行い，平均血圧：拡張期血圧＋（収縮期血圧－拡張期血圧）/3：65mmHg以上，尿量0.5mL/kg/hr以上を維持する．
7. 急性膵炎では疼痛のコントロールを行う．
8. 重症急性膵炎では24時間以内に広域スペクトラムの抗菌薬を予防的に投与する．
9. 腸蠕動がなくても診断後48時間以内に経腸栄養（経空腸が望ましい）を少量から開始する．
10. 胆石性膵炎で胆嚢結石を有する場合には，膵炎沈静化後，胆嚢摘出術を行う．

（文献5より引用）

PIは急性膵炎だけではなくDICの治療薬ともなっているものもありますが，急性膵炎にDICを併発した場合でのPIの効果については明らかではありません．また，その他のDIC治療薬の急性膵炎における有用性も明確ではありません．

ただし，近年の後方視的研究で，リコンビナントトロンボモジュリンを使用した症例では被包化壊死（walled-off necrosis：WON）への進展が少なかったという報告があります[8]．

なお，急性膵炎発症初期には，通常，感染を伴っていませんが，胆石性膵炎の場合で急性胆管炎を合併していることがあります．急性胆管炎の治療も同時に行うことが必要です．

> **まとめ**
>
> 提示した症例のように，急性膵炎にDICを併発した場合には，通常の膵炎よりも重篤な状態と考え，全身状態の評価と集学的な膵炎の治療を行うことが必要です．また，膵炎発症10日目以降にDICを合併した場合には，感染症，敗血症の併発を疑い，感染巣を積極的に検索しながら，DICの治療とともに敗血症の治療も開始します．
>
> 急性膵炎，DIC，いずれも早期診断，早期治療が予後を決定する病態であることを認識しておくことが肝要です．
>
> 保険上は，抗凝固作用のあるPIの少量投与が急性膵炎で，また，大量投与がDICで認められています．しかし，現在まで抗凝固薬などのDIC治療薬が，急性膵炎におけるDICでも有用か否かは定かではありません．今後，急性膵炎に伴うDICにおける，これらの治療薬についての検討が必要です．
>
> なお，診断や重症度判定が可能で，フローチャートやbundleを確認できるモバイルアプリが無料で入手できるので，ぜひ活用いただきたいと思います．

[文　献]

1) Kwaan HC, Anderson MC, Gramatica L：A study of pancreatic enzymes as a factor in the pathogenesis of disseminated intravascular coagulation during acute pancreatitis. Surgery 69：663-672, 1971
2) 急性膵炎診療ガイドライン2015改訂出版委員会 編：急性膵炎診療ガイドライン2015．金原出版，2015
3) Maeda K, Hirota M, Ichihara A et al：Applicability of disseminated intravascular coagulation parameters in the assessment of the severity of acute pancreatitis. Pancreas 32：87-92, 2006
4) Tsokos M, Braun C：Acute pancreatitis presenting as sudden, unexpected death：an autopsybased study of 27 cases. Am J Forensic Med Pathol 28：267-270, 2007
5) Murata A, Okamoto K, Mayumi T et al：The recent time trend of outcomes of disseminated intravascular coagulation in Japan：an observational study based on a national administrative database. J Thromb Thrombolysis 38：364-371, 2014
6) 丸藤　哲，射場敏明，江口　豊 他：急性期DIC診断基準 多施設共同前向き試験結果報告．日救急医会誌16：188-202, 2005
7) Hirota M, Mayumi T, Shimosegawa T：Acute pancreatitis bundles：10 clinical regulations for the early management of patients with severe acute pancreatitis in Japan. J Hepatobiliary Pancreat Sci 21：829-830, 2014
8) Eguchi T, Tsuji Y, Yamashita H et al：Efficacy of recombinant human soluble thrombomodulin in preventing walled-off necrosis in severe acute pancreatitis patients. Pancreatology 15：485-490, 2015

Ⅷ章 基礎病態と治療

急性肝不全

埼玉医科大学 消化器内科・肝臓内科 持田 智

point

- 急性肝不全における合併症の頻度は，非昏睡型は10%程度であるが，昏睡型はいずれの病型も50%前後と高率である．
- 急性肝不全におけるDICは，感染症などを契機に合併症として発症する場合と，類洞内凝固として成立して微小循環障害から広汎肝壊死の原因になる場合がある．
- 類洞内凝固の成立には，活性化Kupffer細胞，肝マクロファージによる類洞内皮細胞障害が重要で，主としてA, B型肝炎ウイルス感染に起因する急性肝不全で生じると考えられている．
- 急性肝不全におけるDICの診断には，末梢血血小板数の推移を追うことが最も重要である．
- 急性肝不全におけるDICの治療は，合成プロテアーゼ阻害薬とアンチトロンビンⅢ濃縮製剤が中心で，組換え型thrombomodulinを投与する際は必ずアンチトロンビンⅢ濃縮製剤を併用する．
- 急性肝不全に準じる病態のacute-on-chronic liver failure（ACLF）では，感染症などを契機に発症するDICが，予後を規定する要因の一つである．

Q 急性肝不全にDICが合併する頻度はどのくらいですか？

A 厚生労働省研究班は2011年に「わが国における急性肝不全の診断基準」を発表し（表1）[1〜3]，劇症肝炎から除外していた非昏睡型症例および循環不全，代謝性疾患，薬物中毒など肝炎以外の症例も含めて，全国調査を実施しています．2010〜2015年の6年間に発症した急性肝不全1,554例（非昏睡型832例，急性型407例，亜急性型315例）とその類縁疾患である遅発性肝不全（late onset hepatic failure：LOHF）49例の計1,603例が登録され（表2），うち肝炎症例は1,280例で劇症肝炎に相当する症例は592例（急性型304例，亜急性型288例）でした[4]．播種性血管内凝固症候群（disseminated intravascular coagulation：DIC）の合併率は，肝炎症例では非昏睡型が11.1%と低率でしたが，急性型は

表1　急性肝不全の診断基準（2011年）

正常肝ないし肝予備能が正常と考えられる肝に肝障害が生じ，初発症状出現から8週以内に，高度の肝機能障害に基づいてプロトロンビン時間が40％以下ないしはINR値1.5以上を示すものを「急性肝不全」と診断する．急性肝不全は肝性脳症が認められない，ないしは昏睡度がⅠ度までの「非昏睡型」と，昏睡Ⅱ度以上の肝性脳症を呈する「昏睡型」に分類する．また，「昏睡型急性肝不全」は初発症状出現から昏睡Ⅱ度以上の肝性脳症が出現するまでの期間が10日以内の「急性型」と，11日以降56日以内の「亜急性型」に分類する．

（注1）B型肝炎ウイルスの無症候性キャリアからの急性増悪例は「急性肝不全」に含める．また，自己免疫性で先行する慢性肝疾患の有無が不明の症例は，肝機能障害を発症する前の肝機能に明らかな低下が認められない場合は「急性肝不全」に含めて扱う．

（注2）アルコール性肝炎は原則的に慢性肝疾患を基盤として発症する病態であり，「急性肝不全」から除外する．ただし，先行する慢性肝疾患が肥満ないしアルコールによる脂肪肝の症例は，肝機能障害の原因がアルコール摂取ではなく，その発症前の肝予備能に明らかな低下が認められない場合は「急性肝不全」として扱う．

（注3）薬物中毒，循環不全，妊娠脂肪肝，代謝異常など肝臓の炎症を伴わない肝不全も「急性肝不全」に含める．ウイルス性，自己免疫性，薬物アレルギーなど肝臓に炎症を伴う肝不全は「劇症肝炎」として扱う．

（注4）肝性脳症の昏睡度分類は犬山分類（1972年）に基づく．ただし，小児では「第5回小児肝臓ワークショップ（1988年）による小児肝性昏睡の分類」を用いる．

（注5）成因分類は「難治性の肝疾患に関する研究班」の指針（2002年）を改変した新指針に基づく．

（注6）プロトロンビン時間が40％以下ないしはINR値1.5以上で，初発症状出現から8週以降24週以内に昏睡Ⅱ度以上の脳症を発現する症例は「遅発性肝不全」と診断し，「急性肝不全」の類縁疾患として扱う．

（文献1より引用）

表2　急性肝不全，LOHFの成因，合併症と予後（2010〜2015年の発症例）

	病型	肝炎症例				肝炎以外の症例
		非昏睡型	急性型	亜急性型	LOHF	
	症例数	642	304	288	46	323
成因(%)	ウイルス性	37.2	43.8	26.4	32.6	
	薬物性	17.9	15.5	18.8	8.7	
	自己免疫性	12.9	4.6	14.9	26.1	
	不明例	29.4	30.3	37.8	32.6	
	評価不能例	2.5	5.9	2.1	0	
合併症(%)	感染	13.3	31.1	37.7	57.1	39.5
	脳浮腫	0.3	22.7	11.3	12.2	2.2
	消化管出血	3.0	14.5	13.9	15.2	13.1
	腎不全	15.9	46.6	36.7	56.5	58.1
	DIC	11.1	45.5	41.3	54.3	55.1
	心不全	2.1	10.0	7.2	2.3	33.4
救命率(%)	全体	88.2	47.4	43.1	15.2	
	肝移植非実施例	88.0	39.9	26.0	2.8	
	肝移植実施例	100	80.4	84.5	60.0	

（文献4より引用）

45.5％，亜急性型は41.3％，LOHFは54.3％で，昏睡を生じると高率となりました．また肝炎以外の症例では，非昏睡型でもDICの併発率が高く，昏睡型も含めた全体では55.1％でした．なお，急性肝不全，LOHFでは感染症，腎不全などの合併頻度も高率です．DICとともに全身性炎症反応症候群（systemic inflammatory response syndrome：SIRS）の病態を呈し，多臓器不全（multiple organ failure：MOF）に陥る症例が稀ではありません．

Q どのようにしてDICは発症するのでしょうか？

A 肝は，実質細胞である肝細胞と微小循環系の類洞から構成され，その構造は特異的です（図1）．肝類洞内には，常在性マクロファージであるKupffer細胞が存在します．また類洞壁を形成する類洞内皮細胞は，径1,000μmまでの小孔からなる篩板構造を呈し，その肝細胞側にはpericyteである星細胞が位置しており，突起を伸展して内皮細胞を取り囲んでいます．また，肝細胞は血液凝固・線溶系因子の大部分を産生しており，肝不全時にはその血漿濃度が低下します．また，tissue factor pathway inhibitor（TFPI），thrombomodulinなどの抗凝固因子は類洞内皮細胞が産生しますが，その発現は他臓器の内皮細胞に比して軽微です[5,6]．このため肝類洞は，血液凝固と線溶の平衡が破綻しやすく，これは肝不全時には特に顕著です．

したがって急性肝不全では，主として感染症を契機として，凝固・線溶

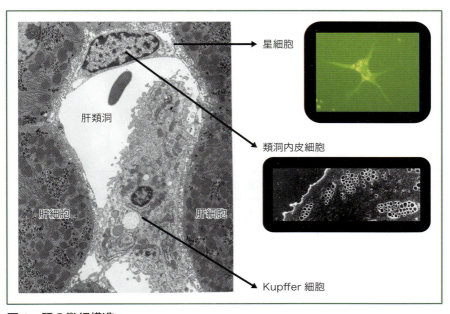

図1 肝の微細構造

系の平衡が破綻して，DIC を併発する場合が多くあります．しかし，特に急性型の劇症肝炎，特に，A，B 型肝炎ウイルスの急性感染症例では，血液凝固平衡の破綻は単なる合併症でなく，広汎肝壊死の原因である場合があると考えられています．まず，サイトカインの作用ないし腸管からの bacterial translocation によって，Kupffer 細胞と浸潤肝マクロファージの priming が生じ，その産生するサイトカインなど細胞障害因子および tissue factor の作用で，類洞内皮細胞障害，類洞内凝固が惹起され，微小循環障害を介した広汎肝壊死が成立していると想定されます[7,8]．

Q 急性肝不全の DIC はどのように診断しますか？

A 肝不全時には，各種凝固，線溶因子の血漿濃度が低く，プロトロンビン時間（％）など血液凝固マーカーは DIC を併発していない場合でも低値を示します．また，腹水がしばしば認められ，腹水中に漏出した fibrinogen が分解されて FDP が形成され，血中に再吸収されるため，これが高値であっても血漿における線溶亢進を必ずしも反映していません．TAT，PIC などの分子マーカーも，その素材である因子が肝細胞で産生されるため，DIC を発症しても上昇が軽度な場合が多くあります．したがって，急性肝不全では DIC の診断基準の有用性が乏しいことに留意する必要があります．

　急性肝不全は，肝硬変などの慢性肝不全とは異なり，門脈圧亢進を併発しても脾機能亢進は稀であり，DIC を併発しないと末梢血血小板数は減少しません．このため劇症肝炎などの急性肝不全では，末梢血血小板数が DIC の診断で最も重要です．一時点の検査成績のみからは診断が困難な場合でも，末梢血血小板数が漸減傾向を示す場合は，DIC を想定して治療を開始する必要があります．ただし，血漿交換，血液濾過透析などの人工肝補助を施行している症例では，回路内で血小板が消費されて，血小板数が減少することに留意しなければなりません．なお，TAT，PIC などの分子マーカーは血漿製剤を投与する前後で測定し，その変動を評価することが重要です．特に，アンチトロンビンⅢ濃縮製剤を投与した後の血漿 TAT 濃度は，肝不全時の凝固亢進状態の指標として有用です．

Q ほかの疾患の DIC と治療に違いはありますか？

A アンチトロンビンⅢは肝細胞で産生されるため，肝不全時は血漿濃度が低下します．このため，他臓器疾患の DIC で頻用されているヘパリンや低分子ヘパリンなどアンチトロンビンⅢの補助因子は，急性肝不全の場合は無効であるばかりか，その消費を促進して DIC を増悪する場合があります[9]．そこで，急性肝不全における DIC の治療では，アンチトロンビンⅢ濃縮製剤の投与によって，抗凝固因子活性を上昇させること

が第一選択になります．メシル酸ガベキサート，メシル酸ナファモスタットなどの合成蛋白分解酵素阻害薬は，アンチトロンビンⅢ非依存性に凝固活性を抑制し，さらに線溶亢進も阻害することから，これを投与することも有用です．

　動物実験では，類洞内凝固を完全に抑制するためには 200〜400 単位/kg のアンチトロンビンⅢ濃縮製剤が必要となります[9,10]．したがって，急性肝不全時における DIC の治療では，保険適用で認められている量の投与では，十分な治療効果を得るのは困難な場合があります．このため，アンチトロンビンⅢ非依存性に作用する新たな抗凝固薬の開発が望まれていました．特に，肝類洞内皮細胞は TFPI，thrombomodulin の発現が軽微であることから[5,6]，類洞内凝固の治療では両因子の組換え型製剤の投与が理に適っています[8]．thrombomodulin は肝細胞で産生される protein C を活性化することで，内皮細胞の抗凝固活性を増すため，肝不全時には組換え型製剤の効果は不十分との見解もあります．しかし，その作用は可逆的ではありますが，thrombin を強力に不活性化することから，不可逆的に作用するアンチトロンビンⅢの濃縮製剤と併用することで，高い治療効果が期待できます．なお，消化管出血のみられる症例では，組換え型 thrombomodulin を投与すべきでないことは言うまでもありません．また，組換え型 TFPI は肝類洞を標的とした抗凝固療法*として，急性肝不全における臨床応用が期待されます．

* **肝類洞を標的とした抗凝固療法**：ラットに組換え型 TFPI を静脈内投与すると，血中からは速やかに認められなくなり，類洞内皮細胞や肝細胞の微絨毛表面のヘパリノイドに結合して抗凝固活性を発揮します[6]．このため，肝類洞を標的とした抗凝固薬として，劇症肝炎，肝移植後肝不全などに対する臨床応用が期待されます．

Q 慢性肝不全の DIC は，急性肝不全の場合と異なりますか？

A 肝硬変患者では，肝予備能が徐々に低下して非代償期に至る場合（chronic decompensation）と，感染症，アルコール多飲，消化管出血，原疾患の活動性亢進などの急性増悪要因（acute insults）を契機として，短期間で肝不全に陥る場合があります．後者が acute-on-chronic liver failure（ACLF）で，最近，厚生労働省の研究班が我が国における診断基準を発表しました（表3）[11,12]．我が国の ACLF は，アルコール性肝硬変患者が大量飲酒を契機に肝不全となる重症アルコール性肝炎が多いのですが[13]，感染症が急性増悪要因の場合も稀でなく，その際は DIC が予後を規定する要因として重要と考えられています．ACLF の重症度は各種臓器機能不全によって分類しますが，血液凝固不全の基準として INR 2.5

表3　我が国における ACLF の診断基準（案）

Child-Pugh スコアが 5〜9 点の代償性ないし非代償性肝硬変に，アルコール多飲，感染症，消化管出血，原疾患増悪などの増悪要因が加わって，28 日以内に高度の肝機能異常に基づいて，プロトロンビン時間 INR が 1.5 以上ないし同活性が 40% 以下で，血清総ビリルビン値が 5.0 mg/dL 以上を示す肝障害を ACLF と診断する．なお，その重症度に関しては，肝，腎，中枢神経，血液凝固，循環器，呼吸器の臓器機能障害の程度に応じて 4 段階に分類する（表4）．

（文献 11 より引用）

表4 我が国における ACLF の重症度分類

a) 臓器不全の基準

臓器機能	基準
肝臓	血清総ビリルビン値 ≧ 12 mg/dL
腎臓	血清クレアチニン値 ≧ 2 mg/dL ないし血液透析の実施
中枢神経	昏睡Ⅲ度以上の肝性脳症（犬山分類）
血液凝固	プロトロンビン時間 INR > 2.5 ないし末梢血血小板数 ≦ 20,000/μL
循環器	ドパミンないしドブタミンの投与
呼吸器	動脈酸素分圧（PaO_2）/ 吸入酸素分圧（F_IO_2）≦ 200 ないし経皮的動脈酸素飽和度（SpO_2）/F_IO_2 ≦ 200

b) 重症度の基準

grade	基準
0	(1) 臓器機能不全なし (2) 腎臓以外の単一臓器機能不全で，血清クレアチニン値が 1.5 mg/dL 未満かつ肝性脳症なし (3) 中枢神経の単一機能不全で，血清クレアチニン値が 1.5 mg/dL 未満
1	(1) 腎臓機能不全のみ (2) 肝臓，血液凝固，循環器ないし呼吸器いずれか単一臓器機能不全で，血清クレアチニン値が 1.5 mg/dL 以上 2 mg/dL 未満ないし昏睡Ⅰ，Ⅱ度の肝性脳症 (3) 中枢神経の単一機能不全で，血清クレアチニン値が 1.5 mg/dL 以上 2 mg/dL 未満
2	(1) 2 臓器以上の機能不全
3	(1) 3 臓器以上の機能不全

（文献 11 より引用）

以上ないし血小板数 2 万/μL 以下との項目が設けられ（表4）[12, 13]，ACLFにおける DIC を急性肝不全との比較で評価することが，今後の課題になっています．

[文献]

1) 持田 智 他：我が国における「急性肝不全」の概念，診断基準の確立：厚生労働省科学研究費補助金（難治性疾患克服研究事業）「難治性の肝・胆道疾患に関する調査研究」班，ワーキンググループ-1，研究報告．肝臓 52：393-398, 2011

2) Mochida S, Takikawa Y, Nakayama Y et al：Diagnostic criteria of acute liver failure：A report by the intractable hepato-biliary diseases study group of Japan. Hepatol Res 41：805-812, 2011

3) Sugawara K, Nakayama Y, Mochida S：Acute liver failure in Japan：definition, classification, and prediction of the outcome. J Gastroenterol 47：849-861, 2012

4) Nakao M, Nakayama N, Uchida Y et al：Nationwide survey for acute liver failure and late-onset hepatic failure in Japan. J Gastroenterol 2017（Oct 13）[Epub ahead of print]

5) Arai M, Mochida S, Ohno A et al：Blood coagulation equilibrium in rat liver microcirculation as evaluated by endothelial cell thrombomodulin and macrophage tissue factor. Thromb Res 80：113-123, 1995

6) Yamanobe F, Mochida S, Ohno A et al：Recombinant human tissue factor pathway inhibitor as a possible anticoagulant targeting hepatic sinusoidal walls. Thromb Res 85：493-501, 1997

7) Mochida S, Ohno A, Arai M et al：Role of adhesion molecules in the development of massive hepatic necrosis in

rats. Hepatology 23：320-328, 1996.
8) Mochida S, Arai M, Ohno A et al：Deranged blood coagulation equilibrium as a factor of massive liver necrosis following endotoxin administration in partially hepatectomized rats. Hepatology 29：1532-1540, 1999
9) Yamada S, Ogata I, Hirata K et al：Intravascular coagulation in the development of massive hepatic necrosis induced by Corynebacterium parvum and endotoxin in rats. Scand J Gastroenterol 24：293-298, 1989
10) Mochida S, Ogata I, Hirata K et al：Provocation of massive hepatic necrosis by endotoxin after partial hepatectomy in rats. Gastroenterology 99：771-777, 1990
11) 持田　智，中山伸朗，井戸章雄 他：我が国における Acute-On-Chronic Liver Failure（ACLF）の診断基準（案）．肝臓 59：155-161, 2018
12) Mochida S, Nakayama N, Ido A et al：Proposed diagnostic criteria for acute-on-chronic liver failure in Japan. Hepatol Res 48：219-224, 2018
13) Nakayama N, Uemura H, Uchida Y et al：A multicenter pilot survey to clarify the clinical features of patients with acute-on-chronic liver failure in Japan. Hepatol Res 48：303-312, 2018

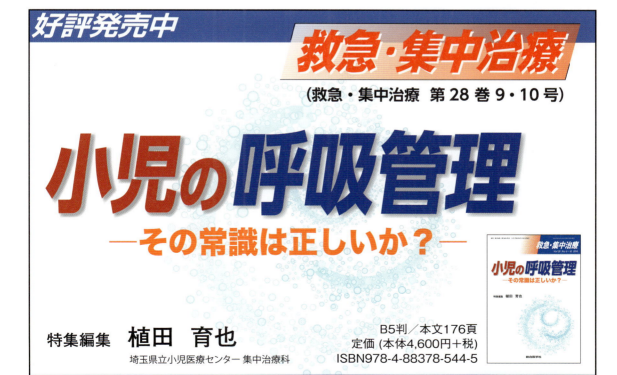

Ⅷ章 基礎病態と治療

熱中症・蛇毒・脂肪塞栓症候群

北海道大学病院 先進急性期医療センター　早川峰司（はやかわみねじ）

> **point**
> - 熱射病（heat stroke）では，初期の高体温中は凝固亢進とともに線溶亢進も認めている（線溶亢進型DIC）．
> - 熱射病（heat stroke）では，冷却とともに線溶が抑制される（線溶抑制型DICへの移行）．
> - 蛇毒中の血小板凝集因子やトロンビン様酵素などは，血小板や各凝固因子に直接作用し血栓形成をきたす．
> - 蛇毒中のプロテイナーゼは，フィブリノゲンなどを直接分解し，凝固因子減少をきたす．
> - 脂肪塞栓症候群を背景とするDICは，血管内皮細胞傷害が原因と推測される．

熱中症

Q 熱中症の定義と分類を教えてください

A 熱中症は，高温環境への長時間曝露や長時間運動によって発症する全身性の疾患です．その重症度によって熱疲労（heat exhaustion）と熱射病（heat stroke）に分類されます．前者では意識障害を認めませんが，後者では意識障害を認めます．軽症〜中等症を熱疲労（heat exhaustion），重症症例を熱射病（heat stroke）と理解すればよいでしょう．また，塩類消失性脱水による筋肉の攣縮を伴う場合を，熱痙攣（heat clamp）といいます．表1に熱中症の臨床像をまとめます．

表1　熱中症の臨床症状

	熱痙攣 heat clamp	熱疲労 heat exhaustion	熱射病 heat stroke
体温	40℃以下	40℃以下	41℃以上
発汗	中等度	中等度〜高度	高度〜停止
臨床症状	筋肉の間欠的有痛性痙攣	口渇，倦怠感，頭痛，めまい，悪心，嘔吐，低血圧	循環虚脱，意識障害，多臓器不全

熱中症の病態について教えてください

高温環境への曝露や過剰な運動・労働により深部体温の上昇があると，熱を体から放散させるために，血流が体の中心部から表面へとシフトしていきます（放熱反応）．これに，多量の発汗による脱水と電解質の消失が加わると，臓器血流の低下に拍車がかかります．また，熱による侵襲によって血管内皮や白血球が相互に活性化し，インターロイキン-6 を中心としたサイトカインが産生されます（急性期反応）．高温侵襲下の初期には，熱ショック蛋白[*1]（heat-shock protein）と呼ばれる蛋白質の一群が発現し，細胞保護作用を発揮します（熱ショック反応）．しかし，この熱ショック蛋白の細胞保護作用も，熱による侵襲が遷延すると徐々に減衰していきます．熱による侵襲の遷延によって，過剰な臓器血流の低下や急性期反応，熱ショック反応の減衰が重なり，熱中症は重症化します．

また，過剰な臓器血流の低下と急性期反応の相互作用により，腸管粘膜の透過性亢進が発生します．この腸管粘膜の透過性亢進が原因となり，バクテリアルトランスロケーション[*2]が発症し，熱中症の病態に影響を及ぼしている可能性も指摘されています．

図1に，熱中症の病態についての模式図を示します[1]．

[*1] **熱ショック蛋白**：細胞が熱などのストレス条件下にさらされた際に発現が増加して，細胞保護機能を有する蛋白質の一群です．分子量に応じて命名されており，Hsp60，Hsp70，Hsp90 は，それぞれ，60kDa，70kDa，90kDa の heat-shock protein を意味します．

[*2] **バクテリアルトランスロケーション**：腸管粘膜のバリア機能の低下により，腸管内細菌や病原体関連分子パターン（pathogen-associated molecular patterns：PAMPs），腸管内の毒素が腸管粘膜を通過して，体内に移行する状態です．

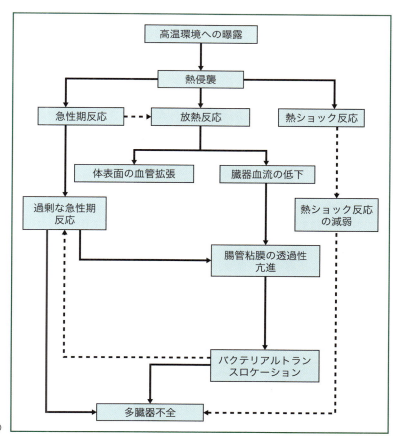

図1　熱中症の病態
（文献1を参照して作成）

Q 熱中症による凝固障害・DICは，どのような機序で発症するのですか？

A 遷延する熱侵襲による，臓器血流の低下，サイトカインなどの過剰な急性期反応，腸管粘膜の透過性亢進からのバクテリアルトランスロケーションが複合的に作用し，血管内皮細胞傷害や白血球の活性化が起こり，凝固の亢進が進展します[1]．この凝固亢進は，組織因子（tissue factor）の発現をきっかけに外因系血液凝固が活性化し，播種性血管内凝固症候群（disseminated intravascular coagulation：DIC）へと発展します[2]．組織因子の発現は，体温の上昇に比例して強くなることも報告されています[2]．

このような凝固亢進とともに，初期の高体温の状況下では，傷害された血管内皮細胞から遊離した t-PA による線溶亢進も並存し，いわゆる線溶亢進型 DIC[*3] の病態を示しています[3]．体温の正常化により線溶は抑制されますが，凝固亢進は遷延し，線溶抑制型 DIC[*4] へ移行することが報告されています[3]．

[*3] **線溶亢進型 DIC**：二次線溶の亢進では説明できない線溶活性が存在する DIC です．当然ながら，DIC の本態である，著しい凝固の活性化は同時に存在します．しかし，そのレベルからは説明のつかない FDP 値や plasmin-α_2 PI complex（PIC）値の上昇を示します．線溶亢進型 DIC では，出血症状は高度であるものの臓器症状は比較的みられにくいといわれています．

[*4] **線溶抑制型 DIC**：敗血症に伴う DIC が典型例です．炎症による臓器障害以外に，plasminogen activator inhibitor-1（PAI-1）が著増し，虚血性臓器症状が出現しやすくなります．線溶抑制型 DIC では，重症例や治療開始が遅れた場合などに多臓器不全が進行し，予後不良となります．

Q 熱中症に対する治療には，どのようなものがありますか？

A 熱中症の初期治療の基本は，高体温の改善，つまり全身冷却となります．しかし，重症熱中症では，意識障害，痙攣，低血圧，電解質異常，急性腎不全，DIC などの臓器障害を合併していることも多く，これらに対する対応も重要です．特に，熱中症における DIC は，初期の高体温の状態では線溶亢進型 DIC ですが，体温の正常化により敗血症と同様の線溶抑制型 DIC へ移行します[3]．この線溶抑制型 DIC への対応を怠ると，微小血栓による虚血性の臓器障害が，熱中症の直接的な臓器障害に加わるため，積極的な DIC 治療が重要であると考えられます．

蛇　毒

Q 日本には，どのような毒蛇がいるのですか？

A 日本国内で自生している毒蛇は，マムシ，ハブ，ヤマカガシの3種類です．マムシは南西諸島を除く日本の各地に生息しており，蛇

咬傷としては最も報告が多い毒蛇です．ハブは沖縄諸島と奄美諸島に限定して生息しています．ヤマカガシは本州，四国，九州，佐渡島，隠岐，壱岐，五島列島，甑島列島，屋久島，種子島に生息していることが確認されていますが，過去には毒蛇として認識されていませんでした．これは，ヤマカガシによる咬傷はマムシとは異なり，普通に咬まれただけでは毒液の注入が起こらないことが原因です．ヤマカガシの毒腺の開口部は口の奥にあり，浅く咬まれただけでは毒液の注入は起こりません．同様に，ハブでも無毒咬傷があることは認識されています．いずれにせよ，自分の地域に生息している毒蛇を把握しておくことは大切なことです．

蛇毒の特徴について教えてください

蛇毒の中には，多くの種類の蛋白分解酵素が含まれていて，様々な作用を示します[4,5]．この蛇毒は大きく分けて，血液毒と神経毒に分類されています[4,5]．しかし，国内に生息している3種の毒蛇の蛇毒は，いずれも血液毒であり，呼吸筋麻痺などの神経筋接合部への強い影響は認めません[5]．特に，ヤマカガシは強い凝血毒でプロトロンビン活性化作用をもっており，凝固線溶系の異常が前面に出ます[6]．一方，マムシやハブは血管透過性亢進作用が強く，局所腫脹が症状の中心となります[6]．強い神経症状を示す神経毒をもつ毒蛇は，国内には生息していません．

蛇咬傷の症状には，どのようなものがありますか？

蛇咬傷の症状は，その蛇のもつ蛇毒の特徴と毒液の注入量に依存します．局所の腫脹，血小板・凝固線溶系の障害，出血など，多彩な症状が様々な程度で出現します．マムシやハブでは，局所腫脹が症状の中心です[6]．腫脹が高度/広範囲となると，コンパートメント症候群[*5]を合併する可能性もあり，その腫脹の進行には注意深い観察と適切な対処（減張切開など）が必要となります．また，局所腫脹は血管内から軟部組織への大量の水分漏出が原因です．このため循環血液量の減少や血圧低下が出現します．一方，ヤマカガシでは，マムシやハブとは異なり，局所腫脹よりも凝固障害が臨床症状の中心といわれています[6]．血小板減少，プロトロンビン時間の延長，フィブリン分解産物（fibrin degradation product：FDP）の上昇を認め，咬傷部の出血，血尿，歯肉出血など著明な出血傾向を示します．重症症例では脳出血をきたすこともあります．

[*5] コンパートメント症候群：複数の筋肉がある部位では，いくつかの筋ごとに，骨，筋膜，筋間中隔などで囲まれた区画に分かれて存在します．その区画のことをコンパートメントと呼び，蛇咬傷や骨折などが原因で筋肉組織などの腫脹が起こり，その区画内圧が上昇すると，その中にある筋肉，血管，神経などが圧迫され，循環不全のため組織壊死や神経麻痺をひき起こす症候群です．

蛇咬傷によるDICは，どのような機序で発生しますか？

蛇毒には，血小板凝集因子，トロンビン様酵素やプロトロンビン活性化酵素などが含まれていて[4,5]，血小板や各凝固因子に作用し，

血栓形成からの消費性凝固障害の原因となります．また，プロテイナーゼはフィブリノゲンなどを直接分解し，凝固因子減少に拍車をかけます[5]．さらに，血管内皮傷害をきたす物質も蛇毒には含まれており，血管内皮細胞傷害由来の凝固障害も重なります[4]．血小板や凝固因子の減少とは関係なく，蛇毒に含まれる出血因子と呼ばれる物質が血管内皮細胞間隙を開放するため，赤血球の漏出をきたし出血するとの報告もあります[5]．

Q 蛇咬傷の治療について教えてください

呼吸・循環の維持を中心とした全身状態の管理が最も重要となります．特に，局所腫脹を原因とした循環血液量減少に対しての輸液療法が重要になります．また，凝固障害に対しての補充療法も必要となってきます．

蛇毒に関しての特異的な治療としては，抗毒素血清の投与があります．日本国内では，マムシ，ハブ，ヤマカガシ，それぞれに対しての個別の抗毒素血清の臨床使用が可能です．しかし，抗毒素血清は異種蛋白であるため，アナフィラキシーを中心とした副作用が多いので，その使用に関しては多くの議論があります[6,7]．特に，マムシ咬傷の軽症例（咬まれた局所のみの腫脹）に対しての抗毒素血清使用に関しては否定的な意見が多いようです[6,7]．しかし，ハブ咬傷（有毒）や重症マムシ咬傷，重症ヤマカガシ咬傷では使用されることが多いようです[7]．抗毒素血清の効果は，蛇毒を中和することにより，その毒作用を抑制させることにあります．抗毒素血清の投与により，局所腫脹や凝固障害の進行が抑制できない場合は，抗毒素血清の追加投与を考慮します[4,7]．

抗DIC治療としては，蛋白分解酵素阻害薬などの出血性合併症の危険性が少ない薬剤を選ぶべきと考えます．

脂肪塞栓症候群

Q 脂肪塞栓症候群の病態について教えてください

脂肪塞栓症候群の多くは，骨折が原因となり脂肪滴が循環血液中に入り込むことにより，組織微小循環障害をきたす症候群です[8]．そのため，肺，脳をはじめとする全身臓器の微小血管内に脂肪塞栓が生じ，低酸素血症，中枢神経障害，皮膚の点状出血斑が認められます[8]．しかし，脂肪塞栓症候群の発症機序は不明確な部分が多く，脂肪塞栓そのものが循環障害をきたすという mechanical theory と，塞栓脂肪から遊離脂肪酸が生成されることによる血管内皮細胞傷害が原因であるとする chemical theory が考えられています[8]．

表2　鶴田の診断基準

【大基準】	【小基準】
点状出血	頻　脈
呼吸器症状・肺X線所見	発　熱
頭部外傷がない脳神経症状	尿中脂肪酸
	血小板減少
【中基準】	赤沈亢進
低酸素血症	血清リパーゼ上昇
ヘモグロビン値低下	血中遊離脂肪滴

【臨床診断】
大基準2項目以上
大基準1，中小基準4以上

（文献9より引用）

脂肪塞栓症候群の診断は，どのように行いますか？

外傷では説明のつかない急激な呼吸状態の悪化や中枢神経症状，頻脈，発熱などで脂肪塞栓症候群を疑い，点状出血で確定するといった診断の流れになることが多いと思われます．

脂肪塞栓症候群による呼吸状態の悪化は，血管透過性亢進型肺水腫（acute respiratory distress syndrome：ARDS）が基本病態ですので，ARDSの診断基準を使用して判断します．脂肪塞栓症候群自体の診断基準としては，鶴田[9]やGurd[10]の診断基準が有名です．鶴田の診断基準を**表2**に示します．

脂肪塞栓症候群によるDICについて教えてください

脂肪塞栓症候群の病態に不明な部分が多いため，凝固障害についても明確な病態は示されていません．しかし，ARDSをきたすことや，頻脈，発熱を伴うことから推測すると，血管内皮細胞傷害がDICの原因の中心と推測されます．なお，血小板減少に関しては，鶴田[9]やGurd[10]の診断基準にも含まれています．

脂肪塞栓症候群の治療について教えてください

脂肪塞栓症候群の治療法に関しては，現時点で確立された治療法はなく，ARDSなどに対する呼吸循環管理などの対症療法が原則とされています[8]．しかし，対症療法のなかでも，ステロイドが有効であったとする臨床報告は多いようです[8]．脂肪塞栓症候群に伴うDICの治療としては，背景に外傷があることや高度の炎症が存在することなどから，出血性合併症が少なく，抗炎症作用をもつ蛋白分解酵素阻害薬などの薬剤を選ぶべきと考えます．

［文　献］
1) Bouchama A, Knochel JP：Heat stroke. N Engl J Med 346：1978-1988, 2002
2) Huisse MG, Pease S, Hurtado-Nedelec M et al：Leukocyte activation：the link between inflammation and coagulation during heatstroke. A study of patients during the 2003 heat wave in Paris. Crit Care Med 36：2288-2295, 2008
3) Bouchama A, Bridey F, Hammami MM et al：Activation of coagulation and fibrinolysis in heatstroke. Thromb Haemost 76：909-915, 1996
4) Warrell DA：Snake bite. Lancet 375：77-88, 2010
5) 岩永貞昭, 森田隆司, 佐藤　保：ヘビ毒―血液毒―. 医のあゆみ 112：815-825, 1980
6) 内藤裕史：ヘビ. "中毒百科 改訂第2版" 南江堂, pp496-503, 2001
7) 瀧健治, 岩村高志, 大串和久 他：マムシ咬傷の治療法の変遷. 新薬と臨 55：177-192, 2006
8) Mellor A, Soni N：Fat embolism. Anaesthesia 56：145-154, 2001
9) 鶴田登代志：脂肪塞栓症候群 病態生理から診断, 治療まで. 臨麻 10：1357-1363, 1986
10) Gurd AR：Fat embolism：an aid to diagnosis. J Bone Joint Surg Br 52：732-737, 1970

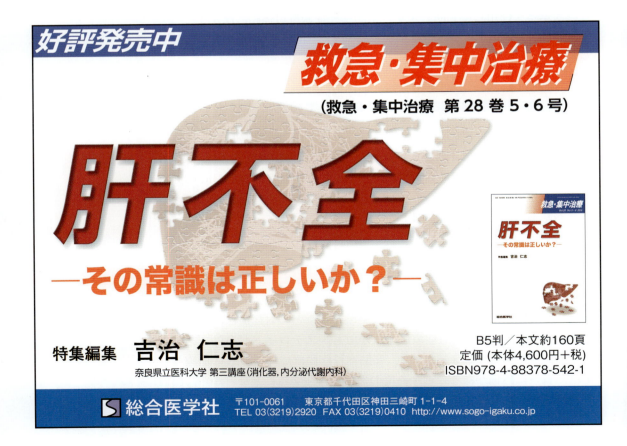

Ⅷ章 基礎病態と治療

外科疾患

北九州市立八幡病院 外科/消化器・肝臓病センター 岡本好司（おかもとこうじ）

point

- 外科疾患でのDICの特徴は，手術や観血的処置が必要となる緊急症例か，周術期に発症するものである．
- 外科疾患DIC発症で，多い基礎疾患は，感染症とがんである．
- 外科疾患によるDICは，DIC発症頻度自体が高いものと，基礎となる疾患の絶対数が多いのでDIC発症数が多いものがある．
- 外科疾患DICでは，出血傾向がある場合，手術や観血的処置を念頭におき，新鮮凍結血漿や濃縮血小板製剤の輸血を考慮する．
- 外科疾患でのDIC診療では，常に外科侵襲の追加上乗せ効果である凝固・線溶異常増悪を肝に命じておくべきである．

Q 外科領域のDICとは？

A 外科領域の播種性血管内凝固症候群（disseminated intravascular coaglation：DIC）とは，DICを発症する基礎疾患が，外科術前，術中，術後に関与するものを指します．したがって，腹部救急疾患の腸管穿孔による汎発性腹膜炎や急性閉塞性化膿性胆管炎などのような術前（観血的処置前）からDICを発症する疾患や，術中の大量出血やショックなど，さらには術後合併症の腹腔内膿瘍や肺炎など，基礎疾患は多岐にわたります．また，胃がんや膵臓がん，肝臓がんなどの固形がんを基礎疾患としたDICや，大動脈瘤を基礎疾患としたDICにもよく遭遇します．

Q 外科領域疾患でDIC発症頻度の高いものは？

A 2010〜2012年の我が国での診断群分類別包括評価（diagnosis procedure combination：DPC）データを用いて筆者らは，DIC 34,711例を検討しました．14,324例が感染症，7,026例が固形がん，3,823例が血液関連悪性疾患，887例が外傷，812例が急性膵炎を基礎疾患と

表1 DICを発症しやすい外科領域の基礎疾患

DIC症例数(絶対数)の多い基礎疾患	DIC発症頻度の高い基礎疾患
敗血症	劇症肝炎
ショック	敗血症
呼吸器感染症	ショック
肝細胞がん(悪性腫瘍)	ARDS(感染性?)
肝硬変	肝硬変
肺がん(悪性腫瘍)	胆道系感染症
胃がん(悪性腫瘍)	膵臓がん(悪性腫瘍)
大動脈瘤	汎発性腹膜炎
結腸がん(悪性腫瘍)	NOMI(感染性?)
胆道系感染症	大動脈瘤
ARDS(感染性?)	胃がん(悪性腫瘍)
汎発性腹膜炎	肺がん(悪性腫瘍)
感染性腸炎	

NOMI : non-occlusive mesenteric ischemia　　　　　　　　　　(文献3より引用)

していました[1]．外科領域に限った調査報告は近年ありませんが，上記の報告と同様，感染症，固形がん，外傷，急性膵炎などは，外科領域のDICでもよく経験されます．古くには，旧厚生省難病調査研究班が行ったDIC発症頻度の高い疾患や絶対数の多い疾患の調査では[2]，外科領域で遭遇しやすい疾患は，敗血症，ショック，呼吸器感染症，肝細胞がん，肝硬変，肺がん，胃がん，大動脈瘤，結腸がん，胆道系感染症，急性呼吸促迫症候群(acute respiratory distress syndrome：ARDS)などでした．発症頻度は，敗血症やショックを除けば，発症率20％以下の疾患が多いのですが，外科領域では扱う疾患母体数が多く，肺炎，胆道系感染症やがん患者などのDIC発症頻度は20％以下でも，DIC発症絶対数は多くなり自然と外科医が診療に携わる機会も増えているのが実情です．DICを発症する症例数(絶対数)の多い外科領域の基礎疾患とDIC発症頻度が高い外科領域の基礎疾患を**表1**に示します[3]．

Q 外科領域DICの特徴は？

A 外科領域DICの基礎疾患は，前述したごとく，大動脈瘤を除けば大きく分類して，感染症と悪性腫瘍(固形がん)の2つが大きな疾患群です．以前，筆者らはDICスコアに有意な差がない感染症が基礎疾患のDICと，悪性腫瘍が基礎疾患のDICの二群を比較してみました[4]．感染症を基礎疾患としたDICに多臓器不全(multiple organ failure：MOF)を合併した症例は約85％もありましたが，固形がんを基礎疾患としたDICには約35％しかMOFの合併はありませんでした．これは，感染症性DICでは，感染初期の防御反応としての"immunothrombosis"や，

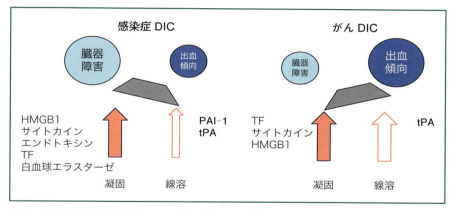

図1 外科領域の感染症DIC（主に術後DIC）と固形がんDICの特色
感染症DICは，PAI-1の増加により，凝固亢進に見合った分の2次線溶亢進がなく，相対的に線溶抑制の状態．感染症DICの大きな要因は，HMGB1，エンドトキシン，サイトカインなどであり，がんDICの主因はTFである．
HMGB1：high mobility group box protein 1，TF：tissue factor，tPA：tissue plasminogen activator，PAI-1：plasminogen activator inhibitor1 （文献3より引用）

炎症と凝固の連関にて血管内皮細胞障害を伴っており，そこに線溶抑制を特徴とした凝固異常を伴うことから臓器障害の頻度が高くなると考えられています．一方，固形がんDICでは，がんそのものから血液凝固外因系トリガーである組織因子（TF）などが，直接多量に全身血液中に放出されます．この過剰な組織因子が純粋に外因系凝固活性化を中心とした凝固異常を発症し，これがDICの主因であると考えられています．したがって，固形がんDICでは，線溶抑制を特徴とする感染症DICと違い，凝固亢進に見合った二次線溶の亢進が認められるのが特徴です（**図1**）．

ただ，担がん患者が感染症を合併し，二つの要因が重なり合う場面も臨床現場では多々あり，注意が必要です．

外科領域のDIC診療で気をつけることは？

外科領域DIC診療時の特殊性は，外科的処置（観血的処置）が必要である消化管穿孔性腹膜炎や急性閉塞性化膿性胆管炎などの救急疾患，または通常手術術後の肺炎や膿瘍などの感染症は，原疾患である感染症の侵襲に加えて手術侵襲等も加わり，相加的に敗血症に合併して，臓器障害や凝固異常をひき起こし，MOFやDICに進展します．処置が不要の内科的な疾患と異なり，手術侵襲が加わる分，特殊であることも理解する必要があります．

また，凝固時間延長や血小板減少がある程度重症である場合，手術や観血的処置の出血合併症が増悪する可能性があり，術前に血小板や凝固因子の補充を必要とする場合があることも認識しておかなければいけません．内科的なDICと外科的なDICの凝固異常の概念を**図2**に示します[5]．

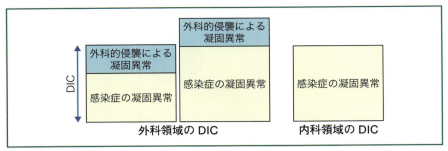

図2 感染症を基礎疾患とした外科領域DICと内科領域DICの違い
　感染症の重症度が同じであれば，感染症凝固障害に侵襲分の凝固異常の上乗せが加わり，DICの重症度は増加する．感染症の重症度が低くても，治療のための侵襲による凝固異常が加わるとDICになる．
（文献5より引用）

Q 外科領域DICの治療は？

A どの領域の治療も，基礎疾患の治療が優先されるのは共通です．膿瘍に対する排膿ドレナージや抗菌薬の使用，胆道感染症に対する胆道ドレナージ，壊死物質に対する摘出術，消化管穿孔に対する腸切除術などです．

　抗凝固療法としては，日本血栓止血学会学術標準化委員会DIC部会から，2009年に科学的根拠に基づいた感染症に伴うDIC治療のエキスパートコンセンサスおよび2014年に追補版が発表されており[6,7]，診療ガイドラインとしてこれに則って行うと良いでしょう（なお，現在日本血栓止血学会では，DIC診療ガイドライン2019を作成中であり，刊行された際には参考にしてください）．

　各種抗凝固製剤治療法の病態別推奨度を表2に示します．治療のコツは，

表2 科学的根拠に基づいた感染症に伴うDIC治療のエキスパートコンセンサスにおける抗凝固薬の病態別推奨度

DICの病態		rTM	AT	UFH	LMWH	DS	GM	NM
総合的		B1	B1	C	B2	C	B2	B2
無症候型	輸血基準不適合	B2	B2	C	B2	C	B2	B2
	輸血基準適合	B2	B2	C	B2	C	B2	B2
出血型	軽度	B1	B2	C	B2	C	B2	B2
	著明	C	B2	D	D	D	B1	B1
臓器障害型		B1	B1	C	B2	C	B2	B2
合併症型	大血管の血栓合併	B2	B2	B2	B1	B2	C	C
	TTP合併	B2	B2	C	B2	C	B2	B2
	HIT合併	B2	B2	D	D	D	B2	B2

rTM：リコンビナントトロンボモジュリン，AT：アンチトロンビン，UFH：未分画ヘパリン，LMWH：低分子ヘパリン，DS：ダナパロイドナトリウム，GM：メシル酸ガベキサート，NM：メシル酸ナファモスタット，TTP：血栓性血小板減少性紫斑病，HIT：ヘパリン起因性血小板減少症
（文献6，7より引用）

診療しているDICの基礎疾患を念頭において抗凝固療法を選択することです．具体的には，先述したように敗血症性DICの特徴は，炎症と凝固亢進，線溶抑制で，臓器障害型がほとんどであり，がんDICでは，無症候型か出血型です．したがって，敗血症性DICでは，抗炎症作用を抗凝固作用と併せもつ，アンチトロンビン（AT）製剤やリコンビナントトロンボモジュリン製剤（rTM）の使用が推奨されています．がんDICでは，出血傾向がある場合rTMの使用は慎重に行い，第一選択としてはAT製剤の使用が推奨されています．また，血栓が併発しているDICでは，専門医と相談しながら，ヘパリン類の使用を考慮します．

凝固時間延長や血小板減少が著しい場合，新鮮凍結血漿や濃厚血小板輸血を考慮し，並行しながら，外科手術の適応を考慮します．

MEMO

大量出血を伴った外科疾患でのDICでは，出血による一次線溶亢進状態をひき起こしており，抗線溶療法が必須です．外傷疾患による多施設前向き試験では，トラネキサム酸を診療最初に1gを10分で投与し，続いて1gを8時間かけて注入すると有効であるとの報告[8]があります．

[文 献]

1) Murata A, Okamoto K, Mayumi T et al：The recent time trend of outcomes of disseminated intravascular coagulation in Japan：an observational study based on a national administrative database. J Thromb Thrombolysis 38：364-371, 2014
2) 中川雅夫：厚生省特定疾患血液系疾患調査研究班血液凝固異常症分科会平成10年度研究業績報告書．pp57-64, 1999
3) 岡本好司：救急外科領域のDIC．"止血・血栓ハンドブック"鈴木重統，後藤信哉，松野一彦 編．西村書店，pp91-98, 2015
4) Okamoto K, Takaki A, Takeda S et al：Coagulopathy in disseminated intravascular coagulation due to abdominal sepsis：Determination of prothrombin fragment 1+2 and other markers. Haemostasis（Pathophysiology of Haemostasis and Thrombosis）22：17-24, 1992
5) 岡本好司：外科領域のDIC．"臨床に直結する血栓止血学"朝倉英策 編．中外医学社，pp221-226, 2013
6) 丸山征郎，坂田洋一，和田英夫 他：科学的根拠に基づいた感染症に伴うDIC治療のエキスパートコンセンサス．血栓止血誌 20：77-113, 2009
7) 日本血栓止血学会学術標準化委員会DIC部会 他：科学的根拠に基づいた感染症に伴うDIC治療のエキスパートコンセンサスの追補．血栓止血誌 25：123-125, 2014
8) The CRASH-2 Collaborators：Effects of tranexamic acid on death, vascular occlusive events, and blood transfusion in trauma patients with significant haemorrhage（CRASH-2）：a randomised, placebo-controlled trial. Lancet 376：23-32, 2010

Ⅷ章　基礎病態と治療

血管性病変

金沢大学医薬保健研究域保健学系 病態検査学　**森下英理子**（もりしたえりこ）

point

▶ 大動脈瘤や巨大血管腫は，線溶亢進型DICを合併する代表的な疾患である．

▶ 検査所見の特徴は，消費性凝固障害よりもむしろ著明な線溶活性化に伴う止血血栓の溶解の所見を示す．

▶ DICの治療は，補充療法，抗凝固療法，抗線溶療法を組合せて行う．

▶ 抗線溶療法（トラネキサム酸）は，線溶亢進型DICの明確な診断をした後，ヘパリン類と必ず併用して行う．

Q 病態生理ならびに症状は？

A 血管性病変としては，大動脈瘤，心室瘤，巨大血管腫，Kasabach-Merritt症候群，血管奇形，膠原病の血管炎などが播種性血管内凝固症候群（disseminated intravascular coagulation：DIC）の基礎疾患となります．特に大動脈瘤は，約0.5〜4％の患者に慢性DICを合併し[1,2]，急性前骨髄球性白血病（acute promyelocytic leukemia：APL）とともに，線溶亢進型DICを示す代表的な疾患です[3]（図1）．

凝固異常の機序として，異常な血管内膜に血液が接触することによる内因系凝固の活性化ならびに傷害血管壁からの組織因子露出による外因系凝固の活性化，それに伴う凝固因子の消費，線溶系活性化物質による線溶系の亢進，などが考えられています．大動脈瘤の大きさ（瘤径や体積）やねじれ度，瘤内の血栓量と，各種凝血学的分子マーカーが有意な相関を示すとの報告[4]がありますが，一方で否定的な報告[5]もあり，DICの発症機序については未だ明らかになっていません．

臨床症状は，凝固活性化に見合った以上の著明な線溶活性化がみられ，出血症状はしばしば重症化しますが，臓器症状はほとんどみられないのが特徴です．また，このタイプのDICにおいては，血小板数の低下がそれほど高度でなくても（このため臨床家の注意が十分でない場合があり得ます），術後の止血困難や致命的な出血をきたす可能性がある点に注意が必要です．

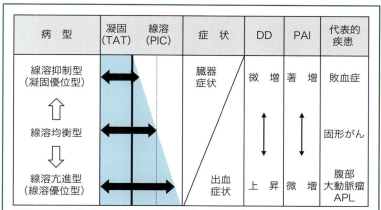

図1 線溶能による DIC の病型分類　（文献3より引用）

Q 検査所見のポイントは？

A　大動脈瘤や巨大血管腫で認められる線溶亢進型 DIC の検査所見は，消費性凝固障害よりもむしろ著明な線溶活性化に伴う止血血栓の溶解がポイントとなります．つまり，凝固活性化マーカーであるトロンビン-アンチトロンビン複合体（thrombin-antithrombin complex：TAT），線溶活性化マーカーであるプラスミン-α_2 プラスミンインヒビター複合体（plasmin-α_2 plasmin inhibitor complex：PIC）は両者ともに増加しますが，特に PIC が著増する（7〜10 μg/mL 以上）ことが特徴です．また，微小血栓の溶解を反映するフィブリン/フィブリノゲン分解産物（fibrin/fibrinogen degradation products：FDP）やD-ダイマー（D-dimer：DD）も増加しますが，著しい線溶活性化によりフィブリノゲン分解も進行するため FDP が特に著増します．その結果，フィブリン分解産物のみを反映する DD との間に乖離現象を生じ，FDP/DD 比は大きくなります（DD/FDP 比は小さくなります）．

　一方，フィブリノゲン分解および，消費性凝固障害の両者の影響によりフィブリノゲンは著減し，過剰なプラスミン形成に伴い，α_2 プラスミンインヒビターもしばしば著減します．フィブリノゲン値は 100 mg/dL 程度まで低下しないと，プロトロンビン時間や活性化部分トロンボプラスチン時間には反映されません．

　また，消費性凝固障害により血小板数低下が進行すると，出血傾向はさらに重症化します．**表1**に，我々が提唱している「線溶亢進型 DIC の病態診断を行うための指針」を示します．指針は，線溶亢進型 DIC の代表的基礎疾患である APL の平均的な値（以上）を基に作成しています．

表 1　線溶亢進型 DIC の病態診断を行うための指針

1. 必須条件：TAT≧20 μg/L かつ PIC≧10 μg/mL（*）
2. 検査所見：下記のうち 2 つ以上を満たす
   1）FDP≧80 μg/mL
   2）フィブリノゲン＜100 mg/dL
   3）FDP/DD 比の高値（DD/FDP 比の低値）
3. 参考所見：下記所見がみられる場合，さらに重症出血症状をきたしやすい
   1）血小板数低下（＜5 万/μL）
   2）$α_2$ プラスミンインヒビター活性低下（＜50％）

（*）この必須条件を満たす場合は典型例である場合が多い．
　　 TAT や PIC が，上記の 7～8 割レベルの上昇であっても，線溶亢進型 DIC の病態と考えられることもある．

Q　DIC の診断は？

A　大動脈瘤や巨大血管腫などの基礎疾患があり，出血傾向（必ずしもあるわけではない）や前記のような血液検査所見を認めた場合，DIC と診断します．外科的治療後に，出血傾向や検査所見の改善がみられれば確定診断となりますが，もちろん術前に診断し，速やかに DIC に対する治療を開始する必要があることはいうまでもありません．

Q　DIC の治療法は？

A　根本的な治療は，動脈瘤や血管腫の外科的な切除ですが，周術期の出血のリスクが極めて高いので，可能な限り術前に DIC のコントロールが必要となります．また，高齢者や外科的治療が困難な患者では，慢性 DIC に対する抗凝固療法を選択せざるを得ません．この際に注意すべき点は，線溶亢進型 DIC の診断指針（表 1）を満たすような，出血傾向が著しい症例に対してヘパリン類単独治療を行うと，かえって出血を助長する場合が少なくない点です．このようなタイプの DIC には，凝固活性化のみならず線溶活性化も同時に十分阻止するような治療を行うと，出血症状に対して著効します．したがって，保存的治療としては，補充療法，抗凝固療法，抗線溶療法を適宜組合せる必要があります．さらに，慢性 DIC の患者は長期間外来治療することが原則となるので，患者の負担や QOL を考えると，できるだけ経口薬投与によるコントロールが望ましいといえます．

■ 補充療法

通常，血中フィブリノゲン濃度が 100 mg/dL 以下の場合，新鮮凍結血漿の補充を行います．

■ 抗凝固療法

a) ヘパリン/ヘパリン類

未分画ヘパリンや低分子ヘパリン〔ダルテパリンナトリウム（フラグミ

ン®）：75U/kg/hr〕は，24時間持続点滴が必要です．一方，ダナパロイドナトリウム（オルガラン®）は半減期が約20時間と長いので，1日1,250単位2回の静脈投与が可能であり，持続投与が不要である点は便利です．高濃度ヘパリンカルシウム[*1]（ヘパリンカルシウム皮下注5,000単位/0.2mLシリンジ「モチダ」，カプロシン®）の連日皮下注射なども試みられています．一方，携帯用インフュージョンポンプを用いたヘパリンナトリウムの持続皮下注射が有効であったとの報告[6]もあり，外来における治療の選択肢の一つになる可能性があります．

b）蛋白分解酵素阻害薬

メシル酸ナファモスタット[*2]（フサン®）は，抗トロンビン作用のみならず抗プラスミン作用も強力で，線溶亢進型DICに有効な薬剤です．特にヘパリン類のみを投与すると出血をかえって助長してしまうことが予測されるような場合は，メシル酸ナファモスタットの使用を考慮すべきです．半減期が8分と極めて短いため，持続点滴が必要となります．副作用として，高カリウム血症がみられることがあり，注意が必要です．

c）遺伝子組換えトロンボモジュリン製剤（rTM）

最近では，大動脈瘤に合併する慢性DICの治療薬として，rTM製剤（リコモジュリン®）が有効であったとの報告があります[7]．

d）直接経口抗凝固薬（direct oral anticoagulant：DOAC）

DOACは，DICに対する保険適用はありませんが，最近，血管奇形[8]や大動脈瘤[9]に合併する慢性DICの治療にDOACが有効であったという報告が散見されます．

■ 抗線溶療法

出血症状が特に著しく，コントロールに苦慮する線溶亢進型DICでは，通常禁忌とされている抗線溶療法（トラネキサム酸）が著効する場合があります[10,11]．ただし，DICに対するトラネキサム酸の使用は，適応や使用方法を誤ると血栓症や臓器障害などの重大な合併症をきたすことになるので，必ずヘパリン類を併用する必要があります．また，適応を誤らないためにも，表1の指針を参考にして病型を明確に診断する必要があります．

トラネキサム酸の使用量は，1日1.5〜2.0gを2，3回に分けて静脈内投与するか，経口投与します．筆者らは，連日トラネキサム酸1.5g内服＋ダナパロイドナトリウム1,250単位×2回静注により，出血傾向を認めた線溶亢進型DIC合併大動脈瘤患者のDICをコントロールし，出血の合併なく外科的治療を行った症例（図2）を経験しています．また同様に，線溶亢進型DIC合併大動脈解離患者に対しても，外来で，トラネキサム酸1.5g/day内服＋ダナパロイドナトリウム週3回1,250単位静注を行って，DICの良好なコントロールを得ています．

[*1] ヘパリンカルシウムの在宅自己注射：在宅自己注射として保険適用されているのは，ヘパリンカルシウム皮下注5,000単位/0.2mLシリンジ「モチダ」のみであることに留意してください．

[*2] メシル酸ナファモスタット：メシル酸ナファモスタットとメシル酸ガベキサートは，ともに抗凝固作用を有する合成セリンプロテアーゼインヒビターですが，腹部大動脈瘤に合併する線溶亢進型DICには，抗線溶作用も有するメシル酸ナファモスタットが極めて有効です．

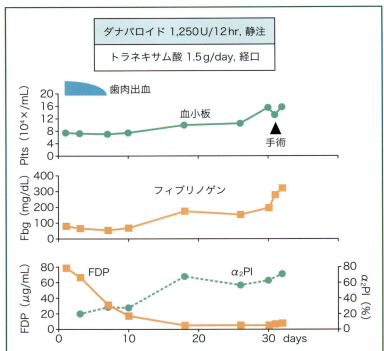

図2 線溶亢進型DICを合併した腹部大動脈瘤の一例
DIC治療前は，歯肉出血を認め，血小板数7.8万/μL，TAT 41.8ng/mL，PIC 7.0μg/mL，FDP 80μg/mLと，線溶亢進型DICを合併していた．ダナパロイドナトリウム2,500U/day静注とトラネキサム酸1.5g/dayの内服で治療開始し，DICは改善し無事根治手術を行った．

[文献]

1) Levi M, Ten Cate H：Disseminated intravascular coagulation. N Engl J Med 341：586-592, 1999
2) Fisher DF Jr, Yawn DH, Crawford ES：Preoperative disseminated intravascular coagulation associated with aortic aneurysms. Arch Surg 118：1252-1255, 1983
3) 日本血栓止血学会学術標準化委員会DIC部会：科学的根拠に基づいた感染症に伴うDIC治療のエキスパートコンセンサス．日血栓止血会誌 20：77-113, 2009
4) Jelennska MM：Coagulation parameters as predictors of DIC in patients with intact aortic aneurysm. Hamostaseologie 24：162-166, 2004
5) Shindo S, Matsumoto H, Kubota K et al：Is the size of an abdominal aortic aneurysm associated with coagulopathy? World J Surg 29：925-929, 2005
6) 戸上勝仁，永井雄也，有馬浩史 他：携帯用インフュージョンポンプを用いたヘパリンの持続皮下注射が奏効した慢性播種性血管内凝固症候群の2例．臨血 50：1700-1705, 2009
7) Hoshina K, Shigematsu K, Hosaka A et al：The effect of recombinant human soluble thrombomodulin on disseminated intravascular coagulation in an abdominal aortic aneurysm. Blood Coagul Fibrinolysis 25：389-391, 2014
8) Vandenbriele C, Vanassche T, Peetermans M et al：Rivaroxaban for the treatment of consumptive coagulopathy associated with a vascular malformation. J Thromb Thrombolysis 38：121-1239, 2014
9) Kadohira Y, Yamada S, Matsuura E et al：Aortic aneurysm-associated disseminated intravascular coagulation that responded well to a switch from warfarin to rivaroxaban. Intern Med 56：2913-2917, 2017
10) Ontachi Y, Asakura H, Arahata M et al：Effect of combined therapy of danaparoid sodium and tranexamic acid on chronic disseminated intravascular coagulation associated with abdominal aortic aneurysm. Cir J 69：1150-1153, 2005
11) Kimura S, Odawara J, Aoki T et al：Use of tranexamic acid for disseminated intravascular coagulation with excessive fibrinolysis associated with aortic dissection in a patient with chronic renal failure. Int J Hematol 89：549-552, 2009

Ⅷ章 基礎病態と治療

悪性腫瘍

東京都済生会中央病院 臨床検査医学科 窓岩清治

> **point**
> - 悪性腫瘍（がん）患者を診療する際には，診療科を問わず DIC の合併の可能性を常に考慮する必要がある．
> - がんによる血小板や血液凝固系の病的な活性化や線維素溶解（線溶）系の抑制や亢進は，DIC の病態形成に関わる．
> - がんに合併する DIC の診断には，「日本血栓止血学会 DIC 診断基準 2017 年版」のうち「基本型」を用いる．
> - DIC をコントロールするためには，がんの治療が最優先される．
> - DIC の病態に応じて，抗凝固療法や補充療法の適応を考慮し，治療開始後も止血検査による経時的な評価を行う．

Q DIC を合併しやすい悪性腫瘍（がん）には，どのようなものがありますか？

A がん患者に合併する静脈血栓塞栓症（venous thromboembolism：VTE）の頻度は，健常人の 4～5 倍も高いことが知られています．特に膵臓がん，胃がん，腎がんなどの泌尿器系腫瘍，肺がんや脳腫瘍などは，いずれも VTE を高頻度で合併します[1]．リンパ腫や白血病などの造血器腫瘍は，膵がんなどに比べて VTE の発症率は高くないものの疾患数が多いために，VTE を合併する症例数が多くなります．また，遠隔転移をきたした進行期のがん患者における VTE の合併率は，初期のがん患者の 2～3 倍高いことから，がんの臨床病期は VTE と高い関連性があります．

　がんは，敗血症や造血器腫瘍とともに播種性血管内凝固症候群（disseminated intravascular coaglation：DIC）の主要な基礎疾患であり，DIC の約 3 割が，がんに起因することが明らかにされています[2]．一方，DIC の発症率は，胆管がんや膵臓がん，卵巣がんで 6～7％と最も高く，次いで前立腺がん，肺がん，肺がん，食道がん，肝細胞がん，胃がんなどで 3～5％とされています．このように，診療科を問わずがん患者の診療する際には，DIC の合併の可能性を常に考慮する必要があるでしょう．

Q 悪性腫瘍（がん）に伴う凝固異常は，どのようにして起こるのでしょうか？

A がんによる血小板や血液凝固系の病的な活性化や線維素溶解（線溶）系の抑制は，VTE や DIC の病態形成に関わります．がんに伴う凝固異常の発症機序は極めて多岐にわたり，未だ明らかにされていないメカニズムも数多く残されています．

■ がんと組織因子

組織因子は，線維芽細胞などが発現する膜蛋白で，止血に不可欠な凝固因子です．組織因子は，血管が損傷された際に速やかに活性化第Ⅶ因子（FⅦa）と複合体を形成し，凝固反応の開始段階を活性化します．

がんに伴う凝固異常は，主に組織因子によりもたらされます（図1）．がんは，その進展に伴い *K-ras* などのがん遺伝子が活性化されるとともに *p53* などのがん抑制遺伝子が不活化されます．これらにより MAP キナーゼや PI3 キナーゼを介して組織因子の遺伝子の発現が亢進します．がんの増殖に伴う酸素消費の亢進や，統合性を欠いた腫瘍血管による酸素運搬

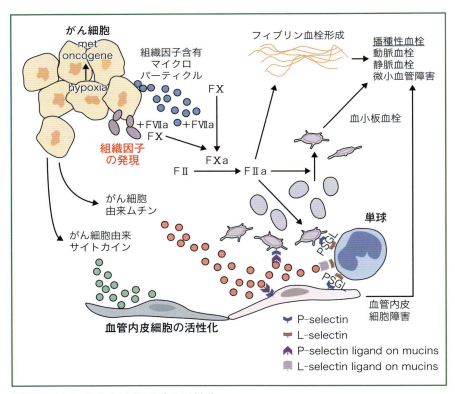

図1 がんによる血液凝固系の活性化
がん細胞は，がん遺伝子の発現とがん抑制遺伝子の消失により自ら組織因子を発現するとともに，組織因子を含有するマイクロパーティクルを恒常的に放出する．その結果，血液凝固系が過剰に活性化され，トロンビンによるフィブリン形成と血小板の活性化をもたらし，担がん個体に様々な血栓形成病態を惹起する． （文献22を参照して作成）

能の低下により，がん組織は著しい低酸素環境におかれています．その結果，hypoxia-inducible factor-1α（HIF-1α）のユビキチン化が抑制され，分解から逃れたHIF-1αが組織因子遺伝子のプロモーター領域へ結合し組織因子の発現が誘導されます．また，がん患者の血液中には，組織因子を保有するマイクロパーティクルも高濃度で存在することが知られています[3]．この組織因子保有マイクロパーティクルは，血管内皮細胞のprotease activated receptor 2（PAR 2）を活性化し，がん患者に内皮細胞障害をひき起こします．がん由来のマイクロパーティクルは，P-selectin glycoprotein-1（PSGL-1）を含有しており，血小板上のP-selectinに結合し，血小板の細胞膜と融合することも報告されています[4]．このようにして血小板細胞膜上に組織因子が新たに表出されることとなり，がん患者にさらなる血栓形成をもたらします．

■ がん転移と凝固異常

がんが血行性に転移するためには，循環がん細胞（circulating tumor cells：CTCs）として血液循環中を移動する必要があります．CTCsは，血流により生じるずり応力の回避やnatural killer細胞などの免疫監視機構から逃れるために，自らを血小板で被覆することにより「武装化」します[5]．また，がんは組織因子を発現し凝固系を活性化させ，生じたトロンビンによりフィブリンの形成を促すとともに，PARを介して血小板を活性化させます．さらに，がんは$αvβ_3$を介してフィブリンを，$αIIβ_3$を介して活性化血小板を細胞表面に結合させ，「がん細胞-フィブリン-血小板凝集塊」を形成します．

がんは，生理的な発生過程で生じる上皮間葉転換（epithelial-mesenchymal transition：EMT）に類似した形質転換を起こし，浸潤能や転移活性を高めることが明らかにされています[6]．がん細胞へ接着し凝集塊を形成した血小板は，transforming growth factor $β_1$を分泌し，がん細胞に対してEMT様の形質転換を促します．このような一連の過程において組織因子の発現が強く誘導され，がん患者に著しい血栓形成病態をもたらします（図2）．

■ がんとneutrophil extracellular traps（NETs）

病原微生物などの侵入に際して好中球は，核クロマチンやヒストン，白血球エラスターゼなどから構成されるNETsを放出することにより，これらを捕捉，局在化し殺作用を発揮します[7]．がんは，転移過程でNETsを纏い免疫監視機構から逃れ血液循環中を移動することや，血管内皮への接着や血管外への遊走などにNETsに由来するフィブロネクチンや蛋白分解酵素を利用することが示されています[8]．NETsは，がん組織のうち好中球が集簇するような部位に形成されやすく，がん組織の低酸素環境により誘導されたHIF1αやがん細胞が産生するgranulocyte colony stimulating

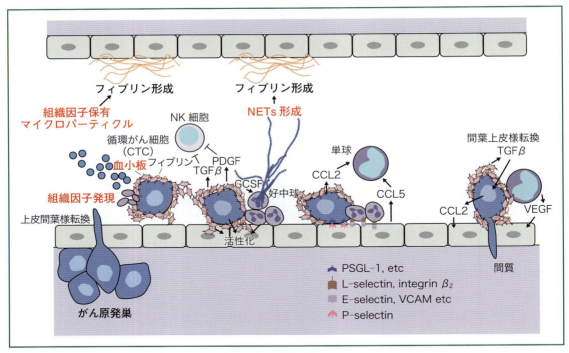

図2　がんの進展とがん細胞-フィブリン-血小板凝集塊
　　血液循環に侵入する際にがん細胞は，周囲に血小板血栓を形成することにより，ずり応力やNK細胞による殺作用から防御する．次いで，がん細胞や血小板，好中球から分泌されるサイトカインは，がん細胞の血管外への遊出を促進する．さらに，がん細胞は血小板からのTGFβなどによりEMTが誘導されると，浸潤能が増強，転移が促進される．また好中球は，がん細胞は腫瘍組織内に大量に浸潤しNETsを形成し，がんの増殖や血管新生を促進する．循環血液中のNETsは血小板をリクルートし凝集塊を形成することにより，がん細胞を擁護する．NETsはがん細胞の血管内皮への接着を促す．形成される大量のNETsは，血小板活性化の場を提供することによりトロンビン生成を亢進させ血栓形成を促進する．
　　CCL2：chemokine (C-C motif) ligand 2 (MCP1)，CCL5：chemokine (C-C motif) ligand 2 (RANTES)

（文献23〜25を参照して作成）

factorは，いずれもNETsの形成を促進させます[9,10]．このようにして生じたNETsにより，内包する核酸基による接触相の活性化を起点として凝固反応が進行しフィブリン形成が促されます[11]．興味深いことに，NETsにより形成されたフィブリン塊は，緻密で透過性が低く，線溶系酵素であるプラスミンによる血栓溶解に対して抵抗性を示すことも報告されています[12]．がん患者において，NETsを基軸としたがんの進展と血栓形成病態との間に密接な繋がりがあると考えられます[13]．

■ がんと血小板

　がん患者において血小板数と死亡率とが相関することや，血小板輸血がVTEのリスクとなることが示されています[14]．P-セレクチンは，血小板のα顆粒や血管内皮細胞のWeibel-Palade bodyに含まれており，これらの細胞の活性化により表出します．がんは，血小板や血管内皮細胞にP-セレクチンの表出を促します．P-セレクチンは，白血球のPSGL-1と結

合することにより，白血球を血栓部位に集積させます．すなわち，がんが進展，転移する過程で，血小板や白血球の活性化とともに血管内皮障害が生じ，血管内に病的な血栓が形成されると考えられます．なお，ヘパリンは抗凝固作用のみならず，P-セレクチンとPSGL-1の結合を阻害することから，がんの進展や転移を抑制する可能性があります[15]．

ポドプラニンは，血小板受容体の一つであるC-type lectin-like receptor-2（CLEC-2）の生理的なリガンドとして知られています．ポドプラニンがCLEC-2に結合すると血小板の凝集が起こります．膠芽腫や悪性黒色腫，精巣腫瘍などは，ポドプラニンを高発現し，それらの浸潤や転移と密接に関連するとされています[16]．一方で，がんによるポドプラニンの発現は，CLEC-2依存性の血小板凝集を介して血栓形成をひき起こす可能性があります．またgrowth-arrest specific gene 6（Gas6）は，血管内皮細胞や平滑筋細胞などでビタミンK依存性に合成される蛋白質で，向凝固作用をもちます．また最近，がん細胞が血管内皮細胞にGas6を誘導しプロスタグランジンE合成酵素の産生を亢進させ，血小板を活性化することが示されています[17]．このように血小板は，その数と機能がともにがんの進展と血栓形成の鍵を握ると考えられます．

Q 悪性腫瘍に併発したDICをどのように診断するのでしょうか？

A がん患者に併発するDICでは，病的な凝固反応の活性化が改善することなくゆっくりと進むことがあります[18]．また出血症状やVTEなどの血栓症状が初発となり，DICの診断がなされる場合や，これらの症状を契機にがんが発見されることもしばしば経験されます．がん患者において肝機能が正常で蛋白合成能の低下がなければ，その代償機転により凝固因子の産生亢進と消費とが均衡し，さらに造血機能が維持され血小板産生能が代償性に亢進しているような病態があります．いわゆる慢性DICと呼ばれる病態で，プロトロンビン時間や血小板数などから凝固異常を推測することが困難です．しかしながら，病初期に潜在性であった凝固異常が病期の進行とともに顕性化し，凝固因子や血小板の顕著な消費性低下をきたし，最終的に深刻な出血症状とともに重篤な血栓症状が共存するような病態に陥ります．

悪性腫瘍に併発する凝固異常を的確に把握するためには，凝固系分子マーカーであるトロンビン-アンチトロンビン複合体（thrombin-antithrombin complex：TAT）や可溶性フィブリン（soluble fibrin monomer：SF），凝固線溶系分子マーカーとして知られているfibrinogen and fibrin degradation products（FDP）およびDダイマーが有用です．がん患者において説明のつかない血小板減少やフィブリノゲン低下，FDP上昇などの検査値異常がある場合や，VTEなどの血栓症がみられる場合には，DICを疑う必要があります．悪性腫瘍に合併するDICの診断には，「日本血栓止血学会

表1 日本血栓止血学会DIC診断基準2017年版の基本型

分類	点数	
血小板数（×10^4/μL）	12<	0点
	8<, ≦12	1点
	5<, ≦8	2点
	≦5	3点
	24時間以内に30％以上の減少	+1点
FDP（μg/mL）	<10	0点
	10≦, <20	1点
	20≦, <40	2点
	40≦	3点
フィブリノゲン（mg/dL）	150<	0点
	100<, ≦150	1点
	≦100	2点
プロトロンビン時間比	<1.25	0点
	1.25≦, <1.67	1点
	1.67≦	2点
アンチトロンビン（％）	70<	0点
	≦70	1点
TAT，SFないしはPF1+2（基準範囲）	上限の2倍未満	0点
	上限の2倍以上	1点
肝不全	無し	0点
	有り	−3点
DIC診断	6点以上	

血小板数＞5万/μLでは掲示低下条件を満たせば加点する（ただし血小板数＜5万/μLでは加点しない）．血小板数の最大スコアは3点までとする．FDPを測定していない施設では，D-ダイマーの基準値上限2倍以上の増加があれば1点を加える．ウイルス性や自己免疫性，薬剤性，循環障害などが原因となる肝不全では，スコアから3点を減じる．

（文献19を参照して作成）

「DIC診断基準2017年版」のうち「基本型」を用います（**表1**）[19]．ただし，化学療法や放射線療法による造血障害が存在する場合や，感染症による凝固異常があると判断される場合には，「造血障害型」や「感染症型」の診断スコアをそれぞれ適用します．基本型では，血小板数およびその経時的な減少，FDP，フィブリノゲン，プロトロンビン時間（prothrombin time：PT），アンチトロンビン（AT）活性および凝固系分子マーカーのうちプロトロンビンフラグメント1+2，TATおよびSFのいずれかを用いてスコアリングを行い，6点以上をDICと診断します．なお線溶系分子マーカーであるプラスミン-$α_2$プラスミンインヒビター複合体（plasmin-$α_2$ plasmin inhibitor complex：PIC）は，悪性腫瘍のなかでも過剰な線溶活性を示すことがある前立腺がんや悪性黒色腫などに合併するDICの病態評価や治療方針を決めるうえで重要な指標となります．

悪性腫瘍に合併した DIC の治療をどのように治療するのでしょうか？

DIC の治療で最も重要なことは基礎疾患の治療であり，担がん患者が寛解状態に至れば，DIC の病態も自ずと消退します．しかしながら，DIC を合併した際の死亡率が 30〜40％ と高いことも示されています[20]．したがって，基礎疾患に対する十分な治療効果が発揮されるまでの期間は，血栓症や出血傾向の予防や治療を併せて行うことが重要です．欧米ではこれまで DIC を合併していても基礎疾患の治療のみが行われることが一般的でしたが，最近では DIC による症状に応じて補充療法や抗凝固療法を考慮するような報告もみられます[21]．

出血症状がある場合や観血的処置が必要である場合で，PT や活性化部分トロンボプラスチン時間（activated partial thromboplastin time：APTT）の延長，フィブリノゲン値が 100 mg/dL 未満となる際には，新鮮凍結血漿の補充を考慮する必要があります（図3）．また血小板数が急速に 5 万/μL 未満まで低下し出血傾向を伴う際には，血小板輸血の適応となります．しかしながら，安易な補充は血栓症状や臓器障害を増悪される可能性もありますので，抗凝固療法の併用を考慮しながら適応を慎重に判断するべきです．使用する抗凝固薬は低分子量ヘパリンや，半減期の短いナファモスタットメシル酸塩やガベキサートメシル酸塩などの蛋白分解阻

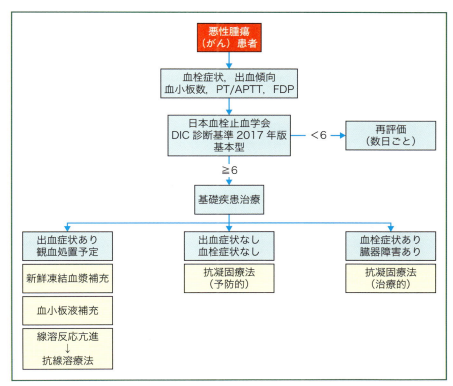

図3　がんに伴う DIC のマネジメント　　　　　　　　（文献21を参照して作成）

害薬を考慮したほうが良いでしょう．一方で，トラネキサム酸などの抗線溶薬の使用は，前立腺がんなどで重篤な出血症状を示す線溶亢進を伴うDICに限られます．凝固および線溶系分子マーカーなどによりDICの病態を正しく評価することと，血栓症状の重篤化を防ぐため抗凝固療法との併用下で投与するなど適応の慎重さが求められます．一方で，明確な臨床症状がない場合には，VTEなどの血栓症の予防に主眼を置いた低分子量ヘパリンなどによる抗凝固療法を行うことが望ましいとされますが，保険適用は限定的です[20]．さらに，VTEなどの血栓症を伴う場合や臓器障害を合併するDICに対しては，抗凝固薬に加えて可溶性トロンボモジュリン製剤の補充，AT活性の低下がみられる場合には，AT製剤を併用するなど強力なDICの治療が必要となる場合もあります．いずれの場合もDICの治療中は血小板数，凝固時間やFDPなどのモニタリングを行い，病態の経時的な推移を把握することが大切です．

まとめ

悪性腫瘍（がん）による血栓症の発症機序を理解することは，DIC診断のみならず適切な治療を選択するうえで不可欠です．また，がん患者において抗腫瘍薬や免疫調節薬，血管新生阻害薬などによる血栓症とともに，留置カテーテル部位における血栓形成など治療に起因する様々な合併症の克服も重要な課題です．血管−止血システムの破綻の修復は，がん患者のQOLと生命予後の改善に直結することから，DIC治療ガイドラインの改訂や新規薬剤の開発が望まれます．

[文 献]

1) Khorana AA, Connolly GC：Assessing risk of venous thromboembolism in the patient with cancer. J Clin Oncol 27：4839-4847, 2009
2) 中川雅夫：本邦における播種温血管内凝固（DIC）の発症頻度・原因疾患に関する調査報告．"厚生省特定疾患血液凝固異常症調査研究班平成10年度業績報告書" pp57-64, 1999
3) Davila M, Amirkhosravi A, Coll E et al：Tissue factor-bearing microparticles derived from tumor cells：impact on coagulation activation. J Thromb Haemost 6：1517-1524, 2008
4) Del Conde I, Shrimpton CN, Thiagarajan P et al：Tissue-factor-bearing microvesicles arise from lipid rafts and fuse with activated platelets to initiate coagulation. Blood 106：1604-1611, 2005
5) Labelle M, Begum S, Hynes RO：Direct signaling between platelets and cancer cells induces an epithelial-mesenchymal-like transition and promotes metastasis. Cancer Cell 20：576-590, 2011
6) Wang R, Chadalavada K, Wilshire J et al：Glioblastoma stem-like cells give rise to tumour endothelium. Nature 468：829-833, 2010
7) Brinkmann V, Reichard U, Goosmann C et al：Neutrophil extracellular traps kill bacteria. Science 303：1532-1535, 2004
8) Cools-Lartigue J, Spicer J, McDonald B et al：Neutrophil extracellular traps sequester circulating tumor cells and promote metastasis. J Clin Invest 123：3446-3458, 2013
9) McInturff AM, Cody MJ, Elliott EA et al：Mammalian target of rapamycin regulates neutrophil extracellular trap formation via induction of hypoxia-inducible factor 1 alpha. Blood 120：3118-3125, 2012
10) Demers M, Krause DS, Schatzberg D et al：Cancers predispose neutrophils to release extracellular DNA traps that contribute to cancer-associated thrombosis. Proc Natl Acad Sci U S A 109：13076-13081, 2012

11) Massberg S, Grahl L, von Bruehl ML et al : Reciprocal coupling of coagulation and innate immunity via neutrophil serine proteases. Nat Med 16 : 887-896, 2010
12) Longstaff C, Varju I, Sotonyi P et al : Mechanical stability and fibrinolytic resistance of clots containing fibrin, DNA, and histones. J Biol Chem 288 : 6946-6956, 2013
13) Boone BA, Orlichenko L, Schapiro NE et al : The receptor for advanced glycation end products (RAGE) enhances autophagy and neutrophil extracellular traps in pancreatic cancer. Cancer Gene Ther 22 : 326-334, 2015
14) Khorana AA, Francis CW, Blumberg N et al : Blood transfusions, thrombosis, and mortality in hospitalized patients with cancer. Arch Intern Med 168 : 2377-2381, 2008
15) Kim YJ, Borsig L, Varki NM et al : P-selectin deficiency attenuates tumor growth and metastasis. Proc Natl Acad Sci U S A 95 : 9325-9330, 1998
16) Riedl J, Preusser M, Nazari PM et al : Podoplanin expression in primary brain tumors induces platelet aggregation and increases risk of venous thromboembolism. Blood 129 : 1831-1839, 2017
17) Aghourian MN, Lemarie CA, Bertin FR et al : Prostaglandin E synthase is upregulated by Gas6 during cancer-induced venous thrombosis. Blood 127 : 769-777, 2016
18) Levi M : Clinical characteristics of disseminated intravascular coagulation in patients with solid and hematological cancers. Thromb Res 164(suppl 1) : S77-S81, 2018
19) 朝倉英策，高橋芳右，内山俊正 他：日本血栓止血学会 DIC 診断基準 2017 年版．日本血栓止血学会誌 28 : 369-391, 2017
20) 日本血栓止血学会学術標準化委員会 DIC 部会：科学的根拠に基づいた感染症に伴う DIC 治療のエキスパートコンセンサス．日本血栓止血学会誌 20 : 77-113, 2009
21) Levi M, Scully M : How I treat disseminated intravascular coagulation. Blood 131 : 845-854, 2018
22) Varki A : Trousseau's syndrome : multiple definitions and multiple mechanisms. Blood 110 : 1723-1729, 2007
23) Gyorgy B, Szabo TG, Pasztoi M et al : Membrane vesicles, current state-of-the-art : emerging role of extracellular vesicles. Cell Mol Life Sci 68 : 2667-2688, 2011
24) Labelle M, Hynes RO : The initial hours of metastasis : the importance of cooperative host-tumor cell interactions during hematogenous dissemination. Cancer Discov 2 : 1091-1099, 2012
25) Demers M, Wagner DD : Neutrophil extracellular traps : A new link to cancer-associated thrombosis and potential implications for tumor progression. Oncoimmunology 2 : e22946, 2013

Ⅷ章 基礎病態と治療

造血器悪性腫瘍

三重大学医学部附属病院 輸血・細胞治療部 松本剛史

point

- ▶ 造血器悪性腫瘍は，DIC 合併率が高い．
- ▶ 造血器悪性腫瘍の DIC 発症には，組織因子の発現が関与している．
- ▶ 造血器悪性腫瘍の DIC では，線溶活性の亢進がみられる．
- ▶ APL では，アネキシンⅡの発現が DIC 発症に関与しており，ATRA は強力にアネキシンⅡの発現を抑制することによって抗 DIC 作用を発揮する．
- ▶ リコンビナントヒトトロンボモジュリンは，造血器悪性腫瘍の DIC 治療に効果が期待できる薬剤である．

Q DIC を合併しやすい基礎疾患は何ですか？

A 造血器悪性腫瘍は，播種性血管内凝固症候群（disseminated intravascular coagulation：DIC）の基礎疾患として重要な位置を占めています．我が国で検討されたデータとしては，1998 年度の厚生省（現厚生労働省）血液凝固異常症研究班による研究報告書に，1997 年 1 年間の全国の大学医学部附属病院の内科，外科，小児科，産婦人科，集中治療部，救急部へのアンケート調査結果があります[1]．その当時のデータによると，病名の表記や分類が現在の WHO 分類と若干異なっているものがありますが，DIC 発症頻度の高い（合併率の高い）基礎疾患として，1 位に急性前骨髄球性白血病（acute promyelocytic leukemia：APL），5 位に急性骨髄性白血病（acute myelocytic leukemia：AML），7 位に急性リンパ性白血病（acute lymphoblastic leukemia：ALL），8 位に慢性骨髄性白血病（chronic myelocytic leukemia：CML），9 位に急性骨髄単芽球性白血病，11 位に急性単球性白血病，14 位に非ホジキンリンパ腫，15 位にホジキン病が挙がっています．DIC 症例数（絶対数）の多い基礎疾患としても，3 位に非ホジキンリンパ腫，7 位に AML，10 位に ALL，11 位に APL が挙がっています（表 1）．つまり造血器悪性腫瘍は，基礎疾患としての発症数は多

表1 DICの基礎疾患

	DIC症例数（絶対数）の多い基礎疾患			DIC発症頻度の高い基礎疾患		
	基礎疾患	例数	頻度(%)	基礎疾患	例数	頻度(%)
1	敗血症	303	31.3	急性前骨髄球性白血病	73	73.0
2	ショック	222	23.5	劇症肝炎	48	50.5
3	非ホジキンリンパ腫	161	19.0	前置胎盤	7	41.2
4	呼吸器感染症	144	5.6	常位胎盤早期剥離	24	36.9
5	肝細胞がん	142	3.2	急性骨髄性白血病	104	33.3
6	肝硬変	123	5.2	敗血症	303	31.3
7	急性骨髄性白血病	104	33.3	急性リンパ性白血病	76	30.8
8	肺がん	99	4.3	慢性骨髄性白血病	27	29.3
9	胃がん	93	2.7	急性骨髄単芽球性白血病	13	27.7
10	急性リンパ性白血病	76	30.8	ショック	222	23.5
11	急性前骨髄球性白血病	73	73.0	急性単球性白血病	7	23.3
12	大動脈瘤	69	5.8	ARDS	53	21.1
13	結腸がん	65	2.3	その他の肝疾患	31	20.8
14	胆道系感染症	55	6.6	非ホジキンリンパ腫	161	19.0
15	ARDS	53	21.1	ホジキン病	14	17.7

（文献1より引用）

くないものの，DICの発症頻度が非常に高いため，それに伴い絶対数が多くなっているということになります．造血器悪性腫瘍の発症時や，治療中のDICの合併には十分な注意を払う必要があるということになります．

Q DICの発症機序は？

A 造血器悪性腫瘍のDICの発症には，腫瘍細胞表面や腫瘍細胞内部の組織因子（tissue factor：TF）のはたらきが大きいと考えられています．腫瘍細胞の増殖や，化学療法による腫瘍細胞の崩壊によってTFが血液中に流入し，トロンビン産生が過剰となって，血栓形成と炎症反応を惹起しDICをひき起こします．

APLは，特にDIC合併率が高いことで知られています．これはほかのAML同様にTFの関与もありますが，APLの細胞表面にアネキシンIIと呼ばれるCa^{2+}/リン脂質結合性の細胞表面膜受容体が存在して，組織プラスミノゲンアクチベータ（tissue plasminogen activator：t-PA）とプラスミノゲンの両者が結合することによって，t-PAによるプラスミン生成を増強させ，著しい線溶活性化に寄与していると報告されています[2]．

Q DICの特徴は？

A 凝固系と線溶系のバランスによりDICの病態は大きく異なり，基礎疾患により線溶能の亢進状態に特徴がみられます．2009年に日本血栓止血学会学術標準化委員会DIC部会から公表された，「科学的根拠に基づいた感染症に伴うDIC治療のエキスパートコンセンサス」では，DICの病型は，①線溶抑制型DIC，②線溶亢進型DIC，③線溶均衡型DIC，の3つに分類されています（図1）[3]．

造血器悪性腫瘍に合併するDICの病態は，凝固活性化のみならず線溶活性化が起こっており，臨床的には出血症状が高頻度に認められるものの，臓器症状に乏しくなります．APL以外の造血器悪性腫瘍に合併するDICは図1には示されていませんが，「線溶均衡型」から「線溶亢進型（線溶優位型）」のDICとなります．

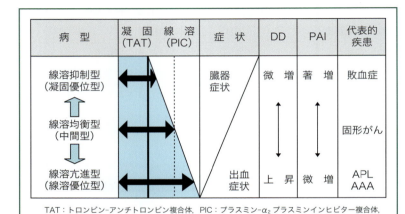

図1 線溶能によるDICの病型分類（文献3より引用）

Q DICに対する治療は？

A APL以外のAMLなど造血器悪性腫瘍に合併するDICは，化学療法によって一時的に悪化することが多くあります．すなわちDICによって治療が妨げられることも少なからずあり，このような場合に抗凝固療法が従来から行われてきました．使用される薬剤としては，未分画ヘパリン，低分子ヘパリン，ヘパリノイド（ダナパロイドナトリウムなど），合成プロテアーゼ阻害薬（メシル酸ガベキサート，メシル酸ナファモスタット[*1]など）があります．アンチトロンビン（AT）欠乏やフィブリノゲン欠乏に対しては，ATⅢ製剤や新鮮凍結血漿（FFP）にて補充療法が行われます．しかし造血器悪性腫瘍では，出血症状が認められることが多いため，ヘパリン類などの使用が躊躇されることがあり，DICコントロー

[*1] **メシル酸ナファモスタット**：DIC治療薬のなかでもメシル酸ナファモスタット（フサン®）は，強力な抗線溶作用を有しており，線溶亢進が強くみられる患者の出血の軽減に有用な場合があります．

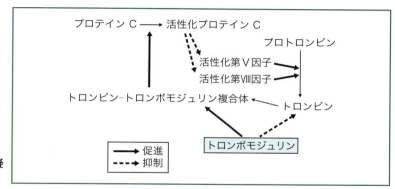

図2 トロンボモジュリンの凝固抑制作用

ルが不十分となることがありました．時に線溶の著しく亢進したDIC症例の場合には，トラネキサム酸などによって抗線溶療法を行う場合があります．

Q リコンビナントトロンボモジュリンは，造血器悪性腫瘍のDIC治療に有用ですか？

トロンボモジュリン（thrombomodulin：TM）は，生理的に血管内皮細胞膜上に存在しており，トロンビンと結合し失活させるトロンビン直接阻害作用によって抗凝固にはたらきます．またトロンビン-TM複合体は，プロテインC[*2]の活性化にはたらいて，トロンビン生成を抑制する作用をもっています（図2）．TMは，このような生理的抗凝固物質ですが，2008年に我が国では遺伝子組換え技術でつくられたTMが臨床現場で使用できるようになりました．造血器悪性腫瘍の治療中には出血症状が懸念されますが，第Ⅲ相試験結果でTMは，ヘパリン類に比べて出血症状が少ないとされています[4]．我が国の市販後調査で，TMが投与されたAPL患者172例について解析された結果では，TMの効果と安全性が示され，DICを合併しているAPL患者の出血による早期死亡を減少させることが明らかにされています[5]．TMは，造血器悪性腫瘍のDIC治療にも効果が期待できる薬剤です．

[*2] **活性化プロテインC**：プロテインSを補酵素として，活性化第Ⅴ因子および活性化第Ⅷ因子を分解して抗凝固にはたらきます．

MEMO

リコンビナントトロンボモジュリン（リコモジュリン®）は，ヘパリン類薬剤と比較して出血の副作用が少ないとされるDIC治療薬です．

症例提示

症例：49歳，男性．

主訴 皮膚T細胞リンパ腫（CTCL）のため，ステロイド，局所放射線療法，インターフェロンγなどで加療されていた．骨髄浸潤が明らかとなったため化学療法開始されたものの，汎血球減少遷延し化学療法不応が疑われた．

経過 末梢血中に腫瘍細胞はみられないものの，幼若球や赤芽球が出現し，白赤芽球症を認めていた．骨髄所見でリンパ腫細胞とみられる細胞を8.3%認め，一部には血球貪食像がみられた．血小板数は $12.6 \times 10^4/mm^3$ と比較的保たれており，FDPは43.4 μg/mLと増加し，フィブリノゲン117 mg/dLと低下がみられ，プラスミン-プラスミンインヒビター複合体（PIC）8.1 μg/mLと増加しており，日本血栓止血学会DIC診断基準2017年度版における造血障害型のスコアで4点であった．線溶亢進が強い状態での化学療法施行によってDICが増悪してくることが予想され，抗凝固療法としてTM 380 U/kg/dayを開始し，翌日に前回とは異なるレジメで化学療法も開始した．TM開始後には線溶系マーカーは下降し，凝血学的異常は改善傾向にあった．ところが化学療法6日目に右下腿部の軟部組織内出血をきたし貧血が進行したため，TMの投与を中止した．翌日には線溶亢進状態の悪化がみられたため，抗凝固療法を出血副作用の少ないメシル酸ガベキセート25 mg/kg/dayで再開したが，皮膚からの出血が持続したため，化学療法10日目メシル酸ナファモスタット5 mg/kg/dayに変更したところ，速やかに止血した．その後もメシル酸ナファモスタットは継続しながら化学療法を継続した．

まとめ 本患者では化学療法中に出血症状が出現し，著しい線溶亢進を伴ったDICの増悪を認めたが，強い線溶抑制作用をもつメシル酸ナファモスタットが著効した．

Q ATRAがAPLのDICに有効なのは，なぜですか？

A APLに対しては，ビタミンA誘導体であるall-*trans* retinoic acid（ATRA）による分化誘導療法が行われるようになりました．これによって，白血病細胞を成熟顆粒球に分化させてDICを悪化させずに治療できるようになりました．前述のように，APLでは細胞表面にアネキシンIIを発現していますが，ATRAはAPL細胞のTFやアネキシンIIの発現を速やかに抑制することがわかってきました．またATRAは血管内皮細胞TMの発現を亢進させる作用をもっています[2]．

このような作用によって，ATRAはDICの抑制にはたらくことがわかってきています．ただし，APLは著しく線溶活性が亢進していますが，ATRAを使用する場合には急激に線溶活性が抑制されることから，トラネキサム酸などの他の抗線溶療法の併用は血栓症を誘発するため，行ってはいけません．

MEMO

●注意!

ATRA を APL に使用する場合には,トラネキサム酸(トランサミン®など)の併用は禁忌です.

[文　献]

1) 中川雅夫:本邦における播種性血管内凝固(DIC)の発症頻度・原因疾患に関する調査報告."厚生省特定疾患血液系疾患調査研究班血液凝固異常症分科会,平成10年度研究業績報告書" pp57-72,1999
2) Menell JS, Cesarman GM, Jacovina AT et al:Annexin II and bleeding in acute promyelocytic leukemia. N Engl J Med 340:994-1004, 1999
3) 日本血栓止血学会学術標準化委員会DIC部会:科学的根拠に基づいた感染症に伴うDIC治療のエキスパートコンセンサス.日血栓止血会誌 20:77-113, 2009
4) Saito H, Maruyama I, Shimazaki S et al:Efficacy and safety of recombinant human soluble thrombomodulin (ART-123) in disseminated intravascular coagulation:result of phase III, randomized, double-blind clinical trial. J Thromb Haemost 5:31-41, 2007
5) Matsushita T, Watanabe J, Honda G et al:Thrombomodulin alfa treatment in patients with acute promyelocytic leukemia and disseminated intravascular coagulation:A retrospective analysis of an open-label, multicenter, post-marketing surveillance study cohort. Thromb Res 133:772-781, 2014

Ⅷ章　基礎病態と治療

産科疾患

北海道大学大学院医学研究院専門医学系部門　生殖・発達医学分野産婦人科学教室　森川　守

point

- ▶ 分娩後は，容易に大量出血によるショックならびに産科DICに陥る．
- ▶ 適切な対応（速やかな抗ショック療法ならびに抗DIC療法）を行わないと，母体死亡に至る．
- ▶ 生命の危機的状況では，治療を優先しつつ，原因検索を行う．
- ▶ 濃厚赤血球液よりも，新鮮凍結血漿を優先的に多く投与することが救命率を上げる．
- ▶ 事前の救急部，麻酔科，放射線科の協力体制の構築が重要である．

Q 産科疾患に伴う産科DICの特徴は何ですか？

A 播種性血管内凝固症候群（disseminated intravascular coagulation：DIC）は，①大量出血に伴う「線溶亢進型DIC」と，②敗血症などに伴う「線溶抑制型DIC」の2つに分けることができます．

産科DICでは，①「線溶亢進型」が圧倒的に多いです．我が国の母体死亡の原因の第1位は，「産科危機的出血」（産後の大量出血など）で，約23％を占めます．わが国における産後出血量（羊水込み）の90パーセンタイル値は，単胎妊娠では経腟分娩で800 mL，帝王切開で1,600 mL，多胎妊娠では同1,500 mL，同2,300 mL，とされており，分娩後は容易に大量出血に陥ります．適切な対応（速やかな輸血療法など）を行わないと，止血機序が破綻し，さらなる大量出血が生じ，それが産科DICをさらに増悪させる，という「負のスパイラル」に陥り，最終的には母体死亡に至ります．母体死亡に至った産科危機的出血における初発症状出現から初回心停止までの時間は3〜6時間までが多く，30分以内は認めませんでした．この30分以内での初期対応が生死を分けます．具体的な対応法は「産科危機的出血への対応指針2017」[1]を参照してください．

なお，産科における②「線溶抑制型」の代表的な産科疾患は，劇症型A群溶連菌（GAS）感染症です．

表1　産科DICスコアの「基礎疾患」（点数）と各々に対する主な治療

基礎疾患		点数	主な治療
常位胎盤早期剥離	児生存	5	原則，急速遂娩をはかる．産科DICでは可及的速やかにDIC治療を行う．止血困難では子宮摘出を考慮する
	児死亡	4	
羊水塞栓症	急性肺性心	4	心停止では心肺蘇生を行う．低酸素にはマスクによる高濃度酸素投与を行うが，無効な場合には気道確保，人工呼吸を行う．低血圧には，人工膠質液やリンゲル液を輸液し，昇圧薬も併用する．出血には補液で無効なら輸血を行う．産科DICにはDIC治療を行う
	人工換気	3	
	補助呼吸	2	
	酸素療法	1	
DIC型後産期出血	低凝固	4	SI≧1.5以上，産科DICスコア≧8点となれば，産科危機的出血としてただちに輸血（FFP≧15単位，RBCとFFPの比を1:1以上，PCやAT製剤3,000単位）を開始する
	出血量2L以上	3	
	出血量1〜2L	1	
子癇		4	ジアゼパムで痙攣を抑制する．再発予防目的でMgSO₄を持続投与する．高血圧重症では降圧する
その他の基礎疾患		1	

SI：shock index, FFP：新鮮凍結血漿, RBC：濃厚赤血球液, PC：濃厚血小板液, AT：アンチトロンビン, MgSO₄：硫酸マグネシウム水和物

Q 常位胎盤早期剥離（早剥）に伴う産科DICの特徴と管理のポイントは何ですか？

単胎では0.6％，双胎では1.2％に認め，周産期死亡率は全分娩に比し10倍以上高率（11.9％ vs 0.8％）で，わが国における母体死亡197例の報告では6.6％（13例）が早剥かつDIC/出血性ショックによる死亡でした．

性器出血，子宮収縮，腹痛を訴えた妊婦では，常に早剥を疑い，経腹的超音波検査（所見がなくても除外診断できない）と胎児心拍数モニタリング（CTG）を行います．交通事故などの腹部外傷（特に子宮収縮を伴う場合）でも早剥が生じる場合があり，CTGの継続的監視（最低でも2〜4時間）を行います．

早剥の治療法は表1を参照してください．胎児死亡では，DICの評価・治療を行いながら，施設の産科DICへの対応能力と妊婦の状態などを考慮し，①オキシトシンなどの子宮収縮薬を用いた積極的な経腟分娩の促進を行う，②緊急帝王切開を行う，のどちらかを選択します．胎児生存では緊急帝王切開の施行を推奨しています．

Q 羊水塞栓症（AFE）に伴う産科DICの特徴と管理のポイントは何ですか？

AFEは「母体血中へ羊水の流入による肺毛細管の閉塞を原因とする肺高血圧症と，それによる呼吸循環障害」が病態とされていますが，

表2 羊水塞栓症の診断

最終診断	母体血清中の亜鉛コプロポルフィリン1（Zn-CP1）値ならびにSialyl Tn（STN）値を測定
	母体死亡例では，病理解剖による肺組織の病理組織検査
「臨床的羊水塞栓症」 （迅速性の観点から，Bensonらの臨床診断を基に作成）	以下の3つを満たす場合に「臨床的羊水塞栓症」と診断 ＊この診断基準はあくまで早期に治療を行うための臨床診断 ＊この基準を満たすもののなかには羊水塞栓症以外のものも含まれる可能性あり
	①妊娠中または分娩後12時間以内に発症した場合
	②以下に示した症状・疾患（1つまたはそれ以上でも可）に対して集中的な医学的治療が行われた場合 　A）心停止 　B）分娩後2時間以内の原因不明の大量出血1,500mL以上 　C）DIC 　D）呼吸不全
	③観察された所見や症状が他の疾患で説明できない場合

「羊水によるアナフィラキシー反応」である可能性が高いです．予後は非常に不良で，発症後短時間でショック，心停止，死亡に至る可能性が高く，我が国で剖検された193例の妊産婦死亡では，AFEが24.3％と第1位でした．

初発症状（胸痛，呼吸困難，血圧・意識低下）は，破水後の比較的早期に出現します．分娩前では，CTG上で突然の高度一過性徐脈の出現を認めます．その後，肺高血圧症，急性肺性心，左心不全，ショック，DIC，多臓器不全が出現し，母体死亡に至ります．治療が奏効しても，全身性炎症反応症候群（SIRS）や急性呼吸窮迫症候群（ARDS）による呼吸障害をひき起こすことがあります．また，分娩後2時間以内の子宮型AFE（原因不明の子宮弛緩とサラサラした非凝固性性器出血ならびにDIC）を伴うことも多いです．

AFEの診断法は**表2**を，治療法は表1を参照してください．なお，大量ステロイド療法や血漿交換が有効との報告もあります．

Q DIC型後産期出血に伴う産科DICの特徴と管理のポイントは何ですか？

A 産後の大量出血の原因として「4つのT（four T's）」が提唱されています[2]．①Tone（子宮収縮不良）70％，②Trauma（裂傷，血腫，子宮内反，子宮破裂）20％，③Tissue（胎盤・卵膜遺残，癒着胎盤）10％，④Thrombin（凝固異常）1％であり，特に死亡例では，Thrombin（凝固障害）の比率が高いとされています．

子宮収縮不良では，子宮収縮薬投与ならびに子宮双手圧迫法，あるいはガーゼないしバルーンタンポナーデ試験（Bakriバルーン™，15分）を施

行し，止血が得られない場合には，子宮動脈塞栓術や子宮摘出術の施行を考慮します[3]．DIC 型後産期出血の治療法は表 1 を参照してください．

子宮内反症に伴う産科 DIC の特徴と管理のポイントは何ですか？

子宮内反症は，子宮が内膜面を外方に反転した状態で，神経原性ならびに出血性ショックによる低血圧が特徴です．産科 DIC を伴いやすく，わが国では母体死亡が年 1〜2 例発生しています．胎盤娩出後の「胎盤遺残」，「筋腫分娩」などとの誤診が指摘されています．不十分な整復後に子宮収縮薬を投与すると再燃する可能性もあります．

抗ショック療法を開始し，並行して用手的子宮整復を試みます．子宮収縮薬を中止し，ニトログリセリン（1 回 60〜90μg，最大 100μg を緩徐に静注），塩酸リトドリン，セボフルレンなどで子宮を弛緩させた後，内反した子宮底を押し上げて整復します（Johnson 手技）．無効な場合には開腹での整復（Huntington 法，Haultain 法）を行い，整復後も子宮収縮不全であれば子宮全摘術を行います．

子宮破裂に伴う産科 DIC の特徴と管理のポイントは何ですか？

子宮破裂の発生頻度は，全妊娠の 0.02〜0.1％，子宮下部横切開の帝王切開既往妊婦では 0.5〜1％とされています．死亡率は母体で約 1〜2％，胎児で約 50〜80％と高率で，死亡原因は産科 DIC を伴う出血性ショックです．

診断は，超音波検査や CT，MRI で行います．分娩後に子宮収縮は良好で外出血は少ないのにショック症状を認めたら，腹腔内出血を伴う不全子宮破裂を疑います．下腹部痛以外に強い腰痛を伴う場合があります．

切迫子宮破裂徴候では，帝王切開による急速遂娩を行い，完全子宮破裂を回避します．抗ショック療法ならびに抗 DIC 療法を行いながら，完全子宮破裂では，速やかな帝王切開による児娩出と子宮全摘術または破裂部縫合術を，不全子宮破裂では血腫除去手術を行います．

前置癒着胎盤に伴う産科 DIC の特徴と管理のポイントは何ですか？

わが国の母体死亡 197 例の報告では，7 例（3.6％）が前置胎盤による死亡で，うち 4 例は癒着胎盤合併でした．

帝王切開時の出血量は，前置胎盤では非前置胎盤に比べ有意に多く，前置癒着胎盤では前置胎盤単独よりさらに増加し，前置癒着胎盤では帝王切開時の輸血が 14％に必要で，止血のために帝王切開と同時の緊急子宮摘出術施行が増加します．緊急子宮摘出術の平均出血量は 3,000〜5,000 mL で，施行例の 90％に輸血が必要であったとの報告もあります．適切な輸

血療法開始が必要です．

Q 子癇に伴う産科 DIC の特徴と管理のポイントは何ですか？

A 子癇では，妊娠高血圧腎症と同様の病態を有し，血液濃縮が生じやすく凝固・線溶系の異常が生じます．また，子癇では早剥（10％）や HELLP 症候群（7〜28％）を高率に合併し，しばしば分娩時に大量出血を伴い，産科 DIC（6％）が生じます．

子癇では，脳卒中（脳出血・脳梗塞）との鑑別が必要です．わが国における母体死亡の原因の第 2 位が脳出血，脳梗塞です．確定診断には画像診断が必要で，CT が有用です．なお，検査室への移動中や検査室内での心停止のリスクがあれば画像診断は見送り，治療を優先します．子癇の治療法は，表 1 を参照してください．子癇は再燃しやすいので，痙攣の抑制ができたら，速やかな急速遂娩の施行を考慮します．

Q 産後大量出血に伴う産科 DIC 管理のピットフォールは何ですか？

A 通常の出血量計測では，「床，シート，病衣への出血分が計測に含まれていない」ために，真の出血量の半分程度しか推定できないとされています．また，「計測された出血量には羊水量が含まれ，実際の出血量はもっと少ないはず」と，出血量が少なく見積もられやすいです．そのため，輸血開始遅延や輸血量不足が生じ，産科 DIC を悪化させます．

Q 妊産褥婦の劇症型 GAS 感染症に伴う産科 DIC の管理のポイントは何ですか？

A 妊産褥婦の劇症型 GAS 感染症では，敗血症から DIC ならびに多臓器不全が起こり，母体死亡率（60〜70％）が非常に高く，発症後数時間〜数日以内に死亡に至ります．また，胎児死亡（50〜60％）ならびに子宮収縮抑制困難（70〜80％）に陥る確率も非常に高いです．筋肉痛を伴う発熱，嘔吐ならびに強烈な子宮収縮では，咽頭の迅速 GAS 検査を行い，陽性であれば，速やかなペニシリン系抗菌薬の全身投与の開始が重要です．

症例提示

子宮内膜ポリープ除去術既往のある，生殖補助医療（体外受精）後の妊婦が，近医での無痛分娩管理の分娩第 2 期で，分娩遷延のため吸引分娩ならびにクリステレル胎児圧出法を施行され，22 時過ぎに経腟分娩に至った．胎盤娩出後，会陰裂傷縫合中に弛緩出血となり，子宮収縮薬投与ならびにガーゼパッキングに反応なく，ショック状態となり，前

医で濃厚赤血球液4単位を輸血しながら，当院へ母体救急搬送となり23時30分ごろショック状態（血圧78/37mmHg，脈拍111回/min，ショックインデックス1.42）のまま到着した．到着までに約3,000mL以上出血した．子宮破裂，子宮内反症，頸管裂傷，胎盤遺残などはなく，弛緩出血と判断した．産科DICスコアは15点だった．当院救急部と協力し，抗ショック療法ならびに抗DIC療法を行いながら，バルーンタンポナーデ試験（Bakriバルーン，15分）を施行した．出血は減少したが完全な止血が得られなかったため，抗ショック療法ならびに抗DIC療法を継続しながら，子宮摘出の同意も得たうえで，0時30分ごろ放射線診断科IVRチームに依頼し，1時ごろから子宮動脈塞栓術を施行した．子宮筋層が一部欠損し，動脈から子宮腔内に噴出する血流を認め，一時的塞栓物質を用いfeeding arteryを閉塞し止血し2時30分ごろに終了した．その後，子宮収縮薬の精密持続投与ならびにBakriバルーンによるバルーンパッキングを行い，12時間後に止血を確認したため，内腸骨動脈内に膨らませずに留置しておいたオクルージョン用バルーンを抜去し，経過観察とした．総出血量は5,000mLを超えた．最終的に濃厚赤血球液18単位，新鮮凍結血漿14単位，濃厚血小板液20単位，フィブリノゲン製剤3g，アンチトロンビン製剤4,500単位の投与を行った．その後，再出血はなく産後5日目に退院となった．

MEMO

重症な産科DICに陥ると産科医のみでは対応困難です．米国産婦人科学会は，母体死亡を回避するためには，産科医，小児科医（新生児科医），麻酔科医，放射線科医が30分以内の帝王切開施行と大量出血に伴う出血性ショックならびに産科DICに24時間体制で対応できる環境整備が必要で，普段から良好なコミュニケーションを構築し，ハイリスク妊婦に関しては合同カンファレンスを開催することも肝要であると述べています[4]．

まとめ

母体死亡をさらに減らすためには，「産科危機的出血」（産後の大量出血など）への対応が重要です．産科DICの早期診断・治療とともに，産科DICの発症予防も求められます．

[文 献]

1）日本産科婦人科学会 他：産科危機的出血への対応指針2017.
　　URL：http://www.jaog.or.jp/all/letter_161222.pdf
2）Leduc D, Senikas V, Lalonde AB et al：Active management of the third stage of labour：prevention and treatment of postpartum hemorrhage. J Obstet Gynaecol Can 31：980-993, 2009
3）日本産婦人科医会 妊産婦死亡症例検討評価委員会：「産科危機的出血への対応プロトコール」母体安全への提言2013. vol 4，2013年8月
　　http://www.jaog.or.jp/medical/ikai/project03/PDF/botai_2013.pdf
4）ACOG Committee on Obstetric Practice：ACOG committee opinion No. 433：optimal goals for anesthesia care in obstetrics. Obstet Gynecol 113：1197-1199, 2009

Ⅷ章 基礎病態と治療

新生児

鹿児島市立病院 総合周産期母子医療センター 新生児内科 　茨　　聡
(いばら　さとし)

point

- ▶ 新生児は，凝固線溶系因子が十分でないので，容易にDICに陥りやすい．
- ▶ 新生児DICは，双胎間輸血症候群，重症新生児仮死にみられる線溶亢進タイプと，周産期感染症に伴う線溶抑制タイプに大別される．
- ▶ 重症敗血症に伴うDICでは，ECMOやCHDF，PMX療法などの体外循環によるサポートが必要となる症例がある．
- ▶ 新生児DICでは，FFPと血小板輸血のほかに，アンチトロンビンⅢ（AT-Ⅲ）製剤，リコンビナントトロンボモジュリン（rTM）製剤の早めの投与が重要である．

　新生児は，血液凝固線溶系も未成熟であり，低酸素症，アシドーシス，周産期感染症などの播種性血管内凝固症候群（disseminated intravascular coagulation：DIC）を発症する病態を合併しやすいです．そのために，注意深く観察し，その早期発見と早期治療が重要となります．

Q 病態について教えてください

A ■ 新生児がDICに陥りやすい要因

　新生児期は，肝機能が未成熟なため，血中蛋白濃度も成人に比べ低値ですが，血液凝固因子も低値であり，特にビタミンK依存性因子である第Ⅱ，Ⅶ，Ⅸ，Ⅹ因子は低値であり，フィブリノゲンも低値です．一方で血液凝固の制御因子であるアンチトロンビン（AT），プロテインC（PC），プロテインS（PS），ヘパリンコファクターⅡなども低値であり[1～5]，その傾向は，早期産児で顕著です．

　以上から，一度，種々の原因から凝固系の活性化が生じると，過凝固の状態が進行して播種性の微小血栓形成が多臓器で起こり，多臓器不全を生じるのです．また，微小血栓形成により，血小板の減少と凝固因子の消費亢進が起こり，出血傾向を伴うDICに陥ってしまう傾向があります（図1）[1]．

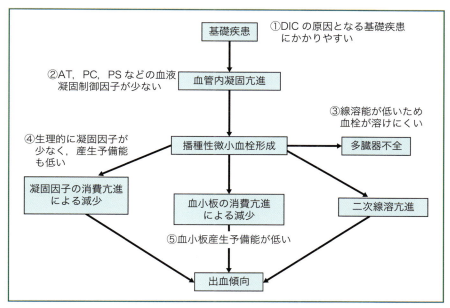

図1 新生児がDICにかかりやすい要因 （文献1より引用）

■ DICをきたす基礎疾患とその病態生理

DICの基本病態は，基礎疾患を有し，そのために血管内凝固亢進をきたすことにより，全身性に播種性の微小血栓形成が生じ，多臓器不全に陥るとともに，血小板や凝固因子が消費され，また，プラスミンの産生などの二次線溶亢進が加わって出血傾向を呈する症候群です．

血管内凝固の亢進には，急性前骨髄球性白血病のように腫瘍細胞から大量に組織因子（tissue factor：TF）が放出される場合と，血管内皮細胞の傷害により血管に存在するTFが放出され，Ⅶ因子が活性化される場合に大別されます．

a）線溶系亢進タイプ

新生児におけるDICの基礎疾患で大量のTFが関与しているものとして，一絨毛膜性双胎で一児死亡の場合，死亡した胎児から大量のTFが，吻合血管を介して生児に流入する場合があり，血管内皮細胞傷害から生じるものに，低酸素症，アシドーシスによる重症新生児仮死症例が考えられます．これらの場合，感染症が合併していない場合は，PAI（plasminogen activator inhibitor）-1が上昇していないので，二次線溶が亢進して，出血症状が顕著になります．

b）線溶系抑制タイプ

近年，成人領域では，敗血症は，感染による全身性炎症反応症候群（systemic inflammatory response syndrome：SIRS）としてとらえられ，菌血症の存在よりも生体側の反応が重視されています．周産期においても，子宮内感染からの新生児敗血症が頻度的に多く，胎児炎症反応症候群（fetal inflammatory response syndrome：FIRS*)6) として認識されています．

敗血症性ショックの病態として，グラム陰性菌（エンドトキシン）やグラム陽性菌（ペプチドグリカン）の関与が考えられています．敗血症性ショックの初期は，末梢血管が拡張するのが特徴で，その時期の皮膚色は赤みを帯び，一般に warm shock と呼ばれます．その状態にひき続き，末梢血管の収縮，毛細血管の透過性の亢進による血管内の循環血液量の減少，心臓，腎臓，肺，肝臓の機能障害を生じるのが特徴です．

その周産期における起炎菌は，頻度的には B 群レンサ球菌（Group B Streptococcus：GBS）および大腸菌が重要です．

単球および血小板の膜に存在する Toll like receptor（TLR）にエンドトキシンやペプチドグリカンが結合することにより，血管拡張作用を有する

* **FIRS**：院内感染に伴う高サイトカイン血症で，慢性肺疾患（CLD），脳室内出血（IVH），脳室周囲白質軟化症（PVL），限局性腸穿孔（FIP），壊死性腸炎（NEC）を合併します．

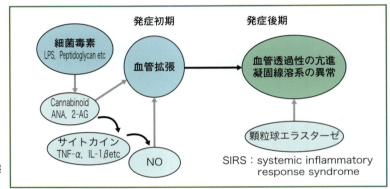

図2　敗血症性ショックの病態生理

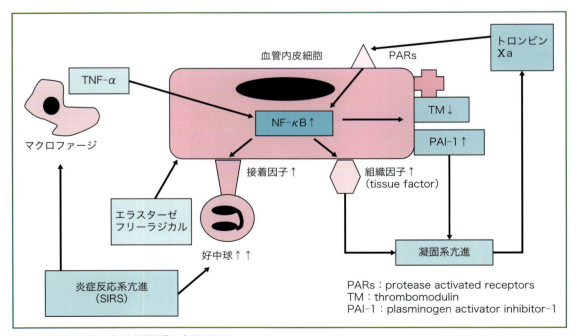

図3　炎症反応と血液凝固系の相互作用

内因性マリファナであるカンナビノイド（アナンダマイド，2-AG）が放出され，最初の血管拡張を惹起し，次いで，サイトカイン（IL-1β，TNF-α）が誘導され，これらのサイトカインがNO合成酵素を誘導し，NOにより血管拡張が増強されるのが，warm shockの病態であると考えられています[7]（図2）.

また，次の段階では，好中球のエラスターゼによる血管内皮傷害により血漿成分の血管外の漏出が生じるので，輸液をしても循環血液量の不足と浮腫を生じます．また，血管内皮からの組織因子の発現による凝固亢進と，その際産生されたトロンビンがPARs（protease activated receptors）に結合して，トロンボモジュリン（thrombomodulin：TM）の産生低下，PAI-1の産生亢進を誘導することから凝固亢進の状態になり，全身性に血管内血栓を生じ，多臓器不全をひき起こすと考えられています（図3）.

Q 診断について教えてください

A ■ 臨床症状

播種性微小血栓形成による多臓器不全（乏尿，呼吸障害，肝機能不全，痙攣など）と出血症状（皮膚粘膜出血，皮下出血，頭蓋内出血，肺出血，消化管内出血，副腎出血など）が認められます．敗血症に伴うDICの場合は，前述のようにPAI-1が上昇するために，出血症状が出現しないことが多いです.

■ 検査所見と診断基準

新生児，特に早産児では，循環血液量が少ないために，微量採血でも可能な検査が用いられることが多いです．また，症状の経過が早いために，時間を要する検査は適していないため，これまで報告されている診断基準[1]は，血小板数，フィブリノゲン，フィブリノゲン分解産物〔FDP（Dダイマー）〕を使用しています．早産児では，過剰診断になりやすいので，体重1,500gで診断基準を区別しているのが特徴です.

今後，PAI-1のような検査を加えた診断基準が作成される可能性があります.

Q 治療について教えてください

A 新生児DICの進行は速く，多臓器不全が出現してからの治療では，時機を逸してしまうので，基礎疾患を有する場合は，血小板数，フィブリノゲン，PT-INR，FDP（Dダイマー）を検査して，異常を認める場合は早めに治療を始めるのが重要です．また，TAT，FM，SFMCも参考にします.

■ 基礎疾患の治療と全身管理

　低酸素症やアシドーシスは，呼吸循環管理を適切に行って是正します．また，敗血症の場合は，感染に対する治療が優先されます．外科的な感染巣除去が可能であれば行います．新生児の菌血症の場合，グラム陰性菌が多いですが，GBSのようにグラム陽性菌の可能性もあるので，GBSに対するABPC（アンピシリン）とグラム陰性菌に対するアミノ配糖体の投与を行います．敗血症ショックでは，血管透過性が亢進するので，浮腫を認めても，中心静脈圧（central venous pressure：CVP）を測定して循環血液量を維持するために輸液を行います．また，血中膠質浸透圧を維持するために，アルブミン投与を行い，心収縮力と末梢血管抵抗の上昇を目的にドーパミンやエピネフリンの投与を行います．酸素消費量を抑えるために，フェンタネストを用いて，鎮静，鎮痛を行いながら，人工換気を行います．肺炎などで酸素化が非常に悪化した場合は，成熟児であれば膜型人工肺を用いた体外循環による呼吸循環補助（extracorporeal membrane oxygenation：ECMO）にて，呼吸循環補助を行います．

　また，持続血液濾過透析（continuous hemodiafiltration：CHDF）にてサイトカイン除去と除水による血中膠質浸透圧の上昇による肺浮腫や皮下浮腫の改善をはかり，さらに，エンドトキシンやカンナビノイドを吸着できるPMX（ポリミキシンBを固定化したカラム）吸着療法を行い，血圧の上昇と血管内皮細胞傷害の進展阻害をはかります．

■ 抗凝固療法

a）アンチトロンビンⅢ（AT-Ⅲ）濃縮製剤

　アンチトロンビンは，第Ⅻa，Ⅺa，Ⅸa，Ⅹa，Ⅱa（トロンビン），カリクレイン，プラスミンなどの各種セリンプロテアーゼを阻害します．特にトロンビンとⅩaに対する阻害作用が強く，血漿中の抗トロンビン作用の大部分を占めます．ヘパリンにより反応が著しく加速するので，ヘパリンとの併用には注意を要します．またアンチトロンビンは，血管内皮細胞表面のヘパリン様物質と相互作用し，血管内皮のPGI$_2$産生を促進し，産生されたPGI$_2$が，活性化好中球の抑制，サイトカイン（TNF-α）産生抑制，活性化白血球の血管内皮への粘着抑制を惹起すると考えられており，敗血症に伴うDICには，特に有効であると考えられます．しかしながら，ヘパリンとの併用でこのような作用が消失するとも報告されています[8]．

　　［処方例］AT-Ⅲ濃度を80％以上に維持するように，AT-Ⅲ濃縮製剤60
　　　　　　単位以上/kg/dayを5日間静注する．

b）ヘパリン

　ヘパリンそのものには抗凝固作用はなく，アンチトロンビンの作用を促進（約1,000倍）することにより，その作用が発揮されます．投与は，アンチトロンビンが優先され，また，その投与により出血症状が増強することがあるので，その投与には慎重である必要があります．

[処方例] 活性化トロンボプラスチン時間（APTT）をコントロールの2倍以下に延長させる程度に，5～15単位/kg/hrで持続静注する．

c) リコンビナントトロンボモジュリン（rTM）

トロンビンと結合し，PCを活性型PCに変化させて，PSとともに，第Va，Ⅷa因子を阻害する作用と血管内皮保護作用を有するために，その効果が期待されている治療法です．

[処方例] rTM製剤を，380単位/kg/dayを30分以上かけて静注する[9]．

d) 合成プロテアーゼ阻害薬

アンチトロンビン非依存性に，トロンビン，第Xa因子などの凝固因子，プラスミンおよび補体などを阻害する作用を有しており，メシル酸ガベキサート（エフオーワイ®），メシル酸ナファモスタット（フサン®）が開発されています．さらに，DICにおいて重要な活性化好中球の血管内皮細胞傷害に対しても，活性酸素産生抑制，エラスターゼ放出抑制，TNF-α産生抑制の作用を有します．

[処方例] メシル酸ガベキサート（エフオーワイ®）1～2 mg/kg/hr，メシル酸ナファモスタット（フサン®）0.06～0.2 mg/kg/hrで，持続静注する．

■ 補充療法

凝固因子や血小板が極端に低下した場合は，補充療法を行います．血小板5万/μL以上，フィブリノゲン100 mg/dL以上を維持するように補充療法を行います．

[文 献]

1) 白幡 聰，白川嘉継：新生児のDIC．日血栓止血会誌 17：245-253, 2006
2) 椎木みどり，有吉宣明，中村外士雄 他：新生児の凝固・線溶阻止因子の動態．臨血 32：758-765, 1991
3) 下野昌幸，浦野 元，高尾伸也 他：新生児期のプロテインCとプロテインSの動態—ビタミンK投与例での検討．日新生児会誌 26：503-510, 1990
4) 白川嘉継，中村外士雄，白幡 聰 他：新生児期の血漿ヘパリンコファクターⅡ値．日新生児会誌 26：727-731, 1990
5) Tay SP, Cheong SK, Boo NY：Circulating tissue factor, tissue factor pathway inhibitor and D-dimer in umbilical cord blood of normal term neonates and adult plasma. Blood Coagul Fibrinolysis 14：125-129, 2003
6) Gomez R, Romero R, Ghezzi F et al：The fetal inflammatory response syndrome. Am J Obstet Gynecol 179：194-202, 1998
7) 丸山征郎：DIC発現の新規メディエーターと臨床への応用を探る．"DIC治療の新たなるストラテジー"丸藤 哲 編．先端医学社，pp31-35, 2004
8) 岡嶋研二：DICおよび重症感染症のアンチトロンビンⅢ濃縮製剤による治療．Biomed Perspect 2：75-82, 1993
9) 丸山征郎，鈴木宏治：血管内皮細胞の抗血栓分子トロンボモデュリン（TM）による循環維持機構の解明と遺伝子組み換えTMによる血栓制御の臨床展開．最新医 64：264-289, 2009

好評発売中

救急・集中治療
Vol 29 No 9・10 2017

エキスパートに学ぶ
呼吸管理のすべて

特集編集　大塚　将秀

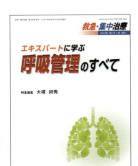

B5判／本文164頁
定価（本体4,600円＋税）
ISBN978-4-88378-552-0

目　次

- ●Introduction
  - ・呼吸管理とは何か
- ●Guidelines Now—海外と日本のガイドラインの現況—
  - ・呼吸療法に関する国内外のガイドライン

ビギナーズ編
- ●Case study
  - ・健常成人の市中肺炎
  - ・慢性閉塞性肺疾患（COPD）の急性増悪
- ●Q & A
  - ・呼吸不全と身体所見
  - ・酸素療法
  - ・Nasal High-Flow Therapy と
    Non-Invasive Positive Pressure Ventilation（NPPV）
  - ・気道確保法
  - ・加温と加湿
  - ・換気モード

- ・換気モード設定— Do and Don't —
- ・肺保護戦略
- ・鎮痛・鎮静・せん妄管理
- ・人工呼吸からのウィーニングと抜管

アドバンス編
—重症呼吸不全治療をワンランクアップさせるために—
- ・栄養管理
- ・Ventilator Associated Event（VAE）対策と
  その他の管理
- ・呼吸理学療法と早期離床
- ・人工呼吸法の限界とほかの治療法
- ・Post-Intensive Care Syndrome（PICS）

トピックス編—その常識は正しいか？—
- ・人工呼吸中は筋弛緩薬を投与しない
  —その常識は正しいか？—
- ・高度の酸素化障害では腹臥位療法を行う
  —その常識は正しいか？—

総合医学社　〒101-0061　東京都千代田区神田三崎町1-1-4
TEL 03(3219)2920　FAX 03(3219)0410　http://www.sogo-igaku.co.jp

IX 治療薬

基礎疾患の治療と補充療法 ……………………………………… 342
ヘパリン・低分子ヘパリン ……………………………………… 349
ヘパリン類似物質 ………………………………………………… 354
合成プロテアーゼインヒビター ………………………………… 360
アンチトロンビン ………………………………………………… 366
可溶性トロンボモジュリン（内科） …………………………… 372
可溶性トロンボモジュリン（外科） …………………………… 378
抗線溶薬（内科系） ……………………………………………… 384
抗線溶薬（外科系） ……………………………………………… 390

IX章 治療薬

基礎疾患の治療と補充療法

金沢大学医薬保健研究域保健学系 病態検査学　森下英理子

point

- ▶ DICの治療では，まずは基礎疾患の治療が必須であり，優先されるべきものである．
- ▶ DIC治療の補充療法の目的は，血漿因子の欠乏や血小板減少による出血傾向の改善のために，凝固因子（FFP）や血小板（PC）を補充することである．
- ▶ 通常，FFPは1回400〜500 mLを，必要あれば経日的に繰返し投与する．
- ▶ 通常，PCは10〜15単位を，必要あれば経日的に繰返し投与する．

Q DICを合併する基礎疾患は何ですか？

A 播種性血管内凝固症候群（disseminated intravascular coaglation：DIC）には必ず基礎疾患が存在します．図1に，平成21年日本血栓止血学会学術標準化委員会DIC部会が行った172施設，1,843例を対象とした全国規模DIC疫学調査結果を示します．最も症例数が多い基礎疾患は，もちろん感染症（34%：うち敗血症19%）です．次に造血器悪性腫瘍（28%），固形がん（14%）と，続きます．

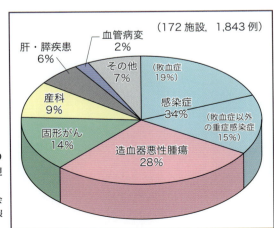

図1 DIC症例の基礎疾患の割合（平成21年度全国規模DIC疫学調査）
（平成22年日本血栓止血学会学術標準化委員会DIC部会報告より）

表1 DIC 合併頻度の高い基礎疾患（平成21年度全国規模 DIC 疫学調査）

基礎疾患名	DIC（人）	基礎疾患数（人）	発症頻度（%）
APL	63	93	67.7
AMoL	16	36	44.4
劇症肝炎	8	22	36.4
弛緩出血	26	93	28.0
CML	11	41	26.8
常位胎盤早期剝離	31	118	26.3
敗血症	302	1,277	23.6
AML	122	570	21.4
外傷	7	34	20.6
ALL	48	249	19.3
ARDS	30	175	17.1
腹膜炎	20	129	15.5
AMMoL	11	75	14.7
前置胎盤	3	22	13.6
ショック	78	748	10.4
MDS	20	228	8.8
急性膵炎	30	360	8.3
急性肝炎	9	118	7.6
MM	23	370	6.2
NHL	111	2,049	5.4

CML：慢性骨髄性白血病，AML：急性骨髄性白血病，ALL：急性骨リンパ性白血病，
ARDS：急性呼吸促迫症候群，AMMoL：急性骨髄単球性白血病，MDS：骨髄異形成症候群，
MM：多発性骨髄腫，NHL：非ホジキンリンパ腫

（平成22年日本血栓止血学会学術標準化委員会 DIC 部会報告）

　感染症，特に敗血症は DIC の基礎疾患として症例数も多く，極めて重要ですが，DIC 合併頻度の高い基礎疾患，つまり DIC を合併しやすい基礎疾患のトップは，急性前骨髄性白血病（acute promyelocytic leukemia：APL）です（**表1**）．APL では，約7割弱の症例で DIC を合併しており，際立っています．2番目も，急性単球性白血病（acute monocytic leukemia：AMoL）であり，造血器悪性腫瘍（特に白血病）は，DIC を合併しやすいことを認識しておく必要があります．

DIC における基礎疾患の治療について教えてください

DIC には上記したような基礎疾患が必ず存在するので，DIC の治療を行う際には「基礎疾患の治療」が必須であり，まず最初に優先す

べきことです．実際に臨床現場では，産科的 DIC 症例において原因の除去後に速やかに DIC が改善することや，急性白血病で原疾患の治療と輸血治療のみで出血の合併症を認めずに DIC が改善することを経験します．また，敗血症に合併する DIC では，抗菌薬の投与は最も重要であることはいうまでもありません．

個々の基礎疾患における DIC 治療は，「Ⅷ．基礎病態と治療」の章を参考にしてください．

Q DIC における補充療法の目的は何でしょうか？

A 通常 DIC の治療は，基礎疾患の治療と抗凝固療法の実施を前提としていますが，血漿因子の欠乏や血小板減少による病態改善のために，凝固因子や血小板を補充することにより，止血の促進効果を得ることを目的とします．

補充療法には，新鮮凍結血漿（fresh frozen plasma：FFP）と濃厚血小板製剤（platelet concentrate：PC）の投与があります．欧米では FFP や PC の輸注だけではコントロールできないような大量出血の場合に，クレオプレシピテートやフィブリノゲン（fibrinogen：Fbg）製剤，プロトロンビン複合体製剤（prothrombin complex concentrate：PCC）の輸注が推奨されていますが，日本では保険適用がありません．

Q DIC における FFP 投与の適応について教えてください

A FFP には，200 mL 全血献血由来の FFP-LR「日赤」120（120 mL）と，400 mL 全血献血由来の FFP-LR「日赤」240（240 mL），FFP-LR「日赤」480（480 mL）があります．

厚生労働省による「血液製剤による使用指針」[1]によると，FFP 投与の基本方針は，血漿因子の欠乏による病態の改善を目的としており，特に凝固因子を補充することにより，止血の促進効果（治療的投与）をもたらすことです．出血の予防のための補充療法は適応になりません．

特に，出血症状が前面に現れる産科的 DIC においては，FFP の投与が最優先で行われます．FFP には，凝固因子とともに凝固・線溶阻止因子（アンチトロンビン，プロテイン C，プロテイン S，α_2 プラスミンインヒビターなど）が含まれており，DIC では消費性凝固障害や血管透過性の亢進，肝障害による蛋白合成の低下などにより血漿因子が低下しますので，これらの因子を同時補給することも，目的の一つです．一方，アンチトロンビン活性が低下し補充する必要がある場合は，FFP より安全かつ効果的なアンチトロンビン製剤の使用を考慮します[2]．

凝固因子の補充に際してのトリガーとなる検査値は何でしょうか？

プロトロンビン時間（prothromblin time：PT），活性化プロトロンビン時間（activated partial thromboplastin time：APTT），フィブリノゲン値を測定し，以下のいずれかの場合，FFPの適応となります．

①PT延長：国際標準比率（international normalized ratio：INR）2.0以上，またはPT活性30％以下．

②APTT延長：各医療機関における基準の上限の2倍以上，または25％以下．

③低Fbg血症：血中Fbg値150 mg/dL以下，またはこれ以下に進展する危険性がある場合．

FFPの投与量はどのくらいですか？

生理的な止血効果を期待するための凝固因子の最少の血中活性値は，正常値の20～30％程度です．また，それぞれ凝固因子によって生体内半減期あるいは回収率が異なります．

FFP投与量の算定式を下記に示します．

循環血漿量（mL）×（凝固因子の目標値－実測値）(％)/100

体重1 kgあたりの循環血漿量を40 mL/kg［70 mL×（1－Ht/100％）］とすると，凝固因子の血中レベルを約20～30％上昇させるのに必要なFFP量（血中回収率を100％とする）は8～12 mL/kgとなり，体重50 kgの場合は，400～600 mLを輸注すればよいことになります．

実際，DIC症例では，消費性凝固障害により，生体内での凝固因子の半減期の短縮や回収率の低下を認めるので，投与前後のPTやAPTTなどの検査データや臨床症状などを注意深く観察しながら，投与量を決定する必要があります．通常，1回FFP 400～500 mL程度を，必要あれば経日的に繰返し投与します．

FFP融解後の安定はどれくらいですか？

「科学的根拠に基づいた新鮮凍結血漿（FFP）の使用ガイドライン」[2]によると，少なくとも融解後24時間以内の凝固因子の安定性は問題なく，第Ⅷ因子などを除いては，24時間を超過しても臨床的に使用可能であると考えられています．

Q FFP使用上の注意点[1]を教えてください

A
①感染症の伝搬
②クエン酸中毒（低カルシウム血症）：大量投与時
③輸血関連循環過負荷：過量輸血による量負荷，あるいは急速投与による速度不可時
④ナトリウム負荷：全血採血由来製剤は，血液保存液としてCPD液を用いているため，400 mL全血採血由来製剤（容量約240 mL）では，約0.9 g（38 mEq）のナトリウムが負荷されること

以上を念頭におく必要がある．

Q DICにおけるPC投与の適応について教えてください

A 厚生労働省による「血液製剤の使用指針」[1]によると，PC投与の目的は，血小板数の減少または機能異常により，重篤な出血ないし出血の予測される病態に対して，血小板成分を補充することにより，止血をはかり（治療的投与），または出血を防止すること（予防的投与），となっています．

出血傾向の強く現れる可能性のあるDIC（基礎疾患が白血病，がん，産科的疾患，重症感染症など）で，血小板数が急速に5万/μL未満へと低下し，出血症状を認める場合には，血小板輸血を考慮します．なお，微小血栓による臓器症状が強く現れるDICでは，血小板輸血には慎重であるべきです．

一方，出血症状のない慢性DICについては，血小板輸血の適応はありません．

Q PCの投与量はどのくらいですか？

A 患者の血小板数，循環血液量，重症度などから，目的とする血小板数の上昇に必要とされる投与量を決めます．PCを投与すると1/3は脾臓で捕捉され破壊されてしまいます．したがって，予測血小板増加数（/μL）は，

$$\frac{輸血血小板総数}{循環血液量（mL）\times 10^3} \times \frac{2}{3}$$

で概算できます．

PC 10単位には，2×10^{11}個以上の血小板が含まれているので，体重1 kgあたりの循環血液量を70 mL/kgとすると，PCを10単位を体重60 kgの患者（循環血液量：70 mL×60 kg＝4,200 mL）に輸血した場合の予測血小板増加数（/μL）は，3.2万/μLの増加が期待できるわけです．

血小板の生体内での半減期は約3〜5日であり，通常は1回10〜15単位を，必要があれば経日的に投与します．実際にDICのときは，消費性凝固障害のため半減期が短縮しており，投与量や投与回数が増える場合が多くなります．

症例提示

症　例：37歳，女性（図2）

主　訴　過多月経．

既往歴　特になし．

現病歴　生来健康であったが，労作時に増強する動悸を自覚するようになった．次第に，歯肉出血，37℃台の発熱をきたすようになり，月経の出血も多かったため，近医婦人科を受診，精査加療目的にて入院となる．

検査所見　WBC 800/μL（前骨髄球 10.0%，分節好中球 15.0%，単球 5.0%，リンパ球 70.0%），RBC 273万/μL，Hb 9.1g/dL，Ht 27.5%，Plt 5.9万/μL，凝固：PT 17.0秒（＜11.8秒），PT-INR 1.4，APTT＞240秒，FDP 78.8mg/mL，Fbg 59mg/dL，トロンビン・アンチトロンビン複合体（TAT）27.2ng/mL，プラスミン・プラスミンインヒビター複合体（PIC）12.1mg/mL，骨髄検査：ファゴット細胞あり，骨髄染色体検査：46XX，t（15；17）（q22；q12）．

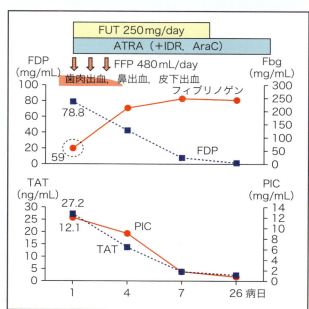

図2　APLに合併したDIC症例の臨床経過
FUT：メシル酸ナファモスタット，ATRA：all-*trans* retinoic acid，IDR：イダルビシン，TAT：トロンビン・アンチトロンビン複合体，PIC：プラスミン・プラスミンインヒビター複合体

診断および経過

以上の検査所見より，線溶活性化が顕著な DIC を合併した APL と診断した．APL の基礎疾患に対して all-*trans* retinoic acid（ATRA）治療を開始し，抗凝固・抗線溶療法としてメシル酸ナファモスタット（フサン®）を投与，出血傾向を認め Fbg 著減していたため，FFP 480 mL を連日 3 日間輸注したところ，DIC は改善し 4 日目より出血傾向も消失した．

[文 献]
1) 厚生労働省医薬・生活衛生局：血液製剤の使用指針．平成 30 年 3 月
2) 日本血栓止血学会学術標準化委員会 DIC 部会：科学的根拠に基づいた感染症に伴う DIC 治療のエキスパートコンセンサス．日本血栓止血学会誌 20：77-113, 2009

IX章　治療薬

ヘパリン・低分子ヘパリン

兵庫医科大学 血液内科　日笠 聡　徳川多津子　澤田暁宏

point

- ヘパリンは，アンチトロンビンと結合して，その活性を1,000倍以上に増強し，主にトロンビンと第Xa因子を阻害する．
- 未分画ヘパリン（UFH）は，抗凝固活性や薬物動態が不均一なため，効果を活性化部分トロンボプラスチン時間（APTT）でモニターする必要がある．
- 低分子ヘパリン（LMWH）は，UFHに比較し，抗Xa活性が強く，逆に抗トロンビン活性は弱いため，APTTにほとんど影響を与えない．また，抗凝固活性のばらつきが少なく，出血性副作用も少ない．
- LMWHは，UFHよりも血小板との相互作用が弱いため，ヘパリン起因性血小板減少症のリスクが少ない．
- DICに対して，UFHは5〜10単位/kg/hr，LMWHは75抗Xa活性/kg/dayの持続点滴静注が推奨されている．
- 「科学的根拠に基づいた感染症に伴うDIC治療のエキスパートコンセンサス」では，感染症に伴うDICに対して，UFHは推奨度（C），LMWHは推奨度（B2）とされている．

Q ヘパリン（未分画ヘパリン）と低分子ヘパリンの特徴は？

A ヘパリンは，ウロン酸とヘキソサミンの2つの糖鎖の繰り返し構造（1-4グリコシド結合）を基本骨格にもつグリコサミノグリカンで，哺乳動物の肝，心臓，肺，腎，小腸など種々の臓器に存在しています．現在使用されているヘパリンは，通常ブタ小腸粘膜あるいはウシ肺から精製されています[1]．

　ヘパリンそのものには抗凝固活性はなく，アンチトロンビン（AT）と結合して，その活性を1,000倍以上増強します．ヘパリン-AT複合体は，トロンビン，FIXa，FXa，FXIa，FXIIaなどを阻害し，抗凝固活性を発現しますが，特にトロンビンと第Xa因子への反応性が高いです[2]．

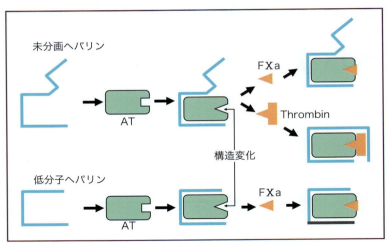

図1 未分画ヘパリンと低分子ヘパリンのAT依存性抗Xa因子活性・抗トロンビン活性の違い
第Xa因子阻害のためには，ヘパリンのATへの結合で十分であるが，トロンビン阻害には17個（分子量5.4 kDa）以上の糖鎖をもつヘパリン分子が，ATとトロンビンの両者へ結合する必要がある．
（文献5を参照して作成）

　未分画ヘパリン（unfractionated heparin：UFH）の分子量は3,000～300,000と幅広く，AT高親和性構造をもつ成分はUFH製剤の1/3です[3]．また，高分子量のものは，低分子量のものに比べ急速に排泄されるため，半減期は約40分と短くなります．さらに，UFHは多くの血漿蛋白と非特異的に結合するうえ，血小板，マクロファージ，血管内皮細胞との相互作用ももつことから[4]，抗凝固活性や薬物動態が不均一となります．このため，効果を活性化部分トロンボプラスチン時間（APTT）でモニターする必要があります．

　低分子ヘパリン（low-molecular weight heparin：LMWH）は，UFHの化学的あるいは酵素的分解によって製造され，平均分子量が1,000～10,000とUFHに比較し均一です．LMWHは，UFHに比較し抗Xa活性が強く，逆に抗トロンビン活性は弱いため，APTTにほとんど影響を与えません．未分画ヘパリンと，低分子ヘパリンのAT依存性抗Xa因子活性・抗トロンビン活性の違いは，図1に示すとおり，Xa因子阻害のためにはヘパリンのATへの結合だけで十分なのに対し，トロンビン阻害のためには，17個（分子量5.4 kDa）以上の糖鎖をもつヘパリン分子が，ATとトロンビンの両者に結合する必要があることによって生じます[5]．

　LMWHは，半減期がUFHの約2倍の90～120分で，血漿蛋白との非特異的結合も少なくなります．これらの性質からLMWHは，UFHよりも抗凝固活性のばらつきが少なく，出血性副作用も少なくなります．さらにLMWHは，血小板との相互作用も弱いため，ヘパリン起因性（HIT）のリスクも少なくなります[5]．

　低分子ヘパリンには，ダルテパリン，パルナパリン，レビパリン，エノキサパリンなどがありますが，我が国でDICに対する保険適用があるのはダルテパリンのみです．

Q DIC 治療における投与方法・投与量は？

A UFH の投与量に理論的な根拠はありませんが，一般的に 5〜10 単位/kg/hr の持続点滴静注が推奨されています．至適投与量の決定のため，APTT をモニターし，正常の約 1.5〜2 倍の延長にコントロールすることが多いです．

LMWH の投与量は，1 日 75 抗 Xa 活性/kg を持続点滴静注します．主に腎臓から排泄されるため，腎障害時には注意を要します．LMWH は，APTT で効果をモニターできませんが，UFH に比較し効果が安定しているため，濃度測定などのモニタリングは不要です[6]．

Q DIC 治療における有効性は？

A UFH は，最も古くから用いられている抗凝固薬でありながら，播種性血管内凝固症候群（disseminated intravascular coagulation：DIC）を対象として有効性を検証したランダム化比較試験（RCT）は存在しません[7]．これは，欧米では DIC の治療は主に基礎疾患の治療を行うのみで，我が国のように DIC 改善のための抗凝固療法が積極的に行われていないためです．

重症感染症による DIC 症例での検討によると，AT は単独で生存率を有意に改善するのに対し，ヘパリンを併用するとプラセボと予後の有意差がなくなってしまいます．一方，重症感染症に対する AT，活性化プロテイン C（APC），組織因子経路阻害因子（tissue factor pathway inhibitor：TFPI）の RCT では，後ろ向きで群分けされた低用量ヘパリン使用群（UFH と LMWH は区別されていない）は，プラセボ群に比較して，28 日目の死亡率が低くなります[6]．また，敗血症に対する UFH の有効性を検討した HETRASE study では，ヘパリンを投与しても多臓器機能障害（multiple organ dysfunction：MOD）スコアや 28 日後の死亡率には差がありません[7]．

しかし，これらは重症感染症・敗血症の治療を目的とした試験であり，DIC の治療を目的とはしていないこと，ヘパリンの使用目的が DIC の改善より深部静脈血栓症（deep venous thrombosis：DVT）予防に重点がおかれていることなどから，これらのデータで DIC に対するヘパリンの有効性を論ずることはできません．

LMWH については，本邦での開発段階での DIC に対する多施設共同 RCT が 1 つあり，LMWH は，5 日後の生存率，DIC に起因する死亡，出血症状中等度改善率，臓器症状の改善率，概括安全度が UFH に比べ優れる傾向にありました[8]．

Q DIC治療における推奨度は？

　我が国の「科学的根拠に基づいた感染症に伴うDIC治療のエキスパートコンセンサス」[6]は，感染症に伴うDICに対して，UFHを推奨度（C），LMWHを推奨度（B₂）*とし，LMWHの使用を推奨しています．

　一方，国際DIC診療ガイダンス[9]では，「血栓症状が有意なDIC患者には，UFHに比べてLMWHの投与が好ましい（low quality）」「活動性の出血のないICU入室のDIC患者には，深部静脈血栓の予防のため，予防量のUFHかLMWHの投与が望ましい（high quality）」となっています．

* **UFHとLMWHの推奨度**：2016年12月26日発行の「日本版敗血症診療ガイドライン2016」では，敗血症性DICに対して，ヘパリン，ヘパリン類を標準的治療としては投与しないことを弱く推奨する（エキスパートコンセンサス/エビデンスの質「D」）とされています．

Q 副作用は？

■ 出血性合併症

　ヘパリンの過剰投与や，DICによる血小板・凝固因子の消費性障害との相乗効果によって出血性合併症が起こります．ヘパリンの過剰投与と考えられる場合は，投与中止と局所的な止血が治療の第一選択となります．UFHは，100単位あたりプロタミン1 mgの投与で中和することが可能ですが，DICの存在下では，DICの悪化につながるので注意が必要です．LMWHはプロタミンにより，6割程度しか中和できません．

■ ヘパリン起因性血小板減少症（HIT）

　ヘパリン起因性血小板減少症（heparin-induced thrombocytopenia：HIT）は，Ⅰ型とⅡ型に分類されます．

　HITのⅠ型は，ヘパリン投与2〜3日後に10〜30％の血小板減少が起こりますが，臨床症状や血栓の合併は全くありません．Ⅰ型の発生機序は，ヘパリン自体の物理生物的特性による一過性の血小板減少で，ヘパリンを中止することなく，血小板数は自然に回復します．

　HITのⅡ型は，ヘパリン投与5〜14日後に発症し，ヘパリンを継続する限り血小板減少は進行します．Ⅱ型のHITは，血小板第4因子（platelet factor 4：PF4）とヘパリンの複合体を抗原とする抗体（HIT抗体）が産生されることによって発症します．この抗体は，血中でPF4-ヘパリン複合体と免疫複合体を形成し，そのFc部分が血小板膜上のFcレセプターと結合して血小板を活性化します．血管内皮に対しては，HIT抗体が内皮細胞に存在するヘパラン硫酸とPF4の複合体を抗原として認識し，内皮細胞を活性化します．これらによって，血小板減少とともに凝固活性化が起こり，動静脈血栓を発症します[10]．

　HITもDICも血管内で凝固系が活性化される類似の病態なので，DICに対してヘパリン投与時に血小板減少や血栓傾向の増悪が認められた場合，その鑑別は困難です．このような場合，アルガトロバンなどヘパリン以外

のほかの抗凝固薬への変更が現実的と考えられます．

[文　献]

1) 小嶋哲人：アンチトロンビン濃縮製剤とヘパリンおよびヘパリン類似物質．"DIC の新展開"坂田洋一 編．医学のあゆみ（別冊）：93-97，2004
2) Holmer E, Lindahl U, Backstrom G et al：Anticoagulant activities and effects on platelets of a heparin fragment with high affinity for antithrombin. Thromb Res 18：861-869, 1980
3) 岩出和徳：抗凝固療法．日血栓止血会誌 17：664-675, 2006
4) Hirsh J, WarkentinTE, Shaughnessy SG et al：Heparin and low-molecular-weight heparin：mechanisms of action, pharmacokinetics, dosing, monitoring, efficacy, and safety. Chest 119（1 suppl）：64s-94s, 2001
5) Weitz JI：Low-molecular-weight heparins. N Engl J Med 337：688-698, 1997
6) 日本血栓止血学会学術標準化委員会 DIC 委員会：科学的根拠に基づいた感染症に伴う DIC 治療のエキスパートコンセンサス．日血栓止血会誌 20：77-113, 2009
7) 射場敏明：感染症性 DIC 治療における日英ガイドラインの相違―エキスパートコンセンサス作成委員の一人として．日血栓止血会誌 20：555-559, 2009
8) Sakuragawa N, Hasegawa H, Maki M et al：Clinical evaluation of low-molecular-weight heparin（FR-860）on disseminated intravascular coagulation（DIC）―a multicenter cooperative double-blind trial in comparison with heparin. Thromb Res 72：475-500, 1993
9) Wada H, Thachil J, Di Nisio M et al：Guidance for diagnosis and treatment of DIC from harmonization of the recommendations from three guidelines. J Thromb Haemost 11：761-767, 2013
10) 松尾武文，和中敬子，浅田玲子：ヘパリン起因性血小板減少症―病因，検査，治療―．臨病理 53：622-629, 2005

IX章 治療薬

ヘパリン類似物質

名古屋大学大学院医学系研究科 病態解析学講座 小嶋哲人

point

- ヘパリン類似物質とは，ヘパリンと似た糖鎖構造をもつが異なる分子のヘパラン硫酸のことである．
- ヘパラン硫酸を主成分とする抗凝固薬・ダナパロイドナトリウム（オルガラン®）は，日本ではDICを適応症に使用されている．
- ダナパロイドの抗Xa/抗トロンビンの活性比は，未分画ヘパリンや低分子量ヘパリンに比べて大きく，出血性副作用の少ないことが期待される．
- ダナパロイドは，8th ACCPガイドラインでⅡ型HITでの抗凝固薬としてgrade 1Bと推奨されている．
- ダナパロイドは，日本では適応症となっていないが，欧米ではHIT合併妊娠時での血栓症に対しても，ダナパロイドは有効な薬剤として評価されている．

Q ヘパリンとは，どう違うのですか？

A ヘパリン類似物質（ヘパリノイド）とは，ヘパラン硫酸（heparan sulfate：HS）のことで，ヘパリンと同様に，種々の分子との相互作用を介して，細胞接着，細胞増殖，血液凝固抑制などに関わる生物学的多機能分子です[1]．ヘパラン硫酸は，ヘパリンと類似した糖鎖構造をもっていますが，ヘパリンとは生合成コア蛋白が異なる，全くの別分子です．ヘパラン硫酸は，ヘパリンと同様にウロン酸（グルクロン酸/イズロン酸）とグルコサミンとの2糖体の繰返し構造を基本骨格にもち，種々の程度にO-硫酸化，グルコサミンのN-硫酸化，あるいはアセチル化を受けますが（図1）[2]，ヘパリンと異なり，2糖体の繰返し構造のうち，ウロン酸としてグルクロン酸を多く含み，O-硫酸化やグルコサミンのN-硫酸化頻度が低い特徴があります．しかし，ヘパラン硫酸にもイズロン酸や硫酸基のクラスター（高硫酸化領域）がみられ，これらの部位はヘパリンに酷似した構造をもっています．このようなヘパラン硫酸の高硫酸化領域には，アンチトロンビンと結合してアンチトロンビンの抗凝固活性を増強する，特

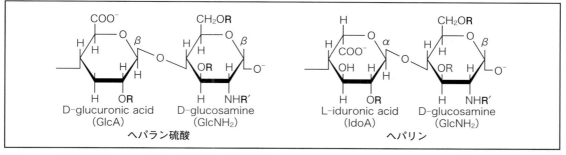

図1 ヘパラン硫酸，ヘパリンの繰返し2糖単位
ウロン酸（D-GlcA または L-IdoA）とアミノ糖（D-GlcNH$_2$）からなる．
R と R' の部分は，硫酸化されうる部位で，R は H または SO$_3^-$，R' は H，COCH$_3$ または SO$_3^-$．
ヘパリン中にも GlcA がわずかに存在し，逆に，ヘパラン硫酸中にも IdoA が存在する．
ヘパリンの硫酸化はヘパラン硫酸に比べ高頻度．

（文献2を参照して作成）

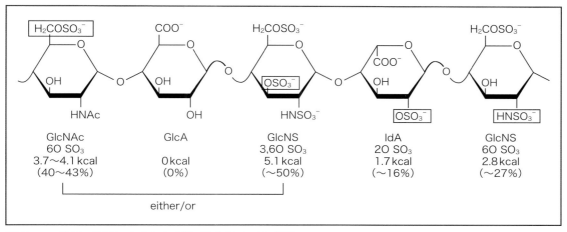

図2 ヘパリンのアンチトロンビン結合ドメイン構造
各残基の相対的結合寄与度は，それぞれアンチトロンビンとの結合力で示した．
□で囲んだO-硫酸基はアンチトロンビン結合に特に重要とされる．

（文献3を参照して作成）

異な5糖（pentasaccharide）構造（**図2**）[3]を含む，アンチトロンビン結合ドメインを形成しています．またヘパリンは通常，血液中には存在しませんが，ヘパラン硫酸は生体内の血管内皮細胞でヘパラン硫酸プロテオグリカンとして産生され，血管内皮上での血液凝固反応制御，すなわち血液流動性維持にはたらいていると考えられています．

日本では，このヘパラン硫酸を主成分とするヘパリノイド製剤・ダナパロイドナトリウム（オルガラン注®：ヘパラン硫酸84％，デルマタン硫酸12％，コンドロイチン硫酸4％）が播種性血管内凝固症候群（disseminated intravascular coagulation：DIC）の治療に用いられています．一方，欧米では，このダナパロイドが出血性副作用の少ない抗血栓症治療薬として「深

部静脈血栓症の予防」あるいは「ヘパリン起因性血小板減少症（heparin induced thrombocytopenia：HIT）での血栓症の予防・治療」に用いられています．

Q 抗凝固作用のヘパリンとの違いは何ですか？

A ヘパラン硫酸（ヘパリノイド/ヘパリン類似物質）は，前述したように，アンチトロンビンを介して抗凝固活性を示す点ではヘパリンと同じですが，ヘパリンに比べて抗トロンビン活性に必要な高度硫酸化領域が少なく，抗Xa/抗トロンビン活性比が大きいことが知られています．

ダナパロイドの抗Xa活性と抗トロンビン活性の比は22：1以上で，未分画ヘパリンの1：1，低分子量ヘパリンの2〜4：1に比べ格段に高く，より選択的にXa活性を抑制することが認められています（表1）[4]．したがって，理論的には，ダナパロイドでは未分画ヘパリンや低分子量ヘパリンより出血の副作用が少なくなることが期待できます．実際にラットの出血モデルにおいて，同程度の出血症状を示す投与量の抗Xa活性値を比較すると，ダナパロイドは未分画ヘパリンの5〜10倍ほど高く，同じ抗Xa活性用量では，ダナパロイドでの出血性副作用が格段に少ないことが認められています．また，静注単回投与時での血中抗Xa活性半減期は約21時間と，未分画ヘパリンの0.7時間や低分子量ヘパリンの1.7時間と比較して長く，連続投与においては投与5日目でほぼ定常状態に達し，蓄積性も認められていません．

表1 ヘパリン類製剤の比較の性質

ヘパリン類	未分画ヘパリン	低分子量ヘパリン	ダナパロイド
成　分	ヘパリン	ヘパリンを分解・精製	主にヘパラン硫酸
分子量	5,000〜20,000	約5,000	約5,500
抗Xa/Ⅱa活性比	1	2〜4	22
血中半減期	約0.5〜1時間	約2時間	約20時間
血小板への影響	強い	弱い	極めて弱い
適応症	DIC 血液凝固の防止 血栓塞栓症の治療・予防 体外循環装置使用時の血液凝固予防	DIC 体外循環装置使用時の血液凝固予防	DIC
DIC治療：用法・用量	5,000〜10,000単位/day	75単位/kg/day	1,250単位×2回/day

（文献4を参照して作成）

HIT抗体との交差反応性は？

抗凝固薬としてヘパリンを投与したにもかかわらず，重篤な血栓症（脳梗塞，肺塞栓症，深部静脈血栓症など）を伴う血小板減少（Ⅱ型HIT）をきたすことがあります．これはヘパリンの重篤な副作用として知られており，活性化血小板からの放出される血小板第Ⅳ因子（platelet factor 4：PF4）と，ヘパリンの複合体を抗原とした抗体（HIT抗体）の出現による病態です．HIT抗体は，さらに血小板を活性化して，血小板凝集・血小板減少を起こし，加えて血管内皮ヘパラン硫酸とPF4の複合体にも反応して内皮細胞を傷害（組織因子発現）し，動静脈に血栓症を生ずる重篤な病態です．

ヘパリノイド製剤であるダナパロイドは，英国，ドイツ，フランスなどの欧州では，Ⅱ型HITや深部静脈血栓症（deep venous thrombosis：DVT）に対して適応が認められ，その有用性も評価〔8th 米国胸部疾患学会議（American College of Chest Physicians：ACCP）ガイドラインではgrade 1Bと推奨[5]〕されています．しかし，一部に，HIT治療に用いられたダナパロイド療法においても血小板の増加がみられず，HIT抗体がダナパロイドと交差反応を示したとの報告もあります[6]．このため，日本においては，使用上の注意として「ヘパリン起因性血小板減少症の既往歴があり，ヘパリン抗体と本剤との交差反応性（HITの既往歴があり，ヘパリン抗体と本剤との交差反応性）のある患者」では原則禁忌とされています．

モニタリングは？

ヘパリン類似物質・ヘパラン硫酸を主成分とする抗凝固薬・ダナパロイドの抗Xa/抗トロンビン活性比は22：1と，ヘパリンの1：1に比べ極めて大きく，低分子量ヘパリンと同様に，APTTの延長がほとんどみられないことより，通常，活性化部分トロンボプラスチン時間（activated partial thromboplastin time：APTT）測定によるモニタリング検査は行われません．しかし，時にHITの既往のある患者などでの血小板減少の恐れや，過量投与により出血症状が現れる恐れがあるので，血小板数，凝血学的検査（APTTを含む），便中ヘモグロビンなどの定期的検査が推奨されています．

中和薬としてプロタミンは有効ですか？

ヘパリンには，中和薬としてプロタミンがあり，出血性副作用への緊急時対応策として，プロタミン静脈内投与によりヘパリンの作用を中和することができます．プロタミンは，アンチトロンビンと拮抗してヘパリンと複合体を形成することで，ヘパリンの抗凝固作用（アンチトロ

ンビンコファクター活性）を中和します．ダナパロイドもヘパリンと同じく，アンチトロンビンコファクター活性による抗凝固作用を示しますが，プロタミンによる中和効果はヘパリンに比べて弱く，プロタミン100mg投与によるダナパロイド常用量の抗Xa活性は約17％，抗トロンビン活性は約60％阻害されたとのデータがありますが，通常量のプロタミンでは十分には中和できません．

Q 妊娠時の使用は？

A ダナパロイドの妊娠時における使用は，日本においては適用となっていません．しかし，欧州では数多くの妊娠時使用経験が報告されており，オランダのグループから，HITやヘパリンが無効な血栓症や流産経験83症例・91妊娠での，ダナパロイドの使用経験が報告されています[7]．この報告によると，生存出産成功率は90.4％と高率で，副作用も許容範囲であり，HITや低分子量ヘパリンで無効な妊娠症例での代替抗凝固薬に，ダナパロイドは有効で安全であると報告されています．このなかでダナパロイドは抗Xa活性として，1,000～7,500単位/dayを皮下注，もしくは静脈内投与され，母体の血漿中抗Xa活性は0.1～1.2単位/mL，母乳にも0～0.07単位/mLと検出されましたが，胎児臍帯血には全く検出されていません．これは，動物実験のデータとも一致するもので，ダナパロイドの胎盤通過性は，非常に少ないものと考えられます．こうしたデータから，日本では使用上の注意として「授乳中の婦人への投与は，避けることが望ましいが，やむを得ず投与する場合には，授乳を避けさせること」と記載されています．日本においても，臨床試験が行われたうえで，抗リン脂質抗体症候群（anti-phospholipid antibody syndrome：APS）患者における習慣性流産やヘパリンが使用できない妊娠時血栓症に対しても，ダナパロイドが適応となることが望まれています．

Q 腎機能障害時の使用は？

A ダナパロイドは，重篤な腎障害のある患者では慎重投与が必要で，血清クレアチニン値が2mg/dL以上の場合には，投与量を減らすか投与間隔を延ばす，あるいは投与の中止を考慮することが推奨され，透析患者では原則禁忌となっています．しかし，欧州などで，ダナパロイドがヘパリンの代わりにHIT患者の週2～3回の透析に使われ，長期の投与が安全に実施できることが多くの文献で示されており，透析患者への投与は48時間の投与間隔をあければ可能であると思われます[8]．また，ダナパロイドの血中濃度が上昇し，APTTが50秒以上に延長するときは出血リスクが増大するので，ダナパロイドによるAPTTの延長が疑われる場合には，投与を中止する必要があります．なお，ダナパロイドの血中濃度モ

ニターについては，血中抗Xa活性を測定する必要がありますが，国内で実施できる状況になっていません．

> **まとめ**
>
> 　ヘパリン類似物質とは，ヘパリンと似た糖鎖構造をもつが異なる分子のヘパラン硫酸のことで，このヘパラン硫酸を主成分とする抗凝固薬・ダナパロイドナトリウム（オルガラン®）は日本ではDICを適応症に使用されています．ダナパロイドの抗Xa/抗トロンビン活性比は未分画ヘパリンや低分子量ヘパリンに比べて大きく，出血性副作用の少ないことが期待され，日本では適応症となっていませんが，欧米ではⅠ型HITでの抗凝固薬としてHIT合併妊娠時での血栓症に対して有効な薬剤として評価されています．

［文　献］

1) 小嶋哲人：血管内皮由来ヘパラン硫酸プロテオグリカン．"Annual Review 血液1993" 髙久史麿 他 編．中外医学社，pp194-200，1993
2) 菅原一幸：グリコサミノグリカンとコアタンパク質との橋渡し領域の構造多様性．Glyco Word/Proteoglycan, 1998
http://www.glycoforum.gr.jp/science/word/proteoglycan/PGA06J.html
3) Oosta GM, Gardner WT, Beeler DL et al：Multiple functional domains of the heparin molecule. Proc Natl Acad Sci USA 78：829-833, 1981
4) 小嶋哲人：DICの治療・アンチトロンビン濃縮製剤とヘパリンおよびヘパリン類似物質．医学のあゆみ（別冊）206：87-91, 2003
5) Warkentin TE, Greinacher A, Koster A et al：Treatment and prevention of heparin-induced thrombocytopenia American College of Chest Physicians evidence-based clinical practice guidelines (8th Edition). Chest 133：340S-380S, 2008
6) Tardy-Poncet B, Wolf M, Lasne D et al：Danaparoid cross-reactivity with heparininduced thrombocytopenia antibodies：reportof 12 cases. Intensive Care Med 35：1449-1453, 2009
7) Magnani HN：An analysis of clinical outcomes of 91 pregnancies in 83 women treated withdanaparoid (Orgaran®). Thromb Res 125：297-302, 2010
8) Magnani HN：A review of 122 published outcomes of danaparoid anticoagulation for intermittent haemodialysis. Thromb Res 125：297-302, 2010

IX章 治療薬

合成プロテアーゼインヒビター

新潟県立加茂病院 名誉院長 高橋芳右（たかはしほうゆう）

> **point**
> - DICの治療に用いられる抗凝固薬には，ヘパリン製剤，アンチトロンビン製剤，トロンボモジュリン製剤に加え，合成プロテアーゼインヒビターのメシル酸ナファモスタットおよびメシル酸ガベキサートがある．
> - メシル酸ナファモスタットおよびメシル酸ガベキサートの特徴は，アンチトロンビン非依存性に直接トロンビン，Xa因子などに作用して抗凝固作用を示すことと，出血症状の増強・惹起性がないことである．
> - メシル酸ナファモスタットおよびメシル酸ガベキサートは，特に線溶亢進型・出血型DICに良い適応となる．
> - メシル酸ナファモスタットおよびメシル酸ガベキサートは，NF-κB活性化抑制，炎症性サイトカイン産生抑制など白血球に対する作用も知られているが，この面での臨床的評価はまだ得られていない．

Q プロテアーゼインヒビターとは何ですか？

A 蛋白質のペプチド結合を加水分解する酵素をプロテアーゼ（蛋白分解酵素）といいますが，そのプロテアーゼ活性を阻害する物質をプロテアーゼインヒビター（プロテアーゼ阻害薬，蛋白分解酵素阻害薬）といいます．

播種性血管内凝固症候群（disseminated intravascular coagulation：DIC）のプロセスでは，多くのプロテアーゼが関与しますが，トロンビン，Xa因子，プラスミンなどのセリンプロテアーゼが中心となります．これらプロテアーゼに対する酵素阻害作用を有し，その効果と安全性から臨床的に有用なものが，DICにおける抗凝固薬として使用されています．プロテアーゼインヒビターには，アンチトロンビンのような生理的凝固阻止因子と，人為的に考案，作製された合成プロテアーゼインヒビター（合成蛋白分解酵素阻害薬）があります．

Q DIC治療に用いられる合成プロテアーゼインヒビターには，どのようなものがありますか？

A DIC領域の合成プロテアーゼインヒビターは，日本を中心に研究が進められ，現在，メシル酸ナファモスタット〔フサン®（鳥居薬品）など〕およびメシル酸ガベキサート〔エフオーワイ®（小野薬品）など〕が，その酵素阻害スペクトルから，DICにおける抗凝固薬として広く臨床使用されています[1～3]．

分子量526.65のアルギニン誘導体であるアルガトロバン〔ノバスタン® HI（田辺三菱製薬），スロンノン® HI（第一三共）など〕は，特異的抗トロンビン薬で，かつてDICに対しても臨床治験が行われましたが，出血性副作用などの問題で中止されました．現在，慢性動脈閉塞症（バージャー病，閉塞性動脈硬化症），急性期脳血栓症およびヘパリン起因性血小板減少症，アンチトロンビン欠乏患者における血液透析に使用されています．

また，直接経口抗凝固薬[*1]として，合成Xa因子阻害薬のリバーロキサバン〔イグザレルト®（バイエル薬品）〕，アピキサバン〔エリキュース®（ブリストル・マイヤーズ，ファイザー）〕，エドキサバン〔リクシアナ®（第一三共）〕および合成抗トロンビン薬のダビガトラン〔プラザキサ®（日本ベーリンガーインゲルハイム）〕が使用されるようになりました．これら経口投与可能な薬剤がDICにも有効であれば，慢性の経過をとる大動脈瘤などの血管病変や固形がんによるDIC症例などに有用と思われます．

[*1] **直接経口抗凝固薬の適応症**：3種のXa因子阻害薬は，非弁膜症性心房細動患者における虚血性脳卒中および全身性塞栓症の発症抑制と，深部静脈血栓症および肺血栓塞栓症の治療および再発抑制が適応症となっています．抗トロンビン薬のダビガトランは，現在，非弁膜症性心房細動患者における虚血性脳卒中および全身性塞栓症の発症抑制のみが適応となっています．加えて，エドキサバンは，下肢整形外科手術施行患者における静脈血栓塞栓症の発症抑制に使用されます．

Q メシル酸ナファモスタットおよびメシル酸ガベキサートの作用機序は？

A メシル酸ナファモスタットは分子量539.58，またメシル酸ガベキサートは分子量417.48の非ペプチド性合成プロテアーゼインヒビターです[1, 4, 5]．

両薬剤ともセリンプロテアーゼの基質結合部位に，非共有結合的に結合し，酵素と基質との相互作用を可逆的に阻害します（拮抗阻害）．ともに多価プロテアーゼインヒビターですが，トリプシン，トロンビン，Xa因子，プラスミンなどに対し強い阻害作用を示し，膵炎およびDICに対する治療薬として用いられています[1, 3]．

メシル酸ナファモスタットは，出血性病変や出血傾向を有する患者の血液体外循環（血液透析およびプラスマフェレーシス）時の，抗凝固薬としても用いられています．

これら薬剤は，アンチトロンビン非依存性に作用します．比較的高濃度では血小板凝集能を抑制します．またメシル酸ナファモスタットは，補体系に対しても阻害作用を有しています．

Q メシル酸ナファモスタットおよびメシル酸ガベキサートの凝固線溶系以外への作用は？

A アンチトロンビンや，活性化プロテインCの抗炎症作用が注目されています[6]が，メシル酸ナファモスタットも，活性化白血球の活性酸素産生抑制，補体活性化抑制を介した好中球活性化や顆粒球エラスターゼ放出，活性酸素産生の抑制，刺激を受けた単球やマクロファージのNF-κB活性化抑制，IL-1β，TNF-αなどの炎症性サイトカイン産生抑制，high-mobility group box 1（HMGB1）の遊離抑制，NO産生抑制など，白血球系に対する抑制作用も有します．さらに，ショック時の血圧低下抑制効果，虚血再灌流障害に対する細胞保護効果，エンドトキシン投与後の急性肺傷害の抑制効果なども知られています[7,8]．

また，メシル酸ガベキサートは，好中球の活性酸素産生能・遊走能抑制，顆粒球エラスターゼ阻害，エンドトキシン刺激単球のNF-κB活性化抑制による，TNF-α放出抑制などの作用を有します[9]．さらに，エンドトキシン刺激マクロファージからのHMGB1や，サイトカインの遊離を抑制したり[10]，血管内皮細胞の白血球接着分子の発現を抑制することが報告されています．

これら薬剤により，炎症反応の進展も阻止され，血管内皮細胞保護作用も加わり，敗血症性DICなどに有用である可能性が示唆されていますが，この面での臨床的評価はまだ得られていません．

Q メシル酸ナファモスタットおよびメシル酸ガベキサートの投与方法は？

A メシル酸ナファモスタットは，DIC症例に対しては0.06〜0.20 mg/kg/hr（1.44〜4.80 mg/kg/day）で，24時間持続静脈内投与で用いられます[1,11]．メシル酸ガベキサートは20〜39 mg/kg/dayで，24時間持続静脈内投与します[1,12]．投与量の違いは，メシル酸ナファモスタットのほうが酵素阻害活性が強いことによります．

メシル酸ガベキサートは，末梢静脈から投与した場合，点滴部位に血管炎を起こしやすいため，中心静脈からの投与が望ましいです．

Q メシル酸ナファモスタットおよびメシル酸ガベキサートの副作用は？

A メシル酸ナファモスタットは，時に高カリウム血症，低ナトリウム血症などの電解質異常を起こすことがあります．その機序として，本薬剤は腎に集積しやすく，その代謝産物が腎の遠位尿細管において尿中ナトリウムの再吸収を抑制し，二次的に尿中へのカリウム排泄遅延をきたすことが考えられています．腎障害合併例では，はじめからカリウムを含まない補液製剤に溶解して点滴したり，カリウム含有補液製剤を投与する例で

は，定期的に血清電解質の測定を行うことが望ましいと考えられています．

メシル酸ガベキサートは，高カリウム血症をきたすことはありませんが，末梢静脈から投与すると点滴部位に血管炎を起こしやすいです．

両薬剤とも，出血症状を増強したり，新たに惹起することはありません．

メシル酸ナファモスタットおよびメシル酸ガベキサート投与中のモニタリングは？

これらの薬剤は，*in vitro* では，正常血漿ないし患者血漿に添加すると，活性化部分トロンボプラスチン時間（activated partial thromboplastin time：APTT），プロトロンビン時間，トロンビン時間を濃度依存性に延長させます[13]．しかし，生体内に投与した場合，メシル酸ナファモスタットの血中半減期は α 相 1.1 分，β 相 23.1 分で，メシル酸ガベキサートの半減期は約 55 秒です．

両者ともエステラーゼにより加水分解されますが，血中半減期の違いは，メシル酸ガベキサートは主として血中エステラーゼで代謝され，メシル酸ナファモスタットは主に肝臓のエステラーゼで代謝されるためと推定されています．

このように，血中半減期が短いこと，またメシル酸ガベキサートは血中のエステラーゼで速やかに分解されることから，APTT などの凝固時間の延長をもって，薬剤の血中濃度を推測することは不可能です．したがって，DIC に対する評価は，各種凝血学的所見（FDP，D ダイマー，血小板数，フィブリノゲンなどの変動）や臨床症状の推移をもって行うことになります．

DIC 治療におけるメシル酸ナファモスタットおよびメシル酸ガベキサートの特徴は？

これら合成プロテアーゼインヒビターの特徴は，出血症状の増強・惹起性がないため，急性白血病や大動脈瘤，巨大血管腫，前立腺がんなどの線溶亢進型・出血型 DIC に良い適応となることです．すでに強い出血症状のある例，白血病など高度血小板減少例にも安全に投与可能です．また，アンチトロンビン非依存性に作用するため，アンチトロンビン低下例でも効果が期待できます[1, 3]（**表1**）．このように合成プロテアーゼインヒビターは，線溶亢進型・出血型 DIC などに効果がありますが，DIC の病態には多様性があり，病態ごとに投与する抗凝固薬の使い方を考える必要があります[*2]．

2009 年に発表された，日本血栓止血学会学術標準化委員会 DIC 部会による「科学的根拠に基づいた感染症に伴う DIC 治療のエキスパートコンセンサス」では，メシル酸ナファモスタット，メシル酸ガベキサートとも推奨度 B2（十分な根拠はないが，有害作用が少なく日常臨床で行われて

[*2] DIC の病態の多様性と抗凝固薬：DIC では基礎疾患ごとに発症機序，各種メディエーターの関与，凝固・線溶活性化のバランスが大きく異なり，白血病や血管病変では線溶亢進型・出血型 DIC となり，敗血症では線溶抑制型・臓器障害型 DIC となります[14, 15]．このため個々の患者にとって好ましい薬剤が異なったり，いくつかの抗凝固薬の併用が望ましい場合もあります．

表1　DIC治療薬としてのメシル酸ナファモスタットの特徴

- ●出血症状の増悪・惹起性なし
  - ・すでに出血症状のある例，高度血小板減少例にも安全に投与可能
  - ・白血病や血管病変（大動脈瘤，巨大血管腫）によるDIC（線溶亢進型・出血型DIC）に有用
  - ・前立腺がん，悪性メラノーマなどによる線溶亢進型・出血型DICに有効
  - ・ほかの固形がんでも消化管出血など出血症状が著明なときに有用
- ●アンチトロンビン非依存性
  - ・アンチトロンビン低下例でも有効
  - ・感染症・敗血症によるDICや肝障害合併DICに有用
- ●補体活性化抑制を介した好中球活性化，顆粒球エラスターゼ放出抑制
- ●活性化好中球の活性酸素産生ないし放出抑制
- ●単球の炎症性サイトカイン産生抑制，HMGB1遊離抑制およびNO産生抑制
  - ・血管内皮細胞傷害，臓器障害の防止
  - ・敗血症によるDICに有用

いる）とされ，著明な出血・線溶亢進時には，推奨度B₁（その推奨の効果に関する根拠が中等度である，または，その効果に関して強い根拠があるが臨床上の有用性がわずかである）とされました[16]．また，血栓症併発時には勧められないとされています．これはヘパリン（未分画ヘパリン）や，ヘパリノイドより優れ，低分子ヘパリンとほぼ同等で，トロンボモジュリン製剤やアンチトロンビン製剤に次ぐ評価となっています．

[文献]

1) 高橋芳右：DICの新しい治療法：合成抗トロンビン薬．血腫瘍 24：285-294, 1992
2) 高橋芳右：抗凝固療法の過去・現在・未来．血栓と循環 17：421-430, 2009
3) 高橋芳右：DIC治療における合成プロテアーゼインヒビターの意義．Surg Fronti 19：91-99, 2012
4) Fujii S, Hitomi Y：New synthetic inhibitors of C1r, C1 esterase, thrombin, plasmin, kallikrein and trypsin. Biochim Biophys Acta 661：342-345, 1981
5) Tamura Y, Hirado M, Okamura K et al：Synthetic inhibitors of trypsin, plasmin, kallikrein, thrombin, C1r-, and C1 esterase. Biochim Biophys Acta 484：417-422, 1977
6) 高橋芳右：出番を待つDIC治療薬．抗凝固作用に加え抗炎症作用も合わせもつnatural anticoagulantsの臨床応用．医学のあゆみ 206：96-100, 2003
7) Noguchi S, Nakatsuka M, Konishi H et al：Nafamostat mesilate suppresses NF-κB activation and NO overproduction in LPS-treated macrophages. Int Immunopharmacol 3：1335-1344, 2003
8) Hagiwara S, Iwasaka H, Noguchi T：Nafamostat mesilate inhibits the expression of HMGB1 in lipopolysaccharide-induced acute lung injury. J Anesth 21：164-170, 2007
9) Yuksel M, Okajima K, Uchiba M et al：Gabexate mesilate, a synthetic protease inhibitor, inhibits lipopolysaccharide-induced tumor necrosis factor-α production by inhibiting activation of both nuclear factor-κB and activator protein-1 in human monocytes. Pharmacol Exp Ther 305：298-305, 2003
10) Hidaka S, Iwasaka H, Hagiwara S et al：Gabexate mesilate inhibits the expression of HMGB1 in lipopolysaccharide-

induced acute lung injury. J Surg Res 165：142-150, 2011
11）柴田　昭, 高橋芳右, 青木延雄 他：播種性血管内凝固症候群（DIC）に対する FUT-175 注（メシル酸ナファモスタット）の治療効果．多施設比較臨床試験による検討．臨と研 65：921-940, 1988
12）神前五郎, 上林純一, 平山亮夫 他：DIC に対する FOY の治療効果に関する研究．多施設比較臨床試験．医学のあゆみ 124：144-154, 1983
13）高橋芳右, 柴田　昭：メシル酸ナファモスタット（FUT-175），メシル酸ガベキサート（FOY）およびヘパリンの抗凝固・抗線溶作用の比較検討．臨と研 65：3503-3510, 1988
14）Takahashi H, Tatewaki W, Wada K et al：Thrombin vs plasmin generation in disseminated intravascular coagulation associated with various underlying disorders. Am J Hematol 33：90-95, 1990
15）高橋芳右：DIC 治療の新しい考え方．DIC の病態の多様性と治療の考え方．集中治療 8：1328-1336, 1996
16）日本血栓止血学会学術標準化委員会 DIC 部会：科学的根拠に基づいた感染症に伴う DIC 治療のエキスパートコンセンサス．日血栓止血会誌 20：77-113, 2009

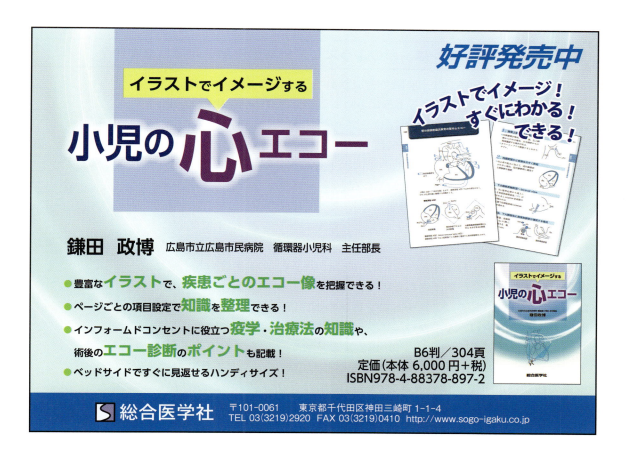

IX章 治療薬

アンチトロンビン

順天堂大学医学部 救急・災害医学 **射場敏明**（いば としあき）

point

- アンチトロンビン活性低下は，DIC における抗凝固活性の低下の主要な要因であり，補充治療が期待される．
- 最近の敗血症性 DIC に関する臨床試験結果は，アンチトロンビン補充療法の有用性を示唆するものが多い．
- 2016 年に改定された「日本版敗血症診療ガイドライン」においては，敗血症性 DIC に対するアンチトロンビンの使用が推奨されている．

Q アンチトロンビンは，どのようにして抗凝固作用を発揮しますか？

A アンチトロンビンは，肝臓で合成される分子量約 59,000 の糖蛋白で，名称から連想されるようにトロンビン，さらに活性化第 X，IX，VII，XI，XII 因子など複数のセリンプロテアーゼ系の凝固因子を阻害します．セリンプロテアーゼ系の凝固因子は，その活性中心にセリン残基を有しており，これによって基質となる他の凝固因子を加水分解することで凝固を活性化しています．例えばトロンビンは，フィブリノゲン各鎖の C 末端から計 4 つのペプチドを切り出すことによってフィブリンに変換し凝固反応を完成させますが，アンチトロンビンはトロンビンと 1：1 で反応し，安定な複合体を形成することによって活性を阻害しています．その際，アンチトロンビンは，分子中の 393 番目の Arg 残基と 394 番目の Ser 残基の間のペプチド結合が切断されるので，この部位がアンチトロンビンの反応部位となっています．アンチトロンビンの蛋白質一次構造は，アミノ酸配列の直接決定や cDNA のクローニングにより明らかにされています．それによると，アンチトロンビンは 432 アミノ酸からなる一本鎖糖蛋白質で，分子内には N 結合性の糖鎖付加を受ける部位が 4 ヵ所含まれており，糖鎖の種類によって α 体と β 体という二種類のグリコフォームが存在しています．このような糖鎖構造の違いは，翻訳後修飾において重要な意義をもっており，機能や活性，代謝が様々に異なってくることが知られてい

ます[1]．例えば，遺伝子組換えアンチトロンビン ATryn® (GTC biotherapeutics) は，ヒト遺伝子を組込んだトランスジェニックヤギの乳から抽出されるアンチトロンビン-α が主体となっている製剤ですが，血漿由来のアンチトロンビンとは糖鎖の付加が異なっているため半減期が短く，持続投与を行う必要があることが知られています[2]．

Q アンチトロンビンの投与量は，どのようにして決めればよいのでしょうか？

A 正常血漿中には，約 125〜160 μg/mL のアンチトロンビンが存在しており，その活性基準値は 70〜120％ とされています．これは凝固因子については，その量が 1/3 程度にまで減少するまで凝固機能が保たれることに比べると，生体における主たる抗凝固因子であるアンチトロンビンについては，その予備量がずいぶん少ないということを意味しています．したがって，これが低下した状態では補充療法を考える必要があります．例えばアンチトロンビンの先天性欠損症における調査では，活性が 40〜60％ に低下すると静脈血栓のリスクが増加することが知られています．また，播種性血管内凝固症候群（disseminated intravascular coaglation：DIC）のように全身性の炎症反応がみられる状態では，血管透過性の亢進や肝臓における産生の低下，トロンビンをはじめとする凝固因子による消費，エラスターゼなどの炎症性蛋白分解酵素による分解，その他の様々な原因によってアンチトロンビン活性はさらに低下することになり，その程度は重症度と相関することが知られています[3]．以前行われた調査では，敗血症性 DIC 症例における DIC 診断時のアンチトロンビン活性は生存例（n＝615）における中央値が 49.4％，死亡例（n＝311）における中央値は 45％ で，両者間には有意差がみられることが報告されています（$p<0.01$）[4]．このような敗血症性 DIC に対し，我が国では以前からアンチトロンビン濃縮製剤を補充することによって，低下した抗凝固機能を回復させて凝固異常を是正しようとする試みが広く行われてきました．補充療法の場合，アンチトロンビンの正常下限は 70〜80％ 程度とされているので，目標はこのレベルに回復させることになります．おおよその目安として，アンチトロンビン 1 単位の投与が体重 1 kg あたり 1％ の活性を上昇させると仮定すれば，体重 50 kg の患者で活性が 40％ に低下していれば，活性を 30％ 上昇させるために必要なアンチトロンビン量は 50×30＝1,500（単位）となることから，一般的なアンチトロンビン投与量は 1,500 単位/day 程度とされていますが，実際には重症例ほど期待するような活性の上昇が得られないため，より高用量が必要となります．

Q アンチトロンビンを投与する際に，ヘパリンを併用するべきでしょうか？

A アンチトロンビンの抗凝固作用は，ヘパリンの存在下に1,000倍以上に活性化されることから，アンチトロンビンの投与に際しては，出血傾向がみられないかぎりヘパリンを併用することが用法に定められました．しかしこのような投与法は，アンチトロンビン濃縮製剤が認可された1980年代に十分な経験もなく規定されたものであり，その後の使用経験の蓄積に伴い，ヘパリンの併用は出血リスクを増加させ，さらにアンチトロンビンに期待される抗炎症効果を阻害することなどから，使用法の見直しが必要となっています．そして最近の調査によれば，ヘパリンの併用頻度は1/4程度にとどまっており，さらに減少する傾向が報告されています[5]．ただし，最近使用可能になったリコンビナント製剤の添付文書においても「DICにおいてヘパリンを併用する場合は，通常ヘパリン10,000単位を1日持続点滴することが適当と考えられるが，臨床症状により適宜増減すること」と記載されています．

Q アンチトロンビンには，抗炎症作用が期待できるのでしょうか？

A アンチトロンビンについては，主たる効果である抗凝固作用とともに，"いわゆる抗炎症効果"が期待されていました．特に1990年代，海外ではアンチトロンビン大量投与による重症敗血症の治療効果が期待され，大規模臨床試験が実施されました．しかし2,300例以上を集積したこのKyberSept試験では[6]，4日間で合計30,000単位のアンチトロンビンを投与しても生存率の改善効果が得られなかったばかりか，特にヘパリンと併用した際には出血イベントが増加するという結果が報告されています．それ以降，この結果を覆すような大規模試験は実施されていないので，現時点での結論は敗血症に対する有効性は検証されていないということになります．KyberSept試験の理論的背景として挙げられたものに，トロンビンを不活化することによって得られるprotease activated receptor（PAR）を介する炎症反応の抑制があります．PAR-1は樹状細胞や血管内皮細胞表面に存在し，トロンビン刺激を受けて炎症反応や凝固を活性化させるので，この系を抑制することによって炎症反応を制御できるのではないかという考え方です[7]．ほかにも血管内皮におけるプロスタグランジンI_2の産生調節，活性化白血球制御による微小循環障害の緩和などが想定されていましたが，転帰の改善効果という総合的な観点からは有用性が認められなかったので，検証には至っていません．一方，過剰な凝固の活性化を制御することのメリットは，Kienastら[8]によるDICを対象としたサブグループ解析で示されており（治療群の死亡率：25.4％ vs 非投与群の死亡率：40.0％，p＝0.02），この結果は，その後のガイドラインの作成などに大きな影響を与えることになっています．

アンチトロンビンに関する臨床試験には，どのようなものがありますか？

アンチトロンビン大量投与の重症敗血症における効果を検討した大規模臨床試験である KyberSept 試験において，有効性がみられなかったことは先に述べたとおりです[6]．これに対し Wiedermann ら[9] は，過去の無作為比較試験から敗血症性 DIC 症例を抽出し，アンチトロンビンの効果についてメタ解析を行って転帰の改善が期待できることを報告しています．ここでの留意点は，海外では DIC という疾患概念が普及しておらず，したがってアンチトロンビン治療の対象は敗血症とされてきたことです．これに対し，我が国では 1980 年代から敗血症における凝固異常状態を血液検査データに基づいて DIC 診断することが日常診療において一般的に行われており，アンチトロンビンについても敗血症性 DIC に対する有効性の検討が盛んに行われてきました．しかし残念なことに当時の我が国で行われた研究は，質においても規模においてもエビデンスとして通用するものではありません．しかし 2010 年以降，我が国からアンチトロンビン濃縮製剤に関する比較的規模の大きな使用成績調査報告や傾向分析を用いた研究報告などが相次いで発表されるようになり，いずれも有用性を示唆しています．まず Gando ら[10] は，敗血症性 DIC 症例 60 例においてアンチトロンビン濃縮製剤 1,500 単位/day を 3 日間投与する群と非投与で治療を行う群を設定して RCT を実施し，投与群では有意に DIC 離脱が改善することを報告しました．続いて Iba ら[11] は，血中アンチトロンビン値が 40％以下に低下した敗血症性 DIC 症例 300 例以上を対象とした市販後調査結果を基に，ベースラインのアンチトロンビン活性が低い症例では 3,000 単位投与を行うことによって 1,500 単位投与を行う場合よりも，より良好な生存率が得られることを報告しています．さらに Tagami ら[12] は，診断群分類包括評価（diagnosis procedure combination：DPC）データを用いて重症肺炎を基礎疾患とした DIC 症例におけるアンチトロンビン濃縮製剤の効果を検討し，治療例 28 日後の死亡率が有意に低いことを報告しました．以上の試験から得られた敗血症に対する抗凝固療法に関する知見は，以下のようにまとめることができます．①抗凝固薬は凝固異常を伴う敗血症に対して効果的であるが，凝固異常を伴わない場合には効果がみられない．②抗凝固療法の中で有効性が認められるのは生理的抗凝固物質，すなわちトロンボモジュリンとアンチトロンビンである．

 アンチトロンビンのガイドラインにおける推奨はどうなっていますか？

敗血症性 DIC におけるアンチトロンビン製剤の使用は，英国[13] やイタリア[14] の DIC 診療ガイドライン，あるいは Survival Sepsis Campaign Guideline 2016[15] では推奨されていません．これらのガイドラインは，いずれも KyberSept 試験を根拠として採用しているためです．し

かしこれまで説明してきたように，KyberSept試験は敗血症性DICではなく重症敗血症を対象としたものであり，DICにおける有用性を評価するには不適切と考えられます．これに対して，まず2009年に発表された日本血栓止血学会による「科学的根拠に基づいた感染症に伴うDIC治療のエキスパートコンセンサス」[16]では，抗凝固療法の推奨度Aとし，アンチトロンビンについても推奨度B1として推奨を行っています．さらに2016年に公開された「日本版敗血症診療ガイドライン」[17]においても，アンチトロンビン活性値が70％以下に低下した敗血症性DIC患者に対して，アンチトロンビン濃縮製剤の使用に弱い推奨が付けられています．このガイドラインの作成過程においては，血栓止血学会のエキスパートコンセンサスと同様にKyberSept試験の後解析であるKienast論文を含めたメタ解析が行われ，推奨決定の根拠とされました．

TOPICS

リコンビナントアンチトロンビン

2016年になりATryn®以外にも，我が国においてリコンビナントアンチトロンビン製剤（アコアラン®）が上市された．リコンビナント製剤の問題点としては，製造の難しさとともに活性の低さがあった．これは遺伝子組換えアンチトロンビンのN-グリコシド結合を修飾するフコースの調節が困難なためで，そのためにヘパリンとの親和性が低くなり，十分な抗凝固活性が得られなくなるとされていた．アコアランにおいては，フコース除去するなど，この問題を解決することによって活性を維持しつつ，生産性を向上させて臨床応用が可能になった．現時点では，遺伝子組換えアンチトロンビンとしては，唯一DICへの適応を有する製剤であるが，同薬はほぼ100％近いantithrombin-α組成とされており，血管内皮におけるグリコカリックスとの結合性が課題であろう．2011年から濃縮製剤を対照とした国内第三相臨床試験（非盲検化オープンラベル試験）が実施され，用量を120％にすることで濃縮製剤と同等の効果が得られることが報告されている．

[文 献]

1) Martínez-Martínez I, Johnson DJ, Yamasaki M et al：Type Ⅱ antithrombin deficiency caused by a large in-frame insertion：structural, functional and pathological relevance. J Thromb Haemost 10：1859-1866, 2012
2) Fyfe A, Tait RC：Antithrombin-α for the prophylaxis of venous thrombosis in congenital antithrombin deficiency. Expert Rev Hematol 2：499-507, 2009
3) Iba T, Gando S, Murata A et al；Japanese Associatiation for Acute Medicine Disseminated Intravascular Coaglation Study Group：Predicting the severity of systemic inflammatory response syndrome (SIRS)-associated coagulopathy with hemostatic molecular markers and vascular endothelial injury markers. J Trauma 63：1093-1098,2007
4) Iba T, Saitoh D, Gando S et al：The usefulness of antithrombin activity monitoring during antithrombin supplementation in patients with sepsis-associated disseminated intravascular coagulation. Thromb Res 135：897-901, 2015
5) Iba T, Gando S, Saitoh D et al：Antithrombin supplementation and risk of bleeding in patients with sepsis-associated disseminated intravascular coagulation. Thromb Res 145：46-50, 2016
6) Warren BL, Eid A, Singer P et al；KyberSept Trial Study Group：Caring for the critically ill patient. High-dose

antithrombin III in severe sepsis : a randomized controlled trial. JAMA 286 : 1869-1878, 2001
7) Ruf W, Furlan-Freguia C, Niessen F : Vascular and dendritic cell coagulation signaling in sepsis progression. J Thromb Haemost 7 (suppl 1) : 118-121, 2009
8) Kienast J, Juers M, Wiedermann CJ et al ; KyberSept Investigators : Treatment effects of high-dose antithrombin without concomitant heparin in patients with severe sepsis with or without disseminated intravascular coagulation. J Thromb Haemost 4 : 90-97, 2006
9) Wiedermann CJ, Kaneider NC : A systematic review of antithrombin concentrate use in patients with disseminated intravascular coagulation of severe sepsis. Blood Coagul Fibrinolysis 17 : 521-526, 2006
10) Gando S, Saitoh D, Ishikura H et al ; Japanese Association for Acute Medicine Disseminated Intravascular Coaglation (JAAM DIC) Study Group for the JAAM DIC Antithrombin Trial (JAAMDICAT) : A randomized, controlled, multicenter trial of the effects of antithrombin on disseminated intravascular coagulation in patients with sepsis. Crit Care 17 : R297, 2013
11) Iba T, Saitoh D, Wada H et al : Efficacy and bleeding risk of antithrombin supplementation in septic disseminated intravascular coagulation : a secondary survey. Crit Care 18 : 497, 2014
12) Tagami T, Matsui H, Horiguchi H et al : Antithrombin and mortality in severe pneumonia patients with sepsis-associated disseminated intravascular coagulation : an observational nationwide study. J Thromb Haemost 12 : 1470-1479, 2014
13) Levi M, Toh CH, Thachil J et al : Guidelines for the diagnosis and management of disseminated intravascular coagulation. British Committee for Standards in Haematology. Br J Haematol 145 : 24-33, 2009
14) Di Nisio M, Baudo F, Cosmi B et al : Diagnosis and treatment of disseminated intravascular coagulation : guidelines of the Italian Society for Haemostasis and Thrombosis (SISET). Thromb Res 129 : e177-e184, 2012
15) Dellinger RP, Levy MM, Rhodes A et al ; Surviving Sepsis Campaign Guidelines Committee including the Pediatric Subgroup : Surviving sepsis campaign : international guidelines for management of severe sepsis and septic shock : 2012. Crit Care Med 41 : 580-637, 2013
16) 丸山征郎, 坂田洋一, 和田英夫 他：科学的根拠に基づいた感染症に伴う DIC 治療のエキスパートコンセンサス. 日本血栓止血学会誌 20 : 77-113, 2009
17) 日本集中治療医学会・日本救急医学会：日本版敗血症診療ガイドライン 2016（J-SSCG2016）ダイジェスト版. 真興交易医書出版部, 2017

IX章 治療薬

可溶性トロンボモジュリン（内科）

福島県立医科大学 血液内科学講座 池添隆之（いけぞえたかゆき）

point

- 可溶性トロンボモジュリン製剤（rhsTM）は，世界初の遺伝子組換え型ヒトトロンボモジュリン製剤である．
- rhsTM は，質の高い第Ⅲ相臨床試験が実施され，未分画ヘパリンと比較して有効性が示された初めての DIC 治療薬である．
- rhsTM は，急性前骨髄球性白血病（APL）のような線溶亢進型 DIC においても，安全に使用することができた．
- 市販後全例調査結果からも，内科領域でみられる造血器悪性腫瘍，固形がん，あるいは感染症に併発する DIC に対する有用性と安全性が示唆された．
- 種々の基礎疾患に併発した DIC に対して，有効性と安全性を兼ね備えた"オールマイティ DIC 治療薬"となる可能性が高いと考える．

Q 可溶性トロンボモジュリン製剤（rhsTM）とは何ですか？

A トロンボモジュリンは，生体内では血管内皮細胞表面に結合して存在している膜蛋白質です．可溶性トロンボモジュリン（recombinant human soluble thrombomodulin：rhsTM）は，このトロンボモジュリンの活性発現に必須な，すべての領域を含む細胞外部分を遺伝子組換え技術を用いて可溶性蛋白質として創製した製剤です[1]．

Q rhsTM の作用機序を教えてください

A rhsTM は，トロンビンに 1：1 に可逆的に結合します．rhsTM-トロンビン複合体は，プロテイン C 活性化を促進させます．生成した活性化プロテイン C は，凝固促進因子である活性化第Ｖ因子や活性化第Ⅷ因子を不活化し，トロンビン生成を抑制します．すなわち，rhsTM は，発生したトロンビン量に応じて，凝固系にネガティブフィードバックをかけてトロンビン生成を抑制することとなり，従来のトロンビン直接阻害薬

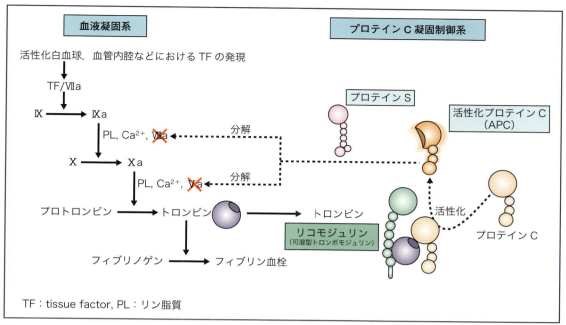

図1 rhsTMによるプロテインCの活性化を介する血液凝固制御
(旭化成ファーマ：リコモジュリン® 点滴静注用 12800—リコモジュリンについて．「作用機序」〔鈴木宏治 監修〕http://www.recomodulin.com/recomodulin/mechanism.html より引用)

表1 トロンボモジュリン（TM）の機能

抗凝固作用	トロンビン/TM複合体は，プロテインCの活性化を促進する．産生された活性化プロテインC（APC）は，プロテインSを補酵素として，FVa，FVIIIaを分解し，トロンビン生成を抑制する．
線溶系への作用	TMは，抗線溶作用と線溶促進作用の両方を有し，生理的条件下では生体内の状態に応じてバランスを保っているものと推定される． ・抗線溶作用…①トロンビン/TM複合体により，TAFIを活性化．活性化されたTAFI（TAFIa）が，フィブリン血栓上のtPAによるプラスミン生成反応を抑制する．②急性前骨髄球性白血病細胞はプラスミン生成に深く関わる膜蛋白annexin IIを高発現する．TMはannexin IIの発現を減弱してプラスミン生成を抑制する． ・線溶促進作用…APCはPAI-1に直接結合することでPAI-1量を減少させ，PAI-1によって抑制されていた線溶系が元に戻る．
抗炎症作用（間接）	・トロンビン/TM複合体によって産生されたAPCは，様々な抗炎症作用を有していることが報告されている．その重要な一つの作用として，トロンビン受容体（PAR-1）からのシグナルを炎症性から抗炎症性へ変換させる． ・トロンビン/TM複合体によって産生されたTAFIaは，炎症惹起物質であるブラジキニン（BK）やアナフィラトキシン（C3a，C5a）を分解する． ・TMは，血中のCHI（complement factor I）によるC3bの分解を促進する．
抗炎症作用（直接）	TMのレクチン様ドメインには抗炎症作用が報告されている（HMGB1中和分解，LPS結合）．

とは，作用機序が全く異なります（**図1**）．

さらに，トロンボモジュリンには**表1**に示したような多機能な生理作用を有していることが報告されており，臨床での効果が期待されています[1]．

Q rhsTMは，どのようなDIC患者で使用すべきですか？

A 内科領域では，造血器悪性腫瘍，固形がん，あるいは感染症に併発した播種性血管内凝固症候群（disseminated intravascular coagulation：DIC）に遭遇します．DICはその基礎疾患や臨床症状により，出血優位な「線溶亢進型」から，臓器障害が顕著な「線溶抑制型」まで病態に違いがみられ，従来はDIC治療薬を使い分けていました．これに対して，rhsTMは，いずれの病態のDICに対しても安全に使用できる薬剤となりうることが示されています[2〜4]．線溶亢進が顕著な急性前骨髄球性白血病（acute promyelocytic leukemia：APL）によるDICにおいても，濃厚血小板（platelet concentrate：PC）や新鮮凍結血漿（fresh frozen plasm：FFP）の補充とATRA（all-*trans* retinoic acid）に加え，rhsTMを併用することで，非常に楽にDIC治療が可能となりました[5]．一方，臓器障害が顕著な敗血症によるDICでは，抗凝固作用に加えて抗炎症作用も有するrhsTMは患者転帰への効果も期待されています．

Q 出血症状があるDIC患者へのrhsTM投与について教えてください

A 筆者らの約200例の投与経験より，禁忌である「頭蓋内出血，肺出血，継続的な消化管出血」を除くその他の出血症状を有するDIC患者への投与は，基本的に可能と考えます[1]．rhsTMは作用機序からの出血の助長がないと考えられ，第Ⅲ相臨床試験結果から，未分画ヘパリンと比較して出血症状の改善に優れていることも示されています[6]．ただし，添付文書上の慎重投与患者については，一般的に出血のリスクが高いと考えられることから，従来のDIC治療薬と同様に，投与中は注意深く観察してください．

Q ほかのDIC治療薬との併用についてはどうですか？

A 添付文書上は，ほかの抗凝固薬との併用により抗凝固作用が相加的に作用するため併用注意，となっています．rhsTMは単剤で十分治療効果を発揮するため，併用は不要と考えます．

Q rhsTMの投与方法について教えてください

A 1日1回30分点滴静注で，血管炎の心配もないため末梢血管からも投与可能です．配合不可も少ないこと，無菌フィルターへの吸着もありません．持続的血液濾過透析（continuous hemodiafiltration：CHDF）などの血液浄化療法でもヘモフィルターへの吸着や濾液への漏出もなく，安定した効果発現が得られます．

Q 副作用とその対処法について教えてください

A rhsTM 投与に伴う副作用は、主として出血です。市販後に rhsTM が投与された 3,548 名の調査報告によると、約 2.5％の患者に重篤な出血に関する副作用が生じています[7]。rhsTM の特異的な中和剤は知られていません。また本剤の薬効をモニタリングする臨床検査もありません。本剤投与による因果関係が否定できない出血の発現や増悪が認められた場合は、投与を中止してください。中止後、通常の止血処理を行うとともに、必要に応じて輸血、止血薬の投与などを行ってください。

Q rhsTM を投与する指標は何が良いでしょうか？ 投与終了の見極めとなる指標はありますか？

A 日本血栓止血学会から DIC 診断基準 2017 年版が発表されました[8]。それぞれの基礎疾患に応じて造血障害型、感染症型、基本型の診断基準を使い分け、DIC と診断されれば rhsTM の投与を考慮すべきと考えます。rhsTM は 6 日間投与を基本としますが、DIC の原因である基礎疾患の治療が奏効したうえで DIC 臨床症状が改善し、凝固活性化マーカーである可溶性フィブリンやトロンビン・アンチトロンビン複合体の値が正常化していれば、rhsTM 投与を終了します。

Q 国内外における DIC 治療ガイドランはありますか？ そのなかでの rhsTM は推奨されていますか？

A 2009 年、日本血栓止血学会標準化委員会 DIC 部会より「科学的根拠に基づいた感染症に伴う DIC 治療のエキスパートコンセンサス」が公表されました。エキスパートコンセンサス作成時点で治験中の薬剤、または市販後調査中の薬剤は掲載しないとの理由から、rhsTM は掲載されていませんでした。rhsTM が市販された後、その効果を示唆するデータが蓄積されてきたため、2014 年に追加掲載され、antithrombin 製剤と同等のレベルで推奨されています[9]。

英国血液学会より公表されているガイドライン「Guidelines for the diagnosis and management of DIC」では、抗凝固薬としては未分画ヘパリン、低分子ヘパリン、遺伝子組換え活性化プロテイン C 製剤が推奨されています[10]。rhsTM は海外で未発売であるため、掲載されていません。

Q rhsTM は，造血細胞移植後合併症である SOS や TMA に対する適応はありますか？

A rhsTM の効能・効果は，DIC です．SOS や TMA などに対する適応はありません．類洞閉塞症候群（sinusoidal obstruction syndrome：SOS）*や血栓性微小血管障害症（thrombotic microangiopathy：TMA）が進行すると二次的に DIC を併発し，多臓器不全へと進行します．FDP，D ダイマー，あるいは SFMC が上昇し，過剰のトロンビン生成やフィブリン血栓の存在が示唆され，臨床的に DIC と診断されれば，rhsTM の良い適応になると考えます[11, 12]．

*SOS：主に造血細胞移植後 3 週間以内に発症する，非心原性浮腫，痛みを伴う肝腫大，黄疸などを特徴とする致死率の高い症候群です．移植前処置に使用する抗がん剤や全身放射線照射，移植片対宿主病予防に使用するカルシニューリン阻害薬，骨髄生着や感染症に伴うサイトカインストームなどによる類洞内皮細胞傷害が原因と考えられています．

Q rhsTM を使用する際のメリット，デメリットは何ですか？

A ［メリット］
- 強力な DIC 離脱作用による早期 DIC 治療が可能となり，基礎疾患治療への積極的介入が可能となる．
- 早期 DIC 改善に加え，抗炎症作用，血管内皮細胞保護作用からの患者予後改善効果も期待される．

［デメリット］
- 市販されてからまだ年月が短いことから，特に他剤併用の場合など出血の安全性に対するエビデンスが明確になっていない．
- 高薬価に伴った臨床上の有用性を示す医療経済学的検討がなされていない．

［文 献］
1）池添隆之：トロンボモジュリンの臨床応用．日血栓止血会誌 25：61-69, 2014
2）Asakura H, Takahashi H, Tsuji H et al：Post-marketing surveillance of thrombomodulin alfa, a novel treatment of disseminated intravascular coagulation-safety and efficacy in 1,032 patients with hematologic malignancy. Thromb Res 133：364-370, 2014
3）Eguchi Y, Gando S, Ishikura H et al：Post-marketing surveillance data of thrombomodulin alfa：sub-analysis in patients with sepsis-induced disseminated intravascular coagulation. J Intensive Care 2：30, 2014
4）Matsushita T, Watanabe J, Honda G et al：Thrombomodulin alfa treatment in patients with acute promyelocytic leukemia and disseminated intravascular coagulation：a retrospective analysis of an open-label, multicenter, post-marketing surveillance study cohort. Thromb Res 133：772-781, 2014
5）Ikezoe T, Takeuchi A, Isaka M et al：Recombinant human soluble thrombomodulin safely and effectively rescues acute promyelocytic leukemia patients from disseminated intravascular coagulation. Leuk Res 36：1398-1402,

2012

6） Saito H, Maruyama I, Shimasaki Y et al：Efficacy and safety of recombinant human soluble thrombomodulin（ART-123）in disseminated intravascular coagulation：results of a phase Ⅲ, randomized, double-blind clinical trial. J Thromb Haemost 5：31-41, 2007

7） Mimuro J, Takahashi H, Kitajima I et al：Impact of recombinant soluble thrombomodulin（thrombomodulin alfa）on disseminated intravascular coagulation. Thromb Res 131：436-443, 2013

8） DIC 診断基準作成委員会：DIC 診断基準 2017 年版．日本血栓止血学会誌 28：369-392, 2017

9） Wada H；Japanese Society of Thrombosis Hemostasis/DIC subcommittee, Okamoto K, Iba T et al：Addition of recommendations for the use of recombinant human thrombomodulin to the "Expert consensus for the treatment of disseminated intravascular coagulation in Japan". Thromb Res 134：924-925, 2014

10） Levi M, Toh CH, Thachil J et al：Guidelines for the diagnosis and management of disseminated intravascular coagulation. Br J Haematol 145：24-33, 2009

11） Ikezoe T, Togitani K, Komatsu N et al：Successful treatment of sinusoidal obstructive syndrome after hematopoietic stem cell transplantation with recombinant human soluble thrombomodulin. Bone Marrow Transplant 45：783-785, 2010

12） Sakai M, Ikezoe T, Bandobashi K et al：Successful treatment of transplantation-associated thrombotic microangiopathy with recombinant human soluble thrombomodulin. Bone Marrow Transplant 45：803-805, 2010

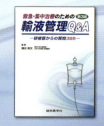

Ⅸ章 治療薬

可溶性トロンボモジュリン（外科）

大阪急性期・総合医療センター 高度救命救急センター　村尾修平　山川一馬

> **point**
> - トロンボモジュリン製剤は，抗凝固作用と抗炎症作用を併せもつ，我が国発のDIC治療薬である．
> - 国内外で複数のランダム化比較試験が実施されているが，現時点では有効性に関するエビデンス集積は不十分である．
> - トロンボモジュリン製剤を投与すべき対象患者は，『敗血症性DIC＋集中治療を要する重症患者』である．
> - 一般的に抗凝固療法は，出血性合併症に留意すべきであり，トロンボモジュリン製剤についても闇雲な投与は避けるべきである．

Q　可溶性トロンボモジュリン（recombinant human thrombomodulin；rhTM）とは，何ですか？

A　2008年に日本で市販開始された，比較的新しいDIC治療薬です．様々な基礎疾患に伴う播種性血管内凝固症候群（disseminated intravascular coagulation：DIC）に有効な抗凝固作用が主たる効果ですが，それ以外にもrhTM独自の抗炎症作用を併せもつことから，敗血症などの高度な全身炎症を伴う病態に特に効果が期待されています．

　生体内でトロンボモジュリンは，トロンビンと結合することにより，プロテインCを活性化プロテインCに変化させます．活性化プロテインCは，プロテインSを補酵素として，凝固因子のⅤaとⅧaを不活化することで抗凝固作用を発揮します．rhTM独自の抗炎症作用として，致死性メディエーターであるhigh mobility group box 1（HMGB1）の制御や，リポ多糖（lipopolysaccharide：LPS）の阻害など，rhTM自体の抗炎症作用も基礎研究レベルでは報告されています[1]．

Q 敗血症に対するrhTMのエビデンスを教えてください

A これまでに報告されているrhTMの主要なランダム化比較試験は，2編あります（国内第Ⅲ相試験および海外第Ⅱ相試験）．日本国内で行われた第Ⅲ相試験が2007年に報告されました[2]．造血器腫瘍あるいは感染症を基礎疾患とするDIC患者224例を対象として，rhTM治療群と未分画ヘパリン治療群を比較したところ，rhTM治療群のDIC離脱率（66.1%）は，ヘパリン群のDIC離脱率（49.9%）に比べ，有意に高いという結果でした．

その後，世界中の注目の下2014年に報告された多国間第Ⅱ相試験[3]では，敗血症性DIC患者741例を対象として，rhTM治療群とプラセボ群を比較したところ，rhTM治療群の28日死亡率（17.8%）は，プラセボ群（21.6%）に比べて有意ではないものの，低いという結果でした．同試験では，凝固関連マーカー（D-dimer，F_{1+2}，TAT）を経時的に評価しており，rhTMによって同様に改善したとも報告されています．

筆者らは，これまでに報告されているランダム化比較試験3報と観察研究9報をメタ解析し，評価しました[4]．rhTM投与によって，28日死亡率に対するリスク比は，ランダム化比較試験では0.81（95%信頼区間0.62～1.06），観察研究では0.59（0.45～0.77）と，いずれも改善傾向にありました（図1）．これらの死亡リスク減少効果は，対象患者群の重症度が高いほど効果が高いという興味深い結果でした．

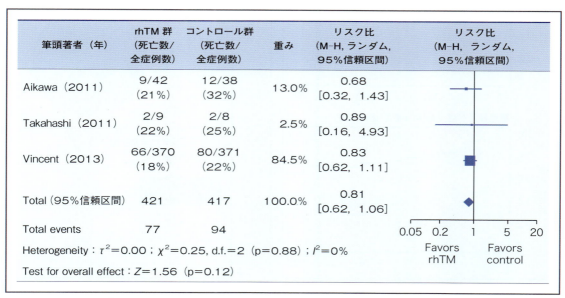

図1 トロンボモジュリン製剤の死亡率改善効果に関するフォレストプロット

（文献4より引用）

Q ガイドラインでは推奨されていますか？

A 日本集中治療医学会・日本救急医学会から発表された『日本版敗血症診療ガイドライン2016』[5]では，「敗血症性DICにおいては，過度の凝固活性化が微小循環障害をもたらし，これが臓器不全を招く」と記されています．現時点では明確なエビデンスは確立されていませんが，このような理論的背景を基にして，敗血症性DICに抗凝固療法（DIC治療）を行うことは理論的であると考えられます．どの抗凝固薬を用いてDIC治療を行うか？ については明確には示されていません．また，rhTMの推奨についても，エビデンスの集積が不十分であるということを理由に，「現時点では明確な推奨を提示しない」とされています．現在進行中の海外の大規模臨床試験などにより，今後は推奨レベルが明確になっていくものと期待されます．

Q rhTMが有効なのは，どのような特徴をもつ敗血症患者ですか？

A 敗血症性DICのなかでも，rhTMが有効な症例と有効ではない症例はあるのでしょうか？ 筆者らは，敗血症性DIC162例を対象として，rhTMが有効性を示す症例のプロファイリングを行いました[6]．その結果，重症度スコアであるAPACHE Ⅱスコアが24〜29点の重症例では

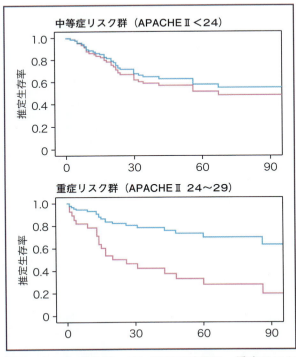

図2 トロンボモジュリン製剤の効果は，重症リスク群のみで示される
（文献6より引用）

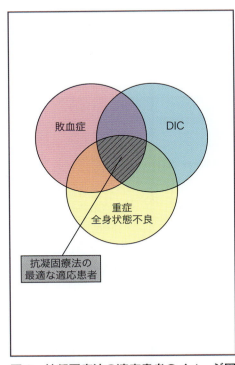

図3 抗凝固療法の適応患者のイメージ図
（文献7より引用）

死亡率が改善しましたが，APACHE Ⅱ スコアが 24 点未満の中等症例では死亡率の改善は認められませんでした（図 2）．この結果から，rhTM を投与すべき症例の条件として，『敗血症』＋『DIC 診断基準陽性』のみではなく，『重症例に限定』して投与すべきであると考えられます[7]（図 3）．

どのような敗血症患者に rhTM を投与したらよいですか？

ずばり，筆者らが提案する rhTM の投与開始基準は，以下のとおりです（表 1）．
①急性期 DIC 診断基準で 4 点以上の『敗血症性 DIC』
②呼吸不全あるいは循環不全が高度で，『集中治療室』での加療が必要

これら 2 つの要件を同時に満たす場合が，良い適応となると考えられます．詳細な重症度スコアを算出することは，診療現場において煩雑ですので，この 2 項目で投与開始することを推奨しています．裏を返せば，DIC スコアを満たす敗血症性 DIC 症例であっても，全身状態が良好で一般病棟管理が可能な段階では，rhTM の投与は必要ないと考えています．

表 1　筆者らの考えるトロンボモジュリン製剤の適応症例

rhTM の投与開始基準
①急性期 DIC 診断基準で 4 点以上の『敗血症性 DIC』
②呼吸不全・循環不全のため『集中治療』管理を要する
（挿管による人工呼吸器管理が必要，高用量のカテコラミンを要するなど）

rhTM を投与する際には，どのようなことに注意が必要ですか？

抗凝固療法において問題となる副作用は，出血性合併症です．常に出血性合併症のリスクを念頭に，rhTM の適応を考えることが重要です．

一方で，rhTM はその作用メカニズムの観点から，出血性合併症を起こしにくいとされています．rhTM は抗凝固作用を発揮する際に，トロンビンとの結合を必要とします．そのため，いったん，rhTM 投与により過凝固状態が解除されるとトロンビン量が低下し，negative feedback がはたらき，過剰な凝固抑制を防ぎます．

外科手術が必要な患者でも安全に使えますか？

外科周術期の rhTM 投与の有効性・安全性について評価した報告がいくつかあります．Hashimoto らは，消化管手術を要した敗血症性 DIC 156 例（rhTM 投与群 107 例，非投与群 49 例）を対象とし，rhTM の安全性を評価しました[8]．rhTM 投与に伴い，死亡率や血小板数，PT-

INR，DICスコアなどの改善が認められました．一方で，出血性合併症については明らかには増加せず，外科手術が必要な患者においてもrhTMの投与は安全に施行可能であると報告しています．

あくまで抗凝固薬であるということに留意しつつ，術後出血がコントロールできていることを確認した後に，rhTMを投与することが妥当であると考えられます．

Q アンチトロンビン製剤（AT）との使い分けは？

A 現在，敗血症性DICに対して用いられるDIC治療薬としては，本稿で取り上げたrhTM，そしてATの2剤が主流です．それら2剤のいずれが優れるか？ 単剤投与でいいか，それとも併用投与が有効なのか？ など，様々な臨床疑問が生まれます．

筆者らは，敗血症性DIC 1,432例を対象として，rhTM＋ATの併用，rhTM単剤，AT単剤，非投与群の4群間でその効果について検討しました[9]．前者3群の抗凝固療法を何らかで行った群は，非投与群と比較して有意に死亡率の低下が認められました．併用と単剤のそれぞれの比較では，いずれの群間でも差は認められませんでした（図4）．以上のことから，2剤併用による優位性は明らかでなく，rhTM単剤もしくはAT単剤のいずれかを選択するのが妥当であると考えられます．

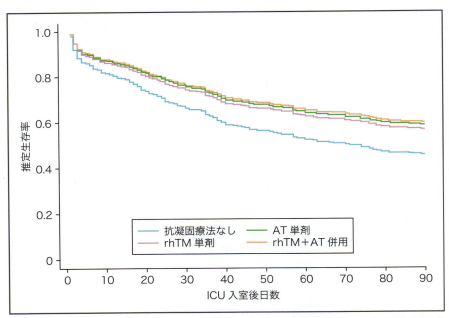

図4 トロンボモジュリン製剤およびアンチトロンビン製剤の単剤・併用の生存曲線
（文献9より引用）

> **まとめ**
>
> 　敗血症の重症化過程において凝固線溶異常が関与することは明らかであり，敗血症性DICに対する抗凝固療法は理論的には妥当だと考えられます．しかしながら，質の高いエビデンスによって証明されたものは数少ないのが現状です．rhTMは日本発の抗凝固薬であり，様々な新規作用メカニズムが基礎研究レベルではどんどん明らかになっています．
>
> 　海外で進行中の多国間第Ⅲ相臨床試験の結果が近日中には公開されます．今後，rhTMに関する様々な知見が集積され，DIC治療が最適化されることを望みます．

[文　献]

1) Ito T, Kakihana Y, Maruyama I：Thrombomodulin as an intravascular safeguard against inflammatory and thrombotic diseases. Expert Opin Ther Targets 20：151-158, 2016
2) Saito H, Maruyama I, Shimazaki S et al：Efficacy and safety of recombinant human soluble thrombomodulin (ART-123) in disseminated intravascular coagulation：results of a phase III, randomized, double-blind clinical trial. J Thromb Haemost 5：31-41, 2007
3) Vincent JL, Ramesh MK, Ernest D et al：A randomized, double-blind, placebo-controlled, Phase 2b study to evaluate the safety and efficacy of recombinant human soluble thrombomodulin, ART-123, in patients with sepsis and suspected disseminated intravascular coagulation. Crit Care Med 41：2069-2079, 2013
4) Yamakawa K, Aihara M, Ogura H et al：Recombinant human soluble thrombomodulin in severe sepsis：a systematic review and meta-analysis. J Thromb Haemost 13：508-519, 2015
5) Nishida O, Ogura H, Egi M et al：The Japanese clinical practice guidelines for management of sepsis and septic shock 2016 (J-SSCG 2016). Acute Med Surg 5：3-89, 2018
6) Yoshimura J, Yamakawa K, Ogura H et al：Benefit profile of recombinant human soluble thrombomodulin in sepsis-induced disseminated intravascular coagulation：a multicenter propensity score analysis. Crit Care 19：78, 2015
7) Umemura Y, Yamakawa K：Optimal patient selection for anticoagulant therapy in sepsis：an evidence-based proposal from Japan. J Thromb Haemost 16：462-464, 2018
8) Hashimoto D, Chikamoto A, Miyanari N et al：Recombinant soluble thrombomodulin for postoperative disseminated intravascular coagulation. J Surg Res 197：405-411, 2015
9) Umemura Y, Yamakawa K, Hayakawa M et al：Concomitant versus individual administration of antithrombin and thrombomodulin for sepsis-induced disseminated intravascular coagulation：A nationwide Japanese registry study. Clinical and Applied Thrombosis/Hemostasis 2018

IX章　治療薬

抗線溶薬（内科系）

金沢大学医薬保健研究域保健学系 病態検査学　森下英理子（もりした えりこ）

point

- ▶ トラネキサム酸は，リジンと類似した構造を有し，プラスミノゲンとフィブリンの結合を阻害することにより，抗線溶効果を発揮する．
- ▶ トラネキサム酸が最も効果を発揮するのは，全身性の線溶活性化が原因の出血である．
- ▶ DICに対して抗線溶薬の投与は，原則禁忌である．
- ▶ 顕著な出血を認める線溶亢進型DICに対してトラネキサム酸を投与する場合は，ヘパリン類と必ず併用する．
- ▶ 急性前骨髄球性白血病に対してall-trans retinoic acid（ATRA）を投与する場合は，トラネキサム酸の併用は禁忌である．

Q 抗線溶療法とは？

A 線溶能の著しい活性化により大量のプラスミンが産生されると，止血のために生じた血栓（フィブリン）を溶解したり，フィブリノゲンを分解して出血傾向をきたすことがあります．このような出血の治療として，過剰に亢進した線溶能を制御する薬剤が有効な場合があります．このような抗プラスミン作用を有する薬剤として，現在臨床ではトラネキサム酸が用いられています．

Q トラネキサム酸の作用と効果を教えてください

A トラネキサム酸（トランサミン®）は，フィブリンのC末端リジンと類似した構造（図1）をもつため，フィブリンと競合してプラスミノゲン（plasminogen：Plg）のリジン結合部位に結合します．その結果，Plgがフィブリン上で効率良く組織プラスミノゲンアクチベータ（tissue-type plasminogen activator：t-PA）によってプラスミンに活性化されなくなり，フィブリンの溶解を阻止します（図2）．抗プラスミン薬として，

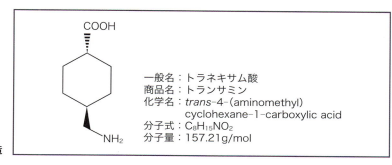

図1 トラネキサム酸の構造

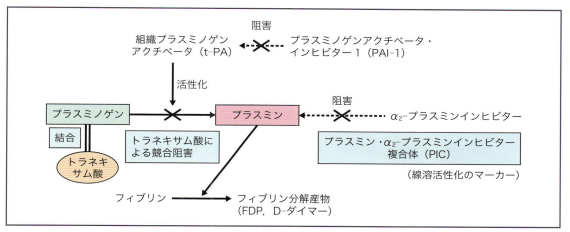

図2 線溶活性化機序とトラネキサム酸の作用部位

一次線溶が著明に亢進していることが主な原因となっている異常出血には，有効な薬剤です．

さらに，トラネキサム酸[*1]は，血管透過性の亢進，アレルギーや炎症性病変の原因になっているキニンなどの産生を抑制することにより，抗アレルギー・抗炎症作用も示します．

[*1] **トラネキサム酸**：トラネキサム酸は，最近，肝斑（シミ）の治療薬として市販されています．

 トラネキサム酸の適応疾患を教えてください

上記に示した効果より，通常は以下の疾患，病態に対して用いられています（トランサミン®の添付文書より引用）．

①全身性線溶亢進が関与すると考えられる出血傾向（白血病，再生不良性貧血，紫斑病など，および手術中・術後の異常出血）．
②局所線溶亢進が関与すると考えられる異常出血（肺出血，鼻出血，性器出血，腎出血，前立腺手術中・術後の異常出血）．
③湿疹およびその類症，じん麻疹，薬疹・中毒疹における紅斑・腫脹・瘙痒などの症状．
④扁桃炎，咽喉頭炎における咽頭痛・発赤・充血・腫脹などの症状．

⑤口内炎における口内痛および口内粘膜アフタ．

①②は抗線溶作用による止血効果，③④⑤は抗炎症効果を期待しています．臨床の現場では，鼻出血や紫斑などに対して，カルバゾクロムスルホン酸ナトリウム（アドナ®）とともに頻用されていますが，止血効果を過度に期待すべきではありません．また，血友病やvon Willebrand病における口腔内出血や鼻出血に際して，単独あるいは血液製剤との併用にて用いる場合があります．

トラネキサム酸の血中半減期は1〜1.5時間であり，3〜4時間で腎代謝されますので，腎障害がある場合は半減期が延長します．また，血尿に対して使用すると凝血塊が溶解されにくくなり，尿路結石の原因となることがあるため注意が必要です．

Q トラネキサム酸が有効な病態を教えてください

A トラネキサム酸には止血作用と抗炎症効果がありますが，最も効果を発揮するのは全身性の線溶活性化が原因の出血です．
① 線溶亢進型DIC[*2]（腹部大動脈瘤，転移性前立腺がんなど）によるコントロール困難な出血
② アミロイドーシスに線溶活性化病態を合併した出血
③ t-PAなどの線溶療法の副作用による出血
④ 先天性$α_2$-プラスミンインヒビター（$α_2$-plasminogen inhibitor：$α_2$-PI）欠損症
⑤ プラスミノゲンアクチベータ産生腫瘍

などが挙げられます．

[*2] DIC：disseminated intravascular coagulation（播種性血管内凝固症候群）

症例提示[1)]

症　例：	44歳，男性．
主　　訴	下肢の著明な浮腫と右膝関節内血腫．
現 病 歴	生来健康で出血傾向を認めない．下肢のむくみと右膝関節痛・腫脹を認めたため近医を受診し，ネフローゼ症候群および膝関節内血腫と診断された．
既 往 歴	慢性甲状腺炎．
検査所見	腎生検の結果，amyloidogenic L chain（AL）アミロイドーシスと診断された．凝血学的検査では表1に示すように，Plg 29%，$α_2$-PI 41%，プラスミン・$α_2$プラスミンインヒビター複合体（plasmin-$α_2$ plasmin inhibitor complex：PIC）18.3 μg/mLと，著明な線溶活性化が認められ，同時に第Ⅹ因子（FX）活性低下も合併していた．

入院後経過
(図3)
出血傾向に対して,抗プラスミン作用を有するトラネキサム酸投与(トランサミン®錠250mg 1回1錠1日3回朝昼夕食後)を開始したところ,著明に亢進していた線溶活性は速やかに改善し(PIC 18.3→4.0μg/mL),FX活性も徐々に改善し,3週間後には出血傾向は消失した.ALアミロイドーシスの化学療法として,自己末梢血幹細胞移植を併用したメルファラン大量療法を施行したが根治には至らず,FX活性値は33%まで改善したものの,最終的には発症11ヵ月後に臓器不全にて永眠された.

本症例の出血傾向は,FX活性低下に加えて線溶活性化の関与が大きいと考えられ,トラネキサム酸の投与だけで出血傾向が消失した点は,注目すべきところである.

表1　検査所見

検尿	蛋白(4+),潜血(2+),1日蛋白尿6g/day		
凝血学的検査	PT 28.3秒	AT	106%
	APTT 54.7秒	Plg	29%
	FX活性 6%	α_2-PI	41%
	Fbg 268 mg/dL	TAT	7.6μg/L
	FDP 11.8μg/mL	PIC	18.3μg/mL
	D-dimer 2.8μg/mL		
腎生検	ALアミロイドーシス		

Fbg:フィブリノゲン,AT:アンチトロンビン,Plg:プラスミノゲン,α_2-PI:α_2-プラスミンインヒビター,TAT:トロンビン・アンチトロンビン複合体,PIC:プラスミン・α_2プラスミンインヒビター複合体

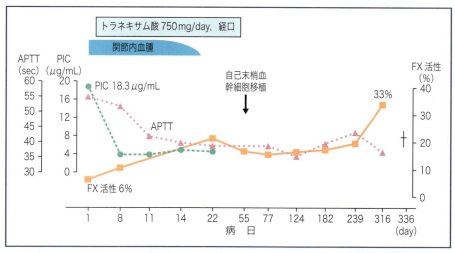

図3　臨床経過—amyloidogenic L chain(AL)アミロイドーシスの著明な線溶活性化と第X因子活性低下による出血傾向にトラネキサム酸が著効した症例

Q 抗線溶療法は DIC に対して禁忌なのでは？

A さて，前項で線溶亢進型 DIC の出血症状にはトラネキサム酸が著効すると述べましたが，「DIC に対して抗線溶薬の投与は，原則禁忌」であることを忘れてはいけません．DIC 病態における二次線溶の活性化は，血栓を溶解し虚血障害を防ぐための生体防御反応です．したがって，これを抑制する治療は，血栓形成を助長し，虚血性臓器障害をもたらすことになります．特に，敗血症などの重症感染症に合併した DIC では，線溶阻止因子であるプラスミノゲンアクチベータインヒビター 1 (plasminogen activator inhibitor-1：PAI-1) が著増し線溶抑制状態にあるため，さらに抗線溶療法を行うと全身性血栓症をきたし，虚血性臓器障害で不幸な転帰をとることとなります．

Q 線溶亢進型 DIC に対して抗線溶療法を行う場合の注意点を教えてください

A 通常，DIC には禁忌とされている抗線溶療法ですが，①線溶亢進型 DIC の診断が明確であり〔別項「線溶抑制型 DIC と線溶亢進型 DIC」表 1 の指針を参照〕，かつ出血が重篤である，②必ず抗凝固薬としてヘパリン類（低分子ヘパリン，ダナパロイドナトリウムなど）を併用する，③コンサルトできる専門家が近くにいる，などの条件を満たす場合は，慎重にトラネキサム酸の投与を考慮してください．

トラネキサム酸の使用量は，年齢・症状により 1 日 750～2,000 mg を 3～4 回に分けて静脈内投与するか，経口投与します．筆者らは，トランサミン® 錠 500 mg 1 回 1 錠 1 日 3 回朝昼夕食後内服＋オルガラン® 1,250 単位 1 日 2 回静注により，出血傾向を認めた線溶亢進型 DIC 合併大動脈瘤患者の DIC をコントロールし，出血の合併なく外科的治療を行った症例〔別項「血管性病変」の項，図 2 の症例を参照〕を経験しています．

なお，出血が軽度の線溶亢進型 DIC の治療には，抗トロンビン作用と抗プラスミン作用の両者を兼ね備えた合成プロテアーゼ阻害薬メシル酸ナファモスタット（フサン®）が有効です．前記の条件を満たさない場合は，フサン® の投与を試みてみるのも選択肢の一つでしょう．

Q 線溶亢進型 DIC を合併した急性前骨髄球性白血病に ATRA を投与する場合，トラネキサム酸を併用してはいけないのはなぜですか？

A 急性前骨髄球性白血病（acute promyelocytic leukemia：APL）では，典型的な線溶亢進型 DIC を発症し，適切な治療が行われないと，脳出血などの致死的な出血をきたします．これは APL 細胞表面に，アネキシン II という著しく線溶を活性化させる膜受容体が発現していることが大きく関与します．APL に対してビタミン A 誘導体である ATRA で白血

病細胞の分化誘導療法を行うと，APL細胞中の組織因子やアネキシンⅡの発現も速やかに抑制され，DICも著明に改善します．つまりATRA投与により，顕著な線溶活性化は強力に抑制されるため，トラネキサム酸による抗線溶療法は血栓症を誘発することとなり，禁忌となります．実際に，APLにATRAとトラネキサム酸を併用した場合，全身性血栓症や突然死の報告[2]がありますので，注意が必要です．

> **ピットフォール**
>
> 　トラネキサム酸は，Plgと結合すると代謝が速くなるために血中濃度が低下します．したがって，血中Plg濃度が低値の症例では，トラネキサム酸内服による二次性低下かどうかを確認する必要があります．

[文　献]

1) Ontachi Y, Asakura H, Arahata M et al：Effect of combined therapy of danaparoid sodium and tranexamic acid on chronic disseminated intravascular coagulation associated with abdominal aortic aneurysm. Cir J 69：1150-1153, 2005
2) Hashimoto S, Koike T, Tatewaki W et al：Fatal thromboembolism in acute promyelocytic leukemia during all-trans retinoic acid therapy combined with antifibrinolytic therapy for prophylaxis of hemorrhage. Lerukemia 8：1113-1115, 1994

IX章 治療薬

抗線溶薬（外科系）

1) 大阪脳神経外科病院 脳神経外科
2) 大阪急性期・総合医療センター 救急診療科

西田岳史[1]　山川一馬[2]

> **point**
> - リジン誘導体であるトラネキサム酸は，プラスミノゲンのリジン結合部位と結合することでフィブリンへの結合を阻害し，抗線溶作用を発揮する．
> - CRASH-2試験で，外傷患者に対する有用性が示され，様々な外傷関連ガイドラインにおいて，その使用が推奨されている．
> - 重大な出血がある，もしくはそのリスクがある外傷患者に対して，外傷受傷後3時間以内のなるべく早期にトラネキサム酸を投与する．
> - 産後出血や外科手術領域においても，出血死亡率の低下や輸血量の減少に効果がある．
> - トラネキサム酸の副作用として，血栓症や痙攣などに注意が必要である．

Q トラネキサム酸の構造と作用機序を教えてください

A トラネキサム酸*は，人工的に合成された分子量157のアミノ酸で，フィブリンのリジン残基と類似した構造を有するリジン誘導体です．トラネキサム酸は，プラスミノゲンのリジン結合部位と結合し，フィブリンへの結合を阻害することで抗線溶効果を発揮します（図1）[1,2]．

*トラネキサム酸：1962年に神戸大学の故岡本彰祐博士とその妻，故岡本歌子博士らを中心に開発された，長い歴史をもつ日本発の抗線溶薬です．

Q 外傷診療におけるトラネキサム酸のエビデンスを教えてください

A 2010年，外傷患者に対するトラネキサム酸の効果を評価した20,000例を超える大規模ランダム化比較試験（CRASH-2試験）[3]がLancet誌に公開され，全世界の外傷診療に大きな影響を与えました．対象患者は，受傷後8時間以内の症例のうち，重篤な出血（収縮期血圧＜90mmHg，あるいは脈拍＞110bpm）を伴う，もしくは重篤な出血のリスクを有すると判断された症例で，介入群には最初にトラネキサム酸

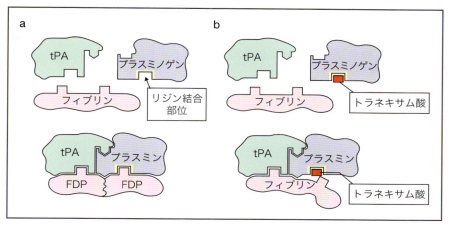

図1 線溶反応とトラネキサム酸の作用機序
tPAとプラスミノゲンがリジン結合部位を介してフィブリンに結合し，生成されたプラスミンがフィブリンを分解する（a）．トラネキサム酸はプラスミノゲンのリジン結合部位と結合し，フィブリンへの結合を阻害することで抗線溶効果を発揮する（b）．
tPA：tissue plasminogen activator（組織プラスミノゲンアクチベータ）

（文献5より引用）

表1 各種外傷関連ガイドラインにおけるトラネキサム酸の推奨

ガイドライン	報告年	トラネキサム酸の推奨
国際血栓止血学会 DICガイダンス	2013	・PAI-1が上昇する前なら投与してもよい（中等度のエビデンス）
英国血液学会 出血管理ガイドライン	2015	・可及的早期の投与を推奨（Grade 1A）
欧州 外傷出血管理ガイドライン	2016	・可及的早期の投与を推奨（Grade 1A） ・受傷後3時間以降の投与は推奨しない
英国NCGC 重症外傷管理ガイドライン	2016	・可及的早期の投与を推奨 ・受傷後3時間以降には投与すべきではない

1gを10分以上かけて投与し，その後8時間かけて1gが持続投与されました．主要評価項目である全死亡はトラネキサム酸投与群で有意に低下し（14.5％ vs 16.0％），出血死亡についても同様の結果でした（4.9％ vs 5.7％）．トラネキサム酸投与に伴う有害事象である血栓閉塞イベントは，両群で差はありませんでした（1.7％ vs 2.0％）．アウトカムを出血死亡に設定したCRASH-2試験の事後解析では，受傷後3時間以内の患者群では死亡率が低下したのに対し，3時間以上経過した患者群ではむしろ死亡率が上昇することが示されました[4]．

CRASH-2試験が発表されて以降，各種外傷関連ガイドラインで外傷患者に対するトラネキサム酸の投与が推奨されるようになりました．いずれのガイドラインでもCRASH-2試験での全死亡に対する有用性を重視し，外傷患者に対するトラネキサム酸の投与を推奨しています（**表1**）[5~8]．

実際の外傷患者に対するトラネキサム酸の使い方を教えてください

 外傷患者にトラネキサム酸を使用する際に注意すべきポイントは，次の2点です．

■ 重大な出血がある，もしくは重大な出血のリスクがある患者が対象

外傷患者にトラネキサム酸が効果を発揮する機序は，外傷後の線溶亢進に伴う出血症状を抑制することです．したがって，トラネキサム酸を投与すべき対象は，"重大な出血がある，もしくは重大な出血のリスクがある患者"です．なかでも，出血性ショックなどの重症患者に対しては特に治療効果が大きいことが示唆されています[3,9]．重大な出血があると判断する基準として，CRASH-2試験では収縮期血圧＜90 mmHg，もしくは脈拍＞110 bpm という基準が用いられました．さらに，CRASH-2試験ではこの基準を満たしていなくても，主治医の判断で重大な出血のリスクがあると判断された症例は対象となりました．やや曖昧な患者選択基準ですので，実臨床においてトラネキサム酸を投与すべきか判断に悩む症例も存在します．CRASH-2試験の基準を参考にしつつ，症例ごとにトラネキサム酸投与の要否を判断する必要があります．

■ 受傷後3時間以内のなるべく早期に投与する

外傷患者の凝固線溶障害は時間経過とともに，受傷直後の線溶亢進の時期から線溶抑制の時期へとダイナミックに変動します．トラネキサム酸投与のターゲットとなるのは，"受傷直後の線溶亢進"です．この時期を逸するとトラネキサム酸投与が有益でないばかりか，過度の線溶抑制から血栓性合併症をきたす可能性もあり，かえって有害となりかねません．アウトカムを出血死亡に設定したCRASH-2試験の事後解析では，受傷からの時間が短いほどトラネキサム酸投与による出血死亡率の改善効果が大きく，3時間以上経過した患者群では逆に出血死亡が増加することが示されました[4]．受傷3時間以内のなるべく早期に投与すること，受傷3時間以降には投与しないことが重要なポイントです．

MEMO

トラネキサム酸の投与方法

CRASH-2試験で採用されたプロトコルに準じて，最初にトラネキサム酸1gを10分以上かけて投与し，その後8時間かけて1gを持続投与します．
（投与の一例）
- トランサミン®注10％（1g/10mL）1Aを生理食塩水50mLに溶解し，10分以上かけて緩徐に投与

・トランサミン®注10％（1g/10mL）1Aを生理食塩水に溶解して合計48mLとし，6mL/hrで持続投与

Q 外傷診療以外にはどのような場面で用いられますか？

■ 産後出血

　産後出血は，周産期の母体死亡の主な原因であり，全世界で毎年約10万人が死亡していると推測されています[10]．2017年，産後出血患者に対するトラネキサム酸の有用性を評価した大規模臨床研究（WOMAN試験）[11]の結果がLancet誌に公表されました．21ヵ国193の病院で20,060例の産後出血患者（経腟分娩で500mL以上の出血，もしくは帝王切開で1,000mL以上の出血を認めた患者）が対象となりました．介入群には最初にトラネキサム酸1gを投与し，その後30分間の出血持続，もしくは24時間以内の再出血があれば追加で1gの投与が認められました．対照群には同様のプロトコルでプラセボが投与されました．主要評価項目である全死亡に有意差はなかったものの，トラネキサム酸投与によって出血死亡は減少し（1.5％ vs 1.9％），止血目的の開腹手術も少なくなるという結果でした（0.8％ vs 1.3％）．血栓症や痙攣などの有害事象の発生に差はありませんでした．本試験でもCRASH-2試験と同様に，トラネキサム酸による出血死亡率の改善効果が認められたのは，分娩後3時間以内での投与に限られていました．出産直後にも外傷患者と同様に，組織プラスミノゲンアクチベータ（tissue plasminogen activator：tPA）の血中濃度上昇に伴う線溶亢進が生じていると推測されています．この結果をふまえて，WHO（世界保健機関：World Health Organization）はWOMAN試験の対象患者基準を満たす産後出血患者に対して，3時間以内にトラネキサム酸を投与することを推奨しています[12]．

■ 外科手術

　外傷や産後出血で注目を集めているトラネキサム酸ですが，以前から外科手術領域においては，周術期の出血量や輸血量を減らす目的で使用され，多くの臨床研究でその効果が示されてきました．種々の外科手術におけるトラネキサム酸投与に関するRCT 129報（10,488例）を対象としたシステマティックレビューでは，トラネキサム酸投与が周術期の輸血量を減少させる（リスク比0.62，95％信頼区間0.58〜0.65）と報告されました[13]．心臓外科手術や整形外科手術など，手術の種類別の比較においても，トラネキサム酸はほとんどの手術で，周術期の出血量，輸血量を減少させるという結果でした．

> **Q** トラネキサム酸では，どのような副作用に注意する必要がありますか？

A
■ **血栓症**

トラネキサム酸の最大の副作用は，線溶抑制作用がもたらす血栓症です．CRASH-2試験やWOMAN試験では，トラネキサム酸投与によって血栓症のリスクは増加せず，安全に投与できると評価されました．しかしながら，その発症頻度が低いことや，血栓症の診断やスクリーニング方法が記載されていないことなどから，血栓症の評価が不十分で，そのリスクが過小評価されている可能性があると指摘されています[14~16]．基礎研究レベルでは，トラネキサム酸投与によって用量依存性に血栓が増加することが示されており[17]，外傷患者を対象とした複数の観察研究でも，トラネキサム酸投与と血栓症の関連が指摘されています[9,15,16]．そのため，抗線溶作用がもたらす負の側面を常に意識して使用することが大切です．

■ **痙攣**

高用量のトラネキサム酸を投与する場合が多い心臓外科手術においては，以前からトラネキサム酸投与と術後痙攣の関連が報告されてきました[18]．冠動脈バイパス術（coronary artery bypass grafting：CABG）におけるトラネキサム酸の有用性を評価した大規模ランダム化比較試験において，トラネキサム酸投与による痙攣発症のリスク比は7.62（95% CI 1.77~68.71）と有意に増加することが報告されています[19]．痙攣誘発の詳細な機序は明らかにされていませんが，トラネキサム酸投与によって生じた微小血栓がひき起こす脳梗塞，脳虚血の影響[19]や，中枢神経系における脱抑制作用[20]が関与している可能性が示唆されています．心臓外科手術と比較して低用量で使用する外傷や産後出血においても当てはまるかは不明ですが，トラネキサム酸が痙攣を誘発しうるということには注意が必要です．

TOPICS

現在進行中のランダム化比較試験

現在，様々な領域において，トラネキサム酸の有用性を評価した複数のランダム化比較試験が進行中です．頭部単独外傷（CRASH-3試験）や頭蓋内出血（TICH-2試験），消化管出血（HALT-IT試験）など，今後もトラネキサム酸の臨床使用に関して新たな知見が発信される予定です．日本で開発された，いにしえの抗線溶薬"トラネキサム酸"，これからも世界の動向に目が離せません．

[文　献]

1) Dunn CJ, Goa KL：Tranexamic acid：a review of its use in surgery and other indications. Drugs 57：1005-1032, 1999
2) Rosencher N, Ozier Y, Samama CM et al：Place de l'acide tranexamique：pas cher, pas de contre-indication, pas de raison de ne pas en faire. Sang Thrombose Vaiosseaux 27：34-42, 2015
3) CRASH-2 trial collaborators：Effects of tranexamic acid on death, vascular occlusive events, and blood transfusion in trauma patients with significant haemorrhage (CRASH-2)：a randomized, placebo-controlled trial. Lancet 376：23-32, 2010
4) CRASH-2 trial collaborators：The importance of early treatment with tranexamic acid in bleeding trauma patients：an exploratory analysis of the CRASH-2 randomised controlled trial. Lancet 377：1096-1101, 2011
5) Wada H, Thachil J, Di Nisio M et al；The Scientific Standardization Committee on DIC of the International Society on Thrombosis Haemostasis：Guidance for diagnosis and treatment of DIC from harmonization of the recommendations from three guidelines. J Thromb Haemost 11：761-767, 2013
6) Hunt BJ, Allard S, Keeling D et al；British Committee for Standards in Haematology：A practical guideline for the haematological management of major haemorrhage. Br J Haematol 170：788-803, 2015
7) Rossaint R, Bouillon B, Cerny V et al：The European guideline on management of major bleeding and coagulopathy following trauma：fourth edition. Crit Care 20：100, 2016
8) National Clinical Guideline Centre (UK)：Major trauma：assessment and initial management. 2016
9) Cole E, Davenport R, Willett K et al：Tranexamic acid use in severely injured civilian patients and the effects on outcomes：a prospective cohort study. Ann Surg 261：390-394, 2015
10) Say L, Chou D, Gemmill A et al：Global causes of maternal death：a WHO systematic analysis. Lancet Glob Health 2：e323-e333, 2014
11) WOMAN Trial Collaborators：Effect of early tranexamic acid administration on mortality, hysterectomy, and other morbidities in women with post-partum haemorrhage (WOMAN)：an international, randomised, double-blind, placebo-controlled trial. Lancet 389：2105-2116, 2017
12) World Health Organization：WHO recommendation on tranexamic acid for the treatment of postpartum haemorrhage. 2017
13) Ker K, Edwards P, Pere P et al：Effect of tranexamic acid on surgical bleeding：systematic review and cumulative meta-analysis. BMJ 344：e3054, 2012
14) Pusateri AE, Weiskopf RB, Bebarta V et al；Us DoD Hemorrhage and Resuscitation Reseach and Development Steering Committee：Tranexamic acid and trauma：current status and knowledge gaps with recommended research priorities. Shock 39：121-126, 2013
15) Morrison JJ, Dubos JJ, Rasmussen TE et al：Military Application of Tranexamic Acid in Trauma Emergency Resuscitation (MATTERs) Study. Arch Surg 147：113-119, 2012
16) Swendsen H, Galante JM, Bateni GHS et al：Tranexamic acid use in trauma：effective but not with consequences. J Trauma Treat 2：179, 2013
17) Sperzel M, Huetter J：Evaluation of aprotinin and tranexamic acid in different *in vitro* and *in vivo* models of fibrinolysis, coagulation and thrombus formation. J Thromb Haemost 5：2113-2118, 2007
18) Sharma V, Katznelson R, Jerath A et al：The association between tranexamic acid and convulsive seizures after cardiac surgery：a multivariate analysis in 11 529 patients. Anaesthesia 69：124-130, 2014
19) Myles PS, Smith JA, Painter T et al；ATACAS Investigators of the ANZCA Clinical Trials Network：Tranexamic acid in patients undergoing coronary-artery surgery. N Engl J Med 376：136-148, 2017
20) Lecker I, Wang DS, Romaschin AD et al：Tranexamic acid concentrations associated with human seizures inhibit glycine receptors. J Clin Invest 122：4654-4666, 2012

好評発売中

救急・集中治療
Vol 30 No 2 2018

ER, ICUのための
循環器疾患の見方, 考え方
－エキスパートの診断テクニック－

特集編集　佐藤　直樹

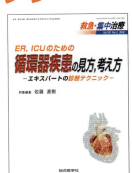

B5判／本文152頁
定価(本体 5,600円＋税)
ISBN978-4-88378-555-1

目　次

- I. 胸痛・背部痛
  - ●総　論
    - ・疼痛の鑑別
  - ●各　論
    - ・急性冠症候群
    - ・急性大動脈解離・大動脈瘤
    - ・急性心膜炎
    - ・急性下肢虚血
- II. 呼吸困難・動悸
  - ●総　論
    - ・呼吸困難・動悸
  - ●各　論
    - ・急性心原性肺水腫
    - ・急性肺血栓塞栓症
    - ・心房細動
    - ・心室性不整脈
- III. 発　熱（感染症）
  - ●総　論
    - ・発熱（感染症）
  - ●各　論
    - ・急性心筋炎
    - ・感染性心内膜炎
- IV. 浮　腫
  - ●総　論
    - ・浮腫
  - ●各　論
    - ・急性心不全による体液貯留
    - ・急性右心不全（慢性の急性増悪も含む）
    - ・収縮性心膜炎（慢性の急性増悪も含む）
    - ・血栓性静脈炎
- V. ショック・意識障害
  - ●総　論
    - ・ショック・意識障害
  - ●各　論
    - ・心原性ショック
    - ・心タンポナーデ
    - ・心室頻拍・細動（Brugada症候群等を含む）

総合医学社　〒101-0061　東京都千代田区神田三崎町 1-1-4
TEL 03(3219)2920　FAX 03(3219)0410　http://www.sogo-igaku.co.jp

X 類似病態，鑑別すべき病態

TMA-TTP/HUS	398
HELLP 症候群	414
APS（抗リン脂質抗体症候群）	420
HPS（血球貪食症候群）	425
HIT（ヘパリン起因性血小板減少症）	433
SOS（類洞閉塞症候群）と TLS（腫瘍崩壊症候群）	441

X章　類似病態，鑑別すべき病態

TMA-TTP/HUS

日本赤十字社近畿ブロック血液センター　藤村吉博

> **point**
>
> ▶ TMAは，微小血管症性溶血性貧血，破壊性血小板減少，血小板血栓による臓器機能障害の三徴を特徴とする病理学的診断名である．
>
> ▶ 血栓性血小板減少性紫斑病（TTP）は，von Willebrand因子特異的切断酵素であるADAMTS 13活性の著減（＜10%）で診断される．先天性と後天性の2種類があり，先天性TTPは患者全体の約5%である．治療は現在，新鮮凍結血漿によるADAMTS 13補充療法であるが，将来，遺伝子組換え製剤に代わると考えられる．残り95%の患者は後天性TTPで，ADAMTS 13インヒビター（IgG型活性中和抗体）産生にて起こる．治療は，現在，血漿交換（ADAMTS 13補充など）と免疫療法（ステロイドや抗体薬リツキシマブでIgGインヒビター産生を抑制）の二本立てであるが，新たに直接的血小板凝集阻害（抗体薬カプラシツマブなどによるVWF-血小板GPⅠb結合軸反応の阻害）が加わる見込みである．
>
> ▶ 溶血性尿毒症症候群（HUS）には，志賀毒素産生大腸菌（STEC）の感染性腸炎に続発する典型HUS（またはSTEC-HUS）と，これとは無関係に起こる非典型（atypical：a）HUSがある．STEC-HUSの治療は，腎機能保護と合併症対策が基本で，体液管理，透析，高血圧，輸血，脳症に対する治療などを含む．小児では，STEC-HUSに重篤な脳症の合併がしばしばみられるが，ステロイドパルス，血漿交換，可溶性トロンボモジュリン，などの併用による救命例が報告されている．一方，aHUSの多くは，補体第二経路に関与する補体やfactor H（CFH）などの補体調節因子の遺伝子異常に基づく先天性であるが，後天性に抗CFH抗体が発生する例もある．aHUSは，急激に腎不全に進行するので，迅速な治療が必要で，これには，補体活性化を抑制する抗体薬エクリツマブ（抗C5ヒト型モノクロナール抗体）が卓効する．一方で，致死的副作用として髄膜炎菌感染が知られており，使用にあたっては，同菌ワクチン接種や予防的抗菌薬投与を確実に実施すべきである．

TMA，TTP，HUS について説明してください

TMA は，血栓性微小血管症（thrombotic microangiopathy）の略で，①微小血管症性溶血性貧血，②破壊性血小板減少，③血小板血栓による臓器機能障害（腎不全など）を特徴とする病理学的診断名です．TMA には，原因不明のもの（一次性）と，基礎病態として，妊娠，薬剤，膠原病，悪性腫瘍，造血幹細胞・臓器移植，HIV 感染症などがあって，これらに関連して起こるもの（二次性）の 2 種類があります．なお，播種性血管内凝固症候群（disseminated intravascular coagulation：DIC）は，凝固（フィブリン）血栓[*1]が主体で，血小板血栓が主体の TMA とは区別されます．TMA の代表的 2 疾患には，血栓性血小板減少性紫斑病（thrombotic thrombocytopenic purpura：TTP）と溶血性尿毒症症候群（hemolytic uremic syndrome：HUS）とがあります[1]．

TTP は，1924 年に，米国の Moschcowitz[2] により，高熱と 1 週間の急激な臨床経過後に死亡した 16 歳女子の病理解剖にて，全身諸臓器の細小動脈に硝子体血栓を認め，これをヒアリン膜血栓症と名づけて報告したのが最初です．1966 年に Amorosi & Ultmann[3] が，自験例 16 例と既報告の 255 例を解析し，これらは，前記①〜③に加え，④発熱，⑤動揺性精神神経障害の五徴候（pentad）を特徴とする全身性重篤疾患であることを示し，TTP と命名しました．TTP には先天性と後天性がありますが，今日ではともに，「von Willebrand 因子の特異的切断酵素（ADAMTS 13）の活性が正常の 10%以下」で，診断がなされるようになりました．

一方，HUS は 1955 年にドイツの Gasser ら[4] が，前記①，②に加え③で，特に腎不全症状が顕著である三徴候（triad）を示す小児 6 名について初めて用いた病名です．HUS にも先天性と後天性がありますが，後天性 HUS のほとんどは，病原大腸菌 O157 に代表される志賀毒素産生大腸菌（Shiga-toxin producing *Escherichia coli* O157，STEC：O157）による腸炎に合併するもので，「典型 HUS」とも称されます（後述）．これに対し，志賀毒素とは無関係に生ずるものは「非典型（atypical：a）HUS」と称され，補体第二経路の補体や補体調節因子の factor H（CFH）などの遺伝子異常によるものが多く，別途「補体関連 TMA」とも呼ばれています．また，後天性 aHUS としては，CFH に対する自己抗体が産生される場合が，特に小児では多いとされています．しかし，TTP や HUS と明瞭に鑑別できない TMA もあり，これらに対しては TMA が病名としても使用されています．

TMA-TTP/HUS の病態が数多く明らかにされたことより，今日では「原因不明の溶血性貧血と血小板減少」があれば，図 1 に示すようなフローチャートによって診断と治療の選択がなされます．

[*1] **フィブリン血栓**：一次止血反応で形成された血小板凝集塊は比較的脆いですが，その後，凝固反応が促進され血小板を巻き込むフィブリンネットワークが形成されると，フィブリン血栓は強固な二次血栓となります．

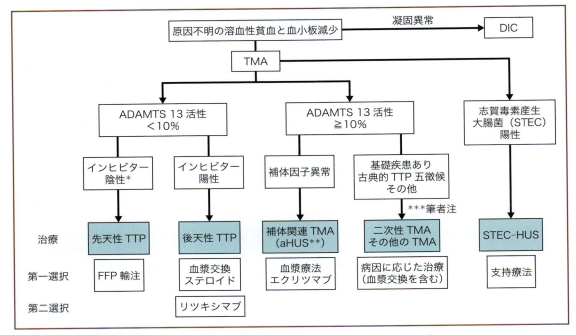

図1 TMAの鑑別診断のフローチャートと治療選択
説明は本文を参照.
＊ADAMTS 13に対するインヒビター（活性中和抗体）陰性であっても，同非中和抗体が存在する後天性TTP症例（膠原病など）があることに注意.
＊＊非典型（a）HUS：保険病名や慣用名として多く使われている.
＊＊＊（筆者注）二次性TMAについて：膠原病などの自己免疫疾患に合併する二次性TMAのなかには，ADAMTS 13活性が著減する後天性TTPもあるが，これにはADAMTS 13インヒビター陽性と，逆に陰性（活性非中和抗体が存在）の2種類がある．SLEに併発したTMAの約2割は前者のインヒビター陽性例であった[6]．また，「移植（特に腎移植）や分娩後に生じた二次性TMAのなかにaHUSが含まれている」と指摘されているので注意を要する[7]．

（文献5より一部改変）

 ADAMTS 13について説明してください

 ADAMTS 13（a disintegrin-like and metalloproteinase with thrombospondin type 1 motifs 13）は，止血因子VWFを特異的に切断する金属プロテアーゼで，その遺伝子は染色体9q34にあり，cDNA-29exonからなり，アミノ酸残基1427からなる一本鎖蛋白です.

ADAMTS 13の産生臓器としては，まず肝星細胞（旧 伊東細胞）が主たる産生部位として同定されましたが，その後，血小板，血管内皮細胞，腎臓ポドサイト，そして神経グリア細胞にもその存在が報告されています．ちなみに，肝星細胞は線維芽細胞への形質転換を通じて肝硬変進展に密接に関連しており，これに伴うADAMTS 13の活性低下が示されています．

 VWFとADAMTS 13の関係について説明してください

 VWFは，主に血管内皮細胞で超高分子量VWF多重体（unusually-large VWF multimers：UL-VWFM）として産生され，細胞内小器

官である Weibel-Palade 体（WPB）にバネ状のようなラセン構造をもって貯蔵されます．VWF を欠く type 3 von Willebrand 病では，内皮細胞内の WPB を欠失することから，VWF は WPB の骨格を構成するのに必須の蛋白と考えられています．

　血管内皮細胞が刺激されると，WPB が細胞表面に移動し，ここから VWF が血中に放出されます．放出直後の UL-VWFM は，生物学的活性が最も高く，血小板膜受容体 GPⅠb に結合し，血小板活性化と凝集を起こします．かかる反応を防ぐために，ADAMTS 13 は微小血管の中で生ずる高ずり応力下に UL-VWFM の進展部分を切断します．これにて，血中から UL-VWFM は消失し，高分子量から低分子量に至る連続マルチマー構造となり，「止血には有効にはたらくが，過剰な血小板血栓は起こさない」ようになります．

　一方，WPB 内には VWF や P-セレクチンのような粘着蛋白のほか，アンジオポエチン-2 のような血管新生因子や，インターロイキン-8 のような炎症性サイトカインが含まれており，これらは VWF とともに WPB から血中へ放出されることから，内皮細胞活性化は，血栓のほかに，血管新生や炎症にも大きく関与することが判明しつつあります．

Q TTP の診断と治療の実際について教えてください

A　TTP の診断は，前述のように ADAMTS 13 活性 10％以下でなされますが，TTP 患者のなかで，先天性 TTP は約 5％で，別名 Upshaw-Schulman 症候群（USS）と呼ばれています[8]．本邦では現在までに 60 例あまりの存在が確認されている稀疾患です．本症は，ADAMTS 13 遺伝子異常に基づく ADAMTS 13 活性欠損症で，血小板血栓に対する予防的治療として，ほぼ 2 週間に 1 度の割合で新鮮凍結血漿（fresh frozen plasma：FFP）5〜10 mL/kg を投与し，ADAMTS 13 補充を行います．血漿由来の ADAMTS 13 活性の生体内半減期は約 2.8 日です．最近，USS 患者に対する遺伝子発現 ADAMTS 13 製剤のグローバル治験成績が示され，その同半減期は 2.6 日との結果が得られています[9]．

　一方，後天性 TTP 患者は 95％で，この診断は ADAMTS 13 活性 10％以下と，同インヒビター（IgG 型同種抗体）陽性でなされます．また，稀に非中和抗体も膠原病を合併した患者にみられます．

　後天性 TTP に対する治療の絶対的適応は，血漿交換（plasma exchange：PEX）で，効果は，①ADAMTS 13 の補充，②同インヒビターの除去，③UL-VWFM の除去，④止血に必要な正常 VWFM の補充，そして⑤UL-VWFM 放出を促す炎症性サイトカインの除去，などで説明されています．PEX は通常，インヒビター産生を抑える目的で，ステロイド投与と併用して行われ，実際はステロイドパルス療法として実施されることが多いです．すなわち，ステロイドの使用方法は，「PEX 終了直後にメチルプレド

ニゾロン注 1,000 mg を生理食塩水 100 mL に溶解し，1 日 1 回約 1 時間かけて点滴静注する．これを 3 日間連続して行う．4 日目からはプレドニン錠（5 mg）を 1 mg/kg，分 1 で投与開始する．その後，臨床症状をみながら急速に減量する」などです．一方，未だ保険診療として認められていませんが，インヒビター力価の高い症例では，しばしばリツキシマブがほぼ同時に用いられます[10]．

　上記治療法以外に，①抗血小板薬（PEX にて血小板数が回復し始めた時期—英国ガイドラインでは 50,000/μL 以上）に，その使用が考慮されますが，出血副作用も懸念され，最近はほとんど実施例がありません．②免疫抑制治療法：難治性 TTP の一表現型として，PEX 後に IgG 型の ADAMTS 13 インヒビター力価が急上昇（inihibitor boosting）するものがあります[11]．かかる例には，前述のリツキシマブを投与し，B リンパ球でのインヒビター（IgG）産生を抑制することが必須となります．その他，免疫抑制治療法としては，①シクロスポリン経口療法（保険適用外）［処方例］ネオーラルカプセル　6 mg/kg 分 3（保険適用外），②シクロホスファミド経口療法［処方例］エンドキサン P 錠（50 mg）2 錠分 2（保険適用外），③ビンクリスチン注　初回 1〜2 mg 静注．1 週間後 1 mg 追加静注（保険適用外），などがあります．なお，摘脾もありますが，近年，実施例は稀です．以下に，後天性 TTP 治療の代表例を示します．

症例提示　1（群馬大学病院）

症　例：40 歳，女性．

主　訴：意識障害，四肢紫斑．

既往歴・家族歴
　特記事項なし．

現　病　歴　某年 5 月上旬に，易疲労感と下肢紫斑を主訴に前医を受診し，貧血（Hb 9.8 g/dL）と血小板減少（10,000/μL）で入院した．当初の診断は Evans 症候群であった．ステロイド治療を行うも血球減少が進行し，意識障害も出現したため，群馬大学病院に転院となった．

入院時現症　意識レベルは，JCS（I-3）と軽度の障害を認めた．体温 38.5℃，眼球結膜の黄染，全身皮膚の黄疸を認め，四肢に紫斑が多発していた．

入院時検査成績
　末梢血は，WBC 8,700/μL，RBC $2.51×10^6$/μL，Hb 8.4 g/dL，血小板 8,000/μL，破砕赤血球（55/1,000）であった．血清生化学は，直接 Coombs 試験陰性で，AST 97 IU/L，ALT 20 IU/L，LDH 4,426 IU/L，BUN 25 mg/dL，Cr 0.74 mg/dL であった．止血検査で，PT と APTT は正常であったが，FDP 22.4 μg/mL と，やや高値を示した．ADAMTS 13 活性＜0.5％ で，同インヒビターは 4.4 Bethesda U/mL と高値を示した．

臨床経過 図2に示す．入院後，PEX（4,800 mL/day）と併用して，ステロイドと同パルス療法を実施．いったん軽快するも，インヒビター力価の再上昇があり，第7病日より1週ごとに計4回のリツキシマブ（375 mg/m²）投与を行った．これにて第14病日から徐々に血小板数も上昇し，第20病日に完全寛解に至り，第42病日に退院した．その後，ステロイドを漸減，中止したが，発症後15ヵ月の時点では再発を認めていない．

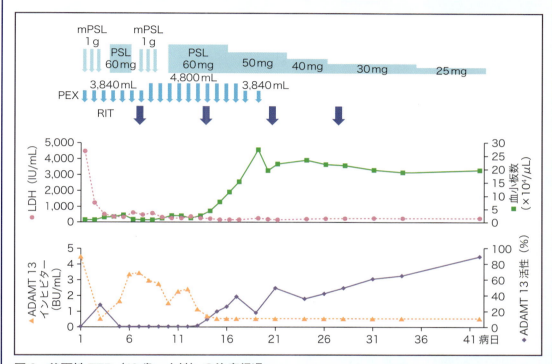

図2　後天性TTP（40歳，女性）の治療経過
説明は本文を参照．
mPSL：メチルプレドニゾロン，PSL：プレドニゾロン，PEX：血漿交換，RIT：リツキシマブ
（文献12より引用）

TTP治療の今後の展望について教えてください

先天性TTPに対する予防的ADAMTS 13補充療法は，FFPに代わって，遺伝子発現ADAMTS 13製剤が用いられるようになるでしょう．
　上記の治療法に加え，最近，VWF-GPⅠb結合阻害に基づく直接的な血小板凝集阻害による治療法が出現してきました（**図3**）．これより，今後の後天性TTPの治療は，①血漿交換（ADAMTS 13補充など），②免疫抑制（ステロイド，リツキシマブ）に加えて，③VWF-GPⅠb結合阻害，の3本柱で進むことになるでしょう[13]．

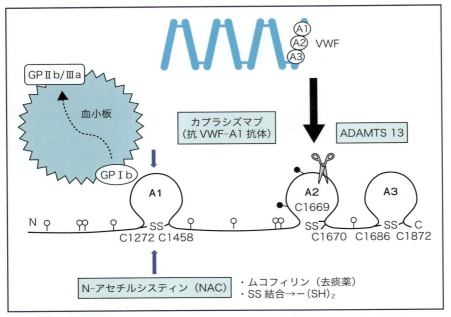

図3 VWF-GPⅠb結合阻害に基づく直接的な血小板凝集阻害による治療
VWFは，分子量250kDの単一サブユニットがN末端同士，C末端同士でジスルフィド（SS）結合した多重体構造をもつ．この一つのサブユニット上にA1-3のドメインがある．このうちA1ドメインは，血小板GPⅠbと結合し，血小板凝集をひき起こす．カプラシズマブは，南米のラマからつくった組換え型抗A1抗体で，A1ドメインに結合することによって血小板凝集を阻害する．またN-アセチルシステイン（NAC，去痰薬ムコフィリンと同成分）は，A1ドメインのループを構成するSS結合を還元し，ドメイン機能を減弱する．両薬剤は，本文中のADAMTS 13補充（PEXが代表），ADAMTS 13インヒビター産生抑制に次ぐ，第3番目のTTP治療法と考えられている．

Q 「TTP患者への血小板輸血は，一般に禁忌」といわれていますが，これについて説明してください

 多くの輸血ガイドラインには，標記のように記載されています．実際，診断確定前に血小板輸血を行い，症状増悪や突然死となった報告は数多くあり，それらの剖検では冠動脈内に血小板血栓が詰まった病理像なども紹介されています．これに対し，「高度の血小板減少のあるTTP患者で，血管確保のためのカテーテル挿入時，出血予防のために血小板輸血は行うべきだ」との意見もあります．しかし，近年，二つの重要な報告がありました．一つはGoelらの報告[14]で，全米での大規模スタディで「未治療TTP患者への血小板輸血は，動脈血栓症のリスクを高める」というものです．もう一つは本邦のYoshiiらの報告[15]で，「ADAMTS 13活性の測定時間短縮化がはかられた2005年を境に，その前，後期で比較し，後期ではTTP患者への血小板輸血の有無で死亡率に差がなくなった」という結果です．これは，TTP治療の基本はPEXであるが，活動性出血があるなどのやむを得ない状況で血小板輸血を先行した場合でも，その後ただちにPEXを実施することにより，死亡率に差が出なくなった，と解釈さ

れています．しかし，現在でも「TTP に対する血小板輸血はできるだけ忌避すべき」との考え方に違いはありません．ADAMTS 13 活性とインヒビターの測定は，2018 年 4 月 1 日から保険診療として認可されました．

Q STEC-HUS（典型 HUS）の病態について説明してください

1977 年に Konowalchuck ら[16]は，下痢患者から分離した大腸菌の特定血清型菌が，ベロ細胞致死活性をもつことを見いだして，これをベロ毒素と呼びました．1982 年に STEC 発見のきっかけとなった米国でのハンバーガー食中毒事件で，原因菌として *E. coli* O157：H7 が同定され，ベロ毒素産生能も確認され，このベロ毒素はその後，赤痢菌の産生する志賀毒素と同一の構造をもつことから，今日では志賀毒素と統一して呼ばれています．

STEC 感染症は同菌の経口摂取により発症しますが，感染力は非常に強く，極めて少ない菌量で感染が成立するといわれています[17]．主な感染源は，消化管内に STEC をもつ牛や羊の生肉食ですが，二次感染も多く，しばしば大規模な食中毒事件となります．本邦での最近の事件としては，2011 年 4 月に北陸 3 県と神奈川の焼肉チェーン店の 6 店舗でユッケ（牛肉の赤身を細く切り刻んだもの）などを食べた 181 名が STEC 感染症を起こした例が記憶に新しく，このとき，34 名が HUS を発症し，うち死亡 5 例はいずれも脳症を合併していました．これにより，厚生労働省は同年 5 月に飲食店，食肉処理・販売業を営んでいる全国の施設に対して，生食用食肉の販売停止の通知を出しています．ちなみに，本邦では STEC 感染の起炎菌としては，O157 が全体の約 60％と圧倒的に多く，次に O26 で約 20％，その他，O145，O103，O111，O121 などがそれぞれ 3〜1％を占めています．前記の焼肉チェーン店での感染事例では O157 と O111 が主でした．症状は，STEC の摂取後 3〜5 日で強い間欠的腹痛を伴った下痢が出現し，便性も次第に水様から血性となります．STEC 感染後に続発する HUS の頻度は 1〜10％といわれ，いったん HUS を発症すると，20〜60％の症例で透析療法を必要とする急性腎不全を起こします．

志賀毒素には，1 と 2 の二種類があります．ともに AB_5 構造をもつホロ毒素で，毒素作用は志賀毒素-2 が-1 の 1,000 倍強いといわれています．HUS 発症には，志賀毒素の細胞内への内包化，ribosomal RNA への結合による蛋白合成阻害，さらに AB_5 構造の B サブユニットが血管内皮細胞表面にある志賀毒素受容体 Gb3（globotrialosyl ceramide）に結合し，そのシグナル伝達にて，同細胞の WPB から UL-VWFM の放出，さらに毒素による直接的な血小板活性化が関与していると考えられています．STEC：O111 感染では，諸外国の報告とは異なって，脳症合併症が多かったことが特徴とされています．

Q STEC-HUS（典型 HUS）の治療について説明してください

 まず STEC 感染に対する抗菌薬の投与ですが，志賀毒素遺伝子は大腸菌の遺伝子に組込まれたプロファージ上に存在しており，このプロファージは DNA 損傷を生じる刺激によって溶菌サイクルに移行するため，抗菌薬投与にて志賀毒素が大量に産生されて病態を悪化させることが懸念されます．あるメタ解析では，抗菌薬投与は HUS 発症に影響しなかったとされていますが，ほかの複数のコホート研究では，逆の成績も報告されているので，抗菌薬投与にあたっては慎重な対応が必要です．

STEC-HUS の治療基本は全身管理です[18]．特に激しい下痢や嘔吐に対して水分補給は重要です．一方，HUS を発症して乏尿期に入ると，過剰な補液は血圧上昇をもたらすので，慎重な管理が必要となります．止痢薬は原則禁忌，赤血球輸血は Hb 6.0 g/dL の維持を目安に行います．血小板輸血も原則禁忌となります．PEX が HUS に対して有効であったという大規模研究はありませんが，志賀毒素は血管内皮細胞からの UL-VWFM 放出を起こすことから，重症例や脳症合併例には試みるべき治療とされています．また，前記の焼肉チェーン店での脳症合併 STEC-HUS の小児治癒例では，共通して持続血液透析濾過（continuous hemodialysis filtration：CHDF），リコモジュリン，メチルプレドニンのパルス療法が実施されていました[19]．そのほか，高用量ガンマグロブリン投与や PEX 併用による治癒成功例もありますので，今後も個々の薬剤あるいはその併用効果についての検証が必要と考えられます．以下に，STEC：O111-HUS に脳症を合併した重篤例の治療経過を示します．

症例提示 2（淀川キリスト教病院）

症　例：14 歳，女児．

主　訴　血便．

既往歴・家族歴
　　特記事項なし．

現 病 歴　2011 年 4 月に，北陸の焼肉店でユッケ（生牛肉の赤身をミンチ状に細断したもの）を食べた．その後，旅行中の 5 日目から血便が出現した．ほぼ同時期に同焼肉チェーン店で，STEC：O157 と STEC：O111 の感染アウトブレイクが明らかとなり，旅行先の淀川キリスト教病院に入院となった．

臨床経過　入院時，WBC 24,700/μL，RBC 5.28×10^6/μL，Hb 16.7 g/dL，血小板 143×10^3/μL，CRP 3.55 mg/dL，LDH 227 IU/L，BUN 15.6 mg/dL，Cr 0.69 mg/dL であった．便の志賀毒素反応は陰性で，便培養結果も STEC：O157，STEC：O111 ともに陰性であった．入院 3 日目から貧血（RBC 2.63×10^6/μL，Hb 8.2 g/dL），破砕赤血球の出現，LDH 1,148 IU/L，ハプトグロビン 8 mg/dL，血小板減少（12,000/μL），となり，腎機能も悪化し（BUN

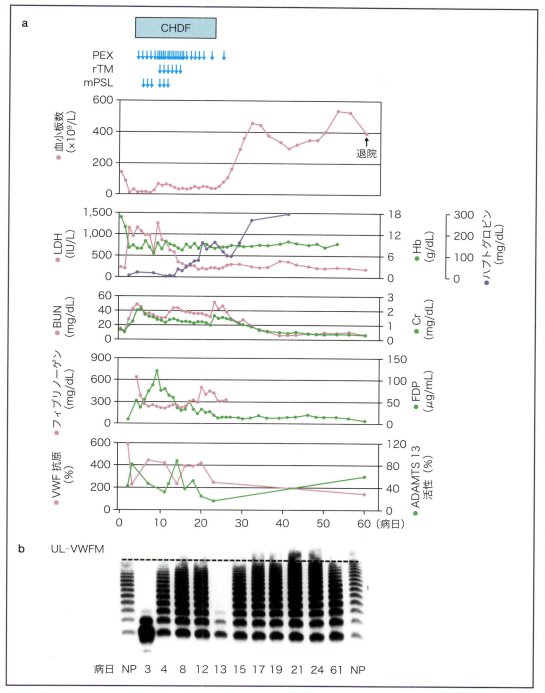

図4 脳症を併発したSTEC：O111-HUSの14歳女児
　a：臨床経過：本文参照．
　　CHDF：持続的血液濾過透析，PEX：血漿交換，rTM：リコモジュリン，mPSL：メチルプレドニゾロン．
　b：VWFMの変化：急性期のVWF抗原量は著増しているが，一方でVWFマルチマーは過剰に分解され低分子化している．これは血小板凝集抗原にて生じた様々なプロテアーゼ(トロンビンやプラスミンなど)による分解の結果と考えられる．かかる状況に対してはPEXは有効であったと考えられる．
　　NP：正常血漿

(文献20より引用)

26.6mg/dL, Cr 1.06mg/dL), 状況より STEC-HUS が疑われた. ADAMTS13活性は43%であった. その後, 間もなく無尿となり, 昏睡状態に陥った. 頭部 MRI では両側視床, 基底核などに高密度像を認めた. 挿管し, CHDF と同時に PEX を行った. 入院6日目に血清の抗 STEC：O111 抗体陽性が判明した. これより STEC：O111-HUS に脳症を合併したものと確定診断された. 入院9日目には状態がさらに悪化し, ステロイドパルス療法, FOY（ガベキサートメシル酸塩）で治療していたが, FDP 120μg/mL, TAT 24.3ng/mL, と上昇を認め, WBC 56,200/μL となった. 強度の炎症が過凝固状態をひき起こし,「TMA（STEC-HUS）から DIC への移行」と判断されたので, 第9～16病日の間, リコモジュリンを追加投与した. この後, 急激に回復し, 24病日には PEX も中止できた. この後, 患者は入院64日目に後遺症なく退院した（図4a）.

後日, 入院時の血漿でサイトカイン濃度を測定したところ, 強度の高サイトカイン血症（ネオプテリン 98nmol/L, sTNF-RI 13,200pg/mL, sTNF-RII 18,300pg/mL, タウ蛋白 344pg/mL）が確認された. また入院時の血漿 VWF 抗原量は 605% と著増しており, 以後も入院20日間にわたって高い値を示した. 興味深いことに, 入院経過中の連続的 VWFM 解析で, 急性期のマルチマー構造の破壊, また回復期にも未だ UL-VWFM の出現などが確認された（図4b）.

Q aHUS（補体関連 TMA）について説明してください

A 補体活性化は,「外界の病原体侵入から生体を守る基本防御機構」で, これには古典的経路, レクチン経路, 第二経路の3種類があります. aHUS はこのうち, 第二経路に関与する補体や補体調節因子の遺伝子異常にて生じます. このとき, キーとなる補体は C3 で, 分子内にチオエステル結合をもち, 絶えず水と反応（水解：tick over）し, その後 complement factor B（CFB）や, 同 D（CFD）の作用にて活性型 C3b に転じます. C3b は以後, 一連の補体活性化反応を伴って最終的には C5b-9 を形成し, これは別名 membrane attack complex（MAC：膜侵襲複合体）あるいは terminal complement complex（TCC）と呼ばれ, 病原体破壊作用を示します. 一方, かかる病原体の侵入がない場合, C3b は速やかに不活性化されます. しかし, この機構が破綻していると, 生体細胞が破壊され, これが aHUS 発症の引き金となります. この aHUS の原因遺伝子異常には, C3, CFB, CFD, CFH, CFI のほか, その関連膜糖蛋白である membrane cofactor protein（MCP）や thrombomodulin（THBD）, さらに diacylglycerol kinase ε（DGKE）という血小板活性化に必須のアラキドン酸代謝経路シグナルを遮断する蛋白, などがあります. なかでも CFH 異常に基づく aHUS は欧米に多く, 症状も激烈で, 適切な治療がなされないと, 診断1年後には約75%の患者が腎機能不全に陥ると報告されています. 一方, CFH に対する自己抗体の発生例もあり, 特に本邦では小児例に多いとさ

れています．この抗体は，CFH の C 末端にあるドメインを認識し，CFH の自己細胞膜表面への結合を阻害することで，CFH による細胞保護作用を阻害します．抗 CFH 抗体の出現は，CFH 関連（CFHR）1〜5 の遺伝子異常（欠損）と密接に関係しており，特に CFHR3-CFHR1 欠損例に多いとされています．なお本邦では，C3 変異，特に C3-p.I1157T 変異が圧倒的に多いことが知られていますが，患者の分布が近畿地方と三重県に集中していることが，注目されています．また，2014 年報告された plasminogen 異常による TMA は，日本の aHUS 診療ガイドライン[21]には含まれていません．

Q aHUS の治療法について説明してください

A 従来，aHUS の治療は血漿療法が中心でした．しかし 2009 年頃より，ヒト化抗 C5 モノクローナル抗体であるエクリツマブが出現し，本製剤は補体 C5 に結合することで，C5b-9（MAC または TCC）の形成を抑制し，内皮細胞障害を抑制することが示されました．2013 年 9 月には本邦でも保険適用が認可され，TMA の発症患者を診た際には，臨床的に aHUS の診断がついた時点で，早期のエクリズマブ使用が推奨されるようになりました．しかし実際は STEC-HUS や TTP，あるいは二次性 TMA の鑑別には時間を要するため，早期の PEX，またこれが施行できない場合には血漿輸注が開始されることが多く，これらを連日施行しても反応性が悪い場合は，ただちにエクリズマブへの切り替えが推奨されています．

エクリズマブの投与法は，体重 40 kg 以上の成人の場合，ソリリス® 1 回 900 mg を週 1 回，4 週間点滴静注し，5 週目からは維持量 1,200 mg を隔週で点滴静注します（注：体重 40 kg 未満の用法用量は，添付文書を参考）．4 価髄膜炎菌ワクチン（メナクトラ®）は 1 回 0.5 mL を筋注します（注：2 歳未満の小児に対する効果と安全性は確立していない）．その他，初回投与時の急性期には，予防的抗菌薬投与も必須で，これについては以下のホームページをご覧ください（https://www.msdmanuals.com/ja-jp/プロフェッショナル/13-感染性疾患/ナイセリア科細菌/髄膜炎菌感染症）．

特に小児においては，二次性 TMA の割合が成人に比べ低く，また血漿療法においてカテーテル挿入による合併症が多いことから，初期からのエクリズマブ使用が検討されるべきとされています．また中枢神経症状や心血管病変などの重篤な腎外病変を呈している場合には，より早期のエクリズマブ使用が推奨されます．特に欧米で頻度の高い *CFH* 異常は予後不良であるため，早期に集中的な PEX またエクリズマブ使用によって，長期予後の改善が期待されます．*MCP* 変異は，再発率は高いものの，9 割以上が寛解する予後良好な変異です．抗 CFH 抗体陽性例では，PEX による抗体除去に加え，免疫抑制薬，抗 CD20 抗体による抗体産生抑制が有効とされています．

aHUSの慢性期管理についてのエクリズマブは，「致死的副作用である髄膜炎菌感染がワクチンや予防抗菌薬では完全に予防できないこと」，また「高額な医療費を要すること」などの問題点があります．そのため，長期的管理や予後推測のためには早い時期に原因遺伝子の検索が望まれますが，明らかになるのは約60％の症例で，残り40％は不明のままです[22]．以下に，本邦で最も頻度が高いとされているC3変異（C3-p.I1157T）の治療例を示します．

症例提示 3（三重大学病院）

症　例：9歳，男児．

主　訴　血尿と下痢（非血性）．

既往歴　特記事項なし．

家族歴　両親は非血縁結婚，しかし，父が原因不詳の急性腎不全で，透析治療にて救命された既往がある．

現病歴　上記主訴にて来院し，ただちに入院となった．神経症状はなかった．

臨床経過　初回入院時（9歳）：検査成績はHb 7.6g/dL，Cr 5.65mg/dL，血小板14,000/μL，破砕赤血球，ハプトグロビン6mg/dL，直接Coombs試験陰性，C3 90.2mg/dL，C4 22.0mg/dL，そしてADAMTS13活性65.7％であった．入院後，aHUSと臨床診断し，6日間連続の透析治療で寛解し，退院した．以後ほぼ5年間TMA症状の再燃はなかった．

第2回目入院時（13歳）：腸炎の後，aHUSが再発した（図5a）．便検査ではSTEC陰性で，キャンピロバクター（C. jejuni）が検出された．ただちにPEXと血液透析を実施したが，腎機能と血液の検査所見の著しい回復はみられず，検査成績の最悪値はHb 6.0g/dL，Cr 6.06mg/dL，血小板13,000/μLであった．これにより，入院4日目にエクリズマブ投与を開始した．尿

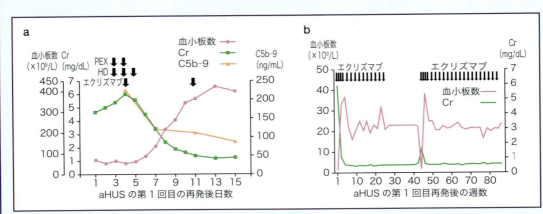

図5　補体C3-I1157T変異をもつ13歳のaHUS男児に対するエクリズマブ治療経過
　　　初回エクリズマブ治療経過（a）と，中断後の再投与経過（b）
　　　PEX：血漿交換，HD：血液透析．

（文献23より引用）

量と血液所見の回復は目覚ましく，血清 C5b-9 値も急激に低下した．エクリズマブはこの後，5ヵ月間維持投与し中止した．この間，補体系の網羅的遺伝子検査にて，責任変異として C3-p.I1157T のヘテロ接合体変異が判明した．
第 3 回目入院時（13 歳）：エクリズマブを中断して 4ヵ月後に，aHUS が再々発した（図 5b）．検査成績の最悪値は，Hb 8.9 g/dL，Cr 1.68 mg/dL，血小板 14,000/μL であった．この回は PEX と血液透析は行わず，aHUS 再燃 2 日目からエクリズマブ投与を再開し，寛解に至った．

Q aHUS の診断法について教えてください

TMA の鑑別診断は図 1 に準じますが，aHUS では腎症状が前面に出て，初期は血小板減少が高度ではないこともあり，ここでは「aHUS 診療ガイド 2015[21]」より抜粋した診断基準を紹介します．

■ 確実例

下記の三主徴がそろい，STEC-HUS，TTP，二次性 TMA が否定的であること．

①微小血管症性溶血性貧血：Hb 10 g/dL 未満，血中 Hb 値のみで判断するのではなく，血清 LDH の上昇，血清ハプトグロビンの著減，末梢血塗抹標本での破砕赤血球の存在を基に微小血管症性溶血の有無を確認する．なお，破砕赤血球を検出しない場合もある．

②血小板減少：血小板 15 万/μL 未満．

③急性腎障害（acute kidney injury：AKI）：小児例では年齢・性別による血清クレアチニン基準値の 1.5 倍以上（血清クレアチニンは，日本小児腎臓病学会の基準値を用いる）．成人例では AKI の診断基準を用いる．

■ ほぼ確実例

微小血管症性溶血性貧血，血小板減少，急性腎障害の 3 項目のうち 2 項目を呈し，STEC-HUS，TTP，二次性 TMA が否定的であること．

■ aHUS の確定診断

確定診断には，既知の原因遺伝子検査〔CFH，CFB，CFI，C3，CD46，THBD，DGKE，(PLG)〕，抗 CFH 抗体の有無の解析が必要である．既知の遺伝子で変異の見つからない患者も約 4 割程度存在するため，遺伝子変異がなくても aHUS を否定はできない．

実際，aHUS の診断は非常に多くの検査を要し，実施が難しいため，疑わしい患者がいる場合には，診断に熟達した医療機関と連携を取ることが

望まれます．本邦での問い合わせ先はaHUS登録レジストリーを行っている東京大学医学部附属病院腎臓・内分泌内科（ahus-office@umin.ac.jp）です．このほか，日本補体学会（square.umin.ac.jp/compl/index.html）でも検査を実施しています．

謝辞：症例提示についてご協力いただいた，小川孔幸先生（群馬大学），矢田憲孝先生（淀川キリスト教病院），豊田秀実先生，和田英夫先生（三重大学）に深謝致します．

[文 献]

1) George JN, Nester CM：Syndromes of thrombotic microangiopathy. N Engl J Med 371：654-666, 2014
2) Moschcowitz E：An acute febrile pleiochromic anemia with hyaline thrombosis of the terminal arterioles and capillaries. Proc NY Pathol Soc 24：21-24, 1924
3) Amorosi EL, Ultmann JE：Thrombotic thrombocytopenic purpura：report of 16 cases and review of the literature. Medicine 45：139-160, 1966
4) Gasser C, Gautier E, Steck A et al：Hemolytic-uremic syndrome：bilateral necrosis of the renal cortex in acute acquired hemolytic anemia. Schweiz Med Wochenschr 85：905-909, 1955
5) 松本雅則，藤村吉博，和田英夫 他：血栓性血小板減少性紫斑病（TTP）診療ガイド2017．臨床血液 58：271-281, 2017
6) Matsuyama T, Kuwana M, Matsumoto M et al：Heterogeneous pathogenic processes of thrombotic microangiopatgies in patients with connective tissue diseases. Thromb Haemost 102：371-378, 2009
7) Kato H, Nangaku M, Okada H et al：Controversies of the classification of TMA and the teminology of aHUS. Clin Exp Nephrol 2017（Dec 27）[Epub ahead of print]
8) Fujimura Y, Kokame K, Yagi H et al：Hereditary deficiency of ADAMTS 13 activity：Upshaw-Schulman syndrome. In "ADAMTS 13 Biology and Disease" ed. By Rodgers GM. Springer, pp73-90, 2015
9) Scully M, Knöbl P, Kentouche K et al：Recombinant ADAMTS-13：first-in-human pharmacokinetics and safety in congenital thrombotic thrombocytopenic purpura. Blood 130：2055-2063, 2017
10) Miyakawa Y, Imada K, Ichinose T et al：Efficacy and safety of rituximab in Japanese patients with acquired thrombotic thrombocytopenic purpura refractory to conventional therapy. Int J Hematol 104：228-235, 2016
11) Isonishi A, Bennett CL, Plaimauer B et al：Poor responder to plasma exchange therapy in acquired thrombotic thrombocytopenic purpura is associated with ADAMTS 13 inhibitor boosting：visualization of an ADAMTS 13 inhibitor complex and its proteolytic clearance from plasma. Transfusion 55：2321-2330, 2015
12) 飯野宏允，小川孔幸，柳澤邦雄 他：リツキシマブにより完全寛解に到達した難治性血栓性血小板減少性紫斑病．臨床血液 58：204-209, 2017
13) Veyradier A：von Willebrand factor- A new target for TTP treatment? N Engl J Med 374：583-585, 2016
14) Goel R, Ness PM, Takemoto CM et al：Platelet transfusions in platelet consumptive disorders are associated with arterial thrombosis and in-hospital mortality. Blood 125：1470-1476, 2015
15) Yoshii Y, Fujimura Y, Bennett CL et al：Implementation of a rapid assay of ADAMTS 13 activity was associated with improved 30-day survival rate in patients with acquired primary thrombotic thrombocytopenic purpura who received platelet transfusions. Transfusion 57：2045-2053, 2017
16) Konowalchuk J, Speirs JI, Stavric S：Vero response to a cytotoxin of *Escherichia coli*. Infect Immun 18：775-779, 1977
17) 芦田 明，余田 篤，白数明彦 他：腹部超音波にてEHEC O157感染症を疑い，経過観察中に溶血性尿毒症症候群を発症した1男児例．日本小児腎不全雑誌 33：193-195, 2013
18) 五十嵐 隆 編：溶血性尿毒症症候群の診断ガイドライン．東京医学社，2015
19) 種市尋宙：オーバービュー：富山EHEC/O111アウトブレイクからみたリコンビナントトロンボモジュリン製剤における可能性．Thrombosis Medicine 2：100-104, 2012
20) Yada N, Fujioka M, Bennett C et al：STEC：O111-HUS complicated by acute encephalopathy in a young girl was

successfully treated with a set of hemodiafiltration, steroid pulse, and soluble thrombomodulin under plasma exchange. Clin Case Rep 3：208-212, 2015
21) 香美祥二, 岡田浩一, 南学正臣 他：非典型溶血性尿毒症症候群（aHUS）診療ガイド 2015. 日腎会誌 58：62-75, 2016
22) 加藤秀樹, 吉田瑶子, 南学正臣：補体・凝固関連 aHUS の病態. 日腎会誌 56：1058-1066, 2014
23) Toyoda H, Wada H, Miyata T et al：Disease recurrence after early discontinuation of Eculizumab in a patient with atypical hemolytic uremic syndrome with complement C3 I1157T mutation. J Pediat Hematol Oncol 38：e137-e139, 2016

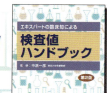

X章　類似病態，鑑別すべき病態

HELLP症候群

洛和会音羽病院　総合女性医学健康センター　佐川典正（さがわのりまさ）

point

- ▶ HELLP症候群の初発症状は，突然の心窩部痛（65％），悪心・嘔吐（36％）など上部消化器に関するものが多い．検査所見では，溶血（H），肝酵素上昇（EL）および血小板減少（LP）があり，その頭文字からHELLP症候群と命名された．

- ▶ HELLP症候群の中心的な病態は，全身末梢，特に肝動脈の血管攣縮を伴う微細血管障害性溶血性貧血（MHA）である．

- ▶ HELLP症候群の病因は未だ明らかではないが，胎盤に早期発症型の妊娠高血圧症候群と共通の病態生理学的，形態学的異常所見がみられる．

- ▶ HELLP症候群の治療の基本は，その原因である胎盤の除去，すなわち妊娠の終了である．妊娠の終了は帝王切開術が選択されることが多いが，妊娠高血圧症候群の場合との相違点としては，DICや腎不全など重篤な合併症の治療を同時に行う必要がある．

- ▶ HELLP症候群の類似疾患としては，血栓性血小板減少性紫斑病症（TTP），溶血性尿毒症症候群（HUS），急性妊娠脂肪肝（AFLP）があるが，いずれも母児ともに予後不良のことが多く，診断されたら可及的早期に妊娠終了をはかり，母体集中治療をはかる必要がある．

Q HELLP症候群と妊娠高血圧腎症との関係は，どのように考えられますか？

A Weinsteinらは，重症妊娠高血圧症候群の一部に溶血（hemolysis：H），肝酵素上昇（elevated liver enzyme：EL），血小板減少（low platelet count：LP）を伴う予後不良な群があることを報告し，その主症状の頭文字からHELLP症候群という概念を提唱しました[1]．重症の妊娠高血圧症候群の約20％にHELLP症候群が合併するとの報告もあります[2]．その後の研究で，重症高血圧や蛋白尿など妊娠高血圧症候群の症状を必ずしも伴わない症例もあることから，妊娠高血圧症候群とは異なる病態との考えもあります．実際，高血圧，蛋白尿，浮腫など，妊娠高血圧症候群の所見は，HELLP症候群の約80〜90％にしかみられません．また，溶血を伴わず肝酵素の上昇（EL）と血小板数の減少（LP）だけを呈する不完全型（ELLP症候群）もあるとされています．しかし，その中心的な病態は

末梢，特に肝動脈の血管攣縮を伴う微細血管障害性溶血性貧血（microangiopathic hemolytic anemia：MHA[*1]）であり，その意味では妊娠高血圧症候群と共通の背景を有する，より重症の病態であると理解できます[3]．

[*1] **MHA**：末梢での凝固亢進と微小血栓形成に伴い赤血球が破砕されて溶血と貧血を呈する病態で，妊娠高血圧症候群（重症）やHELLP症候群，TTP，HUSなどの際にみられる．

Q HELLP症候群のリスク因子には，どのようなものがありますか？

A HELLP症候群のリスク因子としては，初妊婦，35歳以上の高齢の妊婦，妊娠高血圧の既往，多胎妊娠などがあります．この傾向は，溶血性貧血を伴わないELLP症候群でも認められます[4,5]．

Q HELLP症候群は，妊娠中にしか発症しない病態と考えてよいですか？

A 通常，妊娠高血圧症候群を合併した初産婦の妊娠末期に発症することが多いです．しかし，約1/3では分娩後に発症します．稀ではありますが，妊娠20週までの発症もあるので，注意が必要です[6]．

本疾患は，子宮が増大する妊娠後期や双胎妊娠で発症しやすいことや，病変の中心臓器である肝臓は血流量が豊富な臓器であり，また，妊娠に伴い増大する子宮により血流障害が発生しやすいことから，虚血再灌流ストレスなどの関与も推定されています．

Q HELLP症候群の初発症状は，どのようなものに注意が必要ですか？

A 初発症状は，突然の心窩部痛（65％），悪心・嘔吐（36％）など上部消化器に関する症状が多いです（**表1**）[6]．心窩部痛は急性胃拡張により，悪心・嘔吐，黄疸は肝機能障害によって起こります．出血傾向は血小板数の低下により，頭痛と視野障害はHELLP症候群の基本的病態である血管攣縮が頭部血管領域にも生じていることを示しています．

Q HELLP症候群の検査所見は，どのようなものに注意が必要ですか？

A 検査所見としては，HELLP症候群という名称の由来である，溶血（貧血，LDH上昇，間接ビリルビン上昇，ハプトグロビン低下，赤血球破砕像），肝機能異常（AST，ALT，LDH上昇），血小板減少がみられます．高血圧，蛋白尿，浮腫など，妊娠高血圧症候群の所見は，約80〜90％にみられます．ただし，HELLP症候群の診断基準には，高血圧や蛋白尿は含まれていません（**表2**）[6]．また，FDP（D-dimer）の上昇やfibrinogenの低下，antithrombinの低下など凝固系の異常亢進やDICの所見がみられる場合は，重症化の徴候なので早期の妊娠終了が必要です．

表1 HELLP症候群の初発症状

症　状	頻　度
突然の心窩部痛	65%
悪心・嘔吐	36%
頭　痛	31%
視野障害	10%
出血傾向	9%
黄　疸	5%

（文献6を参照して作成）

表2 HELLP症候群の診断基準

1. 溶　　血：末梢血スメアによる異常赤血球の出現
　　　　　　　LDH≧600 IU/dL
　　　　　　　総ビリルビン≧1.2 mg/dL
2. 肝酵素上昇：AST≧72 IU/dL
　　　　　　　LDH≧600 IU/dL
3. 血小板減少：血小板数<100,000 mm³

（文献6を参照して作成）

 HELLP症候群は，高血圧がなくても発症しますか？

 高血圧，蛋白尿，浮腫など，妊娠高血圧症候群の所見は，約80〜90％にみられます．一方，重症高血圧や蛋白尿など妊娠高血圧症候群の症状を必ずしも伴わない症例もあることから，妊娠高血圧症候群とは異なる病態との考えもあります．しかしその中心的な病態は，末梢，特に肝動脈の血管攣縮を伴うMHAであり，その意味では妊娠高血圧症候群と共通の病因的背景を有しています．

 HELLP症候群の治療は，DICの治療と同じですか？　また，禁忌薬はありますか？

 HELLP症候群の治療の基本は，その原因である胎盤の除去，すなわち妊娠の終了です．通常の妊娠高血圧症候群と異なる点は，DICや腎不全など重篤な合併症の治療を同時に行う必要があることです．以前は全身循環状態の改善目的で，ベタメタゾンなどglucocorticoidの投与が推奨されたこともありましたが，近年の研究では，妊娠34週未満の胎児肺成熟促進や母体血小板数の改善には有効であったが，全体として母児の予後改善には効果がなかった，とされています[7〜9]．

　HELLP症候群と診断されたら，できるだけ早期に妊娠の終了をはかります．129例のHELLP症候群と81例のELLP症候群に対して，ただちに妊娠を中断した群と48時間以内に分娩となった群で比較すると，母児の予後は差がなかったとされています[4]．通常，妊娠の終了は帝王切開術が選択されますが，血小板減少やDICの合併に十分注意して臨むことが肝要です．必要に応じて輸血や血小板製剤，アンチトロンビン製剤などの準備をし，場合によっては手術に先立ってDICの治療を開始します．HELLP症候群の治療の概略を**表3**に示します[7〜10]．

　なお，HELLP症候群の管理にあたっては，副交感神経遮断薬（硫酸アトロピン，ブスコパン，ダクチル，副交感神経遮断薬を含む胃腸薬など）

表3 HELLP症候群の治療

1. 原因の除去（妊娠の終了）
2. DICの治療
    - メシル酸ナファモスタット（0.06〜0.2mg/kg/hr）
    - メシル酸ガベキサート（20〜40mg/kg/day）
    - アンチトロンビンⅢ製剤（1,500〜3,000単位/day）
    - 輸血（MAP，FFP，血小板など必要に応じて）
3. 血管攣縮の改善
    - 硫酸マグネシウム（初回4g，以降1〜2g/hr）
4. 高血圧の治療
    - 塩酸ヒドララジン（30〜40mg/day）
    - 塩酸ニカルジピン（2〜10μg/kg/min）
5. 重要臓器障害への対応
    - 高度な溶血：ハプトグロビン投与（4,000単位/回）
    - 腎不全：人工透析
    - 肝不全：血漿交換
    - 肺水腫：人工呼吸器による呼吸管理，利尿薬投与
6. 禁忌薬物
    - 副交感神経遮断薬
    - フロセミドなど利尿薬

（文献7〜10を参照して作成）

の使用は，胃拡張を増悪し病態を悪化させるので，禁忌です．またフロセミドなどの利尿薬は，血管攣縮により減少している循環血漿量をさらに減らすことになり，かえって血管内皮障害や腎機能障害を増悪させることになるので，重症肺水腫のとき以外は使用を控えるべきです．乏尿に対しては250〜500mLの輸液で尿量の反応を確認します[10]．

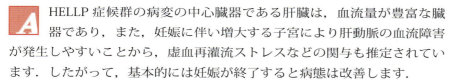

HELLP症候群の病変の中心臓器である肝臓は，血流量が豊富な臓器であり，また，妊娠に伴い増大する子宮により肝動脈の血流障害が発生しやすいことから，虚血再灌流ストレスなどの関与も推定されています．したがって，基本的には妊娠が終了すると病態は改善します．

母児の合併症としては，病態が共通している重症妊娠高血圧症候群でみられるものはすべてあると考えられます．特に，肝被膜下血腫や肝破裂などは生命に関わるので注意が必要です．HELLP症候群にみられる母児の合併症とその頻度を**表4**に示します[10]．

表4 HELLP症候群に伴う母児の合併症

母体合併症	(%)	児合併症	(%)
DIC	5〜56	IUGR	28〜61
常位胎盤早期剝離	9〜20	周産期死亡	7.4〜34
肺水腫	3〜10	新生児血小板減少症	15〜50
子癇	4〜9	RDS	5.7〜40
急性腎不全	7〜36	28週未満の早産	15
肝被膜下血腫	1〜2		
母体死亡	1〜2.5		

（文献10を参照して作成）

Q HELLP症候群以外にも，妊娠中に血小板減少を呈する病態はありますか？

A 妊娠中に血小板減少をきたす疾患としては，HELLP症候群のほかに血栓性血小板減少性紫斑病症（thrombotic thrombocytopenic purpura：TTP）[*2]，溶血性尿毒症症候群（hemolytic uremic syndrome：HUS）[*3] があります[7, 10]．TTPは，末梢での凝固亢進に伴う血小板減少と溶血性貧血を呈する状態で，肝酵素上昇などHELLP症候群と類似の病態を呈するものの血栓形成傾向がより強く，中枢神経症状を伴うことが多いです．一方HUSは，HELLP症候群と同様にMHAを背景とした病態で貧血，肝酵素上昇，血小板減少をきたすものの腎機能障害がより強く出ており，無尿やBUNの異常上昇など腎不全状態を呈し，透析や血漿交換が必要となります．これらの疾患は，いずれも妊娠高血圧症候群にみられる全身の血管攣縮を伴うMHAを背景とし，HELLP症候群は肝動脈に，TTPは脳血管系に，HUSは腎血管系に強く障害が現れたものとも解釈できます．したがって，これらはいずれも妊娠に合併する可能性があります．

このように考えると，子癇では肝酵素の上昇や血小板減少を伴うこともしばしばあり，TTPに類似した病態であるとも理解できます．また，常位胎盤早期剥離では，その1/3が妊娠高血圧症候群に合併し，高血圧や浮腫などの症状の急激な悪化にひき続き発症することから，MHAを伴う子宮動脈領域の攣縮が関与しているとも考えられます．これらの疾患で，それぞれの臓器を支配する血管が特異的に障害される機序については，ほとんど明らかにされていませんが，いずれの臓器も血流量が豊富な臓器であり，また脳血管系以外は，妊娠に伴い増大する子宮により血流障害が発生しやすいという共通点があることから，虚血再灌流ストレスなどの関与も推定されています．

[*2] TTP：末梢での凝固亢進に伴う血小板減少と溶血性貧血を呈する状態で，肝酵素上昇などHELLP症候群と類似の病態を呈するが，血栓形成傾向がより強く，中枢神経症状を伴うことが多い．

[*3] HUS：HELLP症候群と同様にMHAを背景として肝酵素上昇，貧血，血小板減少をきたすが，腎機能障害がより強く出ており，無尿やBUNの異常高値など腎機能不全を呈し，透析や血漿交換が必要となる．

Q HELLP症候群以外にも，妊娠中に肝酵素の上昇をきたす病態はありますか？

A 肝酵素の上昇は，この疾患の重要な徴候ですが，妊娠中に肝酵素が上昇する疾患としては，急性妊娠脂肪肝（acute fatty liver of pregnancy：AFLP），ウイルス肝炎，胆管炎などがあります[11]．

AFLPは，妊娠に伴って発症する脂肪肝です．発生頻度は1/10,000と稀ではありませんが，症状は劇症型で，早期の診断と適切な治療が行われない場合には，母児ともに予後不良となります．AFLPの病因は，ミトコンドリアの脂肪酸β酸化に関わるlong-chain 3-hydroxyacyl-CoA dehydrogenase（LCHAD）のsingle codon mutationによる欠損が原因ではないかとされていますが，詳細は未解明です．この疾患は常染色体劣性遺伝で，homozygousの小児はライ症候群を発症します．heterozygousの女性が妊娠するとAFLPを発症する可能性がありますが，胎児がhomozygousの場合にAFLPが発症すると考えられています．したがって，夫も妻も

heterozygousであった場合，次回妊娠でのAFLPの再発は25％であると考えられます．また，heterozygousの母体でも約40％にpreeclampsiaやHELLP症候群がみられたとの報告もあります[11]．

　AFLPの臨床症状は，悪心，嘔吐，全身倦怠，易疲労性，黄疸，上腹部痛，昏睡などHELLP症候群に類似しています[11]．検査所見でも，ビリルビンの軽度上昇，AST，ALTの上昇など肝機能の低下，プロトロンビン時間の延長やアンチトロンビンⅢやフィブリノゲンの低下など凝固系の変化があります．尿酸やアンモニアは上昇します．AFLPに特徴的な所見は血漿グルコースの低下です[11]．

　一般的に，大滴性の脂肪肝は，CTや超音波診断により診断されることが多いですが，AFLPでは小滴性であり，画像診断される頻度は30〜50％と少なく，確定診断は病理所見によります．肝生検では，小葉中心静脈周囲の肝細胞のびまん性泡沫状脂肪化がみられますが，ウイルス性の劇症肝炎とは異なり，壊死や炎症像は軽微です[11]．

　AFLPの病態は，HELLP症候群と共通なので，治療も基本的にはHELLP症候群の治療に準じて行います[10,11]．AFLPの診断がついた場合には，可及的早期に妊娠終了をはかる必要があります．

[文　献]

1) Weinstein L：Syndrome of hemolysis, elevated liver enzymes, and low platelet count：a severe consequence of hypertension in pregnancy. Am J Obstet Gynecol 142：159-167, 1982
2) ACOG Committe on Practice Bulletins--Obstetrics：ACOG practice bulletin. Diagnosis and management of preeclampsia and eclampsia. Obstet Gynecol 99：159-167, 2002
3) Campos A, Goncalves A, Massa A et al：HELLP Syndrome a severe form of preeclampsia：A comparative study of clinical and laboratorial parameters. Am J Exp Clin Res 3：170-174, 2016
4) Fitzpatrick KE, Hinshaw K, Kurinczuk JJ et al：Risk factors, management, and outcomes of hemolysis, elevated liver enzymes, and low platelets syndrome and elevated liver enzymes, low platelets syndrome. Obstet Gynecol 123：618-627, 2014
5) Oliveira N, Poon LC, Nicolaides KH et al：First trimester prediction of HELLP syndrome. Prenat Diagn 36：29-33, 2016
6) Sibai BM, Redman MK, Usta I et al：Maternal morbidity and mortality in 442 pregnancies with hemolysis, elevated liver enzymes, and low platelets (HELLP syndrome). Am J Obstet Gynecol 170：1000-1006, 1993
7) NICE Clinical Guideline 107：Hypertension in pregnancy：diagnosis and management. https://www.nice.org.uk/guidance/cg107
8) Woudstra DM, Chandra S, Hofmeyr GJ et al：Corticosteroids for HELLP (hemolysis, elevated liver enzymes, low platelets) syndrome in pregnancy. Cochrane Database Syst Rev 9：CD008148, 2010
9) 寺尾俊彦：妊娠中毒症とHELLP症候群．周産期医学 30：1441-1445, 2000
10) Haram K, Svendsen E and Abildgaard U：The HELLP syndrome：Clinical issues and management. A Review. BMC Pregnancy and Childbirth. http:www.biocentral.com/1471-2393/9/8.
11) Cunningham FG, Leveno KJ, Bloom SL et al：Hepatic, gallbladder, and pancreatic disorders. In "Williams Obstetrics" (23rd ed). McGraw-Hill, New York, pp1063-1078, 2010

X章 類似病態，鑑別すべき病態

APS（抗リン脂質抗体症候群）

1) 苫小牧市立病院 内科
2) 北海道大学大学院医学研究院 免疫・代謝内科学教室
堀田哲也（ほりたてつや）[1,2]　渥美達也（あつみたつや）[2]

point

- APSは，血中に抗リン脂質抗体が検出され，各種動静脈血栓症や妊娠合併症をきたす自己免疫性疾患である．
- SLEなどの膠原病に合併する二次性APSと，基礎疾患をもたない原発性APSに分類される．
- 若年性の脳梗塞や習慣流産をきたす患者をみた場合や，検査値異常としてAPTTの延長や血小板減少がみられた場合は，抗リン脂質抗体を検査してみる必要がある．
- 急性期の血栓症に対しては，それぞれの血栓症の標準的治療が推奨され，慢性期には再発予防が重要であり，抗血小板療法，抗凝固療法が考慮される．妊娠合併症の治療には，少量アスピリンやヘパリンの投与が考慮される．
- 短期間に多臓器の血栓症を発症するCAPSという病型があり，抗血栓療法や免疫抑制療法を含む集学的な治療を行っても致死率が高い．

Q APSを疑うときは，どういうときですか？

A 抗リン脂質抗体症候群（antiphospholipid syndrome：APS）は，血中に抗リン脂質抗体が検出され，動静脈血栓症や習慣流産や妊娠高血圧症などの妊娠合併症をきたす自己免疫疾患です．APSは，基礎疾患をもたない原発性APSと，全身性エリテマトーデス（systematic lupus erythematosus：SLE）などの自己免疫疾患に合併する二次性APSに大別されますが，後天性の血栓傾向をきたす疾患として頻度が高く，臨床の現場で遭遇する機会が多くあります．血栓症や流産を起こしたり，その既往のある患者をみた場合は，自己免疫疾患の合併の有無にかかわらず，抗リン脂質抗体を調べてみる必要があります．

APSの血栓症に特徴的な点は，凝固因子の欠乏では，主に静脈血栓症をきたすのに対して，APSでは静脈のみならず動脈にも血栓を起こすことで

す．しかもAPSでは脳梗塞，一過性脳虚血発作などの脳血管障害が圧倒的に多く，虚血性心疾患が比較的少ない傾向にあります．妊娠合併症は，習慣流産が最も多く，子宮内胎児発育不全や妊娠高血圧症候群もよく知られています．通常の流産が，胎盤形成以前の妊娠初期に圧倒的に多いことに対して，APS患者の流産はむしろ妊娠中・後期によく起こることが特徴です．

APSあるいは抗リン脂質抗体陽性者では，血小板減少をきたすことが多く，血小板減少をきっかけに，抗リン脂質抗体が測定されることもあります．特発性血小板減少性紫斑病と診断された患者の多くで，抗リン脂質抗体が陽性であったとの報告もあります．血小板減少以外には，心弁膜症，神経疾患（特に舞踏病と横断性脊髄症），皮膚疾患（特にリベドー疹），微小血栓による腎障害が，抗リン脂質抗体関連の症状とされています．これらの症状がみられた場合も，抗リン脂質抗体を検査してみる必要があります．

また，手術前や入院時のスクリーニング検査で，梅毒血清反応の生物学的偽陽性やAPTTの延長がみられることから，抗リン脂質抗体の存在が疑われる場合もあります．

抗リン脂質抗体の測定法について教えてください

APSの診断には，抗リン脂質抗体の検出が必要となります．抗リン脂質抗体は，「リン脂質あるいはリン脂質と蛋白の複合体に対する自己抗体」の総称であり，これまで様々な抗リン脂質抗体が報告されています．APSの分類基準（**表1**）にも含まれているものが，抗カルジオリピン抗体（anticardiolipin antibodies：aCL）と抗β_2-グリコプロテインI（β_2-

表1　APS分類基準（サッポロ基準のシドニー改変─2006）

臨床所見
1. 血栓症：画像診断，ドップラー検査または病理学的に確認されたもので，血管炎による閉塞を除く
2. 妊娠合併症
    a. 妊娠10週以降で，ほかに原因のない正常形態胎児の死亡
    または
    b. 妊娠高血圧性腎症，子癇または胎盤機能不全による妊娠34週以前の形態学的異常のない胎児の1回以上の早産
    または
    c. 形態学的，内分泌学的および染色体異常のない習慣流産

検査基準
1. 標準化されたELISA法によるIgGまたはIgM型抗カルジオリピン抗体（中等度以上の力価または健常人の99%-tile以上）
2. IgGまたはIgM型抗β_2-グリコプロテインI抗体陽性（健常人の99%-tile以上）
3. 国際血栓止血学会のループスアンチコアグラントガイドラインに沿った測定法で，ループスアンチコアグラントが陽性

臨床所見の1項目以上が存在し，かつ検査項目のうち1項目以上が12週の間隔をあけて2回以上証明されるときAPSと分類する．

（文献1より引用）

glycoprotein：β_2-GPⅠ）抗体，リン脂質依存性の凝固時間の延長判定されるループスアンチコアグラント（lupus anticoagulant：LA）です．

aCLは，固層酵素抗体法（ELISA）により測定され，当初はリン脂質であるカルジオリピン（CL）が直接の対応抗原と考えられていましたが，梅毒などの感染症でみられるaCLとは異なり，CLと結合することによって構造変化したβ_2-GPⅠを認識することが明らかとなっており，APSに特異性が高いaCLはβ_2-GPⅠ依存性aCLと呼ばれています．APSやSLEの患者においてCLが抗原として用いられる梅毒血清反応の生物学的偽陽性がみられるのは，このβ_2-GPⅠ依存性aCLの存在によると考えられます．

LAは，「in vitroでリン脂質依存性の凝固反応を阻害する免疫グロブリン」と定義されます．判定には，①活性化部分トロンボプラスチン時間（aPTT）などのリン脂質依存性凝固時間が延長することでスクリーニングし，②健常人血漿と混和（ミキシングテスト）により凝固時間が正常化せず，③リン脂質を加える吸収中和試験で凝固時間が正常化することによりLAの存在が確認されたと考えます．LAの対応抗原としては，β_2-GPⅠやプロトロンビンなど様々なものが考えられています．LAの同定には，いくつかの検査を組合せて行う必要があり，定量性に欠け，抗凝固療法中の患者では判定が困難であるといった問題点があります．試験管内で凝固時間を延長させるLAが，生体においては逆に血栓症と関連するメカニズムは，未だ十分に明らかとはなっていません．

▶ TOPICS

抗プロトロンビン抗体

APSの基準には含まれていませんが，抗プロトロンビン抗体が注目されています．抗プロトロンビン抗体のうち，ホスファチジルセリン上にプロトロンビンをCa^{2+}存在下に固相化したELISA法で測定されるホスファチジルセリン依存性抗プロトロンビン抗体（aPS/PT）が，APSの臨床症状やLAの存在とより強い相関があることが示されています．LA陽性者の半数がaPS/PTが陽性であり，aPS/PT陽性者は9割以上がLA陽性であることが明らかとなっており，aPS/PTはLA，あるいはAPSの新しいマーカーと考えられ，LAの判定が困難なときに補助診断として価値は高いと考えられています．

Q APSの治療について教えてください

APSの治療は，急性期の治療と慢性期の再発予防に大別されます．急性期は，通常の血栓症治療に準じて血栓溶解療法，抗凝固療法が行われますが，再発率が高く二次予防がAPSの管理では特に重要となります．動脈血栓症の患者は動脈血栓症で，静脈血栓症の患者は静脈血栓症で再発する率が高く，両者を分けて再発予防を行う必要があります．APSは自己免疫性の血栓性疾患ですが，ステロイドや免疫抑制薬は通常は使用

表2 APSの治療指針

動脈血栓症	1. 血小板凝集抑制薬を単剤，または併用する ・少量アスピリン　81〜100 mg/day ・クロピドグレル　50〜75 mg/day ・シロスタゾール　200 mg/day＊ 2. 心臓弁膜症合併，トロンビン生成の亢進，血小板凝集抑制薬で効果不十分のとき ・ワルファリンの併用（INR 2.0〜3.0を目標） （＊ラクナ梗塞の場合，シロスタゾールを第一選択薬とする．）
静脈血栓症	1. ワルファリンを第一選択薬とする（INR 2.0〜3.0を目標） 2. 必要時，少量アスピリン　81〜100 mg/dayを併用する．
妊娠合併症	1. 妊娠合併症の既往がある場合 ①少量アスピリン　81〜100 mg/day ②①で無効時，ヘパリン製剤の併用 2. 血栓症の既往がある場合 少量アスピリン　81〜100 mg/dayとヘパリン製剤の併用

されません．APSの治療指針を**表2**に示します．

■ 血栓症の既往のない抗リン脂質抗体陽性患者

血栓症の既往がない抗リン脂質抗体陽性患者に対する抗血栓療法（一次予防）の必要性に関しては，十分なエビデンスはありません．無症候性抗リン脂質抗体陽性患者，血栓症の既往がなく妊娠合併症からAPSと診断された患者における血栓症の一次予防は，症例ごとの血栓症の危険因子を考慮して判断する必要があります．

■ 動脈血栓症の予防

いくつかのsystematic reviewがなされていますが，国際的に確立した治療ガイドラインはありません．本邦では厚生労働省の特定疾患対策研究事業「自己免疫疾患の病因・病態解析と新たな治療法の開発に関する研究」において治療指針案が提唱されています．動脈血栓は，動脈硬化やスパスムのような血管壁の変化を背景として，血小板が活性化されることが血栓形成のきっかけとなることから，ワルファリンよりもむしろ抗血小板薬を使用することが推奨されています．

■ 静脈血栓症の予防

静脈血栓においては，フィブリン血栓が主体であり，INRを2.0〜3.0，Dダイマーを正常範囲にすることを目標としたワルファリンの投与が推奨されています．INR3.0以上での強化治療では，出血のリスクも高くなり，再発予防の優位性は証明されていません．一般に，抗リン脂質抗体陰性者の深部静脈血栓症（deep venous thrombosis：DVT）では，抗凝固療法を通常3〜6ヵ月継続し終了しますが，APS患者では長期にわたる抗凝固療法が推奨されています．ワルファリンと比較し直接経口抗凝固薬（direct oral anticoaglants：DOAC）のAPSに対する有用性，安全性に関してのエビデンスは少なく，ワルファリンが何らかの理由で使用できない場合はDOACが考慮されることになります．

■ 妊娠合併症の予防

　習慣性流産患者に対しては，アスピリンとヘパリンの併用が推奨されています．アスピリンとヘパリンの併用にもかかわらず，妊娠合併症を繰返す場合の際の治療法は，未だに十分なエビデンスはありませんが，抗リン脂質抗体の抗体価を下げる目的でのステロイド投与や，ガンマグロブリン療法が有効とする報告などがあります．

> **MEMO**
>
> ### APSにおけるヘパリンの投与量
>
> 　APS患者においては，APTTがヘパリン投与前から延長していることが多く，ヘパリンの投与量の調整にAPTTが参考にならないことも多くあります．実際には，初期量（例えば10,000単位/day）を投与し，Dダイマーなどの凝固・線溶マーカーをモニターしながら，投与量を調整することになります．

Q CAPSについて教えてください

A APSには，頻度は低いですが短期間に多臓器の血栓症を発症し，致死率の高い劇症型APS（catastrophic APS：CAPS）という病型も存在します．抗リン脂質抗体陽性者やAPS患者がCAPSを発症する機序は未だ十分には明らかとはなっていませんが，発症の引き金として外傷や感染が，そして補体系の過剰な活性化や血小板の凝集が，CAPSの病態形成に重要な役割を果たしていると考えられています．APSは自己免疫性の血栓性疾患ですが，通常ステロイドや免疫抑制薬は使用されません．しかし，急激な経過で多臓器の血栓症をきたすCAPSにおいては，抗血栓療法に加えて，抗リン脂質抗体の除去を目的とした血漿交換療法が行われたり，抗リン脂質抗体の産生を抑制する目的で免疫抑制薬の投与が行われますが，多くの例で各種治療に抵抗性を示します．補体系の活性化がAPSの病態形成に重要であることは近年明らかとなり，補体系の制御がAPS，特にCAPSにおける治療標的となりうる可能性が考えられています．

［文　献］

1）Miyakis S, Lockshin MD, Atsumi T et al：International consensus statement on an update of the classification criteria for definite antiphospholipid syndrome（APS）. J Thromb Haemost 4：295-306, 2006

X章 類似病態，鑑別すべき病態

HPS（血球貪食症候群）

愛媛大学大学院医学系研究科 小児科学 永井功造, 石井榮一

> **point**
> - HPSは，異常に活性化したT細胞やマクロファージ，組織球などに産生された炎症性サイトカインにより，発熱，血球減少，肝脾腫などの重篤な症状を呈する疾患である．
> - HPSの原因は様々で，原発性（遺伝性）と，ウイルスや細菌感染，悪性腫瘍，膠原病などに続発する二次性，の二つに分けられる．
> - HPSの治療の基本は，原疾患に対する治療に加え，免疫抑制薬によるサイトカインストームの制御をはかることである．
> - 原発性や治療抵抗・再燃例の場合は，造血幹細胞移植の適応となる．

Q HPSとは，どのような疾患ですか？

A 血球貪食症候群（hemophagocytic syndrome：HPS）は，発熱，リンパ節腫脹，肝脾腫，血球減少を認め，骨髄，脾臓などの網内系組織において血球貪食像（図1）が観察される状態の総称です．以前は，血球を貪食する組織球が異常増殖すること自体に注目されていましたが，様々な原因により異常に活性化したnatural killer細胞（NK細胞）や細胞傷害性Tリンパ球（cytoxic T lymphocyte：CTL）が多量の炎症性サイトカインを放出し組織球が活性化され，自己の血球が貪食される病態と理解

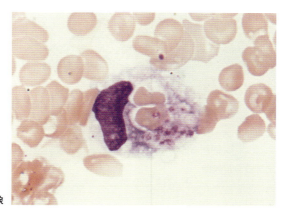

図1 血球貪食像

されるようになり，国際組織球症学会（Histiocyte Society）より，血球貪食性リンパ組織球症（hemophagocytic lymphohistiocytosis：HLH）と命名されました．HLH は，家族性血球貪食性リンパ組織球症（familial hemophagocytic lymphohistiocytosis：FHL）や種々の原発免疫不全症による T 細胞や NK 細胞の機能障害でひき起こされる原発性（遺伝性）HLH と，ウイルス〔特に Epstein-Barr（EB）ウイルス〕や細菌感染，悪性腫瘍（特に悪性リンパ腫），膠原病などに続発する二次性 HLH，の二つに分けられます[1]．

Q HPS の病態はどのようなものなのでしょうか？

A HLH は，異常に活性化した T 細胞やマクロファージ，組織球などに産生された炎症性サイトカインにより重篤な症状を呈する疾患です．原発性に代表される FHL は，単一遺伝子異常に合併するためモデル動物の作成が可能であり，分子レベルでの病態解析によって有用な情報が提供されてきました．サイトカインネットワークの破綻のメカニズムとして，まず T 細胞や NK 細胞の抗原提示細胞排除機構の破綻により，ウイルス感染細胞を効率良く排除できず，抗原提示細胞が長期にわたり体内に存在します．他方で，ウイルス感染細胞からの認識機構は正常であるため，T 細胞への活性化シグナルは持続し，T 細胞の異常な長期活性化が誘導されます[2]．以上のメカニズムから標的細胞を認識した CTL は，過剰な腫瘍壊死因子（tumor necrosis factor：TNF）-α，interferon（IFN）-γ，interleukin（IL）-2，IL-6 などの炎症性サイトカインを産生します（図 2）[3]．その結果，誘発された高サイトカイン血症が組織球を過剰に活性化させ，

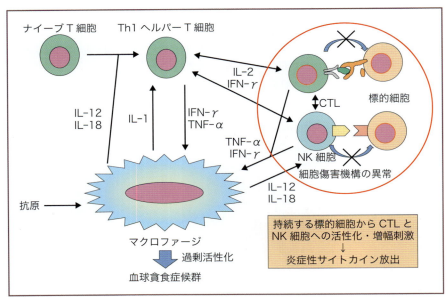

図 2　FHL の病態　　　　　　　　　　　　　　　　　　（文献 3 を参照して作成）

骨髄，リンパ節，肝臓，脾臓などの各網内系組織において，自己血球の貪食が認められるようになります．加えて全身性の炎症反応により，血球系のみならず凝固異常，電解質・脂質代謝異常により，中枢神経・循環器・呼吸器・肝臓・腎臓など多臓器に障害が起こります．二次性HLHでは，重篤な感染症，悪性リンパ腫，膠原病などの自己免疫反応から放出されるサイトカインにより，同様に組織球活性化の状態がもたらされるものと考えられます．

Q HPSの原因は何ですか？

A HLHの分類を（表1）に示します．ひき起こす原因によって大きく，原発性と二次性の二つに分けられます．原発性（遺伝性）には，FHLや種々の原発免疫不全症が含まれます．ほとんどの例は二次性HLHで，ウイルス感染のほか，細菌や真菌感染，悪性腫瘍（特に悪性リンパ腫），膠原病などに続発します．そのなかで感染症に続発するHLHが最も頻度が高く，特に小児においては半数以上を占めます．その原因病原体としては，EBウイルスが最も多く（EBV-HLH），そのほか新生児期に頻度が高

表1 血球貪食症候群（HLH）の分類

1. 原発性/遺伝性（遺伝子が同定されているもの）

家族性HLH（FHL）
　FHL2 – *PRF1*
　FHL3 – *UNC13D*
　FHL4 – *STX11*
　FHL5 – *STXBP2*
X-linked lymphoproliferative symdrome（XLP）
　XLP1—*SH2D1A*（*SAP*）
　XLP2—*BIRC4*（*XIAP*）
Griscelli syndrome type 2—*RAB27A*
Chédiak-Higashi syndrome—*LYST1*
Hermansky-Pudlak syndrome type 2 – *AP3B1*

2. 二次性/反応性

感染症によるHLH：ウイルス（EBV，CMV，HSVなど），細菌，真菌，その他
基礎疾患を有するHLH
　①悪性腫瘍：悪性リンパ腫，その他
　②自己免疫疾患
薬剤アレルギーに起因するHLH
造血幹細胞移植後早期のHLH

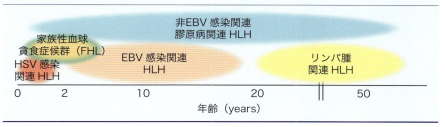

い単純ヘルペスウイルス（HSV）やコクサッキーウイルス，サイトメガロウイルス（CMV），アデノウイルスなど多くのウイルス感染に続発します．高齢者においても，感染症が原因である場合が多いですが，悪性リンパ腫，膠原病による頻度が高くなります．

Q HPSと診断するには，どのようにすればよいでしょうか？

A HPSの症状は多彩ですが，抗菌薬や対症療法に反応せず長期に持続する発熱で血球減少が認められた場合は，HPSを念頭におきます．その他頻度の高い症状として，皮疹，肝脾腫，出血症状，黄疸，中枢神経症状，呼吸器症状，下痢，顔面浮腫，などがあります．図3に診断のフローチャートを示しますが，HPSに特徴的な症状があり，さらに血液検査所見で，血球減少，高トリグリセライド血症，低フィブリノーゲン血症，高フェリチン血症，高乳酸脱水素酵素（lactate dehydrogenase：LDH）血症などが認められれば，骨髄やリンパ網内系組織（リンパ節，肝，脾など）で，組織球の増殖と血球貪食像を証明します．血球貪食症候群の診断基準としては，Histiocyte Societyによる2009年の診断ガイドライン（表2）[4]が国際的に用いられています．この診断基準によれば血球貪食はあくまで所見の一つであり，病初期には血球貪食像が認められなくても，臨床所見と特徴的な検査所見からHPSが強く疑われる場合は，治療介入を優先すべきとしています．

　HLHの原因は多彩であり，その種類によって治療法も異なるため，注意が必要です．特に原発性（遺伝性）では，根治する唯一の方法として同種造血幹細胞移植（hematopoietic stem cell transplantation：HSCT）しかないため，治療介入と同時に原発性か二次性かの鑑別診断を行うことは重要です．原発性HLHが疑われる場合には，速やかに移植治療が可能な専門医療機関に紹介しましょう．原発性HLHの診断は，同胞発症の家族歴があれば診断は容易ですが，家族歴がない場合は，年齢（主として2歳未満），中枢神経合併，CTLやNK細胞の活性欠損または低下，などが

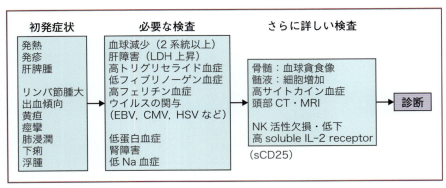

図3　診断のフローチャート

表 2　HLH-2004 プロトコールによる HLH の診断基準

項目 A または B を満たすものを HLH と診断する
  A．HLH の原因となる遺伝子異常を有する
  B．HLH の臨床診断基準を満たす（8 つの所見のうち 5 つ）

臨床所見
  1．発熱
  2．脾腫
検査所見
  3．血球減少（末梢血の 3 系統のうち少なくとも 2 系統に異常があること）
      hemoglobin＜9.0 g/dL，platelets＜100,000/μL，neutrophils＜1,000/μL
  4．高トリグリセライド血症（＞265 mg/dL）
      または低フィブリノーゲン血症（＜150 mg/dL）
組織学的所見
  5．骨髄，脾臓，またはリンパ節の血球貪食像を認める，悪性所見なし
検査データ所見
  6．NK 細胞活性低値または欠損（正常範囲はそれぞれの検査基準に従う）
  7．血清フェリチン値＞500 ng/mL
  8．血清 soluble IL-2 receptor（sCD25）値＞2,400 U/mL

（文献 4 を参照して作成）

参考になります．血族結婚の有無では，常染色体劣性遺伝の FHL を疑います．また，免疫不全を呈する症候群に特徴的な臨床所見（易感染性，知能発達障害，部分白子症，先天奇形など）の有無が参考になります．特に部分白子症は Chédiak-Higashi 症候群，Griscelli 症候群 type 2，Hermansky-Pudlak 症候群 type 2 に特徴的です．しかし後者の二つの疾患は，日本での報告はありません．確定診断は，表 1 に代表される先天性疾患の原因遺伝子の変異を検出することですが，そのスクリーニングとして flow cytometry や Western blotting による蛋白発現解析が行われます．なお，伴性劣性遺伝形式をとる X 連鎖リンパ増殖症候群（X-linked lymphoproliferative syndrome：XLP）では，EBV 初感染時に重症の HLH を発症することが多く，男児で重症 EBV-HLH の症例では XLP を念頭におく必要があります．

　ウイルス関連 HLH の診断には，ウイルス抗体価や血中のウイルスゲノムの証明をする必要があります．HLH をきたす原因ウイルスは，EBV のほかに，CMV，水痘帯状疱疹ウイルス，HSV，コクサッキーウイルス，エコーウイルス，アデノウイルス，パラインフルエンザウイルス，風疹ウイルス，麻疹ウイルス，ヒトヘルペスウイルス（HHV）-6 などがあります．これらのうち EBV-HLH は，EBV が感染した T/NK 細胞がクローン性に増殖しサイトカインを過剰に産生し，HLH の病態を形成していることが知られています．real time polymerase chain reaction（RT-PCR）を用いた全血または血漿中の EBV 量の測定が，その診断に有用です．HSV による HLH は，新生児期に主に発症し重症化し，しばしば致死的となります．新生児の HLH では，HSV の定量に加え，抗ウイルス薬による早期治療が特に重要です．CMV による HLH は，新生児，自己免疫疾患，移植後など

の日和見感染から発症することが多いですが，健康成人での報告もあるので注意しましょう．

ウイルス以外では，細菌や真菌感染，悪性腫瘍，特に悪性リンパ腫，膠原病などに続発します[1]．診断には臨床所見より疑われる原因疾患を血液検査や細菌検査，画像検査で同定します．HLHをきたしやすい病原体としては，腸チフス菌，大腸菌，肺炎双球菌，結核菌，ブルセラ菌，真菌，原虫などがあります．また悪性腫瘍では悪性リンパ腫が最も多く，ほとんどは成人で認められますが，小児では年長児において考慮する必要があります．膠原病では，若年性特発性関節炎（juvenile idiopathic arthritis：JIA）や全身性エリテマトーデス（systemic lupus erythematosus：SLE）で比較的多くHLHを合併します[1]．

Q HPSの治療は？

A 臓器障害や播種性血管内凝固症候群（disseminated intravascular coaglation：DIC）を合併する症例では，まず交換輸血，血漿交換，DICの治療などが行われ，場合によってはステロイド投与，γグロブリン投与などを行います．また，多くの症例が発症時に白血球減少を伴い，易感染性の状態にあります．したがって，感染症の予防とコントロールは特に重要です．ただし，顆粒球コロニー刺激因子（granulocyte-colony stimulating factor：G-CSF）製剤は，高サイトカイン状態に投与すると病態悪化につながるリスクもあるため，判断は慎重に行うべきでしょう．HLHでは，高サイトカイン血症により様々な症状をきたしています．したがって，これらの初期治療のみでコントロールできない場合は，速やかに免疫抑制薬，抗腫瘍薬などを使用する必要があります．

治療の基本は，高サイトカイン血症と，それによる臓器障害の早期の是

表3 治療の実際

A. 軽　症（血球減少が軽度で臓器障害なし，DICなし）
（1）steroid：DEXA 10mg/m^2 または PSL 2mg/kg を連日静注または経口，症状の改善後は減量 （2）IVIG：1g/kg を点滴静注
B. 中等症（臓器障害，DICを伴う）
（HLH-2004プロトコールを推奨） （1）DEXA：10mg/m^2 を連日静注または経口，2週間ごとに漸減 （2）VP16：150mg/m^2 を週2回点滴静注，2週間後より週1回点滴静注 （3）CSA：3mg/kg を点滴静注または6mg/kg を経口内服 （4）MTX：中枢神経合併例に髄注 初期治療相修了後寛解していれば，漸減中止
C. 重　症（上記の治療が無効で再燃例，治療抵抗例）
多剤併用化学療法（CHOP，Capizzi，HDCA，VPLなど）などの多剤併用化学療法 ドナーがいる場合は早期に造血幹細胞移植を考慮する

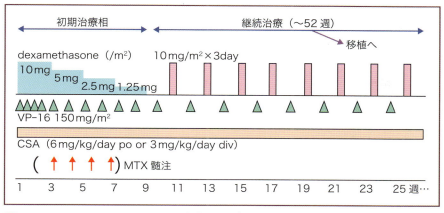

図4 HLH-2004によるHLHの治療スケジュール (文献8より引用)

正にあります．HLHは，症例ごとで重症度に差があり，治療法も異なります（**表3**）[5～7]．二次性HLHで，発熱，血球減少，肝障害，電解質異常が軽度で臓器浸潤がない例は予後良好と考えられ，ステロイド特にデキサメサゾン（DEXA）が有効であり，ステロイド単独でも改善することが多くあります．γグロブリンの点滴静注も有効です．しかし高熱が持続し，汎血球減少や臓器障害，DICの合併を有する症例では，時期を逸せず抗腫瘍薬や免疫抑制薬を投与しましょう．免疫抑制薬ではシクロスポリン（CSA），抗腫瘍薬ではエトポシド（VP-16）が用いられます．国際治療研究（HLH-2004）では，DEXA，VP-16，CSAの併用療法が推奨されています．その治療スケジュールを示します（**図4**）[8]．さらに急性期を乗り切った場合でも，症例によっては再燃することがあり，注意深い観察を行いましょう．特に再燃例や治療抵抗例では，最終的にはHSCTを考慮します．

一方，原発性HLHでは，基本的にはHLH-2004に準じた治療が行われますが，寛解または症状が落ち着いた段階で速やかにHSCTを行いましょう．EBVには，特異的な抗ウイルス薬はないため，治療は前述したとおりです．今宿らは，EBV-HLHに対し，診断後4週間以内にエトポシド投与を受けた例では有意に予後が良く[9]，それまでに重症度を判断し，免疫化学療法に踏み切ることが予後改善には不可欠であると報告しています[7]．発症時のEBVゲノム量は予後に関係しませんが，EBVゲノム量の推移は予後と関係するという報告もあります．また，EBV再活性期に発症したHLHには，慢性活動性EBV感染症が混在している可能性もあり，予後が悪い傾向にあります．したがってEBV-HLHでは，早期のステロイド，γグロブリンに加えて，症状の経過に応じて，速やかに免疫抑制薬や抗腫瘍薬を併用する必要があります．

新生児期に発症したHLHでは，HSVやコクサッキーウイルスを疑い，ウイルス検査を行うとともに，抗ウイルス薬（アシクロビル）投与および場合によっては，ステロイド投与，γグロブリン投与などを行います．な

おHSV-HLHでは，通常量のアシクロビルは無効であり，最高20 mg/kg×3回/dayの投与が推奨されています（日本小児科学会，小児薬物療法検討会議報告書）．CMV，水痘帯状疱疹ウイルス（varicella zoster virus：VZV），HHV-6など，ヘルペスウイルス属が原因の場合は，HLHに対する治療に加え，それぞれに合った抗ウイルス薬を併用します．悪性リンパ腫関連HLHでは，血球減少，臓器障害，DICに対する対症療法と悪性リンパ腫に対する化学療法を並行して行うことが重要です．ステロイド，血漿交換や持続血液濾過などによって高サイトカイン血症を是正し，肝障害，腎障害を改善させ，如何に早く化学療法を開始する状態にできるかがポイントとなります．なおB細胞性悪性リンパ腫由来のHLHでは，抗CD20抗体（ritiximab）の併用も考慮しましょう[1]．膠原病関連HLHではステロイド，免疫抑制薬による治療が基本となります．

[文 献]

1) Ishii E, Ohga S, Imashuku S et al：Nationwide survey of hemophagocytic lymphohistiocytosis in Japan. Int J Hematol 86：58-65, 2007
2) Jordan MB, Hildeman D, Kappler J et al：An animal model of hemophagocytic lymphohistiocytosis（HLH）：$CD8^+$T cells and interferon gamma are essential for the disorder. Blood 104：735-743, 2004
3) 河　敬世：血球貪食症候群のすべて．血液・腫瘍科 57（suppl 6）：1-8, 2008
4) Filipovich AH：Hemophagocytic lymphohistiocytosis（HLH）and related disorders. Hematology Am Soc Hematol Educ Program 127-131, 2009
5) 石井榮一：血球貪食性リンパ組織球症（HLH）．"新 小児がんの診断と治療" 診断と治療社, pp244-253, 2007
6) 石井榮一：血球貪食症候群の病態と治療の新たなる展開．血液内科 63：621-626, 2011
7) 河　敬世：二次性血球貪食症候群．医学のあゆみ 238：1069-1073, 2011
8) Henter JI, Horne AC, Arico M et al：HLH-2004：Diagnostic and therapeutic guidelines for hemophagocytic lymphohistiocytosis. Pediatrir Blood Cancer 48：124-131, 2007
9) Imashuku S, Kuriyama K, Teramura T et al：Requirement for Etoposide in the treatment of Epstein-Barr virus-associated hemophagocytic lymphohistiocytosis. Journal of Clinical Oncology 19：2665-2673, 2001

X章　類似病態，鑑別すべき病態

HIT（ヘパリン起因性血小板減少症）

兵庫県立健康科学研究所　松尾美也子

point

- ▶ 抗凝固薬として投与されたヘパリンにより，血栓塞栓症が発症する．
- ▶ 病因は，ヘパリンと血小板第4因子（PF4）の複合体に対する自己抗体（HIT抗体）の出現にある．
- ▶ ヘパリン（未分画，低分子分画の種類は問わない）投与開始5～14日に発症する．
- ▶ 血小板数が，ヘパリン使用前の50％以下または10万/μL以下に減少するが，出血でなく血栓が新生される．
- ▶ 動静脈血栓症（深部静脈血栓症，肺塞栓症，脳梗塞，透析中の血液回路内凝固など）を合併する．
- ▶ 臨床症状として，意識障害，呼吸困難，痙攣，四肢の壊疽，皮膚の色調変化などが出現する．
- ▶ ヘパリンの中止により，血小板数が急速に回復する．
- ▶ 診断は，臨床診断とHIT抗体検査の組合せで行う．

Q ヘパリン起因性血小板減少症（HIT）とは？

A ヘパリン起因性血小板減少症（heparin-induced thrombocytopenia：HIT）は，抗凝固薬であるヘパリン使用中または使用後に血小板減少と動静脈血栓症を合併する，ヘパリンの出血に次ぐ重大な副作用です．原因は，ヘパリンと血小板第4因子（platelet factor 4：PF4）の複合体に対する自己抗体（HIT抗体）の出現にあります．HITの認識がなく見逃された場合，予想外の血栓塞栓症を発症し，四肢の切断など，予後は不良となります．

HIT の臨床的特徴は？

1) ヘパリン治療開始 5～14 日（免疫学的機序で発症するため，抗体産生まで数日を要する）に，血小板減少が発症します．血小板数は，ヘパリン使用前の 50％以下，または 10 万/μL 以下に減少します．また，100 日以内にヘパリンの投与歴があれば，急速発症，早期発症の様式を示す場合があります．
2) HIT の約 50％に血栓塞栓症が発症します．動静脈血栓症（静脈血栓症が多い）や透析では，回路内凝血が起こります．
    ・静脈血栓症：深部静脈血栓症，肺塞栓症
    ・動脈血栓症：脳梗塞，心筋梗塞，四肢動脈閉塞症
3) 臨床症状は，血栓塞栓症に由来し，早期に診断する必要性があります．特に，留置カテーテルの抗凝固のため使用されるヘパリンフラッシュなどにより，突然発症する HIT では，血小板減少以外に以下の急性全身反応が発症する場合があり，注意が必要です．
    ・炎症反応：悪寒，発熱，発疹
    ・心肺症状：頻脈，高血圧（低血圧），頻呼吸，呼吸苦，胸痛，心肺停止
    ・偽性肺梗塞：重篤な呼吸困難，肺不全，呼吸停止
    ・消化器症状：悪心，嘔吐，下痢
    ・神経症状：拍動性疼痛，一過性健忘
4) これらの症状は，ヘパリンの中止により急速に改善します．
5) ヘパリン使用時は，疾患の重要性から HIT 発症を念頭におき，定期的に血小板数を測定することが大切です．通常は血小板減少で始まりますが，血小板減少が発症する前に血栓症を発症する場合があります．

 HIT の発生頻度は？　また，HIT の発生が予想される病態と血小板数測定の回数は？

本邦における HIT の発生頻度の調査は少なく，患者の病態によって HIT の発症リスクが異なるため，病態別の HIT の発症リスク管理が必要です．したがって，HIT 発症の高リスクの患者に対しては，血小板数の測定を隔日に実施するなどの対応が必要です．

- 高リスク（発症頻度 1％以上）：ヘパリン投与を受けた心血管術後患者と整形外科術後患者．
- 中リスク（発症頻度 0.1～1％）：ヘパリンフラッシュを受けている術後患者，ヘパリン治療を受けている入院患者，透析導入期患者，低分子ヘパリンを投与されている術後患者．
- 低リスク（発症頻度 0.1％未満）：低分子ヘパリンやヘパリンフラッ

表1 HITの発症が予想される病態と血小板数測定の回数

HITの発症が予想される病態	推奨される血小板数測定の回数
①ヘパリンによる血栓症の治療が行われている場合	5～14日間（またはヘパリン中止まで）は隔日または2～3日間隔で実施する
②過去100日以内にヘパリン投与の既往歴がある場合	ヘパリン投与前と投与後24時間以内は反復測定する
③ヘパリン単回投与による急性全身反応（アナフィラキシー様反応）が発症した場合	即刻血小板数を測定し，近々の血小板数と比較する
④フォンダパリヌクス（低分子ヘパリノイド）使用の場合	通常は不要
⑤透析導入時のヘパリンまたは低分子ヘパリン使用の場合	ヘパリン透析では10～15回透析まで透析ごとに実施する 低分子ヘパリン透析でのエビデンスはない

（文献1，2より）

シュのみの入院患者．

HIT発症が予想される病態と血小板数測定の回数を表1に示します[1,2]．

HITの発生機序は？

HITでは，PF4とヘパリンの複合体を抗原とするHIT抗体が約90％の症例で出現します．未分画ヘパリン，低分子ヘパリンいずれのヘパリン使用でも発症します．

①血小板が活性化されると，α顆粒よりPF4が，血小板膜上や血中に放出されます．②PF4は，陽性荷電をもち，投与されたヘパリンや内皮のヘパラン硫酸と結合し，PF4-ヘパリン複合体を形成します．③これが抗原として認識され，PF4-ヘパリン複合体抗体（HIT抗体）が産生されます．④産生されたHIT抗体は，PF4-ヘパリン複合体と免疫複合体を形成し，⑤HIT抗体のFc部位が血小板膜上のFcγⅡa受容体と結合して血小板を活性化させ，血小板減少をひき起こします．⑥また，活性化された血小板より，凝固促進作用の強いマイクロパーティクル（MP）[*]が放出され，トロンビンの産生により血液凝固が活性化され，凝固促進状態となります．⑦血管内皮細胞や，単球に存在するヘパラン硫酸とPF4の複合体にもHIT抗体は結合し，その表面に組織因子を発現させ，組織因子を介した血液凝固が活性化され，血栓症が発症します．

このためHITでは，DIC様の凝固亢進状態となり，続いて動静脈に血栓が合併します．

*マイクロパーティクル（MP）：血管内皮や血小板，マクロファージから産生される微小な膜小胞体で，凝固因子を活性化し血栓形成に関与し，糖尿病や急性心筋梗塞で増加します．

HITの臨床診断は？

HITの臨床診断として，Warkentinが提唱する，4項目のスコア化で行う方法（4T's スコアリング方式）がよく用いられています（表

表2 4項目(4T's)スコアリング方式によるHITの臨床診断

		2点	1点	0点
I	血小板減少 (Thrombocytopenia)	50％以上の減少，または最低値2～10万/μL	30～50％の減少，または最低値1～1.9万/μL	30％未満の減少，または最低値1万/μL未満
II	ヘパリン使用開始後，血小板減少の出現までの日数 (Timing)	5～10日，またはヘパリン使用歴(30日以内)があり，1日以内に血小板減少	10日以後あるいは時期不明，またはヘパリン使用歴(31～100日)があり，1日以内に血小板減少	ヘパリン投与歴がなく，4日以内の血小板減少
III	血栓，HITの皮膚症状 (Thrombosis)	血栓の新生，皮膚壊死，静注後の急性全身反応	血栓の進行か再発，紅斑様の皮膚症状，血栓の疑いが濃厚	なし
IV	血小板減少のほかの原因 (oTher)	ほかの原因なし	ほかの原因の可能性あり	ほかの原因あり

スコア/6～8点：HITの可能性高，4，5点：HITの可能性中，0～3点：HITの可能性低

(文献3より)

2)3).

用いる4項目は，血小板減少(Thrombocytopenia)，ヘパリン使用開始後，血小板減少の出現までの日数(Timing)，血栓，HITの皮膚症状(Thrombosis)，血小板減少のほかの原因(oTher)で，それぞれ3段階の評価を実施し，合計得点が6点以上はHITの可能性が高い，4，5点はHITの可能性は中程度，0～3点はHITの可能性は低いと判断します．

Q HIT以外の血小板減少症を伴う疾患は？

 血小板減少の原因は様々で，時には複数の病因が重複して存在することもあります．病因を同定し，適切な対応が求められますが，ICUではその同定に難渋する場合があります(表3)．

表3 HIT以外の血小板減少症を伴う疾患

敗血症	血球貪食現象によって巨核球が貪食されるため，重症度と血小板数減少は相関する．エンドトキシンによるトロンビンの産生と血小板の消費が起こる
DIC	血小板減少は出血のリスクとなる．全身性の凝固活性化と基礎疾患に対する二次反応である．炎症性サイトカインによる凝固反応の亢進
抗リン脂質抗体症候群	抗リン脂質抗体(自己抗体)による内皮細胞障害
血栓性血小板減少性紫斑病	vWF特異的切断酵素(ADAMTS13)の欠乏．毛細血管が血小板血栓により閉塞され，溶血と血小板減少が起こる
溶血性尿毒症症候群	腸管出血性大腸菌ベロ毒素による内皮細胞障害が病因
薬剤性血小板減少症	薬剤投与により出現した抗血小板抗体によって血小板が貪食される．出血症状が現れる

HIT 診断の臨床検査は？

 HIT 診断の臨床検査について，以下に示します．

a）血小板数の測定

ヘパリン投与後 5〜14 日に血小板数の急激な減少が認められ，ヘパリン投与前値の 50%以下もしくは 10 万/μL 以下に減少します．

b）血液凝固線溶検査

血栓症の合併で FDP や D ダイマーが高値を示します．

c）HIT 抗体検査

HIT 診断確定のため，HIT 抗体検査は重要です．HIT 抗体検査は，機能的検査（抗体活性）と免疫学的検査（抗体量）の 2 法があります（**表 4**）[4]．

①機能的検査：^{14}C-セロトニン放出試験は，ラジオアイソトープを使用するため実施されていません．本邦では主にヘパリン惹起血小板凝集法とマイクロパーティクル試験が実施されています．ドナー血小板に患者血漿（血清）とヘパリンを加え，HIT 抗体によるドナー血小板の活性を，前者は血小板凝集を血小板凝集能測定装置で，後者はマイクロパーティクルの産生をフローサイトメトリーで測定します．両者ともに特異度が高く，陽性であればほぼ HIT と診断しますが，使用するドナー血小板により感度が異なるなど，技術的依存度が高いのが難点です．

②免疫学的検査：酵素免疫法（ELISA），化学発光免疫測定法，ラテックス凝集法などがあり，感度は高いが特異度が低く，測定結果は非病原性の抗体も含まれるため，陽性結果を得たからといって HIT と診断はできません．しかし，陰性結果であれば HIT は除外されます．

2012 年 9 月に化学発光免疫測定法とラテックス凝集法を用いた試薬が保険適用となりました．

表 4　HIT 抗体検査の種類

	検査法	利点	欠点
機能的検査（抗体活性）	^{14}C-セロトニン放出試験	特異度が高い 感度：85%以上	ラジオアイソトープの使用 技術的に煩雑
	ヘパリン惹起血小板凝集法	特異度が高い	ドナーにより感度が異なる 技術的依存度が高い
	マイクロパーティクル試験	特異度が高い	ドナーにより感度が異なる 技術的依存度が高い
免疫学的検査（抗体量）	酵素免疫法（ELISA 法）	高感度：95%以上	特異度が低い 疑陽性率が高い
	化学発光免疫測定法	高感度：95%以上 全自動測定	特異度が低い 疑陽性率が高い
	ラテックス凝集法	高感度：95%以上 全自動測定	特異度が低い 疑陽性率が高い

（文献 4 より）

Q HITの臨床診断とHIT抗体検査の結果を合わせたHITの診断とは？

A 4T'sスコアリング方式で臨床的にHITが疑われた場合に，HIT抗体検査を実施します．HIT抗体検査としては，免疫学的検査と機能的検査があり，免疫学的検査が陰性であれば，ほぼHITが否定できます．機能的検査が陽性であれば，HITとして対応します．また免疫学的検査でも，抗体値（ELISA：OD，化学発光免疫測定法・ラテックス凝集法：U/mL）が高くなるほど，HITである確率が高くなる傾向にあります．

　ヘパリン開始5～14日間に血小板減少があり，HITに関連する血栓塞栓症があり，HIT抗体値が高値であれば，HITとして対応します．ヘパリンの即時中止と抗トロンビン薬であるアルガトロバンの開始で，血小板数は3～5日で改善に向かいます（**図1**）[2,5]．

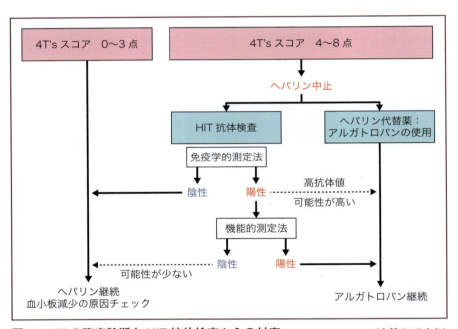

図1　HITの臨床診断とHIT抗体検査からの対応　　　　　　　（文献2，5より）

Q 臨床的にHITの診断が，確定もしくは推定された場合の治療は？

A HIT治療の原則は，ヘパリン中止です．ヘパリンロックやフラッシングが継続され，大事に至ることがあります．HITであれば，ヘパリン投与中止により血小板減少は速やかに回復するため，血小板数を測定し，改善を確認します．HITでなければ，血小板数は改善しません．血小板減少による出血対策として，血小板輸注が行われていますが，HITでは出血は稀で，予防的血小板輸血は避けるべきです．

　また多くの場合，ヘパリンによる抗凝固療法を必要とする原疾患があり，

表5 HITの診断が推定，もしくは確認されたときの治療指針

HITの治療指針	コメント
①すべてのヘパリン（ヘパリンフラッシュとロックヘパリンコーティングカテーテルを含む）を中止する	低分子ヘパリン，ダナパロイドも中止対象である
②即効性の抗トロンビン薬，アルガトロバンを代替投与する	出血例を除いて，メシル酸ナファモスタットは使用しない
③HIT診断の確認とフォローのため，HIT抗体検査と血小板数を測定する	HITの病因として，PF4-ヘパリン複合体抗体（HIT抗体）を測定する
④HITでの出血は，稀（出血予防として血小板輸注は避ける）である	ヘパリン中止により，血小板数は回復する
⑤ワルファリンの開始は，血小板数の回復後にアルガトロバンから併用後切り替える	ワルファリンによるプロテインC欠乏のため，四肢の壊疽を誘発することがある
⑥深部静脈血栓（DVT）のエコー検査を実施する	HITの50％以上が血栓を合併し，なかでもDVTが多い

特に臨床的にHITの可能性が高い場合は，HIT抗体検査の結果を待つことなく，早急にヘパリン代替薬（アルガトロバンのみ保険適用となっている）による抗凝固療法を，血小板数が回復するまで継続することが推奨されます．

ひき続き抗凝固療法が必要な場合は，ワルファリンに切替えます．アルガトロバンからワルファリンへの切り替えは，前者を減量，後者を増量しながら，プロトロンビン時間の測定で得られる国際標準比（INR）を指標として行います．

腎不全による持続的血液濾過透析療法や，透析療法中に発生したHITでは，HIT抗体が陰性化するまでアルガトロバンを使用します（表5）．

Q HITとDICの鑑別は？

A HITとDICの鑑別は，臨床上非常に紛らわしい全身性の微小循環血栓症状を示し，臨床検査では血小板減少および血液凝固線溶検査で類似の結果を示し，これらの検査結果からのみでは困難です．

一方，治療においては，ヘパリンの投与や血小板輸注は，DICでは有効であるのに対して，HITでは増悪させる場合もあり，両者の鑑別は非常に重要です．両者を鑑別する手段として，HIT抗体の測定は非常に重要となります（表6）[6]．

表6 HITとDICの比較

		HIT	DIC
臨床	機　序	免疫性	非免疫性
	ヘパリンの既往歴	あ　り	あり・なし
	発　症	ヘパリン投与5〜14日後	基礎疾患あり
	出血症状	稀	しばしば
	血小板輸注	増　悪	時には有効
	血　栓	動, 静脈血栓	微小血栓
	治　療	ヘパリン中止 抗トロンビン薬の開始	基礎疾患の除去 支持〜補充療法
臨床検査	HIT抗体	（＋）	（−）
	血小板減少	50％以上の減少, 10万/μL以下	5〜10万/μL以下
	TAT	増　加	増　加
	PIC	正常〜増加	増　加
	FDP	正常〜増加	増　加
	Dダイマー	増　加	増　加
	アンチトロンビンⅢ	正常〜減少	減　少

（文献6より）

[文　献]

1) Warkentin TE, Greinacher A eds.：Heparin-Induced thrombocytopenia. 4th ed. New York. NY：Informa Healthcare USA：67-116, 2007
2) Lori-Ann LK, Antonio LD, Lisa KM et al：Treatment and prevention of Heparin-Induced thrombocytopenia：Antithrombotic Therapy and Prevention of Thrombosis, 9th ed：American College of Chest Physicians Evidence-Based Clinical Practice Guidelines. Chest；141：e495S-e530S, 2012
3) Warkentin TE, Linkins LA.：Non-necrotizing heparin-induced skin lesions and the 4Ts score. J Thromb Haemost；8（7）：1483-1485, 2010
4) Adam C：Clinical and laboratory diagnosis of heparin-induced thrombocytopenia：An integrated approach：Seminars in Thrombosis & Hemostasis；40：106-114, 2014
5) Warkentin TE, Sheppard JI, Moore JC et al：Quantitative interpretation of optical density measurements using PF-4dependent enzyme-immunoassays. J Thromb Haemost；6(8)：1304-1312, 2008
6) Matsuo T, Matsuo M, Sugimoto T et al：Anti-heparin/PF4 complexes by ELISA in patients with disseminated intravascular coagulation. Pathophysiol Haemost Thromb；36：305-310, 2007

X章 類似病態，鑑別すべき病態

SOS（類洞閉塞症候群）と TLS（腫瘍崩壊症候群）

福島県立医科大学 血液内科学講座
池添隆之（いけぞえたかゆき）

point

- SOS（類洞閉塞症候群），TLS（腫瘍崩壊症候群）ともに血液腫瘍の治療後に起こりうる致死的合併症で，その予防が大切である．
- SOS は発症してしまうと，現時点で有効な治療方法がないが，局所の過凝固を改善するとされるデフィブロチドに治療薬としての期待が高まっている．
- 遺伝子組換えトロンボモジュリン製剤（rTM）は，抗炎症作用と血管内皮細胞保護作用を併せもつユニークな抗凝固薬で，SOS が播種性血管内凝固症候群（DIC）を伴っている場合は，治療効果を発揮する可能性がある．
- TLS に伴い，腫瘍細胞内から核内蛋白質ヒストンや HMGB1 が放出され，凝固異常が進行する．これら核内蛋白質の中和作用をもつ rTM を使用することで，TLS に伴う DIC を効果的に治療可能かもしれない．

Q SOS とは何ですか？

A 類洞閉塞症候群（sinusoidal obstruction syndrome：SOS）は，造血細胞移植後3週間以内の比較的早期に生じる重篤な合併症の一つで，有痛性の肝腫大，黄疸，非心原性の浮腫などを臨床的な特徴とします．肝中心静脈周囲のゾーン3と呼ばれる領域は，薬物の解毒作用を有するグルタチオンの量が少なく，そのためにその近傍の類洞内皮細胞は，前処置に用いられる抗がん剤により，比較的容易に細胞傷害を受けやすいと推測されています．類洞内皮細胞傷害を惹起する抗がん剤は，多岐に及びます．移植前処置にも用いられるアルキル化薬であるブスルファンやシクロホスファミドが起因薬としてよく知られていますが，その他カルシニューリン阻害薬シクロスポリンやタクロリムス，さらには炎症性サイトカイン IL-1β なども SOS の誘因となり得ます．造血幹細胞移植後はこれらの要素が絡み合い，肝類洞および血管内皮細胞傷害を惹起して SOS の病態が形成されると考えられます（図1）．重症例では，最終的に，類洞や静脈内のフィブリン沈着，線維芽細胞増殖，細胞外マトリックスへのコ

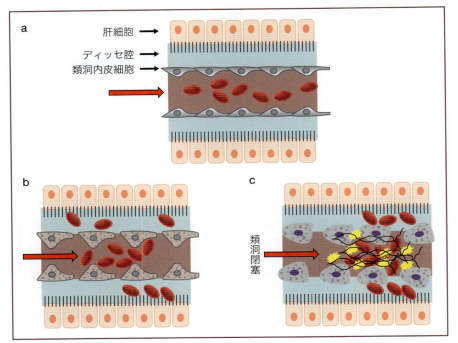

図1 SOSの発症機序
a：正常状態の類洞の血流．
b：類洞内皮が傷害を受け腫大，膨化し細胞接着が破綻．その結果，赤血球がディッセ腔に潜り込み，内皮細胞が類洞内腔に突出する．
c：類洞の血流が乱れフィブリン血栓が形成される．

ラーゲン沈着が起こり，類洞が閉塞され，門脈高血圧症，肝腎症候群，そして多臓器不全（multiple organ failure：MOF）に陥り，患者は死に至ると考えられています．

Q SOSは，どのように診断しますか？

A SOSの確定診断には，肝生検による病理組織学的検査が必要ですが，通常は臨床的な徴候である①有痛性肝腫大，②総ビリルビンの増加，③腹水貯留を伴う体重増加，により診断されます．SOSの診断には，SeattleグループのMcDonaldらの診断基準と，BaltimoreグループのJonesらの診断基準が知られていますが，いずれも特異度は高いものの，感度が低いとされています（**表1**）[1,2]．単施設からではありますが，同種移植でのSOS発症頻度は，McDonaldらの基準では14％，Jonesらの基準では8％との報告があります[3]．またJonesらの基準を用いたほうが，重症度も死亡率も高いと報告されています[3]．一般的に，診断基準を満たした場合は，多臓器不全を合併し重篤化してしまうことから，実際には血液検査や画像診断から総合的に判断し，早期から治療介入されることが多いです．2016年に欧州血液骨髄移植学会（European Society for Blood

表1　SOSの診断基準

McDonaldらの診断基準（Seattle）	Jonesらの診断基準（Baltimore）
移植後30日以内に3項目のうち少なくとも2項目を満たす ①黄疸（総ビリルビン2mg/dL以上） ②右上腹部痛を伴う肝腫大 ③腹水または原因不明の体重増加（2%以上）	移植後21日以内に総ビリルビン2mg/dL以上を認め、3項目のうち少なくとも2項目を満たす ①有痛性肝腫大 ②腹水 ③体重増加（5%以上）

（文献1, 2を参照して作成）

表2　EBMTによるSOSの診断基準

classical SOS（21日以内の発症）	late-onset SOS（21日を超えて発症）
2mg/dL以上の高ビリルビン血症を認め、以下の3項目のうち少なくとも2項目を満たす ①有痛性肝腫大 ②体重増加（>5%） ③腹水	以下の3つのいずれかに該当 ①>21日にclassical SOSの診断基準を満たす ②組織学的にSOSの診断が確定 ③以下の4項目の少なくとも2項目を満たし、頸静脈カテーテル検査や腹部エコーの所見がSOSに合致する 　1）ビリルビン≧2mg/dL 　2）有痛性肝腫大 　3）体重増加（>5%） 　4）腹水

（文献4を参照して作成）

and Marrow Transplantation：EBMT）から、成人に特化したSOS診断基準が発表されました（**表2**）[4]．Jonesらの分類を踏襲していますが、21日目を超えて発症するlate-onset SOSについても言及している点が新しくなっています．

Q SOSでは、どのような凝固検査値異常が認められますか？

 SOSの発症は、内皮細胞傷害に起因していることから、生体は過凝固状態に傾いています．結果として、トロンボモジュリン（thrombomodulin：TM）、P-セレクチン、E-セレクチン、プラスミノゲン活性化抑制因子1（plasminogen activator inhibitor-1：PAI-1）など、血管内皮細胞傷害マーカーの上昇や、プロトロンビンフラグメント1+2（prothrombin fragment 1+2：F1+2）、可溶性フィブリンやトロンビン・アンチトロンビン複合体（thrombin-antithrombin complex：TAT）など凝固活性化マーカーの上昇が報告されています．なかでもPAI-1に関しては、診断マーカーとしての有用性のみならず、PAI-1値とSOSの重症度との相関や、治療開始後のPAI-1の低下と臨床効果との相関など複数の報告があります[5]．SOSの内皮細胞傷害は、主に肝臓内に限局しているため、FDPやDダイマーなどの凝固検査値異常は、播種性血管内凝固症候群（disseminated intravascular coagulation：DIC）と比較して軽微にとどまることが多いです．

Q　SOSの予防は，どのように行いますか？

A　移植前に患者のSOS発症リスク因子を評価し，ハイリスク症例については，できるだけリスク因子を回避することが重要だと思われます．例えば，化学療法に用いられる薬剤の肝障害が最低限になるような投与方法の検討（肝毒性のある薬剤の除外や血中濃度モニタリングによる至適投与量の決定），あるいは骨髄破壊的前処置を回避するなどの移植手技の工夫を考慮すべきであると考えます．欧米を中心に最も多くの臨床試験が行われ，SOSの発症予防効果が期待されている薬剤として，哺乳動物の腸粘膜由来の1本鎖デオキシリボ核酸の複合物からなるデフィブロチドがあります．その作用機序として，血管内皮細胞上でトロンボモジュリンや組織プラスミノゲン活性化因子の発現を増加させ，局所の過凝固状態を緩和させることが想定されています．

　近年，SOS発症リスクを有する小児移植患者356例を対象に行われた多施設共同第Ⅲ相試験の結果が報告されました．それによると，主要評価項目である移植30日目までのSOS発症頻度は，デフィブロチド群で12％であったのに対してコントロール群では20％と，デフィブロチドの予防投与の有用性が示されました[6]．デフィブロチドは欧州，米国で重症SOSに対する治療薬として承認されていますが，2018年現在，日本では未承認です．

Q　SOSに対する有効な治療法はありますか？

A　残念ながら，現時点でSOSに対する有効な治療法は確立されていません．SOSは，その発症に血管内皮細胞傷害に起因する過凝固の関与が示唆されることから，これまでに抗凝固作用を有するいくつかの薬剤が試験的に使用されてきました．過去，ヘパリンや組織プラスミン活性化因子が使用されたこともありますが，これらの薬剤は血小板が減少している移植患者では，致命的な出血を誘発する危険を伴います．

　英国血液学標準化委員会（British Committee for Standards in Haematology：BCSH）と英国血液骨髄移植学会（British Society for Blood and Marrow Transplantation：BSBMT）から，造血細胞移植後のSOS診療ガイドラインが発表されました[7]．それによると，デフィブロチドの使用が推奨されています．

　近年DICに対する治療薬として，2008年から日本で臨床使用されている遺伝子組換えトロンボモジュリン製剤（rTM[*1]）のSOSに対する効果が注目されています．これまでに複数のグループから，rTMの使用によりSOSが著明に改善した症例報告がなされており，今後の臨床試験での検証が待たれます．

[*1] rTM：トロンボモジュリンは，複数の領域からなる1本鎖の糖蛋白で，主に血管内皮細胞の表面上に存在し，トロンビンと結合することで生体内の凝固を負に制御しています．興味深いことに，rTMは抗凝固作用のみならず，そのレクチン様領域には抗炎症作用が，そして上皮細胞増殖因子様領域には血管内皮細胞保護作用が存在することが報告されています．

TLS とは，どのような病態ですか？

 腫瘍崩壊症候群（tumor lysis syndrome：TLS）は，増殖が非常に速い急性リンパ性白血病やバーキットリンパ腫細胞が，抗がん剤治療後急速に腫瘍崩壊を起こし，それらの細胞内から生体の処理能力を超える核酸，カリウム，リンが放出され，高尿酸血症，高カリウム血症，高リン血症，低カルシウム血症などを生じる代謝異常の総称で，がん救急（oncologic emergency）の一つです．適切な予防策を講じないと，結晶化した尿酸やリン酸カルシウムが尿細管を傷害し急性腎不全に陥りますし，電解質異常の結果，痙攣や致死性不整脈を生じる危険があります．TLS は血液がんで多く認められますが，固形がんでも腫瘍量が多く，また抗がん剤に対する感受性の高いものでは起こり得ます．また，バーキットリンパ腫のように，細胞周期の回転が著しく亢進している場合は，すでに診断時に TLS を合併していることがあります．

TLS の予防や治療方法に関する診療ガイドラインはありますか？

欧米からは 2010 年に TLS panel consensus が発表され[8]，TLS 発症リスク分類とそれらに応じて推奨される予防法が明記されました．その解説を主な目的として，日本臨床腫瘍学会は 2013 年に TLS 診療ガイダンス[9]を出版しましたので，詳細はそちらを参照してください．以下に要約します．

■ 診　断

基礎疾患の TLS 発生率 1％未満を低リスク疾患，1〜5％を中間リスク疾患，5％以上を高リスク疾患に分類しますが，腎機能障害や腫瘍の腎浸潤が存在する場合は，中間リスク疾患も高リスク疾患に分類します．尿酸，カリウム，リンの値のうち，2 つ以上で増加を認めれば**検査値的 TLS** と判断し，疾患リスクに応じて推奨される治療を開始します．検査値的 TLS に加えて痙攣，不整脈，クレアチニンの上昇を認めれば**臨床的 TLS** と診断し，各臓器の治療とともに，疾患リスクに応じて推奨される TLS の治療を開始します．

■ 治　療

検査値的 TLS と臨床的 TLS の治療は，基本的に同じです．

高リスク疾患の TLS の治療には，大量補液（2,500〜3,000 mL/m^2/day）に加えて遺伝子組換え尿酸オキシダーゼであるラスブリカーゼの投与が推奨されています．中間や高リスク疾患では，検査値的 TLS の存在が否定されても，定期的に評価を繰返すと同時に TLS の予防が推奨されます．

中間リスク疾患の TLS 予防には大量補液（2,500〜3,000 mL/m^2/day）

とアロシトール®あるいはラスブリカーゼが，高リスク疾患には大量補液（2,500〜3,000 mL/m²/day）とラスブリカーゼの投与が推奨されています．

以前は尿のアルカリ化が推奨されていましたが，尿酸結晶の析出防止にはpH 7以上の尿アルカリ化は不要であること，尿アルカリ化によりリン酸カルシウム結晶の析出が亢進すること，アルカリ化に使用する重炭酸ナトリウムが循環動態に悪影響を及ぼすことなどの理由から，今回の診療ガイダンスでは推奨されていないことに注意が必要です．

Q TLSとDICの関連について教えてください

A 腫瘍細胞は組織因子（tissue factor：TF）やcancer procoagulant[*2]など，凝固系を活性化させる物質を豊富に発現しています．腫瘍細胞の崩壊に伴い，これらが一気に細胞外に放出され体内を駆け巡る結果，過剰な凝固活性化状態が惹起されます．また，腫瘍細胞，特に白血病細胞はTNF-α，IL-6，IL-1β，などの炎症性サイトカインを豊富に産生しますが，これらも細胞外に放出される結果，血管内皮細胞傷害やマクロファージの活性化を惹起し，生体は過凝固へと傾きます．さらに，腫瘍細胞が抗がん剤に曝露されアポトーシスに陥ると，核内からヒストンやHMGB1（high mobility group box 1）といった蛋白質が放出されますが，これらは血管内皮細胞を傷害したり，マクロファージを活性化させることで過凝固に拍車をかけることが知られています（図2）．抗がん剤に対する感受性が非常に高い急性リンパ性白血病や悪性リンパ腫では，診断時にDICを合併していなくても，抗がん剤治療開始後の腫瘍崩壊に伴いDICを発症することが知られています．また，診断時に高率にDICを合併している急性前骨髄球性白血病（acute promyelocytic leukemia：APL）では，抗がん剤治療開始1週間以内に腫瘍細胞の崩壊に伴い悪化するDICによって，脳出血や肺胞出血を併発して死亡に至る危険が高いことが知られています．

[*2] cancer procoagulant：システインプロテアーゼで，胎生細胞やがん細胞のみが発現しているとされています．凝固第X因子を活性化することが知られており，担がん患者が血栓症を併発する原因因子の一つと考えられています．

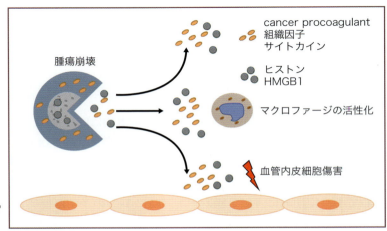

図2 腫瘍崩壊に伴う凝固異常症の発症機序

Q TLS に合併する DIC に対する治療薬として，何が推奨されますか？

rTM は，そのレクチン様領域には HMGB1 を分解するなどの抗炎症作用が，上皮細胞増殖因子様領域には抗凝固作用以外に血管内皮細胞保護作用が存在することが知られています．また，rTM はヒストンに対する中和作用も併せもつことが示されました[10]．rTM は，腫瘍崩壊により放出される各種炎症性サイトカインや，ヒストン，HMGB1 (**TOPICS**参照) といった核内蛋白質を吸着不活性化するとともに，これら細胞傷害性物質による血管内皮細胞傷害から血管内皮を保護することで，TLS に合併する DIC を効率良く治療可能と考えます．実際に APL に合併した DIC を，抗がん剤治療開始後も悪化させることなく rTM で安全に治療することができた症例を示します．

症例提示

症　例：39 歳，男性．

主　訴　四肢の紫斑と倦怠感．

現 病 歴　上記を主訴に近医を受診したところ，血液検査で白血球増多と血小板減少を認め，精査目的で当科に紹介された．

診断と経過　当科受診時，血小板 2.1 万/μL，ヘモグロビン 9.8 g/dL，WBC 34,200/μL で，末梢血に前骨髄球を 90% 認めた．骨髄検査を行い，急性前骨髄球性白血病と診断した．prothrombin time (PT) は 15.5 秒と延長 (INR 1.29)，fibrinogen (Fib) は 74 mg/dL と著減，fibrin/fibrinogen degradation product (FDP) は 78.3 μg/mL と著増を認め，旧厚生省 DIC 診断基準で 7 点となり，

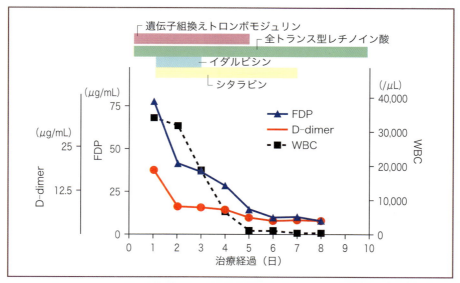

図3　APL 患者の抗がん剤治療後の DIC の経過

DICと診断した．診断後，ただちにrTM（380U/kg）と全トランス型レチノイン酸（45mg/m²）を開始し，翌日からは抗がん剤イダルビシン（12mg/m²，3日間）とシタラビン（100mg/m²，7日間）を点滴投与した．APL細胞は腫瘍崩壊により速やかに減少したが，それとともにFDPとDダイマーも低下し，DICは一度も悪化することなく，5日で離脱可能であった（図3）．

TOPICS

HMGB1は，非ヒストン核内蛋白質で，p53やnuclear factor κBといった核内転写因子の発現制御に間接的に関わっています．アポトーシスに陥り崩壊する白血病細胞から放出されるHMGB1は，その細胞にオートファジーを誘導し，抗がん剤への耐性化獲得に寄与することが示されました．興味深いことに，HMGB1に対する中和抗体と抗がん剤を併用すると，白血病細胞の抗がん剤に対する感受性が増強することが試験管内の実験で示されました[11]．

[文 献]

1) McDonald GB, Hinds MS, Fisher LD et al：Veno-occlusive disease of the liver and multiorgan failure after bone marrow transplantation：a cohort study of 355 patients. Ann Intern Med 118：255-267, 1993
2) Cesaro S, Pillon M, Talenti E et al：A prospective survey on incidence, risk factors and therapy of hepatic veno-occlusive disease in children after hematopoietic stem cell transplantation. Haematologica 90：1396-1404, 2005
3) Carreras E, Díaz-Beyá M, Rosiñol L et al：The incidence of veno-occlusive disease following allogeneic hematopoietic stem cell transplantation has diminished and the outcome improved over the last decade. Biol Blood Marrow Transplant 17：1713-1720, 2011
4) Mohty M, Malard F, Abecassis M et al：Revised diagnosis and severity criteria for sinusoidal obstruction syndrome/veno-occlusive disease in adult patients：a new classification from the European Society for Blood and Marrow Transplantation. Bone Marrow Transplant 51：906-912, 2016
5) Richardson PG, Soiffer RJ, Antin JH et al：Defibrotide for the treatment of severe hepatic veno-occlusive disease and multiorgan failure after stem cell transplantation：a multicenter, randomized, dose-finding trial. Biol Blood Marrow Transplant 16：1005-1017, 2010
6) Corbacioglu S, Cesaro S, Faraci M et al：Defibrotide for prophylaxis of hepatic veno-occlusive disease in paediatric haemopoietic stem-cell transplantation：an open-label, phase 3, randomised controlled trial. Lancet 379：1301-1309, 2012
7) Dignan FL, Wynn RF, Hadzic N et al：BCSH/BSBMT guideline：diagnosis and management of veno-occlusive disease (sinusoidal obstruction syndrome) following haematopoietic stem cell transplantation. Br J Haematol 163：444-457, 2013
8) Cairo MS, Coiffier B, Reiter A et al：Recommendations for the evaluation of risk and prophylaxis of tumour lysis syndrome (TLS) in adults and children with malignant diseases：an expert TLS panel consensus. Br J Haematol 149：578-586, 2010
9) 日本臨床腫瘍学会 編：腫瘍崩壊症候群（TLS）診療ガイダンス．金原出版，2013
10) Nakahara M, Ito T, Kawahara K et al：Recombinant thrombomodulin protects mice against histone-induced lethal thromboembolism. PLoS One 30：e75961, 2013
11) Liu L, Yang M, Kang R et al：HMGB1-induced autophagy promotes chemotherapy resistance in leukemia cells. Leukemia 25：23-31, 2011

XI 症例提示

救急・集中治療とDIC ……………………………………………… 450

XI章　症例提示

救急・集中治療と DIC

北海道大学病院　先進急性期医療センター　早川峰司（はやかわみねじ）

point

- 敗血症に伴う DIC は，典型的な線溶抑制型 DIC である．
- 「科学的根拠に基づいた感染症に伴う DIC 治療のエキスパートコンセンサス」がある．

Q 救急・集中治療で遭遇することの多い DIC の治療経過について教えてください

A

救急・集中治療領域で遭遇する頻度の多い敗血症による播種性血管内凝固症候群（disseminated intravascular coagulation：DIC）の初期治療経過を示します．

症例提示

症　例： 75歳，女性．

主　訴： 1ヵ月前から右足のむくみと歩行困難を訴えていた．放置していたが，右足部から滲出液を認め，1～2週間前から黒く変色してきた．その後，意識状態が悪化したことに家族が気づき，救急要請し当院搬入となった．

搬入時所見： 意識は Glasgow Coma Scale で E1V1M1 であった．呼吸は 11 回/min で下顎呼吸，SpO_2 は測定不能であった．非観血的血圧は測定不能で大腿動脈を触知し，心拍数は 82/min（心房細動）であった．膀胱温は 30℃と低体温を示していた．右足部は黒く変色しており，足底部の小さな瘻孔を認め，膿汁流出を認めた（図1）．

初期治療： 末梢静脈路を確保し，細胞外液の急速投与を開始した．橈骨動脈が触知できないため，大腿動脈に動脈圧カテーテルを留置した．初期値は 66/33mmHg であった．動脈血ガス分析所見では，著明な乳酸アシドーシスを認めた（搬入時）（表1）．急速輸液とノルアドレナリンを投与しつつ血圧を維持し，気管挿管を施行した．また，薬剤投与と中心静脈圧測定のため，内頸静脈から中心静脈カテーテルを挿入し，同時に血液培養も採取した．胸部 X 線写真上，右肺野に透過性の低下を認め，肺炎の所見を呈していた（図2）．最

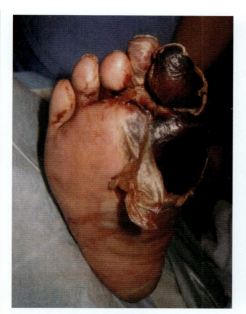

図1　搬入時の足底部の壊死像

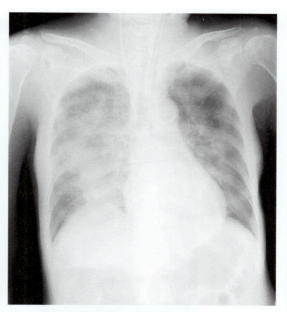

図2　搬入時の胸部X線写真
肺炎による右肺野の透過性の低下を認める.

表1　動脈血ガス分析の推移

	搬入時	搬入4時間後	搬入8時間後
FiO_2	1.0	0.8	1.0
Ht（%）	36.6	23.1	26
Hb（mg/dL）	11.9	7.4	8.4
pH	7.189	7.267	7.141
$PaCO_2$（mmHg）	57.6	43.1	60
PaO_2（mmHg）	253	58.8	78.4
HCO_3^-（mmol/L）	21.1	19	19.6
Base excess（mmol/L）	−7.2	−6.9	−8.8
Na（mmol/L）	154	153	149
K（mmol/L）	4.4	3.5	3.5
Cl（mmol/L）	118	115	111
Ca（mmol/L）	1.21	1.17	1.18
Blood glucose（mg/dL）	391	418	312
Lactate（mmol/L）	11.9	11.6	10.2

初の1時間で約2,000mLの細胞外液の投与を行い，カテコラミン投与を行わない状況で収縮期血圧が100mmHg前後を維持できるようになったため，全身検索のためCTを撮像した．CT所見上，腸管の造影効果減弱を認め，腸管虚血が疑われた．また，両側腸腰筋および腰椎椎間板，脊柱管内にガス像を認め，両側腸腰筋膿瘍，腰椎椎間板膿瘍，腰椎硬膜外膿瘍が疑われ

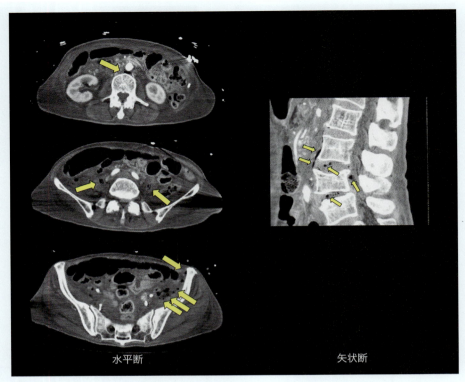

図3 CT所見
水平断：大動脈背側や両側腸腰筋内，左腸骨内側にガス像を認める（矢印）
矢状断：椎体前面や椎間板内，脊柱管内にガス像を認める（矢印）

た（図3）．血液検査所見を表2に示す．

入院後経過 全身検索より，右足部の壊死を原因とした血行散布性の両側腸腰筋膿瘍，腰椎椎間板膿瘍，腰椎硬膜外膿瘍による敗血症性ショックと診断した．血液培養，右足部の滲出液，気管吸引痰などの検体を採取後，メロペネムの投与を開始した．最近の入院歴や通院歴はないものの，致死的感染症であることからバンコマイシンも併用した．中心静脈圧10〜15mmHg程度を目標としつつ，循環が維持できるように輸液療法を施行した．搬入から4時間の時点で，合計6,000mLの輸液を施行するも，中心静脈圧は12mmHg，血圧は80/40mmHg，心拍数75/min程度であった．加温を行っていたが，膀胱温は31℃までしか上昇していなかった．この時点での動脈血ガス分析所見を表1に示す（搬入4時間後）．

小腸虚血の確認のため，ICU内で小切開での試験開腹を行い腸管の色調を確認し，切除などは不要であることを確認した．また急性腎不全，電解質異常，低体温に対し，持続的血液濾過透析を導入した．輸液を十分行っても血行動態が維持できず，ドブタミン，ノルアドレナリンの持続静注を順次開始した．また，血行動態評価のため，スワンガンツカテーテルを挿入した．搬入から6時間の時点で，ノルアドレナリン0.5mg/kg/min，ドブタミン9mg/kg/min，搬入からの総輸液量は約8,000mL，中心静脈圧12mmHgの状態で血圧は60/28mmHgと循環動態が維持できず，アドレ

表2 一般血液検査所見の推移

	搬入時	4時間後	8時間後
白血球（×10^3/μL）	10.4	3.8	5.4
赤血球（×10^6/μL）	4.47	2.75	3.26
血小板（×10^4/μL）	3.9	1.8	4.7
総蛋白（g/dL）	3.6	3.8	4.6
総ビリルビン（mg/dL）	0.5	0.6	1.8
AST（IU/L）	78	143	293
ALT（IU/L）	43	55	83
LDH（IU/L）	522	604	907
γ-GTP（IU/L）	16	8	14
CPK（IU/L）	1,131	—	—
アミラーゼ（IU/L）	4	6	11
リパーゼ（IU/L）	8	9	12
BUN（mg/dL）	79	69	52
クレアチニン（mg/dL）	1.5	1.2	0.9
CRP（mg/dL）	20.4	10.86	9.84
PT（sec）	18.5	25.3	20
APTT（sec）	64.6	129.5	87.6
フィブリノゲン（mg/dL）	361	186	171
アンチトロンビン（%）	32	23	53
FDP（μg/dL）	34.7	30.3	22.3
D-dimer（μg/dL）	13.23	15.62	8.32

ナリンの持続静注も開始した.

搬入から8時間の時点で血行動態は安定した．アドレナリン0.08mg/kg/min, ノルアドレナリン0.6mg/kg/min, ドブタミン7mg/kg/min投与下で，血圧は120/52mmHg, 中心静脈圧は15mmHg, 心係数は2.0L/min/m^2前後であった．この際の動脈血ガス分析所見を表1に示す（搬入8時間後）．搬入からの水分出納は血液製剤も含め，＋8,000mLとなったが，無尿が持続していた．

右足部の壊死部は，下腿切断の適応ではあったが，創と全身状態から，現時点での緊急下腿切断術の適応はないと判断した．膿瘍形成部分を切開し，排膿ドレナージとデブリドマンで対応した（図4）．また，両側腸腰筋膿瘍，腰椎椎間板膿瘍，腰椎硬膜外膿瘍に関しては，抗菌薬投与で反応をみる方針とした．

搬入時の時点で急性期DICスコアは8点であり，敗血症によるDICであった．DIC治療としては，遺伝子組換えトロンボモジュリン，アンチトロンビンの投与と，メシル酸ガベキサートの持続静注で対応した．血小板減少に対しては，血小板輸血, prothrombin time（PT）, activated partial thromboplastin time（APTT）の延長に対してはPT 25秒（活性値30％）前後を目標に新鮮凍結血漿の持続投与を開始した．

後日，血液および創培養からStreptococcus agalactiaeが検出された．

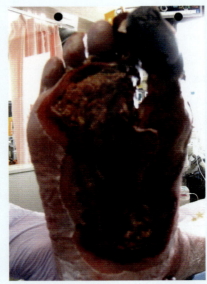

図4　デブリドマン後の足底部

Q 診断と治療の考え方について教えてください

A　本症例は，軟部組織感染症を原因とした敗血症性ショックにDICを伴った症例でした．我々は，DIC治療の重要性を唱えていますが，まず施行すべきは，人工呼吸器管理や輸液・昇圧薬による呼吸状態や循環動態の改善に加えて，原因疾患である感染症に対するドレナージやデブリドマンなどの外科的処置と十分な抗菌薬投与です．全身管理および原因病態・疾患治療と並行してDICに特異的な治療を開始します．

2017年に公表されたSurviving Sepsis Campaign Guidelinesでは，抗凝固薬（anticoagulants）が，新たな項目として設定されていました[1,2]．そのなかで，"敗血症や敗血症性ショック"に対してアンチトロンビンを投与しないことを推奨すると記載されていました．しかし解説では，DIC症例であれば，効果がある可能性も指摘されていました．今まで敗血症性DICに関して言及すらなかったSurviving Sepsis Campaign Guidelinesとしては，大きな進展と思います．

同時期に公表された，日本版敗血症診療ガイドラインでは，DICの診断をすることや，アンチトロンビンやトロンボモジュリン製剤を用いて治療を行うことが，弱いながらも推奨されています[3]．少し古くなりますが，日本血栓止血学会から提示された「科学的根拠に基づいた感染症に伴う

DIC治療のエキスパートコンセンサス」でも，アンチトロンビンやトロンボモジュリン製剤を用いた治療が推奨されています[4,5].

　我々の施設では，敗血症に伴うDICの治療としてトロンボモジュリン製剤とアンチトロンビン補充を基本としています．DICの病態を考察して，最適な治療を早期から積極的に行っていくことが，重症患者の救命につながると考えます．

[文　献]

1) Rhodes A et al：Surviving Sepsis Campaign：International Guidelines for Management of Sepsis and Septic Shock：2016. Intensive Care Med 43：304-377, 2017
2) Rhodes A et al：Surviving Sepsis Campaign：International Guidelines for Management of Sepsis and Septic Shock：2016. Crit Care Med 45：486-552, 2017
3) 西田　修 他：日本版敗血症診療ガイドライン2016．日本救急医学会雑誌 28：S1-S232, 2017
4) 丸山　征 他：科学的根拠に基づいた感染症に伴うDIC治療のエキスパートコンセンサス．日本血栓止血学会誌 20：77-113, 2009
5) 和田　英 他：科学的根拠に基づいた感染症に伴うDIC治療のエキスパートコンセンサスの追補．日本血栓止血学会誌 25：123-125, 2014

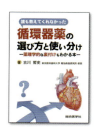

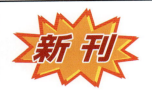

救急・集中治療
Vol 30 No 4 2018

エキスパートに学ぶ
神経集中治療

特集編集　**黒田　泰弘**

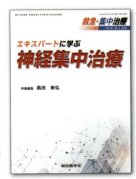

B5判／本文192頁
定価(本体6,200円＋税)
ISBN978-4-88378-557-5

目　次

- ●Introduction
  - ・総論：脳の酸素需給バランスの確保のために
- ●Guidelines Now
  　―エビデンスに基づき改訂されるガイドライン―
  - ・神経集中治療ガイドラインの topic

ベーシック編
- ●Case study　　典型症例と診療のポイント
  - ・Case 1
    心原性心停止，PCAS，TTM：典型症例と診察のポイント
  - ・Case 2
    重症くも膜下出血：典型症例と診察のポイント
- ●Q&A
  - ・FOURスコアによる意識レベル評価のコツ
  - ・集中治療で役立つ，脳神経反射，神経所見の取り方とそのコツ
  - ・脳波：基礎編．脳波の基本，救急外来やICUでの脳波モニタリング方法とその利用法について
  - ・教えてください! てんかん，痙攣，てんかん重積の違い
  - ・体温管理療法で使用する鎮静薬/鎮痛薬/筋弛緩薬は通常のICUでの重症患者の鎮静・鎮痛とどこが違うのですか？
  - ・体温管理療法におけるシバリングの評価と防止方法について
  - ・脳酸素飽和度モニタリング
  - ・頭蓋内圧の意味，正常値，そのモニタリング，モニタリングの注意点
  - ・重症頭部外傷における頭蓋内圧亢進状態に対してどのように対処すべきか？
  - ・脳神経ドプラ法による脳血流速度測定方法，特にくも膜下出血における脳 vasospasm の評価方法

アドバンス編
- ・脳波判読のプロフェッショナルになるために
- ・非痙攣性てんかん重積状態
- ・心停止後症候群に対する体温管理療法の適応条件
- ・心拍再開後昏睡状態の患者に対する体温管理療法の前提となる全身管理の方法
- ・くも膜下出血の神経集中治療：特に電解質異常とその対策
- ・くも膜下出血における遅発性脳虚血の予防および治療

トピックス編 ―その常識は正しいか？―
- ・敗血症性関連脳障害って何？
- ・神経集中治療と PICS―PICS と PIICS：生体侵襲制御と神経集中治療―

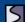 **総合医学社**　〒101-0061　東京都千代田区神田三崎町1-1-4
TEL 03(3219)2920　FAX 03(3219)0410　http://www.sogo-igaku.co.jp

索引

―― 和文 ――

あ

悪性腫瘍における凝固活性化　18
アシクロビル　431
アネキシンⅡ　322，388
アミロイドーシス　386
アルガトロバン　439
アルサス反応　124
アロシトール®　446
アンチトロンビン　48，70，81，102，149，227，284，354，366
アンチトロンビン活性　210
アンチトロンビンコファクター活性　357
アンチトロンビン製剤　32，333，382
安定化フィブリン　41
安定化フィブリン分解産物　142，145
アンドロゲン　117

い

胃がん　303
移植片対宿主病　85
イタリア血栓止血学会　229
一次止血　136
一次線溶　170，264
一次線溶反応　58，142
遺伝子組換え活性型第Ⅶ因子製剤　264
遺伝子組換えトロンボモジュリン製剤　441，444
遺伝子多型　115
遺伝子発現　117
インテグリン　79
インヒビター　402

う

ウロキナーゼ型　127
ウロン酸　354

え

英国血液標準化委員会　229
疫学調査　8
エクリツマブ　409
エストロゲン　117
エトポシド　431
エフオーワイ®　26
炎症性サイトカイン　62
炎症の制御　82
エンドトキシン　82

お

オプソニン化　94

か

ガーゼないしバルーンタンポナーデ試験　330
外傷　251，252，304
外来微生物　36
回路内凝血　434
架橋結合　57
過凝固状態　161
カスケード　47
家族性血球貪食性リンパ組織球症　426
活性化プロテインC　81，280，325
活性酸素分子　83
活性窒素分子　83
カプラシズマブ　404
可溶性トロンボモジュリン　82，378
可溶性トロンボモジュリン製剤　320
可溶性フィブリン　45，209
がん　313
肝酵素（の）上昇　414，418
がん細胞-フィブリン-血小板凝集塊　316
間質性肺炎急性増悪　282
肝性脳症　290
感染症　304，342
肝臓がん　303
肝中心静脈閉塞症　84
肝不全　186，210
肝類洞閉塞症候群　84

き

希釈性　194
希釈性凝固障害　194
基礎疾患　9，182，218
基礎疾患の治療　221
旧厚生省DIC診断基準　176，181，202
旧厚生省診断基準　147
急性DIC　20
急性炎症反応　112
急性冠動脈症候群（ACS）　162
急性肝不全　289
急性期DIC　270
急性期DIC診断基準　111，176，203，226，236，286
急性期DICスコア　267
急性期診断基準　147
急性呼吸促迫症候群　279
急性腎不全　445
急性膵炎　284，285，304
急性膵炎診療ガイドライン2015　287
急性膵炎の診断基準　286
急性前骨髄球性白血病　17，166，374，388
急性妊娠脂肪肝　418
急性閉塞性化膿性胆管炎　303
凝固炎症反応関連　177
凝固系分子マーカー　317
凝固亢進状態　161
凝固亢進マーカー　182
凝固障害　31，194
凝固線溶系分子マーカー　317
凝固線溶反応　112
凝固阻害因子製剤　233
虚血再灌流ストレス　417
虚血性末梢循環障害　28
巨大血管腫　308

く

クッパー細胞　39
クリオプレシピテート　257，258
グリコカリックス　29，76，151

グリコサミノグリカン　76, 79
グルコサミン　354

け

外科　303
劇症型 APS　424
劇症型 A 群溶連菌感染症　197
劇症肝炎　289
血液凝固反応　41
血液毒　299
血液流動性の維持　81
血管透過性　153
血管透過性亢進型肺水腫　301
血管内皮 GCX　78
血管内皮 PC 受容体　49
血管内皮機能の炎症性変化　84
血管内皮グリコカリックスに結合している機能を有する血漿蛋白質　80
血管内皮細胞傷害　30, 298
血管内皮の病的変化　84
血管内皮プロテインC受容体　81
血球貪食症候群　425
血球貪食性リンパ組織球症　426
血漿 FDP 測定　144
血漿交換　400
血小板　36, 64, 77, 136, 316
血小板 GCX　77
血小板活性化因子　46
血小板減少　96, 414, 434
血小板数　209
血小板第IV因子　357, 433
血小板輸注　105
血栓形成の阻止　81
血栓形成メカニズム　36
血栓性血小板減少性紫斑病　85, 137
血栓性疾患　161
血栓性微小血管症　85
血栓塞栓症　434
血流　78
検査の標準化　148

こ

抗 X a/抗トロンビン活性比　356
抗 β_2-グリコプロテイン I 抗体　421
抗炎症作用　362, 378
高カリウム血症　445
抗カルジオリピン抗体　421
抗凝固薬　319
抗凝固療法　219, 310
合成蛋白分解酵素阻害薬　360
合成プロテアーゼインヒビター　360
合成プロテアーゼ阻害薬　232
抗線溶薬　320
抗線溶療法　233, 310, 311
酵素免疫法　143
好中球エラスターゼ　123, 276
抗プラスミン作用　384
高リン血症　445
抗リン脂質抗体症候群　358, 420
国際感度指数　140
国際血栓止血学会　29, 177, 229
固形がん　304, 342
後出血　56
骨髄増殖性疾患　137
コラーゲン　77
コンドロイチン硫酸　79
コンパートメント症候群　299

さ

サイトカイン　17
サイトカインストーム　185, 245
細胞外抗酸化酵素　81
細胞死　112
細胞傷害性Tリンパ球　425
細胞性凝固反応　43
産科 DIC　192, 328
産科 DIC スコア　197, 210
産科危機的出血　328
産科領域 DIC　60

し

シェアストレス　78

志賀毒素　405
子癇　332
弛緩出血　194
子宮型 AFE　330
子宮双手圧迫法　330
子宮摘出術　331
子宮動脈塞栓術　331
子宮内反症　331
子宮破裂　331
シクロスポリン　431
自己抗体　96
脂肪塞栓症候群　300
死亡予測率　205
死亡率　8
重症新生児仮死　334
終末糖化産物　83
手術侵襲　305
出血傾向　384
出血性合併症　381
腫瘍壊死因子　274
腫瘍壊死因子-α　81
腫瘍崩壊症候群　445
循環がん細胞　315
常位胎盤早期剥離　192, 329
傷害関連分子パターン　82
小児・新生児 SIRS 診断基準　201
消費性凝固障害　16, 28, 31, 182, 193
上皮間葉転換　315
情報伝達　87
静脈血栓塞栓症　313
除外診断　170
神経毒　299
進行がん　162
人工肝補助　292
新生児　334
新生児 DIC　334
新生児 DIC 診断基準　199
新生児 SIRS 診断基準　200
新鮮凍結血漿　231, 307, 319, 333, 344
深部静脈血栓症　170, 355
深部静脈血栓症の予防　228
腎不全　96
心房細動　160

す

推奨度　230

推奨度分類　219
膵臓がん　303
髄膜炎菌　410
スコアリングシステム　230
ステロイド　402, 430

せ

性差　116
生存バイアス　257
セリンプロテアーゼ　42, 149
セリンプロテアーゼインヒビター　51, 149
セレクチン　79
線維素　55
線維素溶解反応　164
全身性エリトマトーデス　85
全身性炎症反応症候群　82, 270, 291
全身性炎症反応症候群の診断基準　176
全身性虚血/再灌流障害　273
全身性の血管病変を伴う病態形成　85
前置癒着胎盤　331
先天性AT欠損症　151
線溶均衡型DIC　24, 220
線溶均衡型DIC例　183
線溶亢進　31, 251, 252
線溶亢進型DIC　23, 221, 298, 309, 386
線溶亢進型・出血型DIC　363
線溶亢進マーカー　182
線溶遮断　276
線溶反応　164
線溶抑制　31, 305
線溶抑制型DIC　23, 185, 220, 298, 450

そ

早期診断　205
造血器悪性腫瘍　322, 342
双胎間輸血症候群　334
組織因子　17, 43, 81, 122, 123, 244, 274, 305, 314, 446
組織因子経路インヒビター　48, 125
組織因子経路阻害因子　81
組織因子誘発DICモデル　19
組織線溶　55
組織損傷　252, 254
組織低灌流　254
組織プラスミノゲン活性化因子　444

た

代償性DIC　21
大動脈瘤　303, 308
大量補液　446
大量輸血　251
大量輸血プロトコール　256
多臓器不全　82, 267, 291
ダナパロイド　237, 355

ち

遅発性肝不全　289
直接経口抗凝固薬　361

つ

ツベルクリン反応　124

て

低Fbg血症　345
低カルシウム血症　445
低フィブリノゲン血症　193
低分子ヘパリン　237, 349
デフィブロチド　441, 444
デルマタン硫酸　79
転移性前立腺がん　386

と

糖脂質　76
同種造血幹細胞移植　428
糖蛋白質　76, 77, 79
特発性血小板減少性紫斑病　137
トラネキサム酸　19, 26, 32, 59, 223, 264, 384, 390
トランサミン®　26
トランスグルタミナーゼ　42
トロンビン　66, 123, 367
トロンビン-アンチトロンビン複合体　25, 209
トロンビンバースト　274
トロンビンを不活化　368
トロンボモジュリン　17, 48, 60, 70, 81, 102, 116, 222, 325, 372, 443, 444

に

二次止血　136
二次線溶　58, 170
二次線溶の亢進　305
二次線溶反応　59, 142, 252
日本血栓止血学会　229
日本血栓止血学会DIC診断基準　208, 210
日本血栓止血学会DIC診断基準2017年版　20, 317
日本血栓止血学会エキスパートコンセンサス　224
日本血栓止血学会基準　147
日本版敗血症診療ガイドライン　224, 366
日本版敗血症診療ガイドライン2016　234, 380
妊娠高血圧症候群　414, 417

ね

熱痙攣　296
熱射病　296
熱傷　267
熱ショック蛋白　297
熱疲労　296

の

濃厚血小板　231
濃厚血小板製剤　344
濃厚血小板輸血　307
脳症　406

は

バーキットリンパ腫　445
ハーモナイゼーション　169, 172
肺炎　303
敗血症　85, 166, 218, 244, 332
敗血症（性）DIC　61, 168, 236
敗血症における凝固活性化　18
肺血栓塞栓症　159, 160
バクテリアルトランスロケーション　244, 297
白血球　36
白血球エラスターゼ　59, 167

白血球エラスターゼフィブリン分解産物　61
白血球の接着阻止　82
半月体形成性糸球体腎炎　126
汎発性腹膜炎　303

ひ

ヒアルロン酸　79, 81
微細血管障害性溶血性貧血　415
微小循環障害　292
ヒストン　441, 446, 447
非代償性 DIC　21
ビタミン K 依存性凝固因子　42, 140
非典型溶血性尿毒症症候群　93
ビトロネクチン　78
びまん性肺胞出血　84
病原体関連分子パターン　82
標準化　169, 171
標準物質　171
病理組織　119

ふ

フィブリノゲン　77, 136, 209, 257
フィブリノゲン製剤　257, 258, 333, 344
フィブリン　64
フィブリン沈着　123
フィブリン・フィブリノゲン分解産物　25
フィブロネクチン　78
腹腔内膿瘍　303
腹部大動脈瘤　386
フサン®　26, 311, 324, 388
プラスミノゲン　25
プラスミノゲンアクチベーター　127
プラスミノゲンアクチベータインヒビター　17
プラスミノゲンアクチベータ・インヒビター-1　164
プラスミン　316
プラスミン・α_2-PI 複合体　164

プラスミン-α_2 プラスミンインヒビター複合体　25, 309, 318
プレセプシン　65
プロコアグラント活性　88
プロタミン　357
プロテアーゼ活性化受容体　50
プロテイン C　48, 102, 116
プロテイン C インヒビター　81
プロテイン S　49
プロテオグリカン　76, 78
プロトロンビナーゼ　44
プロトロンビン時間　140, 209, 290
プロトロンビン複合体製剤　344
プロトロンビンフラグメント 1+2　209
プロファイリング　380
分子マーカー　114

へ

ヘパラン硫酸　70, 79, 354
ヘパラン硫酸プロテオグリカン　151, 355
ヘパラン硫酸分解酵素　83
ヘパリノイド類　237
ヘパリン　232, 317, 433
ヘパリン起因性血小板減少症　352, 356, 433
ヘパリン結合部位　150
ヘパリンコファクターⅡ　81, 151
ヘパリンコファクター活性　151
ヘパリン惹起血小板凝集法　437
ヘパリンの併用　368
ペンタサッカライド　150

ほ

補充療法　219, 231, 310
補体　93
補体関連 TMA　408
母体死亡　328
発作性夜間ヘモグロビン尿症　97

ポドプラニン　317

ま

マイクロ RNA　87
マイクロパーティクル　45, 262, 315, 435
マイクロパーティクル試験　437
膜侵襲複合体　93
慢性 DIC　20, 317

み

未分画ヘパリン　227, 236, 349

め

メシル酸ガベキサート　26, 282, 287, 361
メシル酸ナファモスタット　26, 287, 311, 324, 361, 388

も

毛細血管漏出症候群　85
モバイルアプリ　288

ゆ

輸血　239

よ

溶血　414
溶血性尿毒症症候群　85
溶血性貧血　96
羊水塞栓症　192, 329

ら

ラスブリカーゼ　445, 446
ラテックス凝集比濁法　143
ラテックス凝集法　143
ラミニン　78

り

リウマチ性関節炎　126
リコモジュリン　406
リコンビナントアンチトロンビン製剤　370
リコンビナントトロンボモジュリン　228, 288

リコンビナントトロンボモジュリン製剤　32, 248
リコンビナントヒトトロンボモジュリン　322
リジン結合部位　57, 390
リツキシマブ　402
臨床試験　218

る
類洞内凝固　292
類洞内皮細胞　291
ループスアンチコアグラント　422

ろ
漏出性出血　56

わ
ワクチン　410
ワルファリン　439

---欧　文---

A
A1ドメイン　404
ACS　162
acute burn induced coagulopathy　271
acute coronary syndrome　162
acute-on-chronic liver failure　293
acute respiratory distress syndrome　279
acute traumatic coagulopathy　251, 253, 254, 258, 261
ADAMTS 13　400, 403
AGE　83
aHUS　399
alarmins　64
all-trans retinoic acid　26
antithrombin　80
AP-1　67
APC　81
APC レジスタンス　53
APL　322, 374
APTT 延長　345
ARDS　82, 84, 279

AT　80, 81, 221, 237
ATC　261
AT III　272
ATRA　26, 322
AT 製剤　320
AT レジスタンス　152

C
C3　93
C3-p.I1157T 変異　409
C3 転換酵素　94
C5a　128
C5b-9　408
cancer procoagulant　446
cascade　47
cell-based モデル　110
CFH　408
Chédiak-Higashi 症候群　429
circulating tumor cells　315
CLEC-2　317
CLS　85
coagulation inflammation cross talk　177
coagulation reaction　41
consumption coagulopathy　16, 28
controlled DIC　29
CRASH-2 試験　390
CREB　67
CRP　65
CSA　431
CTCs　315
CTL　425
C-type lectin-like receptor-2　317
cytoxic T lymphocyte　425

D
DAH　84
damage control　255
damage control resuscitation　251, 255, 256, 258
damage control strategy　256
damage control surgery　255
DAMPs　64, 82, 113, 129, 273

DIC　85, 91, 99, 137, 144, 156, 170, 285, 313, 372, 374, 375, 399, 443, 444, 446
DIC 準備状態　21, 84
DIC 診断基準　9, 20, 203
DIC 診断基準 2017 年版　186
DIC 診断陽性率　205
DIC 治療のエキスパートコンセンサス　370
DIC との鑑別　212
DIC の概念　17
DIC の基礎疾患　211
DIC の発症　85
DIC の病型分類　183
DIC 発症頻度　8
disseminated intravascular coaglation　137, 313
DPC　246, 286
DVT　159
D ダイマー　25, 65, 142, 159, 169, 209, 248
D ダイマー/FDP 換算表　178

E
EB ウイルス　427
ec-SOD　80, 81
EMT　315
EPCR　81
epithelial-mesenchymal transition　315
e-XDP　167
extracellular vesicle　87

F
F_{1+2}　209
familial hemophagocytic lymphohistiocytosis　426
Fbg　136, 158
Fbg 製剤　344
FDP　25, 65, 142, 159, 169, 193, 209
FFP　105, 401
FHL　426
fibrinogen 製剤　344
flip-flop　43
FMC　248
FPA　157, 161
FPB　157

G

GAG 76, 79
GAS 感染症 332
Gb3 405
GCX 29, 76
GCX の性質 77
glycocalyx 29, 76
glycosaminoglycan 76
GP Ⅰa/Ⅱa 複合体 77
GP Ⅱb/Ⅲa 複合体 77
GVHD 85

H

HAMA 146
HC Ⅱ 80, 81
HELLP 症候群 84, 414
hematopoietic stem cell transplantation 428
hemophagocytic lymphohistiocytosis 426
hemophagocytic syndrome 425
heparanase 83
heparin cofactor Ⅱ 80
high-mobility group box 1 protein 275
HIT 433
HIT 抗体 433, 435
HIT 抗体検査 437
HLH 426
HMGB1 113, 244, 275, 281, 378, 441, 446, 447, 448
HPS 425
HSCT 428
HUS 85, 398, 405, 418
hypoxia-inducible factor-1α 315
H 因子 95

I

ICAM-1 82
idiopathic thrombosytopenic purpura 137
immunothrombosis 245
INR 140
International Society on Thrombosis and Haemostasis 177
IRAK-1 65
ischemic microvascular dysfunction 28
ISI 140
ISTH 111, 177
ISTH DIC 診断基準 188
ISTH overt DIC 診断基準 202
ISTH 診断基準 224
ITP 137

J

Japanese Association for Acute Medicine DIC scoring system 180

K

Kasabach-Merritt 症候群 308
Kupffer 細胞 291

L

LDL 80
LPIA 法 143
LPL 80
LPS 82
LPS 誘発 DIC モデル 19
L-selectin 82

M

MHA 415
microangiopathic hemolytic anemia 415
Minds 234
MODS 62
mPSL 403

N

NAC 404
natural killer 細胞 425
NE 276
NETs 37, 38, 113, 245, 315
neutrophil elastase 276
neutrophil extracellular traps 315
NK 細胞 425
non overt DIC 29
non-overt DIC 診断基準 188
no-reflow phenomenon 277

O

overt DIC 30
overt DIC 診断基準 111
overt-DIC 診断基準 188, 226

P

PAF 46, 263
PAI 17
PAI-1 67, 115, 164, 185, 276, 443
PAMPs 64, 82, 129
pancreatitis bundles 287
PAR1 66
PARs 275
PC 102
PCAS 273
PCC 264
PCI 80, 81
pentasaccharide 355
PEX 401
PF1＋2 159
PF4-ヘパリン複合体 435
PG 76, 78
PIC 25, 159, 164, 166, 318
plasminogen activator inhibitor-1 128, 164, 185, 276
plasmin-α2 plasmin inhibitor complex 164, 318
platelet-activating factor 46, 263
post-cardiac arrest syndrome 273
protease-activated receptors 275
protein C inhibitor 80
proteoglycan 76
prothrombinase 44
prothrombin complex concentrate 264
P-selectin 82
PT 140, 209

PT延長　345
P-セレクチン　316

R

RAMPs　129
rFVIIa　264
rhsTM　374, 375
rh-TM　238
RNS　83
ROS　83
rTM　447
rTM製剤　248

S

SAC　111
sepsis　85
sepsis-like syndrome　275
SF　209
SF/FMC　156
SIRS　63, 82, 85, 110
SIRS-associated coagulopathy　111
SIRSの診断基準　176
SLE　85, 162
SM　248
SOFA　114
SOS　84, 376, 441, 442, 443, 444
SPI　221
SSCG 2016　235
stable fibrin　41
STEC　405
STEC-HUS　406
STEC：O157　399
Survival Sepsis Campaign Guideline 2016　369
Surviving Sepsis Campaign Guidelines 2012年版　234
Syndecan-1　82
systemic inflammatory response syndromeの診断基準　176

systemic ischemia/reperfusion response　273

T

TAFI　57, 128
t-AMCHA　59
TAT　25, 158, 209
TF　43, 81
TFPI　70, 80, 81, 293
thawed plasma　257
thrombin-activatable fibrinolysis inhibitor　51, 57, 128
thrombomodulin　293
thrombotic thrombocytopenic purpura　137
TIC　261
tissue factor　43, 81
tissue factor pathway inhibitor　263
tissue-type plasminogen activator　264
TLS　441
TM　81, 82, 325
TMA　85, 376, 398, 409
TM-PC　133
TM-PC装置　131
TNF-α　81, 274
t-PA　67, 264
t-PA/PAI-1複合体　164, 165, 166
trauma-induced coagulopathy　251, 253, 254, 258, 261
TTP　85, 137, 398, 418
tumor necrosis factor-α　81, 274

U

UFH　236
uncontrolled DIC　29
unfractionated heparin　236

u-PA　67, 264
urokinase-type plasminogen activator　264

V

VEGF　80
venous thromboembolism　313
VOD　84
von Willebrand factor　77
VP-16　431
VTE　313
VWF　77, 400
VWF-GP I b結合阻害　403

W

WOMAN試験　393
WPB　401

X

X-linked lymphoproliferative syndrome　429
XLP　429
X連鎖リンパ増殖症候群　429

Z

zone of stasis　268

数字・その他

4T'sスコアリング方式　435
XIIIa　142
α_1-アンチトリプシン　167
α_2PI　25
$\alpha_2\beta_1$インテグリン　77
α_2プラスミンインヒビター　25
$\alpha_5\beta_1$インテグリン　78
$\alpha_6\beta_1$インテグリン　78
αIIbβ_3インテグリン　77
αvβ_1インテグリン　77

前線医療の処置マニュアル

● 著者：佐々木　勝
（内閣官房参与／東京都保健医療公社 副理事長）

究極の現場で、命をつなぐための究極の医療の知識と技!!

アメリカの戦傷医療システムをベースに、前線における救護活動の考え方と実践的な救命処置を解説した初の前線医療専門書。銃創、爆風損傷、外傷性切断など、日常救急医療の知識だけでは対応が難しい特殊な外傷への救命技術が多く紹介されている。救命・救急医療に携わるすべての人に知ってほしい"究極のノウハウ"が詰まった一冊！

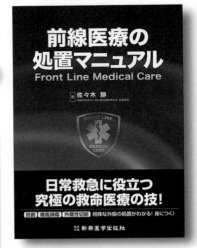

B5判　100頁
定価（本体価格3,500円＋税）
ISBN 978-4-88002-769-2

主要目次

1章　戦傷医学とTCCC

1. **戦傷傷病者治療戦略（TCCC）**　1. 戦場における治療戦略システム／2. 米国におけるTCCCの普及／3. TCCCの目標と治療原則／4. TCCCにおける前線医療
2. **戦傷医学の基本**　1. 平時の救急医療と戦傷医療の違い／2. 戦死・戦傷分析／3. 戦傷の疫学／4. 戦傷医学・医療の方向性

2章　前線医療：CUF・TFC・TECの実践

1. **砲火下の医療（CUF）**　1. CUFの基本的行動／2. CUFにおける主な外傷／3. CUFにおける止血／4. CUFにおける気道確保／5. CUFにおける頸椎保護
2. **戦術的野外医療（TFC）①　―基本処置：MARCH―**　1. M：大量出血／2. A：気道／3. R：呼吸／4. C：循環（輸液）／5. H：低血圧、低酸素症、頭部外傷、低体温
3. **戦術的野外医療（TFC）②　―その他の外傷処置―**　1. 眼外傷／2. モニタリングと外傷の再評価／3. 疼痛管理／4. 抗生剤／5. 戦場における心肺蘇生術（CPR）／6. 敵兵の治療
4. **戦術的後送医療（TEC）**　1. 気道確保／2. 呼吸／3. 出血／4. 静脈路確保／5. トラネキサム酸（TXA）／6. 頭部外傷／7. 輸液蘇生／8. 低体温予防／9. 穿通性眼外傷／10. モニタリングと生体力学／11. 疼痛管理／12. 抗生剤／13. 熱傷／14. ショックパンツ（pneumatic antishock garment: PASG）／15. 心肺蘇生／16. 敵兵の治療／17. 記録

株式会社　新興医学出版社　〒113-0033　東京都文京区本郷6-26-8
TEL. 03-3816-2853　FAX. 03-3816-2895
http://www.shinkoh-igaku.jp
e-mail: info@shinkoh-igaku.jp

日本版 敗血症診療ガイドライン 2016
（J-SSCG 2016）
The Japanese Clinical Practice Guidelines for Management of Sepsis and Septic Shock 2016
ダイジェスト版

一般社団法人 日本集中治療医学会
一般社団法人 日本救急医学会

電子版ダウンロード 無料サービス付き！

好評発売中！

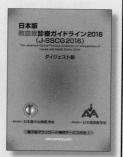

● B 5 判 204 頁／定価（本体 2,500 円＋税）
ISBN 978-4-88003-915-2

日本版 重症患者の栄養療法ガイドライン
総論 2016 & 病態別 2017
（J-CCNTG）

Japanese Guidelines for Nutrition Support Therapy in the Adult and Pediatric Critically Ill Patients : General and Disease-Specific Nutrition Support Therapy

ダイジェスト版

一般社団法人 日本集中治療医学会

電子版ダウンロード 無料サービス付き！

新刊発売中！

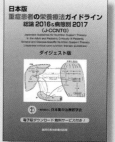

● B 5 判 160 頁／定価（本体 2,400 円＋税）
ISBN 978-4-88003-919-0

集中治療看護師のための
臨床実践テキスト 疾患・病態編

一般社団法人 日本集中治療医学会

最新刊発売中！

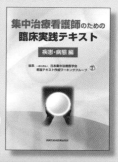

● A 4 判 320 頁／定価（本体 3,800 円＋税）
ISBN 978-4-88003-255-9

〒106-0047 東京都港区南麻布 2 丁目 8 番 18 号
電話(03)3798-3315　FAX(03)3798-3096
真興交易㈱医書出版部
URL : http://www.sshinko.com
E-mail : info@sshinko.com

臨床に欠かせない1冊！

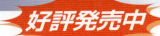

FAQで わかりやすい！
小児麻酔
臨床実践ガイド 第2版

編集　上園 晶一　東京慈恵会医科大学 麻酔科学講座 教授
　　　木山 秀哉　東京慈恵会医科大学 麻酔科 教授

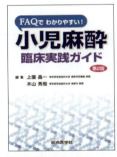

A5判／本文 272 頁
定価（本体 4,600 円＋税）
ISBN978-4-88378-899-6

目　次

I. 小児麻酔とは
　1. 小児麻酔のアウトカムと安全管理
　2. 小児麻酔を始めるための基礎知識
II. 小児麻酔の実際
　3. 小児患者の術前評価
　　a）よくある術前合併症
　　　①上気道感染
　　　②喘息
　　　③先天性心疾患
　　b）気道確保困難を予測するポイント
　　c）術前検査
　　d）患児・親への説明
　　e）術前指示
　4. 手術室の準備
　　a）気道
　　b）モニタ
　　c）温度
　　d）薬
　5. 麻酔導入
　　a）麻酔導入薬と導入法
　　b）気道確保困難症例に対する対策
　6. 麻酔の維持
　　a）吸入麻酔薬と静脈麻酔
　　b）硬膜外麻酔・仙骨麻酔
　　c）末梢神経ブロック
　　d）術中輸液管理と輸血
　7. 覚醒からの抜管, 退室
　8. 回復室での管理
　　a）ルーチン
　　b）回復室でみられる合併症
　9. 術後管理
　　a）術後回診
　　b）術後疼痛管理
　　c）合併症が起きた時の対処
III. 知っておきたい小児麻酔のポイント
　10. 新生児の麻酔
　11. 手術室外での麻酔
　12. 小児心臓麻酔
　13. 重症心身障害児の麻酔
　14. 血管アクセス

 総合医学社　〒101-0061 東京都千代田区神田三崎町 1-1-4
TEL 03(3219)2920　FAX 03(3219)0410　http://www.sogo-igaku.co.jp

臨床に欠かせない1冊！

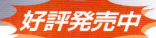

FAQでわかりやすい！
心臓麻酔 臨床実践ガイド 第2版

編集　**澄川　耕二**　佐世保市総合医療センター 院長
　　　原　　哲也　長崎大学医学部 麻酔学教室 教授

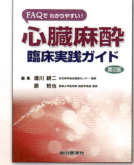

A5判／本文 496 頁
定価（本体 6,800 円＋税）
ISBN978-4-88378-663-3

● 心臓血管外科の麻酔を周術期の流れに沿って,
「術前評価と術前管理」「モニタリング」「麻酔薬・薬剤」「輸液・輸血・電解質」
「心臓麻酔における臓器保護」「人工心肺への対応と管理」
「特定の心疾患に対する麻酔管理」「補助循環とペーシング」「術後管理」
の9項目に分けて解説！

● また, 心疾患患者の代表的な疾患に関する非心臓手術も取り上げています.

● 心臓麻酔の現場でよくある疑問をほぼカバーする内容となっています.

総合医学社　〒101-0061　東京都千代田区神田三崎町1-1-4
TEL 03(3219)2920　FAX 03(3219)0410　http://www.sogo-igaku.co.jp

総合医学社 刊行物	購読申込書 FAX：03-3219-0410
	総合医学社 営業部 行
	年　　月　　日

☐ 『救急・集中治療』	2018年度 年間購読（6冊＋臨増号1冊）特別価格 40,000円・税込
☐ 『救急・集中治療』	バックナンバー　（　　）巻（　　）号（　　）部

☐ 書籍　（書名）『　　　　　　　　　　　　　　　　　　』（　　）部
　　　　　　　　　『　　　　　　　　　　　　　　　　　　』（　　）部
　　　　　　　　　『　　　　　　　　　　　　　　　　　　』（　　）部
　　　　　　　　　『　　　　　　　　　　　　　　　　　　』（　　）部
　　　　　　　　　『　　　　　　　　　　　　　　　　　　』（　　）部
　　　　　　　　　『　　　　　　　　　　　　　　　　　　』（　　）部

お名前（フリガナ）
送付先ご住所　　　ご自宅　　　ご勤務先　（どちらかに○をお付けください） 〒　　－
ご勤務先／学校名　　　　　　　　　　　部署
TEL：　　－　　－　　　　　　FAX：　　－　　－
E-mail：

上記のデータは，商品の発送および出版目録送付以外の目的には使用致しません．

アンケート　（＊よろしければ，アンケートのご協力，お願いいたします．）

◆どのようにして本誌をお知りになりましたか？
　☐ 書店で　　　☐ ダイレクトメールで　　　☐ 人に薦められて
　☐ 広告で（紙・誌名：　　　　　　　　　　　　　　　　　　）
　☐ 書評で（紙・誌名：　　　　　　　　　　　　　　　　　　）
　☐ その他（　　　　　　　　　　　　　　　　　　　　　　　）

◆今後どのような「特集」をお読みになりたいと思いますか？

◆本誌についてのご意見，ご感想をお聞かせください．

本誌バックナンバーのご案内

*バックナンバーのご注文は，最寄りの医学書取り扱い書店，または小社までお願い致します。
†：品切れ

26巻1・2号	かゆいところに手が届く循環器救急—EBMだけでは解決できない疑問に答える—	(編：田邉健吾，中澤 学)	定価(本体5,600円＋税)
3・4号	徹底ガイド急性血液浄化法 2014-'15	(編：篠﨑正博，秋澤忠男)	定価(本体6,000円＋税)
5・6号	徹底ガイドDICのすべて 2014-'15	(編：丸藤 哲)	定価(本体6,500円＋税)
7・8号	Damage Control Resuscitation—重症外傷の凝固線溶異常に対する蘇生のすべて—	(編：久志本成樹)	定価(本体5,600円＋税)
9・10号	人工呼吸管理—その常識は正しいか？—	(編：大塚将秀)	定価(本体5,600円＋税)
11・12号	症例とQ&Aで学ぶ最新のECMO	(編：市場晋吾)	定価(本体5,600円＋税)
27巻1・2号	救急・集中治療医のための心エコー—FOCUSに基づいた評価法をマスターする—	(編：山本 剛)	定価(本体4,600円＋税)
3・4号	小児ICU—その常識は正しいか？—	(編：中川 聡)	定価(本体4,600円＋税)
5・6号	重症病態を診る！モニタリングの魅力—ER, ICU, OPE室での症例から学ぶ—	(編：川前金幸)	定価(本体4,600円＋税)
7・8号	重症病態の栄養治療—最新の知識とその実践—	(編：小谷穣治)	定価(本体4,600円＋税)
9・10号	病態ごとの輸液管理—その常識は正しいか？—	(編：岡元和文)	定価(本体4,600円＋税)
11・12号	sepsis・SIRS—その常識は正しいか？—	(編：久志本成樹)	定価(本体4,600円＋税)
臨増号	ER・ICUでの薬の使い方・考え方2016-'17—エキスパートの実践と秘訣に学ぶ—	(編：岡元和文)	定価(本体6,800円＋税)
28巻1・2号	心不全—その常識は正しいか？—	(編：猪又孝元)	定価(本体4,600円＋税)
3・4号	急性腎障害，慢性腎臓病—その常識は正しいか？—	(編：秋澤忠男)	定価(本体4,600円＋税)
5・6号	肝不全—その常識は正しいか？—	(編：吉治仁志)	定価(本体4,600円＋税)
7・8号	感染症診療—その常識は正しいか？—	(編：志馬伸朗)	定価(本体4,600円＋税)
9・10号	小児の呼吸管理—その常識は正しいか？—	(編：植田育也)	定価(本体4,600円＋税)
11・12号	神経集中治療—いま最も知りたい20の論点—	(編：黒田泰弘)	定価(本体4,600円＋税)
臨増号	これだけは知っておきたい循環管理—研修医からの質問323—	(編：山科 章)	定価(本体6,000円＋税)
29巻1・2号	ARDS—その常識は正しいか？—	(編：大塚将秀)	定価(本体4,600円＋税)
3・4号	不整脈—その常識は正しいか？—	(編：里見和浩)	定価(本体4,600円＋税)
5・6号	ショック管理—ショックと臓器障害連関のメカニズム—	(編：垣花泰之)	定価(本体4,600円＋税)
臨増号	ER・ICUにおける手技の基本と実際—ベテランに学ぶトラブル回避法—	(編：西村匡司)	定価(本体6,400円＋税)
7・8号	抗菌薬—その常識は正しいか？—	(編：志馬伸朗)	定価(本体5,600円＋税)
9・10号	エキスパートに学ぶ呼吸管理のすべて	(編：大塚将秀)	定価(本体4,600円＋税)
11・12号	エキスパートに学ぶ輸液管理のすべて	(編：鈴木武志)	定価(本体4,600円＋税)
30巻1号	エキスパートに学ぶ栄養管理のすべて	(編：小谷穣治)	定価(本体5,600円＋税)
30巻2号	ER, ICUのための 循環器疾患の見方，考え方—エキスパートの診断テクニック—	(編：佐藤直樹)	定価(本体5,600円＋税)
30巻3号	エキスパートに学ぶショック管理のすべて	(編：垣花泰之)	定価(本体5,600円＋税)
30巻4号	エキスパートに学ぶ神経集中治療	(編：黒田泰弘)	定価(本体6,200円＋税)
30巻5号	エキスパートに学ぶSepsis 敗血症バンドル	(編：松田直之)	定価(本体6,200円＋税)

関連書籍

タイトル	刊行	編者/監修	定価
ER・ICUで必要な循環器薬の知識と使い方—日米のエビデンスの狭間で—〔新装版〕	(2015年1月刊)	(編：香坂 俊)	定価(本体5,600円＋税)
徹底ガイド小児の呼吸管理Q&A〔第3版〕	(2016年10月刊)	(編：植田育也)	定価(本体5,600円＋税)
救急・集中治療のための輸液管理Q&A—研修医からの質問385—〔第3版〕	(2017年3月刊)	(編：岡元和文)	定価(本体4,600円＋税)
救急・集中治療 最新ガイドライン 2018-'19	(2018年2月刊)	(編：岡元和文)	定価(本体8,600円＋税)
集中治療医学レビュー 2018-'19	(2018年2月刊)	(監：岡元和文)	定価(本体9,000円＋税)
最新主要文献とガイドラインでみる麻酔科学レビュー2018	(2018年3月刊)	(監：山蔭道明，廣田和美)	定価(本体12,000円＋税)
FAQでわかりやすい！心臓麻酔 臨床実践ガイド〔第2版〕	(2018年4月刊)	(編：澄川耕二，原 哲也)	定価(本体6,800円＋税)

お問い合わせ先：総合医学社　〒101-0061　東京都千代田区神田三崎町1-1-4 MK88ビル
電話 03(3219)2920　FAX 03(3219)0410

●Honorary Editors	●Editors	●Editorial Board （五十音順）			
天羽敬祐 早川弘一 島崎修次 相馬一亥 山科　章	岡元和文 行岡哲男 横田裕行 久志本成樹 大塚将秀 志馬伸朗 松田直之 山本　剛	相川直樹 今中秀光 植田育也 上山昌史 氏家良人 内野博之 遠藤重厚 小川久雄 上條吉人 川名正敏 川前金幸	丸藤　哲 木村昭夫 久木田一朗 国元文生 公文啓二 神津　玲 坂本哲也 佐藤直樹 篠﨑正博 鈴川正之	炭山嘉伸 代田浩之 妙中信之 竹田　省 田中啓治 鶴田良介 寺岡　慧 長尾　建 布宮　伸 野々木宏	橋本洋一郎 林　成之 平出　敦 本田孝行 丸川征四郎 三田村秀雄 箕輪良行 山田芳嗣 山本保博 四津良平

■次号予告（Vol. 30 No. 6）

特　集　『エキスパートに学ぶ 心不全治療の極意 —Evidence and Experience—』

編集：佐藤直樹（日本医科大学武蔵小杉病院 循環器内科）

総　論
・新しい心不全ガイドラインから学ぶ心不全治療の概要と今後の課題

ベーシック編
Ⅰ．心不全予防
・高血圧
・糖尿病
・冠動脈疾患
・睡眠時無呼吸症候群
・心房細動
Ⅱ．急性心不全
・心原性ショック
・心原性肺水腫
・体液貯留
・低心拍出・低灌流
・右心不全

Ⅲ．慢性心不全
・左室駆出率低下例
・左室駆出率温存例
Ⅳ．心不全再入院予防
・入院中の心不全悪化対策
・病態変化の早期発見・早期介入
・心不全入院を繰返す患者に対するアプローチ

アドバンス編　心不全患者の治療をワンランクアップさせるために
・拡張型心筋症
・肥大型心筋症
・虚血性心筋症
・僧帽弁閉鎖不全症
・大動脈弁狭窄症
・アミロイドーシス

救急・集中治療　Vol. 30 臨時増刊号
2018 年 11 月 20 日 ©

特集　徹底ガイド
DIC のすべて
2019-20

特集編集：丸藤　哲

1 部定価（本体 10,000 円＋税）

発 行 者　渡 辺 嘉 之
発 行 所　株式会社 総合医学社
〒101-0061　東京都千代田区神田三崎町1-1-4
TEL 03-3219-2920
FAX 03-3219-0410
E-mail：sogo@sogo-igaku.co.jp
URL：http://www.sogo-igaku.co.jp/
振替 00130-0-409319

印 刷 所　シナノ印刷株式会社

●広告取扱　㈱医薬広告社　〒113-0033　東京都文京区本郷 2-26-3 電子ビル　Tel. 03(3814)1971
　　　　　　福田商店広告部　〒541-0046　大阪市中央区平野町 3-2-13 平野中央ビル 4 階　Tel. 06(6231)2773
　　　　　　㈱メディカ・アド　〒105-0013　東京都港区浜松町 1-12-9 第 1 長谷川ビル 2 階　Tel. 03(5776)1853

・本誌に掲載する著作物の複製権・上映権・譲渡権・公衆送信権（送信可能化権を含む）は株式会社総合医学社が保有します．

　＜(社)出版者著作権管理機構　委託出版物＞
本誌の無断複写は著作権法上での例外を除き禁じられています．複写される場合は，そのつど事前に，(社)出版者著作権管理機構（電話 03-3513-6969，FAX 03-3513-6979，e-mail：info@jcopy.or.jp）の許諾を得てください．